屈光手术并发症处理

Management of Complications in Refractive Surgery

第 2 版

主　编　Jorge L. Alio　　Dimitri T. Azar

副主编　Jorge L. Alio del Barrio　　Joelle Hallak

主　审　王勤美

主　译　黄锦海　　王　雁　　周行涛

副主译　胡　亮　　王晓瑛　　陈世豪

人民卫生出版社

First published in English under the title
Management of Complications in Refractive Surgery (2nd Ed.)
edited by Jorge L. Alio and Dimitri T. Azar
Copyright © Springer International Publishing AG, 2018
This edition has been translated and published under licence from
Springer Nature Switzerland AG.

图书在版编目（CIP）数据

屈光手术并发症处理 /（西）豪尔赫·L. 阿利奥
（Jorge·L. Alio）主编；黄锦海，王雁，周行涛主译
. —北京：人民卫生出版社，2021.9
　ISBN 978-7-117-30162-6

　Ⅰ. ①屈…　Ⅱ. ①豪…②黄…③王…④周…　Ⅲ.
①屈光不正—眼外科手术—并发症—处理　Ⅳ. ①R779.6

中国版本图书馆 CIP 数据核字（2020）第 114160 号

| 人卫智网 | www.ipmph.com | 医学教育、学术、考试、健康，购书智慧智能综合服务平台 |
| 人卫官网 | www.pmph.com | 人卫官方资讯发布平台 |

图字：01-2019-2563 号

屈光手术并发症处理

主　　译：黄锦海　王　雁　周行涛
出版发行：人民卫生出版社（中继线 010-59780011）
地　　址：北京市朝阳区潘家园南里 19 号
邮　　编：100021
E - mail：pmph @ pmph.com
购书热线：010-59787592　010-59787584　010-65264830
印　　刷：北京盛通印刷股份有限公司
经　　销：新华书店
开　　本：889×1194　1/16　印张：21
字　　数：857 千字
版　　次：2021 年 9 月第 1 版　2021 年 9 月第 1 版第 1 次印刷
标准书号：ISBN 978-7-117-30162-6
定　　价：259.00 元

打击盗版举报电话：010-59787491　E-mail：WQ @ pmph.com
质量问题联系电话：010-59787234　E-mail：zhiliang @ pmph.com

译者名单

主　审　王勤美　温州医科大学附属眼视光医院
主　译　黄锦海　复旦大学附属眼耳鼻喉科医院
　　　　王　雁　天津市眼科医院（南开大学附属眼科医院）
　　　　周行涛　复旦大学附属眼耳鼻喉科医院
副主译　胡　亮　温州医科大学附属眼视光医院
　　　　王晓瑛　复旦大学附属眼耳鼻喉科医院
　　　　陈世豪　温州医科大学附属眼视光医院

译　者（按姓氏笔画排序）

王　华	湖南省人民医院	沈　晔　浙江大学医学院附属第一医院
王　雁	天津市眼科医院（南开大学附属眼科医院）	张丰菊　首都医科大学附属北京同仁医院
王晓瑛	复旦大学附属眼耳鼻喉科医院	张立军　大连医科大学附属大连市第三人民医院
邓应平	四川大学华西医院	陈世豪　温州医科大学附属眼视光医院
叶宇峰	温州医科大学附属眼视光医院	陈思思　温州医科大学附属眼视光医院
包芳军	温州医科大学附属眼视光医院	陈跃国　北京大学第三医院
刘　磊	华中科技大学同济医学院附属同济医院	周行涛　复旦大学附属眼耳鼻喉科医院
米生健	西安交通大学第一附属医院	周激波　上海交通大学医学院附属第九人民医院
孙　勇	深圳市中西医结合医院	赵　炜　空军军医大学西京医院
李　莹	北京协和医院	赵少贞　天津医科大学眼科医院
李绍伟	北京爱尔英智眼科医院	胡　亮　温州医科大学附属眼视光医院
李美燕	复旦大学附属眼耳鼻喉科医院	高蓉蓉　温州医科大学附属眼视光医院
杨卫华	南京医科大学附属眼科医院	黄锦海　复旦大学附属眼耳鼻喉科医院
杨亚波	浙江大学医学院附属第二医院	常　征　深圳爱尔眼科医院
余　野	温州医科大学附属眼视光医院	薛劲松　南京医科大学附属眼科医院
余克明	中山大学中山眼科中心	

秘　书　崔　莲　温州医科大学附属眼视光医院

编者名单

Ahmed A. Abdelghany, M.D., Ph.D. Ophthalmology Department, Faculty of Medicine, Minia University, Minia, Egypt

Natalie A. Afshari Shiley Eye Institute, University of California, San Diego, CA, USA

Jorge L. Alio, M.D., Ph.D., F.E.B.O. Vissum Corporation-Instituto Oftalmológico de Alicante, Alicante, Spain

Department of Ophthalmology, Universidad Miguel Hernández, Alicante, Spain

Jorge L. Alio del Barrio, M.D., Ph.D. Cornea, Refractive and Cataract Surgery Unit, Vissum/Instituto Oftalmológico de Alicante, Alicante, Spain

Department of Ophthalmology, Universidad Miguel Hernández, Alicante, Spain

Norma Allemann, M.D. Department of Ophthalmology, Paulista School of Medicine, Federal University of São Paulo, São Paulo, Brazil

Noel Alpins, AM., FRAZCO., FRC.Ophth, FACS. Department Ophthalmology, Melbourne University, Cheltenham, VIC, Australia

Renato Ambrósio Jr, M.D., Ph.D. Instituto de Olhos Renato Ambrósio, Visare Personal Laser & Refracta-RIO, Rio de Janeiro, Brazil

Department of Ophthalmology, Federal University of São Paulo—"Escola Paulista de Medicina", São Paulo, Brazil

U. Andrea Arteaga Department of Ophthalmology and Visual Sciences, University of Illinois at Chicago, Chicago, IL, USA

Konstantinos Andreanos, M.D. Department of Ophthalmology, G. Gennimatas General Hospital, University of Athens, Athens, Greece

Fernando A. Arevalo, B.S. Retina and Vitreous Service, Clinica Oftalmologica Centro Caracas, Caracas, Venezuela

J. Fernando Arevalo, M.D., F.A.C.S. Retina Division, Wilmer Eye Institute, Johns Hopkins University School of Medicine, Baltimore, MD, USA

Jean Louis Arne, M.D. University of Toulouse, Toulouse, France

Dimitri T. Azar Department of Ophthalmology and Visual Sciences, University of Illinois at Chicago, Chicago, IL, USA

College of Medicine, University of Illinois, Chicago, IL, USA

Michael W. Belin Department of Ophthalmology and Vision Science, The University of Arizona, Tucson, AZ, USA

Sina Bidgoli Vissum Corporation-Instituto Oftalmológico de Alicante, Alicante, Spain

Roberto Fernández Buenaga, M.D., Ph.D. Vissum Madrid, Madrid, Spain

Claudia Castell, M.D. Bogota Laser Ocular Surgery Center, Bogota, Colombia

Wallace Chamon, M.D. Department of Ophthalmology, Paulista School of Medicine, Federal University of São Paulo, São Paulo, Brazil

Arturo S. Chayet Codet Vision Institute, Tijuana, Mexico

Béatrice Cochener, M.D. University of Brest, Brest, France

Jose de la Cruz, M.D. Department of Ophthalmology and Visual Sciences, University of Illinois at Chicago, Chicago, IL, USA

Pan-American Cornea Society, University of Illinois at Chicago, Chicago, IL, USA

Konstantinos Droutsas, M.D., Ph.D. Department of Ophthalmology, G. Gennimatas General Hospital, University of Athens, Athens, Greece

Daniel Elies, M.D. Cornea and refractive Surgery Unit, Instituto de Microcirugia Ocular (IMO), Barcelona, Spain

David Fahd Cornea, Cataract, and Refractive Surgery, Kesrwan Medical Center, Metn, Lebanon

Fernando Faria-Correia, M.D. Rio de Janeiro Corneal Tomography and Biomechanics Study Group, Rio de Janeiro, Brazil

Life and Health Sciences Research Institute (ICVS), School of Health Sciences, University of Minho, Braga, Portugal

Marta S. Figueroa, M.D., Ph.D. Department of Retina and Vitreous, Vissum Madrid, Madrid, Spain

Department of Ophthalmology, Ramón y Cajal University Hospital, Madrid, Spain

University of Alcalá de Henares, Madrid, Spain

Veronica Vargas Fragoso Vissum Corporation, Alicante, Spain

Jose L. Güell, M.D., Ph.D. Cornea and Refractive Surgery Unit, Instituto de Microcirugia Ocular (IMO), Barcelona, Spain

Eric E. Gabison, M.D. Department of Ophthalmology, Fondation Ophtalmologique A. de Rothschild and Bichat Hospital, Paris, France

CNRS UMR 7149, University Paris XII, Paris, France

Reinaldo A. Garcia, M.D. Clínica Oftalmológica El Viñedo, Valencia, Venezuela

Javier Gaytan, M.D. Cornea, Cirugia Refractive y seg. Anterior, Hospital Angeles Puebla, Puebla, Mexico

Ramon C. Ghanem Sadalla Amin Ghanem Eye Hospital, Joinville, SC, Brazil

Vinicius C. Ghanem Sadalla Amin Ghanem Eye Hospital, Joinville, SC, Brazil

Almutez M. Gharaibeh, M.D. Faculty of Medicine, The University of Jordan, Amman, Jordan

Andrea Govetto, M.D. Department of Ophthalmology, Ramón y Cajal University Hospital, Madrid, Spain

Retina Division, Stein Eye Institute, University of California Los Angeles, Los Angeles, CA, USA

Enrique O. Graue-Hernández, M.D., M.Sc Cornea and Refractive Surgery, Instituto de Oftalmología Fundación Conde de Valenciana, Mexico City, Mexico

Universidad Nacional Autónoma de Mexico, Mexico City, Mexico

Oscar Gris, M.D., Ph.D. Cornea and refractive Surgery Unit, Instituto de Microcirugia Ocular (IMO), Barcelona, Spain

Joelle Hallak Department of Ophthalmology and Visual Sciences, University of Illinois at Chicago, Chicago, IL, USA

Department of Ophthalmology and Visual Sciences, Ophthalmic Clinical Trials and Translational Center, University of Illinois at Chicago, Chicago, IL, USA

Ramon Hallal Rio de Janeiro Corneal Tomography and Biomechanics Study Group, Rio de Janeiro, Brazil

Department of Ophthalmology, Hospital Federal da Lagoa, Rio de Janeiro, Brazil

Sadeer B. Hannush Department of Ophthalmology, Wills Eye Hospital, Philadelphia, PA, USA

Jefferson Medical College of Thomas Jefferson University, Philadelphia, PA, USA

David R. Hardten, M.D. Minnesota Eye Consultants, Minnetonka, MN, USA

Department of Ophthalmology, University of Minnesota, Minneapolis, MN, USA

Adeline G. Hardten Minnesota Eye Consultants, Minnetonka, MN, USA

Department of Ophthalmology, University of Minnesota, Minneapolis, MN, USA

Sophia A. Hardten Minnesota Eye Consultants, Minnetonka, MN, USA

Department of Ophthalmology, University of Minnesota, Minneapolis, MN, USA

Teresa S. Ignacio IntraLase Corp., Irvine, CA, USA

Sandeep Jain, M.D. Department of Ophthalmology and Visual Sciences, University of Illinois at Chicago, Chicago, IL, USA

Department of Ophthalmology, Cornea Service, Chicago, IL, USA

Translational Biology Laboratory, University of Illinois at Chicago, Chicago, IL, USA

Dry Eye Service and oGVHD Service, University of Illinois at Chicago, Chicago, IL, USA

Advaite, LLC, Chicago, IL, USA

Investigative Ophthalmology and Visual Sciences, Ocular Surface, Chicago, IL, USA

Soraya M.R. Jonker, M.D. University Eye Clinic Maastricht, Maastricht University Medical Center, Maastricht, The Netherlands

Vikentia J. Katsanevaki, M.D., Ph.D. University of Crete, Crete, Greece

Andreas Katsanos, M.D. Universidad de Alcalá Madrid, Madrid, Spain

Clínica Novovision de Madrid, Madrid, Spain

Bhairavi Kharod-Dholakia Cornea and Refractive Surgery, Emory Eye Center, Atlanta, GA, USA

George Kymionis, M.D., Ph.D. Department of Ophthalmology, G. Gennimatas General Hospital, University of Athens, Athens, Greece

Richard L. Lindstrom, M.D. Minnesota Eye Consultants, Minnetonka, MN, USA

University of Minnesota, Minneapolis, MN, USA

Javier Lopez Codet Vision Institute, Tijuana, Mexico

Carlo F. Lovisolo, M.D. Quattroelle Eye Centers, Milan, Italy

Felicidad Manero, M.D. Cornea and Refractive Surgery Unit, Instituto de Microcirugia Ocular (IMO), Barcelona, Spain

Antonio A.P. Marinho, M.D., Ph.D. Hospital Arrábida, Porto, Portugal

Merce Morral, M.D., Ph.D. Cornea and Refractive Surgery Unit, Instituto de Microcirugia Ocular (IMO), Barcelona, Spain

Andreas Mouchtouris, M.D. Department of Ophthalmology, G. Gennimatas General Hospital, University of Athens, Athens, Greece

Rudy M.M.A. Nuijts, M.D., Ph.D. University Eye Clinic Maastricht, Maastricht University Medical Center, Maastricht, The Netherlands

M. Emilia Mulet, M.D., Ph.D. Department of Ophthalmology, Miguel Hernández University, Alicante, Spain

Department of Research and Development, Vissum Instituto Oftalmologico de Alicante, Alicante, Spain

David P.S. O'Brart, M.D., F.R.C.S, F.R.C.Ophth, D.O. King's College, London, UK

Guy's and St. Thomas' NHS Foundation Trust, London, UK

Konstantinos Oikonomakis, M.D. Department of Ophthalmology, G. Gennimatas General Hospital, University of Athens, Athens, Greece

Renan F. Oliveira Sadalla Amin Ghanem Eye Hospital, Joinville, SC, Brazil

Konrad Pesudovs, Ph.D. NH&MRC Centre for Clinical Eye Research, Department of Optometry, Flinders University, Adelaide, SA, Australia

Isaac Ramos, M.D. Rio de Janeiro Corneal Tomography and Biomechanics Study Group, Rio de Janeiro, Brazil

Jerome C. Ramos-Esteban Department of Ophthalmology, General Boynton Beach, Boynton Beach, FL, USA

J. Bradley Randleman, M.D. Roski Eye Institute, University of Southern California, Los Angeles, CA, USA

Department of Ophthalmology, Keck School of Medicine of the University of Southern California, Los Angeles, CA, USA

Antonio Renna, M.D. Vissum, Instituto Oftalmológico Alicante, Alicante, Spain

Department of Medical and Biological Sciences—Ophthalmology, University of Udine, Udine, Italy

Emanuel Rosen, M.D., F.R.C.S.Ed. Private Practice, Manchester, UK

Julie M. Schallhorn, M.D., M.S. Roski Eye Institute, University of Southern California, Los Angeles, CA, USA

Department of Ophthalmology, Keck School of Medicine of the University of Southern California, Los Angeles, CA, USA

Juan Carlos Serna-Ojeda, M.D. Instituto de Oftalmología Fundación Conde de Valenciana Mexico City, Mexico City, Mexico

Pete Setabur Department of Ophthalmology and Visual Sciences, University of Illinois, Champaign, IL, USA

Bryan Sires Allure Facial Laser Center, University of Washington, Kirkland, WA, USA

Stephen G. Slade, M.D., F.A.C.S. Slade & Baker Vision, Houston, TX, USA

Felipe Soria, M.D. Instituto de la Vision-Hospital La Carlota, Universidad de Montemorelos, Montemorelos, Mexico

George Stamatelatos, B.Sc.Optom NewVision Clinics, Melbourne, VIC, Australia

Roger F. Steinert, M.D. Department of Ophthalmology, University of California, Irvine, CA, USA

Karl G. Stonecipher The University of North Carolina at Chapel Hill, Chapel Hill, NC, USA

R. Doyle Stulting, M.D., Ph.D. Stulting Research Center at Woolfson Eye Institute, Atlanta, GA, USA

Nayyirih G. Tahzib, M.D., Ph.D. University Eye Clinic Maastricht, Maastricht University Medical Center, Maastricht, The Netherlands

Jonathan H. Talamo Johnson & Johnson Vision Care, Inc., Jacksonville, FL, USA

Gustavo Tamayo, M.D. Bogota Laser Ocular Surgery Center, Bogota, Colombia

Miguel A. Teus Universidad de Alcalá Madrid, Madrid, Spain
Clínica Novovision de Madrid, Madrid, Spain

Mauro Tiveron Jr., M.D. Vissum, Instituto Oftalmológico Alicante, Alicante, Spain
Universidad Miguel Hernandez, Alicante, Spain

Luis F. Torres Innova Vision, Aguascalientes, Mexico

Andre A.M. Torricelli Department of Ophthalmology, Hospital das Clinicas HCFMUSP, Faculdade de Medicina, Universidade de Sao Paulo, Sao Paulo, Brazil

Pilar Vargas, M.D. Bogota Laser Ocular Surgery Center, Bogota, Colombia

Alfredo Vega-Estrada, M.D., Ph.D. Department of Cornea and Refractive Surgery, Vissum Alicante, Alicante, Spain
Keratoconus Unit, Vissum Alicante, Alicante, Spain
Division of Ophthalmology, Universidad Miguel Hernández, Alicante, Spain

O. Bennett Walton, M.D., M.B.A Slade & Baker Vision, Houston, TX, USA

Steven E. Wilson Department of Ophthalmology, Cole Eye Institute, The Cleveland Clinic, Cleveland, OH, USA

Roger Zaldivar, M.D. Instituto Zaldivar, Mendoza, Argentina

Alice Yang Zhang, M.D. Retina Division, Wilmer Eye Institute, Johns Hopkins University School of Medicine, Baltimore, MD, USA

序

自 20 世纪 50 年代以来,屈光手术得到飞速发展,广受患者推崇与喜爱。尽管随着新技术、新设备的不断推出,屈光手术的安全性、有效性和可预测性不断提升,但手术的并发症依然不可避免。不同于其他眼科手术,屈光手术是在正常的人眼上进行,因此,患者对手术的要求更高,对并发症的容忍度相对更低。

屈光手术可分为角膜屈光手术(角膜切削术、胶原交联术等),眼内屈光手术(有晶状体眼人工晶状体植入、晶状体置换术等)和巩膜屈光手术。不同手术产生的并发症类型、并发症出现的时间、并发症的症状等各不相同。与此同时,屈光手术技术不断更迭出新:一方面,早期的手术方式如角膜放射状切开术、前房型有晶状体眼人工晶状体植入术等因安全性不佳逐渐被淘汰——但这部分患者术后出现的并发症以及再行其他眼部手术时带来的难题,仍是当今眼科医师面临的巨大挑战;另一方面,新出现的手术技术如 SMILE 等给患者和医生带来新的选择,但同时也带来新的临床问题。作为一名屈光手术医生,必须熟知屈光手术各类并发症出现的原因和时间,掌握预防和处理并发症的方法。

《屈光手术并发症处理》由 Jorge L. Alio 和 Dimitri T. Azar 两位著名的屈光手术专家主编。本书分为十部分,共 42 章,涵盖角膜屈光手术术中并发症、角膜屈光手术术后并发症、屈光计算误差问题、像差和角膜不规则性问题、视神经 / 视网膜 / 双眼视觉并发症、表面切削术并发症、有晶状体眼人工晶状体植入术的相关并发症、其他屈光手术(放射状角膜切开术、角膜交联术、角膜基质环植入术等)的相关并发症,以及患者期望和满意度问题等。本译作邀请国内该领域知名的专家学者共同翻译、校对,翻译过程采取专家互审、对审的形式,确保内容准确并能为我国的读者所理解和接受。本书设计上,每章开篇对核心内容进行总结,文中使用大量的病例、图片对并发症进行描述,详细讲解并发症的预防和处理方式,章末提取内容精华进行总结点睛。理论与临床病例结合,逻辑严密,实用性强,可为临床工作者提供全面的参考。

此次受黄锦海、王雁和周行涛三位专家邀请为本书中文版写序,本人乐意之至。相信本书的出版对屈光手术在我国的进一步发展大有裨益,可为每位屈光手术医生在处理临床真实案例和并发症时提供指导依据。

瞿 佳

2021 年 6 月

目　录

第一部分
综述

第1章
屈光手术效果和并发症发生率

1

Wallace Chamon, Norma Allemann, Jorge L. Alió, Ahmed A. Abdelghany

核心信息

- 屈光手术的每个步骤都是有风险的,风险/效益比的评估应该作为患者持续关注和处理的一部分。
- 应个体化评估屈光手术的风险和益处,以选择合适的手术方式。
- 应考虑每种可能出现的并发症情况。
- 屈光手术的决策是个体化的过程,应该基于科学知识、患者特征和手术医生的经验。
- 知情同意书应明确告知患者屈光手术每个过程的全部风险和益处。

1.1 简介

屈光手术一般分为附加手术[有晶状体眼人工晶状体(phakic intraocularlens,PIOL)植入术]和削减手术(角膜切削术)两大类[1]。

2004 年,欧洲白内障与屈光外科医师协会(the European Society of Cataract and Refractive Surgeons,ESCRS)提议建立屈光手术效果登记的网络系统——屈光手术效果信息系统(the Refractive Surgery Outcomes Information System,RSOIS),目的是记录屈光手术结果,提高手术的处理质量。这项倡议背后的原因是,在一些国家,媒体报道了屈光手术后患者真实的健康状况改善,但投诉也增多[2,3]。患者的不满与不合适的手术适应证和手术方式相关,导致屈光手术的结果不理想。

屈光手术的目标是达到最佳视力、最佳屈光度(通常为正视眼)以及不出现并发症[4]。手术期间和术后的并发症是非常令人担忧的,因为进行屈光手术的眼睛通常是健康的眼睛。本章我们将讨论每种屈光手术的效果和并发症。

1.2 激光屈光手术

激光屈光手术是世界上最普及的眼科手术之一,已成

功用于矫正屈光不正[5]。目前,已经建立了几个激光角膜屈光手术的基准,美国食品药品管理局(the Food and Drug Administration,FDA)根据几项循证评论提供的数据,定义了准分子激光的矫正屈光度范围(表 1.1)[6]。美国眼科医师学会(the American Academy of Ophthalmologist,AAO)报告,Ⅱ级和Ⅲ级证据证明准分子激光屈光手术,无论是准分子激光原位角膜磨镶术(laser insitu keratomileusis,LASIK)还是准分子激光角膜表面切削术(photorefractive keratectomy,PRK),都是安全有效的,但对于高度远视有一些局限性[6,7]。

表 1.1 LASIK 和 PRK 的 FDA 适应证[6]

	LASIK	PRK
近视	−14D 以内,伴有(不伴有)−5D 和 −50D 以内的散光	−12D 以内,伴有(不伴有)−4D 以内的散光
远视	+5D 以内,伴有(不伴有)+3D 以内的散光	+5D 以内,伴有(不伴有)+4D 以内的散光
混合散光	6D 以内,散光度数大于球镜并且符号相反	

最新一代的准分子激光平台具有诸多优点,如更快的激光、更小的光斑尺寸、高速跟踪器、瞳孔监测和在线角膜厚度测量。这些都提供了良好的治疗手段,显著改善了术后手术源性高阶像差(high-order aberrations,HOA)和对热损伤的控制[8]。

随着角膜磨镶术(主要是 LASIK 术)的出现,角膜中出现了一个新的解剖学区域:前部角膜板层和后部角膜板层之间的潜在空间,通常被称为 LASIK 间隙(LASIK interface)。在该区域内,制作角膜瓣后会出现许多生化过程,包括有限的伤口愈合和细胞间重组[9]。LASIK 间隙可出现由不同的病因引起的各种潜在的独特并发症,并且临床表现经常重叠。

1.2.1 激光屈光手术相关的常见并发症

1.2.1.1 屈光矫正不精准和矫正视力欠佳

所有屈光手术最常见的并发症是无法实现准确的屈光矫正。一般情况下,矫正精度随屈光不正度数的升高而

降低,对于低度屈光不正,激光切削往往是最准确的矫正方式。PRK 与 LASIK 的矫正方式不同,例如角膜伤口愈合和基质床弹性等,可能会影响手术的可预测性[10]。可以预期,在任何激光手术中,约 60%~70% 眼的裸眼视力将达到 20/20,并且术后屈光度在 ±0.50D 内。如果只分析低度近视(低于 6.00D),大约 70%~80% 眼的裸眼视力将达到 20/20[10-18]。

1.2.1.2　感染性角膜炎

由于误诊和缺乏实验室检查,难以确定屈光手术感染的发生率,预计发生率在 0.1∶10 000~1∶10 000,LASIK 术后感染发生率高于 PRK[19-21],已有飞秒激光 LASIK 术后感染的报道[22]。感染性角膜炎的危险因素包括睑缘炎、干眼症、术中上皮缺损、术中污染、术后角膜上皮再生延迟、局部糖皮质激素的使用和有卫生职业暴露的患者[23-25]。

LASIK 术后感染性角膜炎分为早发(术后 2 周内发生)和迟发(术后 2 周至 3 个月后发生)感染[26],引起早发感染的病原体包括葡萄球菌属和链球菌属,而迟发感染中非结核分枝杆菌和真菌更常见[27]。

在治疗的初始阶段,应掀起 LASIK 角膜瓣,取样并进行微生物培养,用抗生素冲洗角膜基质床,并局部使用广谱抗生素。对于迟发性感染,使用阿米卡星可能有益于治疗非结核分枝杆菌[26]。在治疗无效的 LASIK 感染中,可能需要移除角膜瓣以促进抗生素渗透。大多数感染可导致最佳矫正视力轻至中度降低[28],但很少需要治疗性穿透性角膜移植术。

1.3　LASIK

1.3.1　LASIK 层间并发症

- **弥漫性层间角膜炎(diffuse lamellar keratitis,DLK)**

DLK 是一种在 LASIK 术后几天(1~5 天)内出现的白细胞浸润在角膜瓣和基质床之间的并发症[29-31]。共聚焦显微镜已证实 DLK 中角膜基质和间隙存在炎性细胞[32],这种非特异性层间炎症与术中上皮缺损有关[33],并且与多种罕见的潜在诱发因素有关[34]。DLK 与细菌内毒素[35]、化学物质或碎片[36]、手术手套[37]和手术标记笔[38,39]等因素有关。影响 DLK 发生风险的患者因素包括睑板腺分泌物以及外周免疫浸润[40,41]和特应性,DLK 可能是患者内源性因素对外源性暴露的反应结果[42]。

对于 LASIK 术后 DLK 的发生率,飞秒激光制瓣高于微型角膜刀制瓣,分别约为 0.2%~19.4%[43-47] 和 0.1%~7.7%[31,46,48-52]。飞秒激光制瓣能量越高,角膜瓣直径越大,DLK 风险就越大[53]。

根据 Linebarger 等[42]的描述,DLK 在临床上通常分为四期:1 期仅在角膜缘周边有炎性细胞,首先出现于角膜基质中,然后聚集于 LASIK 手术层间;2 期为弥漫性浸润,通常涉及旁中心和外周瓣边缘,但不累及视轴;3 期在角膜瓣间隙内具有更密集的浸润,涉及视轴并且经常导致视力下降;4 期具有聚集致密雾状混浊伴随瘢痕形成,表示角膜瓣

坏死,并且通常导致永久性角膜瘢痕形成。

- **眼压诱发的角膜基质病变(pressure-induced stromal keratopathy,PISK)**

PISK 是一种相对快速的类固醇反应,导致高眼压,引起 LASIK 层间积液。积液量较少则导致间隙和基质的弥漫性混浊,未见明显的液体层[54];积液量较多则导致可见的液体裂隙将角膜瓣与残留基质床分开[55]。使用标准方法测量 IOP 时,真实数值被积液程度掩盖,角膜中央测量的 IOP 偏小,因此周边部测量的 IOP 更准确。

- **中央毒性角膜病变(central toxic keratopathy,CTK)**

CTK 是一种罕见的急性非炎症性中央角膜混浊,可在手术过程顺利的 LASIK 或 PRK 后数天内发生[56-62],病因不明,可能与角膜细胞的酶促降解有关[57,60]。CTK 几乎总是无痛且急性发病,与之相反,DLK 几乎都至少具有中度异物感,并且随着时间推移进展到 4 期。CTK 是自限性的,没有必要治疗[57],但也有学者主张局部使用类固醇[61]或掀开角膜瓣进行冲洗[63]。

- **上皮细胞内生(epithelial ingrowth)**

周边上皮细胞内生是 LASIK 制瓣后的正常愈合反应[9],但角膜瓣下出现瘘管时,可允许上皮细胞长入层间,导致临床相关的上皮细胞内生[64]。大多数病例只需要观察,无须干预[64]。对于初次 LASIK,上皮细胞内生的发生与远视 LASIK 矫正[65]、RK 术后行 LASIK[66]、手术期间上皮缺损[67]和年龄较大[68]有关;对于二次 LASIK 手术,上皮细胞内生与再次治疗后使用角膜接触镜[68]以及在初次 LASIK 术后 3 年或更长时间进行掀瓣再治疗[69]有关。

随着飞秒激光制瓣的出现,明显可见的上皮细胞内生的发生率已经降低[70]。与机械微型角膜刀辅助 LASIK 相比,飞秒激光辅助的 LASIK 手术后上皮细胞内生的发生率较低,可归因于飞秒激光产生的边切解剖结构,制瓣时产生的外周损伤更少[71]。

治疗方式取决于临床情况,大多数程度较轻、临床上无意义的内生病例仅需观察。上皮内生的初次手术治疗是掀瓣,并用刀片或类似器械去除角膜瓣后表面和基质床上的上皮细胞,然后复位角膜瓣(不用缝线或组织胶)[64,72]。上皮细胞内生的反复出现通常需要采取额外的措施,包括角膜瓣缝合[73]或 YAG 激光治疗[74]。

1.3.2　角膜瓣并发症

与微型角膜刀切割相关的不规则角膜瓣可能表现为不完整瓣、游离瓣、纽扣瓣、薄瓣、厚瓣和部分切瓣[75]。

- **LASIK 角膜瓣中的 Bowman 层损伤和纽扣孔**

LASIK 术中角膜制瓣相关的并发症的发生率为 0.19%[76]~21.2%[77]。Bowman 层损伤或"纽扣孔"并发症的几种原因包括角膜曲率过大、眼睛暴露不充分和微型角膜刀缺陷(例如刀片缺陷和刀片运动与微型角膜刀平移运动之间的不充分同步),高度散光或结膜夹带也可能导致

Bowman 层损伤或纽扣孔瓣[78,79]。一些屈光手术医生建议等待 3 个月,重新掀开角膜瓣,用丝裂霉素 C(mitomycin C,MMC)浸润,然后进行表面切削[75,80]。

● **LASIK 术后早期角膜瓣移位**

飞秒激光技术在 LASIK 制瓣的应用,自引入以来已经有了很大的发展,激光改善了板层手术的安全性和可预测性。飞秒激光辅助制瓣的大多数并发症可以被很好地控制,不会对屈光结果产生显著影响[81]。据报道,LASIK 术后 12 个月随访期间,角膜瓣移位的发生率极低(0.012%),飞秒激光的角膜瓣移位发生率低于微型角膜刀[82]。

1.3.2.1　角膜扩张

LASIK 术后最棘手的并发症之一是进行性医源性角膜扩张,可在手术后数月发生[83]。该病实际发病率不明,估计为 0.04%~0.6%[84-86]。已经提出了角膜扩张的几个风险因素[87,88],然而这些因素的可预测性存在争议,并且一些病例在没有明确的病因学解释的情况下依然发生[84,89]。最好在激光手术前确定有角膜扩张风险的患者并禁止其接受 LASIK,然而,目前缺乏绝对的检测指标和方法。

Randleman 等设计了 Ectasia 风险评分系统,该系统是一种基于风险量表的术前筛查方法,可以识别可能与角膜扩张风险相关的许多术前参数[90]。最重要的危险因素按重要性排序包括术前角膜地形图异常、残余基质床厚度薄、年龄小、术前角膜厚度较薄、预矫正屈光度较高,这些因素被合并为风险等级。然而,该系统可能会漏诊大部分有角膜扩张风险的患者,因为其他因素也会导致角膜扩张[91-93]。可通过术前仔细的患者筛查排除角膜扩张的风险因素,从而避免 LASIK 术后角膜扩张。

医源性角膜扩张的治疗包括穿透性角膜移植术以及近期出现的板层角膜植入术[94]和角膜胶原交联术(collagen cross-linking,CXL)[95]。随着 CXL 成功治疗进展性圆锥角膜,CXL 也可用于治疗薄角膜发生的术后角膜扩张[96]。

1.3.2.2　LASIK 术后的高阶像差(higher-order aberrations,HOA)

与其他角膜屈光手术(如放射状角膜切开术、屈光性角膜切削术)一样,LASIK 旨在改变中央角膜曲率,使之更加平坦以矫正近视,或使之更加陡峭以矫正远视[97],这种改变可能会影响角膜的光学质量,产生导致图像失真的像差[98]。LASIK 术消除了常见的屈光不正(低阶像差,如近视、远视和散光),术后视力可达到 20/25 或 20/20,但可能残留未矫正的 HOA 或引起一些 HOA,尤其是球差[99-102],导致术后视觉质量不佳。IntraLase 治疗采用的波前像差引导切削已被证明在减少散光和 HOA 方面有效且可预测[103-107]。

1.3.2.3　LASIK 术后泪液功能障碍和感觉迟钝

几乎所有 LASIK 术后的患者均出现泪液功能障碍。尽管干眼症是 LASIK 术后患者不适和不满的主要原因,但症状并不相同。"LASIK 术后泪液功能障碍综合征"或"干眼症"是一个术语,用于描述一系列疾病,包括短暂或持续的术后神经营养性疾病、泪液不稳定性、真正的水性泪液缺乏症,以及神经性疼痛状态。角膜的神经变化和眼表不适的神经性病因可能在一些患者的症状发展中起到单独或协同作用。大多数术后早期干眼症的病例可通过适当的处理解决,包括优化手术前后的眼表健康;一些严重症状或 9 个月后仍存在的症状很少能对传统治疗方式产生理想的反应,需要积极处理[108]。

1.3.2.4　眼表综合征

眼表综合征是复杂的多因素症状,使患者和医生感到苦恼。其特征在于以下症状:干眼症、点状角膜炎、泪膜减少和不稳定,以及最佳框架眼镜矫正视力(best spectacle-corrected visual acuity,BSCVA)和视觉质量下降。眼表综合征病因与神经营养有关,持续时间长且难以治疗[109]。

1.3.2.5　视网膜并发症

文献报道 LASIK 矫正近视后视网膜并发症包括黄斑裂孔[110-113]、视网膜撕裂和脱离[114]、视网膜出血[115]和脉络膜新生血管(choroidal neovascular,CNV)[116]。

1.4　准分子激光角膜表面切削术(PRK)

1.4.1　角膜上皮下雾状混浊(Haze)

角膜上皮下雾状混浊(Haze)可导致不同程度的角膜透明度降低[117,118],所有患者在 PRK 后 1 个月出现上皮下混浊,3~6 个月达到最严重,然后逐渐缓解[119]。

除切削深度外,角膜混浊的严重程度与过度的眼部 UVB 辐射、上皮缺损持续存在、术后类固醇治疗、男性以及某些棕色虹膜人群相关[120-122]。Pentacam Scheimpflug 成像系统(Oculus Optikgeräte GmbH)的光密度测量是测量角膜混浊度的有效方法[123]。

1.4.2　丝裂霉素 C(MMC)

术中使用 MMC 提高了 PRK 矫正高度屈光不正的可能性[118,124-128]。MMC 是一种具有细胞毒性和抗增殖作用的烷化剂,可减少激光表面切削后肌成纤维细胞的再增殖,从而降低术后角膜混浊的风险。预防性地使用 MMC 可以避免初次表面切削后的混浊和治疗预先存在的混浊,但目前没有明确其使用的屈光度上限或切削深度。通常在切削的基质上使用浓度为 0.2mg/ml(0.02%)的 MMC 维持 12~120 秒。有研究表明,较低浓度 MMC(0.01%,0.002%)在治疗中低度近视时也可有效预防混浊,该剂量不具有任何临床相关的角膜上皮毒性,但是对内皮细胞的影响存在争议[129]。

1.4.3　角膜扩张

虽然已有正常眼进行 PRK 后发生角膜扩张的少数报道[130],但到目前为止,报道的病例大部分都是顿挫性圆锥角膜患者在进行 PRK[131-133]或激光治疗性角膜切削术(phototherapeutic keratectomy,PTK)[134,135]后继续进展。

1.5 有晶状体眼人工晶状体（phakic intraocular lens，PIOL）植入术

PIOL 已经普及，矫正范围广泛（近视高达 23D，远视高达 21D，散光高达 7.00D），价格合理且易于植入[136-138]。它具有潜在的优势，包括视力恢复快、调节力保留和可逆性[139-141]。与 LASIK 相比，PIOL 为高度屈光不正提供更高的矫正范围和更好的视觉质量[142]。

目前有两种可用的 PIOL：虹膜固定的 Artisan 和后房植入型 Collamer 晶状体（implantable Collamer lens，ICL）。Artiflex 近视 PIOL 是基于 Artisan 平台开发的，具有柔韧性，6mm 硅胶光学区，PMMA 脚襻[143,144]，可以实现瞳孔精确的中心定位以及高旋转的稳定性，但植入需要手术技巧[142]。它还有一些安全要求，如扁平虹膜，内皮细胞计数（endothelial cell count，ECC）$\geq$ 2 100 个 /mm²，暗瞳直径 < 6.0mm，AC 深度 $\geq$ 2.8mm[145,146]。Visian ICL 由 Collamer（生物相容性材料）制成。另一种类型的 PIOL 是房角支撑的，但目前不再使用。

环曲面 Artisan 矫正 1~7D 的散光，环曲面 ICL 能够矫正高达 6D 的散光，对于伴有角膜厚度薄、前房深度浅和暗视瞳孔直径大的高度屈光不正患者而言是很好的选择[147,148]。

1.5.1 PIOL 相关的常见并发症

1.5.1.1 瞳孔椭圆化
植入前房型 PIOL 的眼可能出现扇形虹膜萎缩和随后的瞳孔椭圆化[149]。

1.5.1.2 内皮细胞损伤
前房型 PIOL 植入对角膜内皮细胞损伤的影响一直是重要的研究和争论的问题。通过大量随机临床试验，Artisan 和 Artiflex IOL 的安全性现已得到很好的证实，内皮细胞损伤在 6 个月时为 4.8%，5 年时为 8.3%，7 年时为 12.6% 且长期维持六边形和细胞变异系数[150-152]。为使内皮细胞丢失的风险降到最低，角膜内皮到 IOL 中心的距离至少为 1.7mm[153]。后房型 IOL 内皮细胞损伤的风险较低，预计术后 2 年降低 5%~10%[154]。

1.5.1.3 感染
眼内手术感染发生的风险应与白内障手术感染的发生率相近，约 1：1 000[155-157]。

1.5.1.4 青光眼
据报道，在前房虹膜支撑[158]、房角支撑[159,160]和后房型 PIOL[161-163]中均可发生瞳孔阻滞性青光眼。术前虹膜切除术是必需的，但即使采用有效的虹膜切除术也有发生瞳孔阻滞的报道[163]。

1.5.1.5 白内障
有两种基本的白内障类型：前囊下混浊（见于 ICL 的病例）和核性白内障（见于 Artisan 的病例）。ICL 和 Artisan IOL 植入术后白内障的平均出现时间分别为（20 ± 1）个月和（54.83 ± 22.12）个月[164]。白内障是 PIOL 取出的主要

原因，尤其是后房型 PIOL[165]。

1.5.1.6 葡萄膜炎
以往的研究报道了术后无菌性葡萄膜炎[166]。PIOL 植入后葡萄膜炎的发病机制尚不清楚，但可能与围手术期和术后机械刺激引起的虹膜炎症反应有关。在 PIOL 植入后，可以用激光蛋白细胞检测仪检测慢性亚临床炎症[166]。眼前节解剖结构随着年龄增长而改变，长期可能对 PIOL 植入后的眼睛造成危害[167]。

1.5.1.7 IOL 脱位
创伤性和自发性 IOL 脱位已见于前房虹膜支撑型 PIOL[168,169]。

1.5.1.8 视网膜并发症
植入 ICL 或 Artisan PIOL 的视网膜并发症发生率相近。前房 PIOL 不会增加近视患者视网膜脱离或脉络膜新生血管的风险[170]。

要点总结

- 健康人眼中可进行各种屈光手术方式，应在了解所有相关并发症的基础上选择最佳的手术方式。

（黄锦海　高蓉蓉　翻译）

参考文献

1. Kohnen T, Shajari M. Phakic intraocular lenses. Ophthalmologe. 2016;113(6):529–38.
2. Terzi E, Kern T, Kohnen T. Complications after refractive surgery abroad [article in German]. Ophthalmologe. 2008;105:474–9.
3. Lockington D, Johnson R, Patel DV, McGhee CN. Healthcare and a holiday: the risks of LASIK tourism. Clin Exp Optom. 2014;97:370–2.
4. Lundström M, Manning S, et al. The European registry of quality outcomes for cataract and refractive surgery (EUREQUO): a database study of trends in volumes, surgical techniques and outcomes of refractive surgery. Eye Vis (Lond). 2015;2:8.
5. Broderick KM, Rose K, et al. Wavefront-optimized surface retreatments of refractive error following previous laser refractive surgery: a retrospective study. Eye Vis (Lond). 2016;3:3.
6. AAO Refractive Management/Intervention PPP Panel, Hoskins Center for Quality Eye Care. Refractive Errors & Refractive Surgery PPP – 2013. 2013. http://one.aao. org/preferred-practice-pattern/refractive-errors—surgery-ppp-2013.
7. AAO Quality of Care Secretariat, Hoskins Center for Quality Eye Care. Summary Recommendations for Keratorefractive Laser Surgery – 2013. 2013. http://one. aao.org/clinical-statement/summary-recommendations-lasik—january-2008.
8. El Bahrawy M, Alió JL. Excimer laser 6th generation: state of the art and refractive surgical outcomes. Eye Vis (Lond). 2015;2:6.
9. Dawson DG, Kramer TR, Grossniklaus HE, Waring GO 3rd, Edelhauser HF. Histologic, ultrastructural, and immunofluorescent evaluation of human laser-assisted in situ keratomileusis corneal wounds. Arch Ophthalmol. 2005;123:741–56.
10. Hjortdal JO, Moller-Pedersen T, Ivarsen A, Ehlers N. Corneal power, thickness, and stiffness: results of a prospective randomized controlled trial of PRK and LASIK for myopia. J Cataract Refract Surg. 2005;31(1):21–9.
11. Shortt AJ, Allan BD. Photorefractive keratectomy (PRK) versus laser-assisted in-situ keratomileusis (LASIK) for myopia. Cochrane Database Syst Rev. 2006;2:CD005135.
12. Shortt AJ, Bunce C, Allan BD. Evidence for superior efficacy and safety of LASIK over photorefractive keratectomy for correction

of myopia. Ophthalmology. 2006;113(11):1897–908.

13. Wang Z, Chen J, Yang B. Comparison of laser in situ keratomileusis and photorefractive keratectomy to correct myopia from −1.25 to −6.00 diopters. J Refract Surg. 1997;13(6):528–34.

14. Hersh PS, Brint SF, Maloney RK, Durrie DS, Gordon M, Michelson MA, et al. Photorefractive keratectomy versus laser in situ keratomileusis for moderate to high myopia. A randomized prospective study. Ophthalmology. 1998;105(8):1512–22. discussion 1522-3

15. Forseto AS, Nosé RA, Nosé W. PRK versus LASIK for correction of low and moderate myopia [in Portuguese]. Arq Bras Oftalmol. 2000;63:257–62.

16. El-Maghraby A, Salah T, Waring GO 3rd, Klyce S, Ibrahim O. Randomized bilateral comparison of excimer laser in situ keratomileusis and photorefractive keratectomy for 2.50 to 8.00 diopters of myopia. Ophthalmology. 1999;106(3):447–57.

17. El Danasoury MA, El Maghraby A, Klyce SD, Mehrez K. Comparison of photorefractive keratectomy with excimer laser in situ keratomileusis in correcting low myopia (from −2.00 to −5.50 diopters). A randomized study. Ophthalmology. 1999;106(2):411–20. discussion 420-1

18. Lasik Eye Surgery. 2006 July 12, 2006 [cited March 22, 2007]; Available from: http://www.fda.gov/cdrh/LASIK/

19. de Oliveira GC, Solari HP, Ciola FB, Lima AL, Campos MS. Corneal infiltrates after excimer laser photorefractive keratectomy and LASIK. J Refract Surg. 2006;22(2):159–65.

20. Wroblewski KJ, Pasternak JF, Bower KS, Schallhorn SC, Hubickey WJ, Harrison CE, et al. Infectious keratitis after photorefractive keratectomy in the United States army and navy. Ophthalmology. 2006;113(4):520–5.

21. Moshirfar M, Welling JD, Feiz V, Holz H, Clinch TE. Infectious and noninfectious keratitis after laser in situ keratomileusis occurrence, management, and visual outcomes. J Cataract Refract Surg. 2007;33(3):474–83.

22. Lifshitz T, Levy J, Mahler O, Levinger S. Peripheral sterile corneal infiltrates after refractive surgery. J Cataract Refract Surg. 2005;31(7):1392–5.

23. Llovet F, de Rojas V, Interlandi E, et al. Infectious keratitis in 204 586 LASIK procedures. Ophthalmology. 2010;117:232–8. e1–e4

24. Chang MA, Jain S, Azar DT. Infections following laser in situ keratomileusis: an integration of the published literature. Surv Ophthalmol. 2004;49:269–80.

25. Karp CL, Tuli SS, Yoo SH, et al. Infectious keratitis after LASIK. Ophthalmology. 2003;110:503–10.

26. Donnenfeld ED, Kim T, Holland EJ, et al. ASCRS white paper: management of infectious keratitis following laser in situ keratomileusis. J Cataract Refract Surg. 2005;31:2008–11.

27. Bradley Randleman J, Shah RD, Interface Complications LASIK. Etiology, management, & outcomes. J Refract Surg. 2012;28(8):575–86.

28. Mozayan A, Madu A, Channa P. Laser in-situ keratomileusis infection: review and update of current practices. Curr Opin Ophthalmol. 2011;22:233–7.

29. Stulting RD, Randleman JB, Couser JM, Thompson KP. The epidemiology of diffuse lamellar keratitis. Cornea. 2004;23:680–8.

30. Smith RJ, Maloney RK. Diffuse lamellar keratitis. A new syndrome in lamellar refractive surgery. Ophthalmology. 1998;105:1721–6. doi:10.1016/S0161-6420(98)99044-3.

31. Johnson JD, Harissi-Dagher M, Pineda R, Yoo S, Azar DT. Diffuse lamellar keratitis: incidence, associations, outcomes, and a new classification system. J Cataract Refract Surg. 2001;27:1560–6.

32. Buhren J, Baumeister M, Cichocki M, Kohnen T. Confocal microscopic characteristics of stage 1 to 4 diffuse lamellar keratitis after laser in situ keratomileusis. J Cataract Refract Surg. 2002;28:1390–9.

33. Shah MN, Misra M, Wihelmus KR, Koch DD. Diffuse lamellar keratitis associated with epithelial defects after laser in situ keratomileusis. J Cataract Refract Surg. 2000;26:1312–8.

34. Gritz DC. LASIK interface keratitis: epidemiology, diagnosis and care. Curr Opin Ophthalmol. 2011;22:251–5.

35. Holland SP, Mathias RG, Morck DW, Chiu J, Slade SG. Diffuse lamellar keratitis related to endotoxins released from sterilizer reservoir biofilms. Ophthalmology. 2000;107:1227–33. discussion

by EJ Holland, 1233–1234

36. Yuhan KR, Nguyen L, Boxer Wachler BS. Role of instrument cleaning and maintenance in the development of diffuse lamellar keratitis. Ophthalmology. 2002;109:400–3. discussion by SN Rao, RJ Epstein, 403–404

37. Hoffman RS, Fine IH, Packer M, Reynolds TP, Van Bebber C. Surgical glove-associated diffuse lamellar keratitis. Cornea. 2005;24:699–704.

38. Hadden OB, McGhee CNJ, Morris AT, Gray TB, Ring CP, Watson ASJ. Outbreak of diffuse lamellar keratitis caused by marking-pen toxicity. J Cataract Refract Surg. 2008;34:1121–4.

39. Rosman M, Chua W-H, Tseng PSF, Wee T-L, Chan W-K. Diffuse lamellar keratitis after laser in situ keratomileusis associated with surgical marker pens. J Cataract Refract Surg. 2008;34:974–9.

40. Fogla R, Rao SK, Padmanabhan P. Diffuse lamellar keratitis: are meibomian secretions responsible? [letter]. J Cataract Refract Surg. 2001;27:493–5.

41. Ambrosio R Jr, Periman LM, Netto MV, Wilson SE. Bilateral marginal sterile infiltrates and diffuse lamellar keratitis after laser in situ keratomileusis. J Refract Surg. 2003;19:154–8.

42. Linebarger EJ, Hardten DR, Lindstrom RL. Diffuse lamellar keratitis: diagnosis and management. J Cataract Refract Surg. 2000;26:1072–7.

43. Choe CH, Guss C, Musch DC, Niziol LM, Shtein RM. Incidence of diffuse lamellar keratitis after LASIK with 15 KHz, 30 KHz, and 60 KHz femtosecond laser flap creation. J Cataract Refract Surg. 2010;36:1912–8.

44. Haft P, Yoo SH, Kymionis GD, Ide T, O'Brien TP, Culbertson WW. Complications of LASIK flaps made by the IntraLase 15- and 30-kHz femtosecond lasers. J Refract Surg. 2009;25:979–84.

45. Binder PS. One thousand consecutive IntraLase laser in situ keratomileusis flaps. J Cataract Refract Surg. 2006;32:962–9.

46. Gil-Cazorla R, Teus MA, de Benito-Llopis L, Fuentes I. Incidence of diffuse lamellar keratitis after laser in situ keratomileusis associated with the IntraLase 15 kHz femtosecond laser and Moria M2 microkeratome. J Cataract Refract Surg. 2008;34:28–31.

47. Moshirfar M, Gardiner JP, Schliesser JA, Espandar L, Feiz V, Mifflin MD, Chang JC. Laser in situ keratomileusis flap complications using mechanical microkeratome versus femtosecond laser: retrospective comparison. J Cataract Refract Surg. 2010;36:1925–33.

48. Thammano P, Rana AN, Talamo JH. Diffuse lamellar keratitis after laser in situ keratomileusis with the Moria LSK-one and Carriazo-Barraquer microkeratomes. J Cataract Refract Surg. 2003;29:1962–8.

49. McLeod SD, Tham VM-B, Phan ST, Hwang DG, Rizen M, Abbott RL. Bilateral diffuse lamellar keratitis following bilateral simultaneous versus sequential laser in situ keratomileusis. Br J Ophthalmol. 2003;87:1086–7.

50. Hoffman RS, Fine IH, Packer M. Incidence and outcomes of LASIK with diffuse lamellar keratitis treated with topical and oral corticosteroids. J Cataract Refract Surg. 2003;29:451–6.

51. Lin RT, Maloney RK. Flap complications associated with lamellar refractive surgery. Am J Ophthalmol. 1999;127:129–36.

52. Wilson SE, Ambrosio R Jr. Sporadic diffuse lamellar keratitis (DLK) after LASIK. Cornea. 2002;21:560–3. doi:10.1097/00003226-200208000-00005.

53. de Paula FH, et al. Diffuse lamellar keratitis after laser in situ keratomileusis with femtosecond laser flap creation. J Cataract Refract Surg. 2012;38(6):1014–9.

54. Belin MW, Hannush SB, Yau CW, Schultze RL. Elevated intraocular pressure-induced interlamellar stromal keratitis. Ophthalmology. 2002;109:1929–33.

55. Hamilton DR, Manche EE, Rich LF, Maloney RK. Steroid-induced glaucoma after laser in situ keratomileusis associated with interface fluid. Ophthalmology. 2002;109:659–65.

56. Moshirfar M, Hazin R, Khalifa YM. Central toxic keratopathy. Curr Opin Ophthalmol. 2010;21:274–9.

57. Sonmez B, Maloney RK. Central toxic keratopathy: description of a syndrome in laser refractive surgery. Am J Ophthalmol. 2007;143:420–7.

58. Hazin R, Daoud YJ, Khalifa YM. What is central toxic Keratopathy

syndrome if it is not diffuse lamellar keratitis grade IV? Middle East Afr J Ophthalmol. 2010;17:60–2.

59. Fraenkel GE, Cohen PR, Sutton GL, Lawless MA, Rogers CM. Central focal interface opacity after laser in situ keratomileusis. J Refract Surg. 1998;14:571–6.

60. Hainline BC, Price MO, Choi DM, Price FW Jr. Central flap necrosis after LASIK with microkeratome and femtosecond laser created flaps. J Refract Surg. 2007;23:233–42.

61. Lyle WA, Jin GJ. Central lamellar keratitis. J Cataract Refract Surg. 2001;27:487–90.

62. Parolini B, Marcon G, Panozzo GA. Central necrotic lamellar inflammation after laser in situ keratomileusis. J Refract Surg. 2001;17:110–2.

63. Tu KL, Aslanides IM. Surgical intervention in central toxic keratopathy. Eur J Ophthalmol. 2012;3:0.

64. Wang MY, Maloney RK. Epithelial ingrowth after laser in situ keratomileusis. Am J Ophthalmol. 2000;129:746–51.

65. Mohamed TA, Hoffman RS, Fine IH, Packer M. Post-laser assisted in situ keratomileusis epithelial ingrowth and its relation to pretreatment refractive error. Cornea. 2011;30:550–2.

66. Randleman JB, Banning CS, Stulting RD. Persistent epithelial ingrowth. Ophthalmology. 2006;113:1468 e1–3.

67. Jabbur NS, Chicani CF, Kuo IC, O'Brien TP. Risk factors in interface epithelialization after laser in situ keratomileusis. J Refract Surg. 2004;20:343–8.

68. Chan CC, Boxer Wachler BS. Comparison of the effects of LASIK retreatment techniques on epithelial ingrowth rates. Ophthalmology. 2007;114:640–2.

69. Caster AI, Friess DW, Schwendeman FJ. Incidence of epithelial ingrowth in primary and retreatment laser in situ keratomileusis. J Cataract Refract Surg. 2010;36:97–101.

70. Kamburoglu G, Ertan A. Epithelial ingrowth after femtosecond laser-assisted in situ keratomileusis. Cornea. 2008;27:1122–5.

71. Kamburoğlu G, Ertan A. Epithelial ingrowth after femtosecond laser-assisted in situ keratomileusis. Cornea. 2008;27(10):1122–5. doi:10.1097/ICO.0b013e3181731439.

72. Rapuano CJ. Management of epithelial ingrowth after laser in situ keratomileusis on a tertiary care cornea service. Cornea. 2010;29:307–13.

73. Güell JL, Verdaguer P, et al. Epithelial ingrowth after LASIK: visual and refractive results after cleaning the interface and suturing the lenticule. Cornea. 2014;33(10):1046–50.

74. Ayala MJ, Alio JL, Mulet ME, De La Hoz F. Treatment of laser in situ keratomileusis interface epithelial ingrowth with neodymium:yytrium-aluminum-garnet laser. Am J Ophthalmol. 2008;145:630–4.

75. Leung AT, Rao SK, Cheng AC, Yu EW, Fan DS, Lam DS. Pathogenesis and management of laser in situ keratomileusis flap buttonhole. J Cataract Refract Surg. 2000;26(3):358–62.

76. Al-Mezaine HS, Al-Amro SA, Al-Obeidan S. Incidence, management, and visual outcomes of buttonhole laser in situ keratomileusis flaps. J Cataract Refract Surg. 2009;35:839–45.

77. Al-Mezaine HS, Al-Amro SA, Al-Fadda A, Al-Obeidan S. Outcomes of retreatment after aborted laser in situ keratomileusis due to flap complications. Middle East Afr J Ophthalmol. 2011;18:232–7.

78. Pulaski JP. Etiology of buttonhole flaps [letter]. J Cataract Refract Surg. 2000;26:1270–1.

79. Lane HA, Swale JA, Majmudar PA. Prophylactic use of Mitomycin-C in the management of a buttonhole LASIK flap. J Cataract Refract Surg. 2003;29:390–2.

80. Rubinfeld RS, Hardten DR, Donnenfeld ED, et al. To lift or recut: changing trends in LASIK enhancement. J Cataract Refract Surg. 2003;29:2306–17.

81. Dos Santos AM, Torricelli AA, et al. Femtosecond laser-assisted LASIK flap complications. J Refract Surg. 2016;32(1):52–9.

82. Clare G, Moore TC, et al. Early flap displacement after LASIK. Ophthalmology. 2011;118(9):1760–5.

83. Randleman JB. Post-laser in-situ keratomileusis ectasia: current understanding and future directions. Curr Opin Ophthalmol. 2006;17:406–12.

84. Binder PS. Analysis of ectasia after laser in situ keratomileusis: risk factors. J Cataract Refract Surg. 2007;33:1530–8.

85. Chen MC, Lee N, Bourla N, Hamilton DR. Corneal biomechanical measurements before and after laser in situ keratomileusis. J Cataract Refract Surg. 2008;34:1886–91.

86. Kirwan C, O'Malley D, O'Keefe M. Corneal hysteresis and corneal resistance factor in keratectasia: finding using the Reichert ocular response analyzer. Ophthalmologica. 2008;222:334–7.

87. Randleman JB, Russell B, Ward MA, Thompson KP, Stulting RD. Risk factors and prognosis for corneal ectasia after LASIK. Ophthalmology. 2003;110:267–75.

88. Rabinowitz YS. Ectasia after laser in situ keratomileusis. Curr Opin Ophthalmol. 2006;17:421–6.

89. Klein SR, Epstein RJ, Randleman JB, Stulting RD. Corneal ectasia after laser in situ keratomileusis in patients without apparent preoperative risk factors. Cornea. 2006;25:388–403. doi:10.1097/01.ico.0000222479.68242.77.

90. Randleman JB, Woodward M, Lynn MJ, Stulting RD. Risk assessment for ectasia after corneal refractive surgery. Ophthalmology. 2008;115:37–50.

91. Chan CC, Hodge C, Sutton G. External analysis of the Randleman Ectasia risk factor score system: a review of 36 cases of post LASIK ectasia. Clin Experiment Ophthalmol. 2010;38:335–40.

92. Ambrósio R Jr, Dawson DG, Salomão M, Guerra FP, Caiado AL, Belin MW. Corneal ectasia after LASIK despite low preoperative risk: tomographic and biomechanical findings in the unoperated, stable, fellow eye. J Refract Surg. 2010;26:906–11.

93. Binder PS, Trattler WB. Evaluation of a risk factor scoring system for corneal ectasia after LASIK in eyes with normal topography. J Refract Surg. 2010;26:241–50.

94. Kucumen RB, Yenerel NM, Gorgun E, Oncel M. Penetrating keratoplasty for corneal ectasia after laser in situ keratomileusis. Eur J Ophthalmol. 2008;18:695–702.

95. Spadea L. Collagen crosslinking for ectasia following PRK performed in excimer laser-assisted keratoplasty for keratoconus. Eur J Ophthalmol. 2012;22:274–7.

96. Spadea L, Mencucci R. Transepithelial corneal collagen cross-linking in ultrathin keratoconic corneas. Clin Ophthalmol. 2012;6:1785–92.

97. Chalita MR, Chavala S, Xu M, Krueger RR. Wavefront analysis in post-LASIK eyes and its correlation with visual symptoms, refraction, and topography. Ophthalmology. 2004;111(3):447–53.

98. Oshika T, Miyata K, Tokunaga T, Samejima T, Amano S, Tanaka S, Hirohara Y, Mihashi T, Maeda N, Fujikado T. Higher order wavefront aberrations of cornea and magnitude of refractive correction in laser in situ keratomileusis. Ophthalmology. 2002;109(6):1154–8.

99. Tran DB, Sarayba MA, Bor Z, Garufis C, Duh Y-J, Soltes CR, Juhasz T, Kurtz RM. Randomized prospective clinical study comparing induced aberrations with IntraLase and Hansatome flap creation in fellow eyes: potential impact on wavefront-guided laser in situ keratomileusis. J Cataract Refract Surg. 2005;31(1):97–105.

100. Moreno-Barriuso E, Lloves JM, Marcos S, Navarro R, Llorente L, Barbero S. Ocular aberrations before and after myopic corneal refractive surgery: LASIK induced changes measured with laser ray tracing. Invest Ophthalmol Vis Sci. 2001;42(6):1396–403.

101. Ma L, Atchison DA, Albietz JM, Lenton LM, McLennan SG. Wavefront aberrations following laser in situ keratomileusis and refractive lens exchange for hypermetropia. J Refract Surg. 2003;20(4):307–16.

102. Buzzonetti L, Petrocelli G, Valente P, Tamburrelli C, Mosca L, Laborante A, Balestrazzi E. Comparison of corneal aberration changes after laser in situ keratomileusis performed with mechanical microkeratome and IntraLase femtosecond laser: 1-year follow-up. Cornea. 2008;27(2):174–9.

103. Stonecipher K, Ignacio TS, Stonecipher M. Advances in refractive surgery: microkeratome and femtosecond laser flap creation in relation to safety, efficacy, predictability, and biomechanical stability. Curr Opin Ophthalmol. 2006;17(4):368–72. doi:10.1097/01.icu.0000233957.88509.2d.

104. Farjo AA, Sugar A, Schallhorn SC, Majmudar PA, Tanzer DJ, Trattler WB, Cason JB, Donaldson KE, Kymionis GD. Femtosecond lasers for LASIK flap creation: a report by the American Academy of ophthalmology. Ophthalmology. 2013;120(3):e5–20.

105. Sáles CS, Manche EE. One-year eye-to-eye comparison of wavefront-guided versus wavefront-optimized laser in situ keratomileusis in hyperopes. Clin Ophthalmol. 2014;8:2229.

106. Padmanabhan P, Mrochen M, Basuthkar S, Viswanathan D, Joseph R. Wavefront-guided versus wavefront-optimized laser in situ keratomileusis: contralateral comparative study. J Cataract Refract Surg. 2008;34(3):389–97.

107. Tran DB, Shah V. Higher order aberrations comparison in fellow eyes following intraLase LASIK with wavelight allegretto and custom cornea LADArvision4000 systems. J Refract Surg. 2006;22:S961.

108. Nettune GR, et al. Post-LASIK tear dysfunction and dysesthesia. Ocul Surf. 2010;8(3):135–45.

109. Alio JL, Pastor S, et al. Treatment of ocular surface syndrome after LASIK with autologous platelet-rich plasma. J Refract Surg. 2007;23(6):617–9.

110. Arevalo JF, Rodriguez FJ, Rosales-Meneses JL, Dessouki A, Chan CK, Mittra RA, Ruiz-Moreno JM. Vitreoretinal surgery for macular hole after laser assisted in situ keratomileusis for the correction of myopia. Br J Ophthalmol. 2005;89:1423–6.

111. Arevalo JF, Mendoza AJ, Velez-Vazquez W, Rodriguez FJ, Rodriguez A, Rosales-Meneses JL, et al. Full-thickness macular hole after LASIK for the correction of myopia. Ophthalmology. 2005;112:1207–12.

112. Ruiz-Moreno JM, Artola A, Pérez-Santonja JJ, Alió JL. Macular hole in a myopic eye after laser in situ keratomileusis. J Refract Surg. 2002;18:746–9.

113. Chan CK, Lawrence FC. Macular hole after laser in situ keratomileusis and photorefractive keratectomy. Am J Ophthalmol. 2001;131:666–7. doi:10.1016/S0002-9394(00)00855-2.

114. Al-Rashaed S, Al-Halafi AM. Retinal detachment after laser in situ keratomileusis. Middle East Afr J Ophthalmol. 2011;18:224–7.

115. Principe AH, Lin DY, Small KW, Aldave AJ. Macular hemorrhage after laser in situ keratomileusis (LASIK) with femtosecond laser flap creation. Am J Ophthalmol. 2004;138:657–9.

116. Ruiz-Moreno JM, Pérez-Santonja JJ, Alió JL. Choroidal neovascularization in myopic eyes after laser-assisted in situ keratomileusis. Retina. 2001;21:115–20.

117. Razmjoo H, Kooshanmehr MR, Peyman A, Kor Z, Mohammadesmaeil E. Comparison of standard and low dose intraoperative mitomycin C in prevention of corneal haze after photorefractive keratectomy. Int J Prev Med. 2013;4:204–7.

118. Netto MV, Mohan RR, Sinha S, Sharma A, Gupta PC, Wil-son SE. Effect of prophylactic and therapeutic mitomycinC on corneal apoptosis, cellular proliferation, haze, and long-term keratocyte density in rabbits. J Refract Surg. 2006;22:562–74.

119. Alio JL, Javaloy J. Corneal inflammation following corneal photoablative refractive surgery with excimer laser. Surv Ophthalmol. 2013;58:11–25.

120. Kremer I, Ehrenberg M, Levinger S. Delayed epithelial healing following photorefractive keratectomy with mitomycin C treatment. Acta Ophthalmol. 2012;90:271–6.

121. de Medeiros FW, Mohan RR, Suto C, Sinhá S, Bonilha VL, Chaurasia SS, et al. Haze development after photorefractive keratectomy: mechanical vs ethanol epithelial removalin rabbits. J Refract Surg. 2008;24:923–7.

122. Resch MD, Nagy ZZ, Szentmáry N, Máthé M, Kovalszky I, Süveges I. Spatial distribution of keratin sulfate in the rabbit cornea following photorefractive keratectomy. J Refract Surg. 2005;21:485–93.

123. Takacs AI, Mihaltz K, Nagy ZZ. Corneal density with the Pentacam after photorefractive keratectomy. J Refract Surg. 2011;27:269–77.

124. Bedei A, Marabotti A, Giannecchini I, Ferretti C, Montagnani M, Martinucci C, et al. Photorefractive keratectomy in high myopic defects with or without intraoperative mitomycin C: 1-year results. Eur J Ophthalmol. 2006;16(2):229–34.

125. Netto MV, Chalita MR, Krueger RR. Corneal haze following PRK with mitomycin C as a retreatment versus prophylactic use in the contralateral eye. J Refract Surg. 2007;23(1):96–8.

126. Carones F, Vigo L, Scandola E. Wavefront-guided treatment of symptomatic eyes using the LADAR6000 excimer laser. J Refract Surg. 2006;22(9):S983–9.

127. Chalita MR, Roth AS, Krueger RR. Wavefront-guided surface ablation with prophylactic use of mitomycin C after a buttonhole laser in situ keratomileusis flap. J Refract Surg. 2004;20(2):176–81.

128. Carones F, Vigo L, Scandola E, Vacchini L. Evaluation of the prophylactic use of mitomycin-C to inhibit haze formation after photorefractive keratectomy. J Cataract Refract Surg. 2002;28(12):2088–95. doi:10.1016/S0886-3350(02)01701-7.

129. Teus MA, de Benito-Llopis L, Alió JL. Mitomycin C in corneal refractive surgery. Surv Ophthalmol. 2009;54(4):487–502.

130. Malecaze F, Coullet J, Calvas P, Fournie P, Arne JL, Brodaty C. Corneal ectasia after photorefractive keratectomy for low myopia. Ophthalmology. 2006;113(5):742–6. doi:10.1016/j.ophtha.2005.11.023.

131. Lovisolo CF, Fleming JF. Intracorneal ring segments for iatrogenic keratectasia after laser in situ keratomileusis or photorefractive keratectomy. J Refract Surg. 2002;18(5):535–41.

132. Javadi MA, Mohammadpour M, Rabei HM. Keratectasia after LASIK but not after PRK in one patient. J Refract Surg. 2006;22(8):817–20.

133. Seiler T, Koufala K, Richter G. Iatrogenic keratectasia after laser in situ keratomileusis. J Refract Surg. 1998;14(3):312–7.

134. Miyata K, Takahashi T, Tomidokoro A, Ono K, Oshika T. Iatrogenic keratectasia after phototherapeutic keratectomy. Br J Ophthalmol. 2001;85(2):247–8.

135. Dean SJ, McGhee CN. Keratectasia after PTK. Br J Ophthalmol. 2002;86(4):486.

136. Stulting RD, John ME, Maloney RK, et al. Three-year results of Artisan/Verisyse phakic intraocular lens implantation. Results of the United States food and drug administration clinical trial. Ophthalmology. 2008;115:464–72. e461

137. Alió JL, Pérez-Santonja JJ. Refractive surgery with Phakic IOLs: fundamentals and clinical practice. New Delhi: Jaypee Brothers; 2013.

138. Alio JL, Pena-Garcia P, Abdulla GF, et al. Comparison of iris-claw and posterior chamber collagen copolymer phakic intraocular lenses in keratoconus. J Cataract Refract Surg. 2014;40:383–94.

139. Al-Dreihi MG, Louka BI, Anbari AA. Artisan iris-fixated toric phakic intraocular lens for the correction of high astigmatism after deep anterior lamellar keratoplasty. Digit J Ophthalmol. 2013;19:39–41.

140. Gomez-Bastar A, Jaimes M, Graue-Hernandez EO, et al. Long-term refractive outcomes of posterior chamber phakic (spheric and toric implantable collamer lens) intraocular lens implantation. Int Ophthalmol. 2014;34:583–90.

141. Alfonso JF, Lisa C, Alfonso-Bartolozzi B, et al. Collagen copolymer toric phakic intraocular lens for myopic astigmatism: one-year follow-up. J Cataract Refract Surg. 2014;40:1155–62.

142. Dick HB, Elies D. In: Alió JL, Pérez-Santonja JJ, editors. Phakic Intraocular Lenses for the correction of Astigmatism. In: Refractive surgery with phakic IOLs, fudamentals and clinical practice. 2nd ed. New Delhi: Jaypee Brothers; 2013. p. 141–5.

143. Tehrani M, Dick HB. Short-term follow-up after implantation of a foldable iris-fixated intraocular lens in phakic eyes. Ophthalmology. 2005;112:2189–95.

144. Georgoudis P, Tappin MJ. Artisan phakic IOL for the correction of ametropia after deep anterior lamellar keratoplasty. J Refract Surg. 2010;26:87.

145. Baikoff G. Anterior segment OCT and phakic intraocular lenses: a perspective. J Cataract Refract Surg. 2006;32:1827–35.

146. Doors M, Cals DW, Berendschot TT, et al. Influence of anterior chamber morphometrics on endothelial cell changes after phakic intraocular lens implantation. J Cataract Refract Surg. 2008;34:2110–8.

147. Alfonso JF, Lisa C, Abdelhamid A, et al. Posterior chamber phakic intraocular lenses after penetrating keratoplasty. J Cataract Refract Surg. 2009;35:1166–73.

148. Iovieno A, Guglielmetti S, Capuano V, et al. Correction of post-keratoplasty ametropia in keratoconus patients using a toric implantable Collamer lens. Eur J Ophthalmol. 2013;23:361–7.

149. Akil H, Dhubhghaill SN, Tassignon MJ. Iris atrophy and erosion caused by an anterior-chamber angle-supported phakic intraocular lens. J Cataract Refract Surg. 2015;41(1):226–9.

150. Doors M, Budo CJ, Christiaans BJ, et al. Artiflex toric foldable phakic intraocular lens: short-term results of a prospective European multicenter study. Am J Ophthalmol. 2012;154(4):730–739. e2.

151. Saxena R, Boekhoorn SS, Mulder PG, Noordzij B, van Rij G, Luyten GP. Long-term follow-up of endothelial cell change after Artisan phakic intraocular lens implantation. Ophthalmology. 2008;115(4):608–13.

152. Benedetti S, Casamenti V, Benedetti M. Long-term endothelial changes in phakic eyes after Artisan intraocular lens implantation to correct myopia: five-year study. J Cataract Refract Surg. 2007;33(5):784–90.

153. Ferreira TB, Portelinha J. Endothelial distance after phakic iris-fixated intraocular lens implantation: a new safety reference. Clin Ophthalmol. 2014;8:255–61.

154. Jimenez-Alfaro I, Benitez del Castillo JM, Garcia-Feijoo J, Gil de Bernabe JG, Serrano de La Iglesia JM. Safety of posterior chamber phakic intraocular lenses for the correction of high myopia: anterior segment changes after posterior chamber phakic intraocular lens implantation. Ophthalmology. 2001;108(1):90–9.

155. Kattan HM, Flynn HW Jr, Pflugfelder SC, Robertson C, Forster RK. Nosocomial endophthalmitis survey. Current incidence of infection after intraocular surgery. Ophthalmology. 1991;98(2):227–38.

156. Marty N, Malavaud S. Epidemiology of nosocomial infections after cataract surgery and role of the infection control committee in prevention. Bull Acad Natl Med. 2002;186(3):635–45. discussion 645-8

157. Haapala TT, Nelimarkka L, Saari JM, Ahola V, Saari KM. Endophthalmitis following cataract surgery in southwest Finland from 1987 to 2000. Graefes Arch Clin Exp Ophthalmol. 2005;243(10):1010–7.

158. Budo C, Hessloehl JC, Izak M, Luyten GP, Menezo JL, Sener BA, et al. Multicenter study of the Artisan phakic intraocular lens. J Cataract Refract Surg. 2000;26(8):1163–71.

159. Leccisotti A. Angle-supported phakic intraocular lenses in hyperopia. J Cataract Refract Surg. 2005;31(8):1598–602.

160. Ardjomand N, Kolli H, Vidic B, El-Shabrawi Y, Faulborn J. Pupillary block after phakic anterior chamber intraocular lens implantation. J Cataract Refract Surg. 2002;28(6):1080–1.

161. Smallman DS, Probst L, Rafuse PE. Pupillary block glaucoma secondary to posterior chamber phakic intraocular lens implantation for high myopia. J Cataract Refract Surg. 2004;30(4):905–7.

162. Hoyos JE, Dementiev DD, Cigales M, Hoyos-Chacon J, Hoffer KJ. Phakic refractive lens experience in Spain. J Cataract Refract Surg. 2002;28(11):1939–46.

163. Bylsma SS, Zalta AH, Foley E, Osher RH. Phakic posterior chamber intraocular lens pupillary block. J Cataract Refract Surg. 2002;28(12):2222–8.

164. Menezo JL, Peris-Martinez C, Cisneros AL, Martinez-Costa R. Phakic intraocular lenses to correct high myopia: adatomed, staar, and artisan. J Cataract Refract Surg. 2004;30:33–44. doi:10.1016/j.jcrs.2003.11.023.

165. Alió JL, Toffaha BT, Peña-Garcia P, Sádaba LM, Barraquer RI. Phakic intraocular lens explantation: causes in 240 cases. J Refract Surg. 2015;31(1):30–5.

166. Barsam A, Allan BD. Excimer laser refractive surgery versus phakic intraocular lenses for the correction of moderate to high myopia. Cochrane Database Syst Rev. 2010;5:CD007679.

167. Alio JL, Abbouda A, Peña-Garcia P. Anterior segment optical coherence tomography of long-term phakic angle-supported intraocular lenses. Am J Ophthalmol. 2013;156(5):894–901.e2.

168. Menezo JL, Avino JA, Cisneros A, Rodriguez-Salvador V, Martinez-Costa R. Iris claw phakic intraocular lens for high myopia. J Refract Surg. 1997;13(6):545–55.

169. Perez-Santonja JJ, Alio JL, Jimenez-Alfaro I, Zato MA. Surgical correction of severe myopia with an angle-supported phakic intraocular lens. J Cataract Refract Surg. 2000;26(9):1288–302.

170. Al-Abdullah AA, Al-Falah MA, Al-Rasheed SA, Khandekar R, Suarez E, Arevalo JF. Retinal complications after anterior versus posterior chamber Phakic intraocular lens implantation in a myopic cohort. J Refract Surg. 2015;31(12):814–9.

第2章
屈光手术并发症对生活质量的影响

2

Konrad Pesudovs

核心信息

- 已有大量量表用于屈光手术患者生活质量(quality of life,QoL)的评估,但量表的效度各不相同。
- Rasch 分析在量表的研发中具有重要意义,它可以优化条目的纳入和量表单维性,并提供有效的线性评分。
- QoL 量表应该包含广泛的内容领域,例如舒适度、便利性和顾虑,而不仅仅是功能或者满意度。
- QoL 量表易于体现屈光手术的好处。
- 优异的 QoL 量表对手术并发症的负面影响同样敏感,可以了解干预对患者的真实影响。

2.1 简介

人们习惯于使用客观的临床指标来评估屈光手术的效果,如术后裸眼视力(uncorrected visual acuity,UCVA)和残余屈光不正[1],然而这些指标不一定和患者的术后主观感受密切相关[2]。患者的感受是屈光手术的重要结果,目前已存在许多评估生活质量(quality of life,QoL)的方法,包括屈光矫正手术对生活质量的影响量表(the Quality of Life Impact of Refractive Correction,QIRC)[3],屈光状态视觉概况量表(the Refractive Status Vision Profile,RSVP)[4],以及美国国家眼科研究所屈光不正生活质量量表(the National Eye Institute Refractive Quality of Life,NEI-RQL)。虽然这些量表已被用于评价屈光手术对 QoL 的改善[2,5-9],但是全面的 QoL 量表应该对于屈光手术并发症的影响也敏感。本章的目的是概述 QoL 评估中的关键问题,讨论可供使用的量表,并特别总结屈光手术并发症对 QoL 的影响。

2.2 计分方法的概念

量表选择中最重要的问题可能是评分系统的有效性,否则收集到的信息就毫无意义。RSVP 和 NEI-RQL 量表使用传统的累加计分方法,即通过对应答分数的累加来获

得总分[10]。累加计分基于以下假设:所有的问题有同等重要性,并且回答选项分级之间的增量也相等。例如,在日常活动视觉量表(the Activities of Daily Vision Scale,ADVS)[11]这一采用累加计分的视觉障碍量表中,"有点儿困难"得分为 4;"极度困难"的程度是"有点儿困难"的 2 倍,记为 2 分;"因视力差而不能进行活动"的程度是"极度困难"的 2 倍,记为 1 分;所有的问题都采用同样的计分方式,这种"一种模式适合全部"的理论是有缺陷的。Rasch 分析已证实使用不同权重的选项分级才能够提供一种有效且更具整体性的评分方法,反映出 QoL 的真实情况[12]。例如,ADVS 量表将视觉能力"夜间驾驶"与"白天驾驶"的"有点儿困难"赋予相同的分值,但是前者更为困难,因此将两者等同起来并不合理。

Rasch 分析是一种新的量表研发手段,通过使用现代统计方法,以一种有意义的方式来评估健康结局。它结合了每个 QoL 测量指标的适当加权因子,从而提供了真实的线性评分,并在条目纳入和单维性方面提高了效度[13-15]。

2.3 量表

2.3.1 屈光手术对生活质量的影响量表(QIRC)

Pesudovs 等研发并验证了 QIRC 量表[3],并且将其用于评估屈光手术对 QoL 的综合影响。量表的内容包含视功能、症状、便利性、费用、健康问题和幸福感,研发经过文献回顾、专家意见和小组讨论等严格的步骤。用 Rasch 分析删减条目后,得到了最终的 20 项量表[16](表 2.1,全文见 konrad.pesudovs.com/konrad/questionnaire.html)。通过 Rasch 分析和标准心理测量,QIRC 被认为是评估屈光手术相关 QoL 的有效并且可靠的方法[3,13]。QIRC 分数为 0~100 分,没有太简单或太难的条目,分数越高代表 QoL 越好,平均分接近 50 分。QIRC 已被用于评估屈光手术的效果[7,17-19]以及比较患者配戴框架眼镜、角膜接触镜或者屈光手术术后的 QoL[20]。

QIRC 量表还可以有效地区分配戴框架眼镜、角膜接触镜或者屈光手术术后的患者 QoL 情况,屈光手术组 QIRC 分数(50.23 ± 6.31)比角膜接触镜组(46.70 ± 5.49,$P < 0.01$)和框

架眼镜组(44.13 ± 5.86，$P < 0.001$)更好[21]。在20个条目中，16个条目间的得分存在显著性差异；其余 4 个条目(2 个健康关注条目和 2 个幸福感条目)不存在组间差异。QIRC 评分在 LASIK 术后也有改善，从 40.07±4.30 提高到 53.09±5.25[7]。QIRC 评分在有晶状体眼人工晶状体(phakic intraocular lenses，PIOL)植入术，飞秒 LASIK 和小切口角膜基质透镜取出术后也有类似的改善[17-19]，20 个条目中有 15 个条目有统计学意义的改善，所有的 5 个便利性条目、2 个经济条目、4 个健康关注条目以及 4 个舒适度条目的 QoL 评分都有改善(图 2.1)。

表 2.1　QIRC 量表

条目序号	条目内容
1	在眩光时驾驶有多困难?
2	在过去的 1 个月，您的眼睛经常感到疲劳吗?
3	不能够配戴无度数的太阳镜给您带来多少麻烦?
4	在做事(例如:旅行、运动、游泳)之前必须考虑框架眼镜 / 角膜接触镜 / 做过屈光手术，给您带来多少麻烦?
5	醒来时去厕所、照看孩子、看闹钟时，无法看清东西，给您带来多少麻烦?
6	由于没有框架眼镜 / 角膜接触镜，当您在沙滩或者在海里或游泳池游泳时无法看清，给您带来多少麻烦?
7	戴着框架眼镜 / 角膜接触镜在健身房锻炼 / 上健身课 / 做循环训练等，给您带来多少麻烦?

续表

条目序号	条目内容
8	对于购买框架眼镜 / 角膜接触镜或接受屈光手术的初始和持续费用，您有多担忧?
9	对于框架眼镜 / 角膜接触镜 / 屈光手术(如破损、脱落、眼部问题)的不定期保养费用，您有多担忧?
10	对于开始配戴框架眼镜 / 角膜接触镜就会越来越依赖它们，您有多担忧?
11	对于视力不能像以前一样好，您有多担忧?
12	对于矫正方法(框架眼镜 / 角膜接触镜 / 屈光手术)带来的并发症，您有多担忧?
13	对于保护眼睛免受紫外线辐射，您有多关注?
14	在过去的 1 个月里，有多少时间您觉得自己看上去很好?
15	在过去的 1 个月里，有多少时间您觉得别人以您希望的方式看待您(例如聪明、成熟、成功、帅气等)?
16	在过去的 1 个月里，有多少时间您觉得被称赞(恭维)?
17	在过去的 1 个月里，有多少时间您感到自信?
18	在过去的 1 个月里，有多少时间您感到快乐?
19	在过去的 1 个月里，有多少时间您觉得能够做想做的事情?
20	在过去的 1 个月里，有多少时间您渴望尝试新事物?

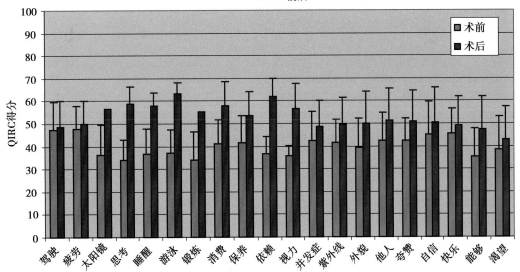

图 2.1　LASIK 手术前后 QIRC 条目的得分平均值(误差线 ±1SD)

2.3.2　屈光状态视觉概况量表（RSVP）

RSVP 几乎完全针对屈光手术人群（92% 的条目）而设定，因此实际上只适用于屈光手术的评价[4]。它共有 42 个条目，分为焦虑（6）、期望（2）、生理（社会功能）（11）、驾驶（3）、症状（5）、眩光（3）、视觉问题（5）和矫正眼镜相关问题（7）等子量表[9]，包括一个整体评分和子量表评分。RSVP 对与视功能和屈光不正相关的 QoL 变化很敏感，并且对屈光手术敏感[9]。屈光手术后的改善表现在以下几个方面：期望、生理和社会功能以及矫正眼镜相关问题。RSVP 还可反映角膜地形图引导的 LASIK 手术和人工晶状体（intraocular lens，IOL）植入术后的视功能改善[22,47]。

RSVP 采用经典测验理论设计，其心理测量性质已被 Garaddi 等和 Gothwal 等用 Rasch 分析重新评价[23,24]。最初的 42 项量表与患者 QoL 的匹配度较差，有天花板效应，选项类别未充分利用，且存在高度冗余的条目[23]，所有子量表均缺乏足够的测量特性[24]。尽管这些子量表无法修复，但经过 Rasch 分析修订后，量表结构调整，条目缩减为 20 项，提高了内部一致性和区分能力。14 个关于视功能和驾驶的条目减少到 5 个，8 个与症状和眩光有关的条目减少到 3 个，与 QIRC 量表内容一致。Rasch 分析发现 QIRC 量表中屈光不正矫正后患者在视功能方面几乎没有问题，而便利性、费用、健康和舒适度等问题对 QoL 影响更大[3]。原始 RSVP 量表更多关注视功能和症状，可能由于条目主要是由临床医生设计，他们更关注解决患者术后出现的症状或视功能障碍，而不是使用更客观的方法去发现不那么严重却也很重要的 QoL 问题。

2.3.3　美国国家眼科研究所屈光不正生活质量量表（NEI-RQL）

NEI-RQL 量表根据经典测验理论设计，有 42 个条目，包括关于视觉清晰度、期望、远视力、近视力、日间视觉波动、活动限制、眩光、症状、矫正依赖性、忧虑、不理想矫正、外表和满意度这 13 个子量表。三篇文献报道了 NEI-RQL 的设计和验证，尽管与核心小组进行了严谨的讨论，但仍没有阐明如何选择最后 42 个条目[5,25,26]。NEI-RQL 量表可以区分不同的屈光矫正方式，并且对与视功能和屈光不正相关的 QoL 变化敏感[27,28]。已有研究使用 NEI-RQL 证明在 LASIK 术后[5,29-31]、后房型 PIOL 植入术[32,33]和屈光性晶体置换术（多焦点 IOL 植入）[34-36]后，QoL 会有改善。

NEI-RQL 的心理测量学特性通过 Rasch 分析[37,38]进行检测。NEI-RQL 不计算总分，而是对分量表逐一进行评分，均缺乏足够的被测者区分度[38]，因此，NEI-RQL 无法有效测评。NEI-RQL 和 RSVP 一样，量表的选项、不拟合条目和受试者能力与条目的匹配度也存在问题。此外，NEI-RQL 的 42 个条目共采用了 16 种不同的提问方式和选项，这可导致干扰，特别是关于视觉症状条目提问方式糅杂，有的条目是关于症状的出现频率，有的条目是关于症状的严重程度，应该区分作为单独的方面分别进行评估。有研究试图重新设计 NEI-RQL 来完善其测量特性，然而失败了[31,37]。

2.3.4　视觉质量量表（the Quality of Vision Questionnaire，QoV）

不同于 QIRC、RSVP 和 NEI-RQL，视觉质量量表（QoV）并非为了全面评估屈光手术的 QoL，而是针对视觉症状这个单一的 QoL 方面。视觉症状是患者在屈光手术术后效果的重要报告，因此 QoV 具有重要意义。QoV 从三方面（发生频率、严重程度和困扰程度）评级，包括 10 个视觉症状（眩光、光晕、星芒、雾视、视物模糊、视物变形、视物成双、视力波动、注视困难、难以判断远近或深浅距离）[20]，共 30 个条目，提供三个满分为 100 分的视觉症状评分。QoV 的研发过程包括小组讨论、试验量表、Rasch 分析指导的条目删减，以及心理测量特性的评价，因此，QoV 具有优良的心理测量特性[13]。三方面（发生频率、严重程度和困扰程度）是从三个不同的角度衡量，因此不能相互替换[39]，这与通常观察到的屈光手术后眩光和光晕的发生率高（频率）但不满意率（困扰程度）非常低是一致的[40]。

QoV 已证实准分子激光上皮下角膜磨镶术（laser-assisted subepithelial keratomileusis，LASEK）矫正近视和远视术后的视觉症状比术前少[41]，还用于评估双非球面多焦点中央老视 LASIK 矫正的结果[42]，以及单焦点和多焦点 IOL 的屈光性晶状体置换术后的结果[43-45]。QoV 的重点是视觉症状，是检测屈光手术视觉并发症的理想方法。

2.3.5　其他量表

通过经典测验理论验证的近视特异性 QoL 量表（the Myopia Specific Quality of Life）和加拿大屈光手术研究小组的调查量表（the Canadian Refractive Surgery Research Group Questionnaire）均可反映屈光手术前后 QoL 变化[46,47]。其他报告屈光手术前后 QoL 问题的研究使用的非正式、未经验证的量表[2,6,8,48,49]仅提供了有限的证据。

2.4　并发症与 QoL

2.4.1　屈光手术对生活质量的影响量表（QIRC）

两项使用 QIRC 量表的研究强调了 LASIK 后的 QoL 问题。在一项对框架眼镜、角膜接触镜和屈光手术患者进行横断面比较的研究中，屈光手术组被要求报告术后出现的视觉障碍，少数患者选择性报告了术后并发症。结果显示，9 例 LASIK 术后患者（8.6%）主动提出关于其术后症状的评价（包括暗处视力差、干眼症、屈光回退和夜间光晕），其中 5 例对屈光手术非常不满意，7 例（6.7%）患者 QIRC 评分很低（37.86 ± 2.13），其中有 5 例（37.86 ± 2.13）主动提出负面评价（3 例患者每天仍整天戴框架眼镜，2 例患有严重干眼症），其余 2 例未发表评论[21]。在另一项观察 LASIK 结果的研究中，大多数受试者的 QoL 均有明显改善，3 例（4.5%）QIRC 评分下降与并发症有关。所有患者均报告包括夜间驾驶困难在内的视觉质量下降，1 例患者报告了对光线敏感。QIRC 评分较低表现在视功能、症状、担忧和幸福感方面，LASIK 术后 QIRC 评分改善的患者均未发生严重并发症[7]。

2.4.2　屈光状态视觉概况量表（RSVP）

Schein 等使用 RSVP 分析了屈光手术后结果,发现 4.5% 患者的总分下降[9]。对于单个子量表,术后患者中,29.5% 驾驶评分变差,19.9% 有视觉问题,16.3% 有眩光,12.7% 有眼部症状,7.4% 有担心,5.9% 有功能障碍,2.3% 受到矫正镜片的困扰。26% 的患者至少 1 个子量表得分下降,15% 的患者对于术后视力不满意。手术年龄的增加是 RSVP 评分较低或视力不满意的最大危险因素。Lane 和 Waycaster 发现,PIOL 术后患者 RSVP 评分未发现任何问题[22]。Waring 等发现角膜地形图引导的 LASIK 术后,患者夜间视觉症状增加了 3%[48]。

2.4.3　美国国家眼科研究所屈光不正生活质量量表（NEI-RQL）

McDonnell 等发现,LASIK 后 NEI-RQL 评估的 QoL 总体上有所改善,但眩光症状明显加重,视力没有明显变化[5]。Schmidt 等使用 NEI-RQL 评估 LASIK 术后眩光、光晕、夜间视觉问题、视物变形、视物模糊和不适症状等主观问题[31]。Pérez-Cambrodi 等发现 PIOL 植入术后的视觉症状与明视对比敏感度有关[33],类似地,Iijima 等发现了 PIOL 植入术后的视觉症状与眼内前向散射有关[32]。许多研究已经表明,多种屈光性多焦点 IOL 置换术后视觉症状加重。

2.4.4　视觉质量量表（QoV）

McAlinden 等发现 LASEK 术后 5 天和 2 周的视觉症状加重,但术后 1 个月恢复正常,这与上皮再生所需的时间相对应[41]。这个研究表明,QoL 对屈光手术引起的视觉症状高度敏感。同样,QoL 对使用混合双非球面微单视切削模式的 LASIK 矫正老视引起的视觉症状也高度敏感[42]。De Wit 等指出,QoL 可以检测发生率极低的多焦点 IOL 置换术后的视觉症状[43]。Maurino 等人还发现 QoL 可以检测多焦点 IOL 置换术后的视觉症状[26]。

2.4.5　其他量表

在早期的 PRK 效果研究中,173 名患者中有 77.5% 报告其总体 QoL 有所改善,但 16.8% 的患者因主观视觉症状导致 QoL 下降[6]。术前唯一有意义的预测因素是屈光不正——术前屈光度越高,满意度越低。在另一项大型 PRK 研究中,690 名患者中,31.7% 表示术后夜间视觉症状加重,30% 表示对夜间视觉质量不满意[46],34.3% 的患者有星芒,52.4% 有光晕,61.5% 有眩光。在发生眩光的患者中,55.6% 的患者在 PRK 术后加重。这些情况与 LASIK 后的结果形成鲜明的对比。McGhee 等报道,50 名 LASIK 术后患者中只有 3 人有夜间视觉症状,仅 1 人报告不满意或 QoL 没有改善[2]。以残留近视屈光度为目标的患者对 UCVA 不满意,老视患者近视力欠佳。该项研究的局限性在于评估的唯一内容是视功能,并且没有患者出现严重的并发症。Hill 等研究表明,LASIK 手术后,200 名受试者中,尽管 24% 的患者报告夜间视觉症状加重,27% 出现畏光,但是仅有 3 人因夜间视力下降、老视和心理困扰而表示不会再次做 LASIK

手术[8]。Bailey 等进行的一项患者满意度调查结果表明,604 例患者中有 16 例在 LASIK 后不满意,其中占很高比例的报告的症状是眩光、光晕或星芒（81.3%）[49],接受增强手术的患者更有可能出现这些症状。此外,患者年龄越大、角膜散光越大、瞳孔越小,对手术的满意度就越低。

Lee 等研发了近视特异性 QoL 量表,包括视功能、症状、社会角色功能和心理健康四个方面[47],确定了 LASIK 后最常见的 8 种不良症状:眼睛干涩、视物模糊、室内或夜间视力降低、光晕、屈光回退、眩光、近视力暂时性降低和感染。多因素分析表明,患者不良症状更多则 QoL 的改善明显较小,因此,避免不良症状是达到理想效果的最重要的要求之一。

2.4.6　意义

接受屈光手术患者常要求获得较高的 QoL,但需注意发生并发症的风险。QoL 量表可以发现激光屈光手术的常见并发症,如对比度视力降低、最佳矫正视力降低、屈光回退和干眼症等,其中需要框架眼镜或角膜接触镜矫正,或发生严重干眼症的患者的 QoL 最差。夜间视觉症状很常见,但不一定对 QoL 产生负面影响。虽然关于 QoL 研究已经发现术后效果不佳的一些危险因素,例如年龄大和多次治疗,但是这些信息不能作为医生选择患者的策略。虽然这些结果表明,LASIK 的夜间视觉症状不如 PRK 普遍,但没有证据表明较新的激光治疗方法比旧方法对 QoL 有更多的改善,需要使用 QoL 量表对屈光手术结果进行持续评估,以证明技术进步带来的益处。

要点总结

- 量表可以有效地体现屈光手术改善了 QoL。
- 屈光手术的严重并发症会导致 QoL 明显下降,但轻微并发症如夜间视觉症状,可能不会对 QoL 产生负面影响。
- 屈光手术结果的常规评估应包括 QoL 的评估。
- 理想的屈光手术 QoL 量表应包含全面的内容,通过 Rasch 分析进行设计和验证,并具有有效的线性评分,例如 QIRC。

（黄锦海　高蓉蓉　翻译）

参考文献

1. Waring GO 3rd. Standard graphs for reporting refractive surgery. J Refract Surg. 2000;16:459–66.
2. Mcghee CN, Craig JP, Sachdev N, et al. Functional, psychological, and satisfaction outcomes of laser in situ keratomileusis for high myopia. J Cataract Refract Surg. 2000;26:497–509.
3. Pesudovs K, Garamendi E, Elliott DB. The quality of life impact of refractive correction (QIRC) questionnaire: development and validation. Optom Vis Sci. 2004;81:769–77.
4. Schein OD. The measurement of patient-reported outcomes of refractive surgery: the refractive status and vision profile. Trans Am Ophthalmol Soc. 2000;98:439–69.
5. Mcdonnell PJ, Mangione C, Lee P, et al. Responsiveness of the National Eye Institute refractive error quality of life instrument to surgical correction of refractive error. Ophthalmology. 2003;110:2302–9.

6. Ben-Sira A, Loewenstein A, Lipshitz I, et al. Patient satisfaction after 5.0-mm photorefractive keratectomy for myopia. J Refract Surg. 1997;13:129–34.

7. Garamendi E, Pesudovs K, Elliott DB. Changes in quality of life after laser in situ keratomileusis for myopia. J Cataract Refract Surg. 2005;31:1537–43.

8. Hill JC. An informal satisfaction survey of 200 patients after laser in situ keratomileusis. J Refract Surg. 2002;18:454–9.

9. Schein OD, Vitale S, Cassard SD, et al. Patient outcomes of refractive surgery. The refractive status and vision profile. J Cataract Refract Surg. 2001;27:665–73.

10. Likert RA. A technique for the measurement of attitudes. Arch Psychol. 1932;140:1–55.

11. Mangione CM, Phillips RS, Seddon JM, et al. Development of the "activities of Daily vision scale". A measure of visual functional status. Med Care. 1992;30:1111–26.

12. Pesudovs K, Garamendi E, Keeves JP, et al. The Activities of Daily Vision Scale (ADVS) for cataract surgery outcomes: re-evaluating validity with Rasch analysis. Invest Ophthalmol Vis Sci. 2003;44:2892–9.

13. Khadka J, Mcalinden C, Pesudovs K. Quality assessment of ophthalmic questionnaires: review and recommendations. Optom Vis Sci. 2013;90:720–44.

14. Massof RW. The measurement of vision disability. Optom Vis Sci. 2002;79:516–52.

15. Waring G, Dougherty PJ, Chayet A, et al. Topographically guided LASIK for myopia using the Nidek CXII customized aspheric treatment zone (CATz). Trans Am Ophthalmol Soc. 2007;105:240–6. discussion 247-248

16. Wright BD, Masters GN. Rating scale analysis. Chicago: MESA Press; 1982.

17. Ang M, Ho H, Fenwick E, et al. Vision-related quality of life and visual outcomes after small-incision lenticule extraction and laser in situ keratomileusis. J Cataract Refract Surg. 2015;41:2136–44.

18. Ieong A, Hau SC, Rubin GS, et al. Quality of life in high myopia before and after implantable Collamer lens implantation. Ophthalmology. 2010;117:2295–300.

19. Meidani A, Tzavara C, Dimitrakaki C, et al. Femtosecond laser-assisted LASIK improves quality of life. J Refract Surg. 2012;28:319–26.

20. Mcalinden C, Pesudovs K, Moore JE. The development of an instrument to measure quality of vision: the quality of vision (QoV) questionnaire. Invest Ophthalmol Vis Sci. 2010;51:5537–45.

21. Pesudovs K, Garamendi E, Elliott DB. A quality of life comparison of people wearing spectacles or contact lenses or having undergone refractive surgery. J Refract Surg. 2006;22:19–27.

22. Lane SS, Waycaster C. Correction of high myopia with a phakic intraocular lens: interim analysis of clinical and patient-reported outcomes. J Cataract Refract Surg. 2011;37:1426–33.

23. Garamendi E, Pesudovs K, Stevens MJ, et al. The refractive status and vision profile: evaluation of psychometric properties and comparison of Rasch and summated Likert-scaling. Vis Res. 2006;46:1375–83.

24. Gothwal VK, Wright TA, Elliott DB, et al. The refractive status and vision profile: Rasch analysis of subscale validity. J Refract Surg. 2010;26:912–5.

25. Berry S, Mangione CM, Lindblad AS, et al. Development of the National eye Institute refractive error correction quality of life questionnaire: focus groups. Ophthalmology. 2003;110:2285–91.

26. Hays RD, Mangione CM, Ellwein L, et al. Psychometric properties of the National eye Institute-refractive error quality of life instrument. Ophthalmology. 2003;110:2292–301.

27. Queiros A, Villa-Collar C, Gutierrez AR, et al. Quality of life of myopic subjects with different methods of visual correction using the NEI RQL-42 questionnaire. Eye Contact Lens. 2012;38:116–21.

28. Shams N, Mobaraki H, Kamali M, et al. Comparison of quality of life between myopic patients with spectacles and contact lenses, and patients who have undergone refractive surgery. J Curr Ophthalmol. 2015;27:32–6.

29. Nehls SM, Ghoghawala SY, Hwang FS, et al. Patient satisfaction and clinical outcomes with laser refractive surgery performed by surgeons in training. J Cataract Refract Surg. 2014;40:1131–8.

30. Nichols JJ, Twa MD, Mitchell GL. Sensitivity of the National Eye Institute refractive error quality of life instrument to refractive surgery outcomes. J Cataract Refract Surg. 2005;31:2313–8.

31. Schmidt GW, Yoon M, Mcgwin G, et al. Evaluation of the relationship between ablation diameter, pupil size, and visual function with vision-specific quality-of-life measures after laser in situ keratomileusis. Arch Ophthalmol. 2007;125:1037–42.

32. Iijima A, Shimizu K, Yamagishi M, et al. Assessment of subjective intraocular forward scattering and quality of vision after posterior chamber phakic intraocular lens with a central hole (hole ICL) implantation. Acta Ophthalmol. 2016;94:e716–20.

33. Perez-Cambrodi RJ, Blanes-Mompo FJ, Garcia-Lazaro S, et al. Visual and optical performance and quality of life after implantation of posterior chamber phakic intraocular lens. Graefes Arch Clin Exp Ophthalmol. 2013;251:331–40.

34. Blaylock JF, Si Z, Aitchison S, et al. Visual function and change in quality of life after bilateral refractive lens exchange with the ReSTOR multifocal intraocular lens. J Refract Surg. 2008;24:265–73.

35. Cillino G, Casuccio A, Pasti M, et al. Working-age cataract patients: visual results, reading performance, and quality of life with three diffractive multifocal intraocular lenses. Ophthalmology. 2014;121:34–44.

36. Mastropasqua R, Pedrotti E, Passilongo M, et al. Long-term visual function and patient satisfaction after bilateral implantation and combination of two similar multifocal IOLs. J Refract Surg. 2015;31:308–14.

37. Labiris G, Gkika MG, Giarmoukakis A, et al. Psychometric properties of the Greek NEI-RQL-42. Eur J Ophthalmol. 2012;22:466–76.

38. Mcalinden C, Skiadaresi E, Moore J, et al. Subscale assessment of the NEI-RQL-42 questionnaire with Rasch analysis. Invest Ophthalmol Vis Sci. 2011;52:5685–94.

39. Mcalinden C, Skiadaresi E, Gatinel D, et al. The quality of vision questionnaire: subscale interchangeability. Optom Vis Sci. 2013;90:760–4.

40. Solomon KD, Fernandez De Castro LE, Sandoval HP, et al. LASIK world literature review: quality of life and patient satisfaction. Ophthalmology. 2009;116:691–701.

41. Mcalinden C, Skiadaresi E, Pesudovs K, et al. Quality of vision after myopic and hyperopic laser-assisted subepithelial keratectomy. J Cataract Refract Surg. 2011;37:1097–100.

42. Luger MH, Mcalinden C, Buckhurst PJ, et al. Presbyopic LASIK using hybrid bi-aspheric micro-monovision ablation profile for presbyopic corneal treatments. Am J Ophthalmol. 2015;160:493–505.

43. De Wit DW, Diaz JM, Moore TC, et al. Refractive lens exchange for a multifocal intraocular lens with a surface-embedded near section in mild to moderate anisometropic amblyopic patients. J Cataract Refract Surg. 2012;38:1796–801.

44. Maurino V, Allan BD, Rubin GS, et al. Quality of vision after bilateral multifocal intraocular lens implantation: a randomized trial--AT LISA 809M versus AcrySof ReSTOR SN6AD1. Ophthalmology. 2015;122:700–10.

45. Skiadaresi E, Mcalinden C, Pesudovs K, et al. Subjective quality of vision before and after cataract surgery. Arch Ophthalmol. 2012;130:1377–82.

46. Brunette I, Gresset J, Boivin JF, et al. Functional outcome and satisfaction after photorefractive keratectomy. Part 2: survey of 690 patients. Ophthalmology. 2000;107:1790–6.

47. Lee J, Park K, Cho W, et al. Assessing the value of laser in situ keratomileusis by patient-reported outcomes using quality of life assessment. J Refract Surg. 2005;21:59–71.

48. Awwad ST, Alvarez-Chedzoy N, Bowman RW, et al. Quality of life changes after myopic wavefront-guided laser in situ keratomileusis. Eye Contact Lens. 2009;35:128–32.

49. Bailey MD, Mitchell GL, Dhaliwal DK, et al. Patient satisfaction and visual symptoms after laser in situ keratomileusis. Ophthalmology. 2003;110:1371–8.

第 3 章
薄瓣、不规则瓣、纽扣瓣

O. Bennett Walton，Stephen G. Slade

核心信息

- 薄瓣、不规则瓣、纽扣瓣是板层手术中的严重并发症，常导致手术过程的终止。
- 飞秒激光和微型角膜刀均可导致薄瓣、不规则瓣、纽扣瓣的发生。
- 造成薄瓣、不规则瓣、纽扣瓣的原因时常不清，可以由多种因素引起。
- 导致薄瓣、不规则瓣、纽扣瓣形成的原因包括：低负压、负压脱失、压平不佳、角膜润滑度不佳、已存在的角膜病变、金属刀片质量不佳，以及角膜机械刀故障。
- 大多数薄瓣、不规则瓣及纽扣瓣病例可在术后适时再次行准分子激光原位角膜磨镶术（laser insitu keratomileusis，LASIK）或准分子激光角膜表面切削术（photorefractive keratectomy，PRK），且预后良好。
- 成功处理这些并发症的关键在于：避免不合理的激光切削和掀开角膜瓣。

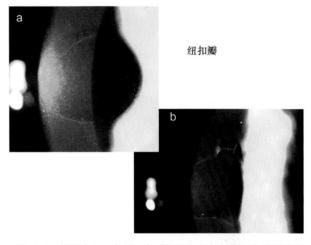

纽扣瓣

图 3.1　两幅图为同一角膜。角膜板层刀仅仅切割了角膜瓣的外部，中央区未受影响。无论是由于机械刀造成的纽扣瓣或飞秒激光制瓣所致的角膜瓣中央不完整，均不建议进行掀瓣和准分子激光切削

（Courtesy of Stephen G.Slade，MD）

3.1　简介

　　准分子激光原位角膜磨镶术（laser insitu keratomileusis，LASIK）的许多严重并发症均与角膜瓣的制作有关。随着飞秒激光逐步取代微型角膜刀，角膜瓣相关的并发症显著减少。本章我们将聚焦于薄瓣、不规则瓣及低质量纽扣瓣的原因、预防、诊断及治疗。LASIK 术中使用微型角膜刀制作角膜瓣时，纽扣瓣的发生率为 0.06%~2.6%[1-3]。飞秒激光制瓣中的纽扣瓣发生率较角膜机械刀手术低。纽扣瓣处理不当时，很可能造成术后不良的屈光结果（图 3.1）。

3.2　原因

　　角膜切削不佳所引起的并发症可以导致严重的视觉症状。角膜切削不佳包括不完整的、偏心的或不均匀的切削。角膜曲率较陡，易发生纽扣瓣，而角膜曲率扁平，易发生游离瓣。不完整的角膜切削常由负压中断引起，因此，在激光扫描

或角膜刀运行过程中保持良好的负压吸引十分关键。如果在机械刀运行完成之前，切开停止，可导致激光切削的空间不足；也可采用手动的方式扩大角膜瓣，但制瓣质量将有所不同。不规则或受损的刀片都可能导致严重的不规则角膜切开。

　　在飞秒激光制作角膜瓣时，只有人工松解并将其掀起后，才算完成制瓣过程。由于角膜瓣的完成是在其被掀开之后，因此如果存在不透明气泡层或不规则的黏附，将会在掀瓣时产生并发症，但极少会导致类似机械刀切开中的"纽扣瓣"或"面包圈形"的角膜。飞秒激光聚焦于预期切削深度的角膜基质时，也可能造成纽扣瓣，其特征是产生的气体向前扩散突破上皮细胞，然后返回至基质。

　　纽扣瓣的发生可能与飞秒制瓣过程中的以下一个或多个因素有关：

　　①预制作过薄的角膜瓣（<100μm）；

　　②与角膜接触镜的吸附不佳；

　　③患者在制瓣过程中移动。

　　角膜瓣质量不佳可能与制瓣过程中以下一个或多个因

素有关：

①切割过程中负压丢失；

②患者术前角膜曲率大于 46.00D[4]；

③患者眼内压较低或下降[5]；

④角膜表面润滑度不佳或角膜刀故障；

⑤过多的组织被压覆于角膜刀板下，超出压平范围，导致角膜弯曲[6]。

3.3　诊断

当观察到激光或角膜刀切割未平稳推进时，应怀疑制作的角膜瓣质量不佳。在不分离角膜瓣的情况下，通常很难观察到纽扣瓣或薄瓣。有时角膜表面稍微干燥或拭去表面泪膜后，会显示出纽扣孔的边缘。如果不能明确诊断，则需要仔细观察角膜瓣。在掀起此类角膜瓣时要格外小心。由于 Bowman 层的缺口上会附着一层连续的角膜上皮，因此纽扣瓣可能是不完全的。

通过飞秒激光制作角膜瓣，优势之一在于可在制瓣过程中观察到角膜瓣质量是否不佳，下文会详细讨论(图 3.2)。

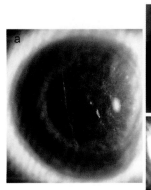
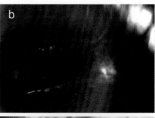

不完整的角膜切削

图 3.2　三个不完整的角膜瓣：(a) 蒂部位于瞳孔区的不完整角膜瓣；(b) 角膜板层刀刀片上的异物导致条状未切削的角膜组织，恰位于视轴上；(c) 由于刀片受损导致整个下半部分角膜未切开，形成半个角膜瓣。飞秒激光制瓣过程中，过多的水分、黏液或其他的光学介质的干扰也会导致类似的结果。对于不完整的角膜切削，均不建议掀开角膜瓣和进行准分子切削

（Courtesy of Stephen G.Slade，MD）

3.4　预防

制瓣设备的检查、安装、术前测试和校准是至关重要的。仔细注意微小的细节可减少和避免潜在的并发症，有利于获得一个质量较好的角膜瓣。充分暴露眼部是角膜切削术中的关键环节，这在很大程度上依赖于眼眶的解剖学结构。在早期开展手术时，最好不要选择高额头深眼窝的患者。适当的麻醉和镇静将有助于获得良好的暴露，其

主要目的是提供稳定的负压吸引及压平，为微型角膜刀提供清晰的路径和齿轮轨道。液体的处理对于飞秒激光和微型角膜刀的使用都很重要，在前者可确保良好的角膜或角膜缘的负压吸引，而后者则可在测量角膜帽直径和眼内压时避免液体形成的弯液面干扰测量准确性。在压平角膜时应使角膜表面略微干燥，而在角膜刀运行的过程中应保持角膜表面的湿润。在负压吸引环放置前，应仔细观察眼睛，确保无球结膜水肿，且瞳孔位于开睑器的中央。理想的开睑器可最大限度地暴露患者眼球，且舒适度佳；如果存在球结膜水肿，应使用开睑器将液体挤入睑缘之下。应保证瞳孔只在显微镜下的光线中发生收缩。与其他手术一样，每一步的成功是下一步成功的基础。定位、暴露眼球和稳定的负压吸引对于任何一种成功的制瓣方式都是至关重要的。这时，可以开始使用激光，或者使用仔细检查过刀片锋利度和准确性的微型角膜刀并缓慢地控制走刀，进行制瓣。有研究表明，在连续使用微型角膜刀制瓣的案例中，第二只眼发生制瓣质量不佳的风险更高[2]，这可以解释为两次微型角膜刀运行过程产生刀片锋利度的差异所致。

飞秒激光具有其独特的优势，可预防制瓣质量不佳相关的并发症。通常情况下，飞秒激光扫描的过程中可以观察到质量不佳的角膜瓣。这是由于在整个过程中，角膜瓣的制作都是可见的。随着经验的积累，在飞秒制瓣过程中一旦发现由于气体穿透造成的薄瓣或纽扣瓣，可及时终止此过程。更常见的是，在飞秒制瓣过程中产生不透明气泡层，可能会导致基质床之间产生不同的黏附。此外，尽管无角膜瓣质量问题，飞秒激光所制的 90μm 或更薄的角膜瓣术后发生 Haze 的风险较 100μm 的角膜瓣更高[7]。当然，避免和意识到这些风险是预防角膜瓣相关并发症的最佳方法。具有以下指征的患者可能更容易出现角膜瓣质量相关的并发症：

- 胶原血管性疾病史；
- 患者术前角膜曲率大于 46.00D；
- 存在既往眼部手术后的结膜瘢痕；
- 既往角膜切开手术史；
- 眼外伤，尤其是角膜外伤史；
- 圆锥角膜病史；
- 巩膜扣带手术史；
- 患者角膜上皮层异常增厚（大于 90μm）。

3.5　治疗

处理质量不佳的角膜瓣时，临床上更关注上皮细胞迁移至层间引起中央视轴区上皮植入的可能性，这可能会导致在视轴区形成角膜瘢痕，影响视力。更糟的是，侵入性上皮植入会导致角膜基质的融解。

如果角膜切削的表面不规则，不要忘记板层手术重要而简单的安全特征；无论基质床表面如何不规则，均应与角膜帽底面完美契合。因此，如果仅简单地制作角膜瓣，不进行后续治疗，患者通常会在第二天早上恢复到术前的屈光

度和最佳矫正视力。飞秒激光在这一点上相对宽容，因为角膜瓣仍由未切割的基质内微组织桥固定。这些组织桥将角膜瓣固定在原处，如果发生角膜瓣质量不佳，由于角膜瓣被安全附着于角膜上，因此有足够的时间等待再次治疗。另一个优点是，飞秒激光最后扫描切削上皮和 Bowman 层，所以在激光垂直切削之前，可终止该过程，使上皮和 Bowman 层完好无损。在不全瓣没有发生纽扣瓣或气体逃逸突破角膜瓣的情况下，如果尝试用激光进行再次切削，最重要的是保证相同的治疗界面以达到同样的切削深度。光栅模式更有优势，因为角膜瓣的制作是从角膜瓣的远端、单切口的末端开始，避免出现难以处理的局部切削意外。若试图在不规则的基质床表面进行准分子激光切削，此时基质床已无法与角膜瓣匹配，就会产生很多问题。谨记，对不完整的角膜瓣切削时，若存在疑问，则将角膜瓣复位，不要进行后续操作。板层手术的另一优势在于，若不进行后续治疗，患者角膜可在第二天恢复到术前的形状和透明度，并可视具体情况在未来的几周或几个月内再次手术。如果存在切削不完全，但仍具备进行后续切削的空间，则继续进行手术。

如果切割时未达到预设的角膜瓣直径，手术医师可手动将其扩大至预设直径大小，但是这是十分危险的，并且角膜瓣的质量也不如微型角膜刀所制的光滑。谨记，不完全的切开也可能是刀片受损引起的，切割边缘变钝，从而产生垂直方向不完整的切割。当发生严重负压故障或非常小的角膜瓣偏心切割时，均不应尝试进行后续的切削，应尽可能重新制作角膜瓣(图 3.3)。

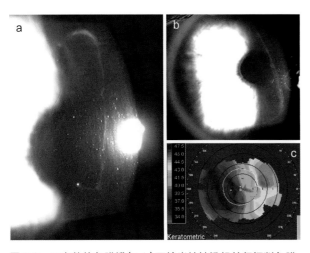

图 3.3　不完整的角膜瓣(a,b)不恰当地被掀起并行切削角膜。角膜曲率图(c)显示近一半的角膜未接受预计的近视切削，而平坦区域则加倍变扁平，这是由于角膜瓣的基质面遮盖了未经切割的区域，同时此面还进行了切削
（Courtesy of Stephen G.Slade,MD）

在开展手术早期，若在伴有纽扣瓣的患眼上进行后续的激光切削很可能导致最佳矫正视力的下降，因此应尽力避免[2]。如果在飞秒激光制瓣过程中发现形成纽扣瓣，应立即终止此过程(图 3.4)。在这种情况下，飞秒激光的优势在于，上皮细胞仍未被切开，且角膜未受干扰，此时不应掀开角膜瓣或进行其他尝试。为了降低发生上皮植入的风险，一些医师更倾向于从中央孔或 Bowman 层的岛处清除上皮细胞[8]。再次强调，不应在角膜瓣下进行切削。有报道采用光治疗性角膜切削术即刻去除上皮，联合准分子激光角膜表面切削术（photorefractive keratectomy，PRK）及使用 MMC[9]。在这种情况下，常有发生 Haze 的风险，强烈建议此时仔细核对切削深度，确保没有角膜瓣掀开或角膜瓣能够稳定地附着于角膜基质上。不建议在纽扣瓣下进行切削，因为这会导致角膜瓣极薄且不规则。无论是 PRK 还是再次行 LASIK，均应推迟至角膜情况稳定后再进行，而不是在最初的纽扣瓣下进行。通常情况下，发生纽扣瓣时，应配戴绷带镜。一旦患者恢复最佳矫正视力，且屈光度稳定，可在术后 3~6 个月后重新制作更深的角膜瓣（较之前深 20~60μm）。一些医师提议此时应刮去上皮细胞并进行 PRK 激光切削，但是这一过程可能会因切削深度增加而更易发生 Haze[10]。

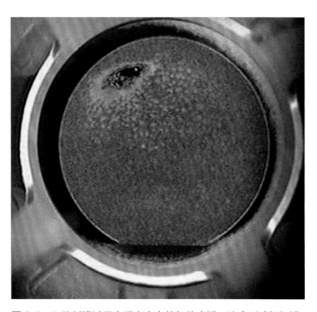

图 3.4　飞秒制瓣过程中垂直方向的气体穿透。这会形成纽扣瓣，不建议将其掀开
（Courtesy Perry S.Binder MS,MD）

要点总结

- 建议屈光手术医生进行手术。
- 筛查有可能出现角膜瓣相关并发症的患者。
- 仔细设置和检查微型角膜刀、激光和手术治疗方案。
- 要意识到这些并发症，并在任何不确定的情况下思考其原因。
- 勿在质量不佳的角膜基质床上进行切削。

（王　雁　马娇楠　翻译）

参考文献

1. Leung ATS, Rao SK, Cheng ACK, Yu EWY, Fan DSP, Lam DSC. Pathogenesis and management of laser in situ keratomileusis flap buttonhole. J Cataract Refract Surg. 2000;26:359.
2. Lichter H, Stulting R, Waring G III, Russell G, Carr J. Buttonholes during LASIK: etiology and outcome. J Refract Surg. 2007;23(5):472–6.
3. Jain V, Mhatre K, Shome D. Flap buttonhole in thin-flap laser in situ keratomileusis: case series and review. Cornea. 2010;29(6):655–8.
4. Ambrosio R Jr, Wilson SE. Complications of laser in situ keratomileusis: etiology, prevention, and treatment. J Refract Surg. 2001;17:356.
5. Wu HK, Allam WA. Incomplete LASIK Flap: in J. L. Alió, D. T. Azar (eds.). Management of Complications in Refractive Surgery, Springer London. 2008. pp. 19–21.
6. Gimbel HV, Anderson Penno EE, van Westenbrugge JA, Ferensowicz M, Furlong MT. Incidence and management of intraoperative and early postoperative complications in 1000 consecutive laser in situ keratomileusis cases. Ophthalmology. 1998;105(10):1845.
7. Rocha K, Kagan R, Smith S, Krueger R. Thresholds for interface haze formation after thin-flap femtosecond laser in situ keratomileusis for myopia. Am J Ophthalmol. 2009;147(6):966–72.
8. Updegraff SA, Kritzinger MS. Laser in situ keratomileusis technique. Curr Opin Ophthalmol. 2000;11:271–2.
9. Kymionis G, Portaliou D, Karavitaki A, Krasia M, Kontadakis G, Stratos A, Yoo S. LASIK flap buttonhole treated immediately by PRK with mitomycin C. J Refract Surg. 2010;26:225–8.
10. Melki SA, Azar DT. LASIK complications: etiology, management, and prevention. Surv Ophthalmol. 2001;46(2):97.

补充材料

Ambrosio R Jr, Wilson SE. Complications of laser in situ keratomileusis: etiology, prevention, and treatment. J Refract Surg. 2001;17:350–79.
Gimbel HV, Basti S, Kaye GB, Ferensowicz M. Experience during the learning curve of laser in situ keratomileusis. J Cataract Refract Surg. 1996;22:542–50.
Gimbel HV, Penno EE, van Westenbrugge JA, Ferensowicz M, Furlong MT. Incidence and management of intraoperative and early postoperative complications in 1000 consecutive laser in situ keratomileu-

sis cases. Ophthalmology. 1998;105(10):1839–47.
Grupcheva CN, Malik TY, Craig JP, McGhee CNJ. In vivo confocal microscopy of corneal epithelial ingrowth through a laser in situ keratomileusis flap buttonhole. J Cataract Refract Surg. 2001;27:1318–22.
Iskander NG, Timothy Peters N, Penno EA, Gimbel HV. Postoperative complications in laser in situ keratomileusis. Curr Opin Ophthalmol. 2000;11:273–9.
Jacobs JM, Taravella MJ. Incidence of intraoperative flap complications in laser in situ keratomileusis. J Cataract Refract Surg. 2002;28:23–8.
Jain V, Mhatre K, Shome D. Flap buttonhole in thin-flap laser insitu keratomileusis: case series and review. Cornea. 2010;29(6):655–8.
Kymionis G, Portaliou D, Karavitaki A, Krasia M, Kontadakis G, Stratos A, Yoo S. LASIK flap buttonhole treated immediately by PRK with mitomycin C. J Refract Surg. 2010;26:225–8.
Lam DSC, Leung ATS, Wu JT, Cheng ACK, Fan DSP, Rao SK, Talamo JH, Carmen Barraquer C. Management of severe flap wrinkling or dislodgement after laser in situ keratomileusis. J Cataract Refract Surg. 1999;25:1441–7.
Lam DSC, Cheng ACK, Leung ATS. Letter to the editor. Ophthalmology. 1999;106(8):1455–6.
Leung ATS, Rao SK, Cheng ACK, Yu EWY, Fan DSP, Lam DSC. Pathogenesis and management of laser in situ keratomileusis flap buttonhole. J Cataract Refract Surg. 2000;26:358–62.
Lichter H, Stulting R, Waring G III, Russell G, Carr J. Buttonholes during LASIK: etiology and outcome. J Refract Surg. 2007;23(5):472–6.
Marinho A, Pinto MC, Pinto R, et al. LASIK for high myopia. Ophthalmic Surg Lasers. 1996;27(suppl):S517–20. Bas AM, Onnis R. Excimer laser in situ keratomileusis for myopia. J Refract Surg 1995; 11(suppl): S229
Melki SA, Azar DT. LASIK complications: etiology, management, and prevention. Surv Ophthalmol. 2001;46(2):95–116.
Penno EA, Kaye G, Van Westenbrugge J, Gimbel HV. Letter to the editor. Ophthalmology. 1999;106(8):1456–7.
Review of MAUDE database reports on buttonhole flaps for period 1992–2006.
Rocha K, Kagan R, Smith S, Krueger R. Thresholds for interface haze formation after thin-flap femtosecond laser in situ keratomileusis for myopia. Am J Ophthalmol. 2009;147(6):966–72.
Stulting RD, Carr JD, Thompson KP, Waring GO III, Wiley WM, Walker JG. Complications of laser in situ keratomileusis for the correction of myopia. Ophthalmology. 1999;106(1):13–20.
Tham VM, Maloney RK. Microkeratome complications of laser in situ Keratomileusis. Ophthalmology. 2000;107(5):920–4.
Updegraff SA, Kritzinger MS. Laser in situ keratomileusis technique. Curr Opin Ophthalmol. 2000;11:267–72.
Wilson SE. LASIK: management of common complications. Cornea. 1998;17(5):459–67.

第 4 章
角膜瓣并发症:游离瓣的预防与处理

4

Mauro Tiveron Jr., Jorge L. Alió

核心信息

- 游离瓣是指角膜瓣无蒂连接于角膜。
- 游离瓣常发生于微型角膜刀制瓣过程中。
- 应用微型角膜刀行 LASIK 手术时预防游离瓣的发生十分重要。
- 仔细观察角膜标记有助于角膜瓣复位。
- 即使是未经标记的角膜游离瓣,合适的处理也是可能的。

4.1 游离瓣的定义

当角膜瓣无蒂连接于角膜时,称为游离瓣或游离帽。由于微型角膜刀在运行过程中失去了负压吸引,角膜刀与角膜表面接触面积较少,刀片从角膜的顶部掠过,形成游离瓣[1]。

游离瓣不仅是一种并发症,还会给手术带来很多麻烦:延缓手术速度,并需要手术医生更仔细、精心地处理角膜瓣。此外,游离瓣可能会因为手术前没有做标记或发生角膜瓣丢失而造成更严重的并发症。

4.2 游离瓣的发生率及原因

游离瓣的发生率为 0.7%~5.9%[2]。在一项回顾性研究中,Lin 和 Maloney 报道了使用自动角膜成型刀制作角膜瓣时游离瓣的发生率为 1%;Waler 和 Wilson 的研究发现使用 Hansatome 微型角膜刀制瓣中游离瓣的发生率较低[3]。据报道,使用机械微型角膜刀制瓣中的游离瓣的发生率可高达 10%[4],但由于微型角膜刀的类型和手术医师经验的差异,这一发生率在各文献报道中有所不同。

术中低眼压和大的扁平角膜(平均屈光力 < 41D)是发生游离瓣的主要原因。术中低眼压就是我们所熟知的"假性负压吸引",由于负压入口的阻塞,一般同时会产生一个薄瓣。假性负压吸引是指当负压升高时,结膜或形成的皱褶阻塞了负压孔,此时眼压升高的幅度不足以使微型角膜刀通过[5]。

对于较为扁平的角膜,仅有一个较小的角膜区域暴露在负压吸引环内。当微型角膜刀走刀时,较早地越过角膜,增加了游离瓣的发生率。

4.3 LASIK 手术中游离瓣的预防

预防微型角膜刀在制瓣过程中产生游离瓣并不总是有效的。为了尽可能避免产生游离瓣,医师应在制瓣之前完成以下检查:①手术前进行充分的角膜标记;②确保负压吸引环与眼球紧密接触;③确认眼内压已经升高;④确认患者的视力已经下降[6]。

术前必须在角膜上进行充分的角膜标记,不对称的标记要清晰地划过角巩膜缘,以避免不正确的定位(图 4.1)。当复位角膜瓣方向相反时(上皮与基质面相反),可在周边角膜与角膜瓣之间看到可区分的非重合标记(图 4.2)。

在手术设计时应该考虑到术前扁平的角膜游离瓣和薄瓣的发生率较高。因此,对于扁平角膜,角膜标记对于防止当出现游离瓣时出现进一步的并发症十分重要。LASIK 手术使用飞秒激光制瓣可以防止游离瓣的产生。此外,飞秒激光制作角膜瓣更安全,可预测性较高,甚至可预防其他制瓣过程相关的并发症[7]。

4.4 术中评估及处理

大多数的游离瓣可在微型角膜刀的刀片平台中找到。考虑到这一点,术前的角膜标记对于更好地处理游离瓣并使其在正确的方向上复位至关重要。

在准分子激光切削过程中,应将游离的角膜瓣放于微型角膜刀上,或用湿润的膨胀海绵加以小心保护。下一步则应该检查手术标记,正确地将游离瓣复位于基质床上,并获得最佳复位,将基质面朝向下是关键步骤。经过 3~5 分钟的干燥后,配戴治疗性角膜接触镜并建议配戴时间为 48 小时,目的是保护角膜瓣免受眼睑的影响,并促进角膜瓣与

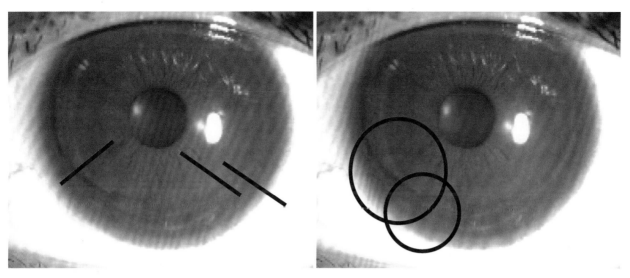

图 4.1　使用不同大小的圆或非对称线来标记角膜,其中一个靠近中央,一个靠近周边。确保在任何情况下,角膜瓣的边缘都通过其中一个。如果发生游离瓣,这些标记可辅助校准不恰当的对位

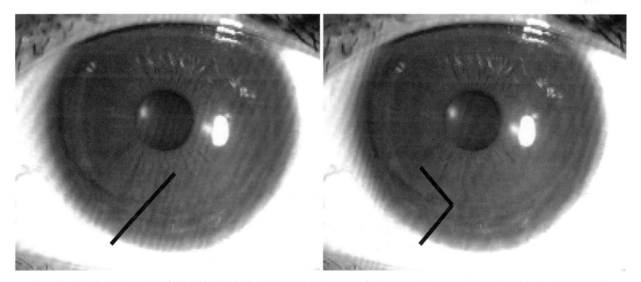

图 4.2　由于角膜标记不是径向的,当角膜瓣复位方向相反时,这些标记将会形成可区分的非镜像对称的结果(上皮与基质面相反)

基质床的黏附。其他保护游离瓣的方法包括用 10-0 的单丝尼龙线做连续或间断缝合,但这并不是固定角膜瓣复位的必要步骤[6,8,9]。

4.5　无角膜标记的游离瓣处理

如果游离瓣无角膜标记,应小心地将其复位于基质床上。经过干燥或缝合后,必须配戴治疗性角膜接触镜防止游离瓣丢失。在这种情况下,建议暂停后续激光切削,经过至少 3 个月的愈合后,手术医师可以考虑重新治疗,以达到更好的视力[10,11]。

与游离瓣相关的潜在并发症包括:不规则的散光、角膜瓣反复移位、上皮植入、层间沉积物和角膜瓣丢失。

4.5.1　游离瓣的旋转

Baviera J 等人[12]研究认为,理论上一个较平行完美的游离瓣具有均匀一致的厚度,不具备光学效应。角膜瓣的旋转类似于治疗性角膜接触镜在眼内的旋转,具有中性的屈光能力。然而,这样的角膜瓣几乎不可能获得。通常情况下,微型角膜刀运行过程中初始位置的角膜瓣较薄,接近中央时较厚。

因此,如果我们假设当刀片离开角膜前,角膜瓣的末端再次变薄,此时的角膜瓣在光学上表现为一个正柱镜,轴位在 90°,屈光力在 0°(微型角膜刀沿 0°~180° 轴运行)。理论上讲,这会导致在角膜基质床上形成角膜瓣的负像,表现为具有相同轴位及屈光力的负柱镜(图 4.3)。如果角膜瓣附着于原位,两个柱镜会彼此平衡,从而使光学效应中和[13]。

如果失去角膜标记,柱镜无法复位于初始位置。此时我们旋转正球镜(角膜瓣)与负球镜(基质床),两者相互交叉,这就产生了一种混合散光,中和等效球镜度。此时,散光柱镜的轴位与屈光力均依赖于旋转角度和微型角膜刀造成的柱镜屈光力。

我们假设激光切削未引入散光,并消除了先前存在的散光,那么造成旋转后出现非预期散光的原因是角膜瓣和基质床之间的双轴效应。

据 Rubin 等[14]研究,旋转后柱镜的二等分线与由旋转产生的屈光性混合散光的陡轴和平轴之间形成的二等分线是一致的。由此产生的屈光性散光的陡轴位于逆时针方向45°的二等分线上,由两个柱镜相互旋转而形成(图 4.4)。

交叉柱镜与由旋转产生的屈光性混合散光的陡轴和平轴共享二等分线。这个合成正柱镜(陡轴)位于逆时针方向的45°两个交叉柱镜的二等分线上。我们可以运用以下公式计算:术后轴位(正柱镜)= 初始轴位(微型角膜刀运行方向)+ 45 + 角膜瓣旋转角 /2。角膜瓣旋转角 = 2 × 术后轴位 -90。

之后

- 如果得出的角膜瓣旋转角度为正值,我们将考虑顺时针旋转;如果为负值,则逆时针旋转。
- 如果使用上下方向切割运行的微型角膜刀,初始轴(微型角膜刀运行方向)不位于 0°,而在 90°,角膜瓣旋转角度的公式应为 = 2 × 术后轴位 -270。

临床病例

病例 1(角膜标记丢失):女,34 岁,左眼屈光度为 -2.50DS,视力 20/20⁻。拟行 LASIK 手术矫正近视,产生游离瓣,角膜标记被清除。4 周后的结果:-2.50DS/+4.25DC×15°。采用以下公式:角膜瓣旋转角度 = 2 × 术后轴位 -90=2×15-90=-60。由于符号是负的,行逆时针旋转。

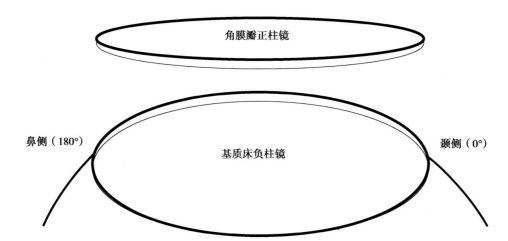

图 4.3　不规则微型角膜刀切削的结果。这导致了中央厚、边缘薄的角膜瓣(正柱镜)。基质床则包含了角膜瓣的负像(负柱镜)

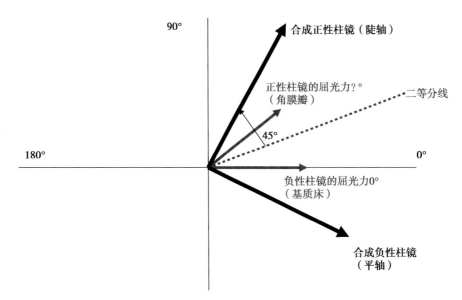

图 4.4　交叉柱镜与由旋转产生的屈光性混合散光的陡轴和平轴共享二等分线。这个合成正性柱镜(陡轴)位于逆时针方向的45°两个交叉柱镜的二等分线上

携病人入手术室,在角膜瓣上进行标记后掀起角膜瓣,在360°刻度环上沿逆时针方向旋转60°。6周后结果:视力为20/20⁻。

病例2(角膜标记丢失):男,29岁,右眼屈光度为−1.25DS/+4.00DC×75°,矫正视力20/20。拟行LASIK手术矫正近视,产生游离瓣,角膜标记被清除。5周后的结果:−2.25DS/+6.00DC×4°,视力为20/30⁺。采用以下公式:角膜瓣旋转角度 = 2× 术后轴位 −90=2×4−90=−82。由于符号是负的,行逆时针旋转。携患者入手术室,在角膜瓣上进行标记后掀起角膜瓣,在360°刻度环上沿逆时针方向旋转82°(图4.5和图4.6)。结果:−0.75DS/+1.00DC×96°,视力提高至20/20⁻。

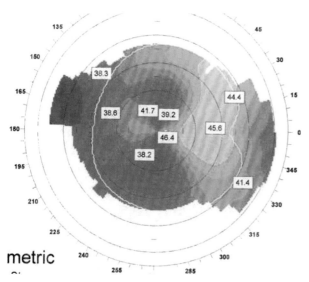

图4.5　角膜地形图显示游离瓣不正确的复位导致的逆规散光

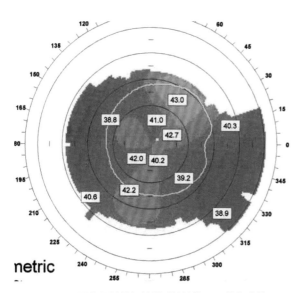

图4.6　图为通过掀起并逆时针旋转82°的角膜瓣,解决了散光后的地形图

病例3(角膜标记丢失):女,40岁,左眼屈光度为−1.75DS/+0.25DC×137°,视力20/20。拟行LASIK手术矫

正近视,产生游离瓣,无角膜标记。6周后的结果:−1.25DS/+2.50CD×57°,视力为20/25。采用以下公式:角膜瓣旋转角度 = 2× 术后轴位 −90 =2×57−90=24。根据公式,应该顺时针旋转角膜瓣24°,但该案例中手术医师选择行LASIK加强手术。结果:+0.50DC×165°,视力为20/20⁻。

有一篇综述曾报道了3例类似的病例。这三例均通过上述公式及旋转游离瓣解决了混合性散光,但矫正视力有所下降。其中第三例患者需行二次旋转,术者认为是由于微型角膜刀并没有完全按照通常的0°~180°轴运行。

要点总结

- 做足够长度的不对称角膜标记,有助于在发生游离瓣时恰当地复位。
- 非放射状角膜标记应清晰可辨,即使是在角膜瓣复位方向相反时,也可分辨(上皮与基质面相反)。
- 如果标记完全褪色,试着用角膜瓣边缘的上皮细节重新复位角膜瓣。
- 不恰当的角膜瓣复位(旋转)会导致混合散光,通常伴有最佳矫正视力的降低。
- 角膜瓣旋转产生的散光可通过使用相反符号的同等柱镜旋转产生的光学散光来解决。
- 微型角膜刀通常在相同的轴上运行(0°~180°或90°~270°),如果在复位角膜瓣时存在旋转,可用上述描述的方法矫正。
- 在LASIK手术中使用飞秒激光技术制瓣是预防游离瓣产生的最有效手段。

（王　雁　马娇楠　翻译）

参考文献

1. Stulting RD, Carr JD, Thompson KP, Waring GO 3rd, Wiley WM, Walker JG. Complications of laser in situ keratomileusis for the correction of myopia. Ophthalmology. 1999;106:13–20.
2. Lin RT, Maloney RK. Flap complications associated with lamellar refractive surgery. Am J Ophthalmol. 1999;127:129–36.
3. Walker MB, Wilson SE. Lower intraoperative flap complication rate with the Hansatome microkeratome compared to Automated Corneal Shaper. J Cataract Refract Surg. 2000;26:79–82.
4. Barraquer JI. Generalidades sobre las técnicas quirúrgicas actuales. In: Barraquer JI, editor. Queratomileusis y Queratofaquia. Bogota: Litografia ARCO; 1980. p. 97–100.
5. Tabbara KF, El-Sheikh HF, Vera-Cristo CL. Complications of laser in situ keratomileusis (LASIK). Eur J Ophthalmol. 2003;13: 139–46.
6. Schallhorn SC, Amesbury EC, Tanzer DJ. Avoidance, recognition, and management of LASIK complications. Am J Ophthalmol. 2006;141:733–9.
7. Farjo AA, Sugar A, Schallhorn SC, et al. Femtosecond lasers for LASIK flap creation: a report by the American Academy of Ophthalmology. Ophthalmology. 2013;120:e5–e20.
8. Gimbel HV, Iskander NG, Peters NT, Anderson Penno EE. Prevention and management of microkeratome-related laser in situ keratomileusis complications. J Refract Surg. 2000;16(suppl):S2–269.
9. Sridhar MS, Rao SK, Vajpayee RB, et al. Complications of laser in

situ keratomileusis. Indian J Ophthalmol. 2002;50:265–82.

10. Gimbel HV, Penno EE, van Westernbrugge JA, Ferensowicz M, Furlong MT. Incidence and management of intraoperative and early postoperative complications in 1000 consecutive laser in situ keratomileusis cases. Ophthalmology. 1998;105:1839–48.

11. Yildirim R, Devranoglu K, Ozdamar A, Aras C, Ozkiris A, Ozkan S. Flap complications in our learning curve of laser in situ keratomileusis using the Hansatome microkeratome. Eur J Ophthalmol. 2001;11:328–32.

12. Baviera J. Dislocated flaps: how to solve free flaps with no marks or flap malposition. In: Alio JL, Azar DT, editors. Management of complications in refractive surgery. Berlin: Springer; 2008. p. 21–7.

13. Hovanesian JA, Maloney RK. Treating astigmatism after a free laser in situ keratomileusis cap by rotating the cap. J Cataract Refract Surg. 2005;31:1870–6.

14. Rubin ML. Optics for clinicians. Gainesville, FL: Triad Scientific; 1971. p. 179–81.

5

第5章
扭曲瓣的处理

David R. Hardten，Adeline G. Hardten，Sophia A. Hardten

核心信息

- 扭曲、微皱褶或皱褶是准分子激光原位角膜磨镶术（laser insitu keratomileusis，LASIK）最常发生的瓣膜并发症。
- 本章将讲述扭曲瓣的病因、预防及处理。

5.1　简介

大多数与准分子激光原位角膜磨镶术（laser insitu keratomileusis，LASIK）相关的严重并发症都发生在制作角膜瓣的初始阶段，部分是由于术后患者挤压损伤角膜瓣所致。角膜瓣的扭曲、微皱褶或皱褶是 LASIK 最常见的角膜瓣并发症之一（图 5.1 和图 5.2）。扭曲瓣会引起视觉症状，甚至引起最佳矫正视力（best-corrected visual acuity，BCVA）的下降，从而导致手术效果不佳。

5.2　发生率

据报道，扭曲瓣的发生率为 1%~4%[1-5]。由于微皱褶常为轻度或位于角膜瓣边缘，可能是亚临床型，通常不易被患者或医生注意到，因此这些报告可能低估了微皱褶的发生率。更严重的微皱褶可引起患者不适及视物扭曲，因此更容易被发现。厚瓣或薄瓣比均匀瓣更易发生角膜瓣的扭曲或皱褶。飞秒激光制瓣也可能发生瓣的扭曲或皱褶，角膜移植术术后则更常见，因为后者常伴有周边内皮细胞功能不良[6,7]。当发生游离瓣或存在角膜上皮缺损时，较难处理角膜瓣扭曲或皱褶。

5.3　病因与预防

手术中可能存在增加角膜瓣微皱褶发生的潜在因素。在部分病例中角膜瓣变得干燥，与其原始大小相比体积缩小。如果将角膜瓣放回基质床的激光切削区，很难重新恰

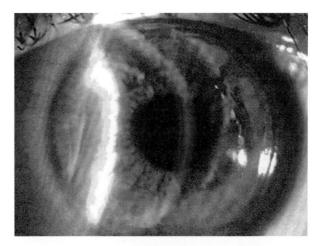

图 5.1　扭曲瓣上的大皱褶。患者于 LASIK 术后第 1 天不小心揉眼

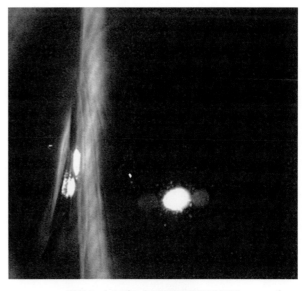

图 5.2　LASIK 术后角膜蒂附近的皱褶

当复位。尝试维持角膜瓣的中性水合作用是非常重要的，因为这可能会降低扭曲瓣的发生率。如果角膜瓣在复位前发生脱水，应注意用平衡盐溶液对其进行重新水合，并

仔细伸展角膜瓣，尽量与微型角膜刀制作的凹槽吻合，减少微皱褶（图 5.3～图 5.6）。角膜瓣可能需要一定时间才能较好地黏附于恰当的位置，期间应保证角膜瓣的伸展状态，直至其不再收缩。此时角膜瓣与其下的基质床之间的界面张力大于脱水形成微皱褶引起的收缩力。同样，如果角膜瓣因术中操作或术中初始位置不正而出现皱褶，可导致角膜瓣不规则。一旦在手术中确定发生了皱褶，应立即重新复位，以免形成永久性微皱褶，造成角膜瓣与沟槽复位不佳。

扭曲瓣也可能发生在制瓣之后，例如去除开睑器或贴膜时，术后用手揉眼，或术后点眼药时碰触眼球[5,8,9]。如果在患者被去除开睑器或贴膜时，使其直视前方，不要挤压眼睑，可降低此过程中扭曲瓣的发生率。

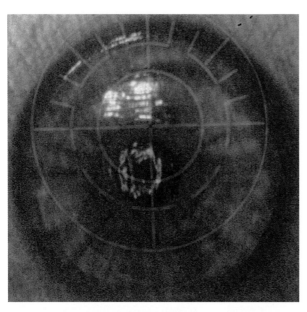

图 5.3　术中的皱褶，显示交界处的沟槽太大，角膜瓣成束皱褶

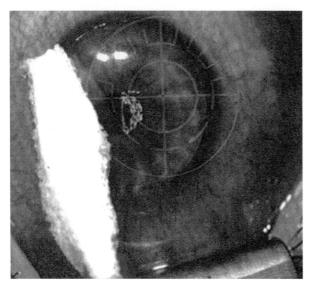

图 5.4　皱褶改善：抚平后仍可看到环形光反射

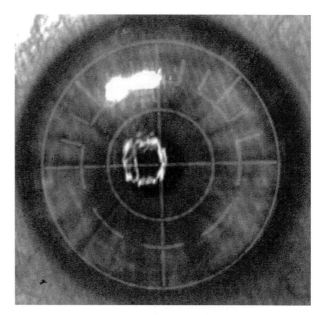

图 5.5　使用膨胀海绵抚平角膜瓣，使沟槽关闭

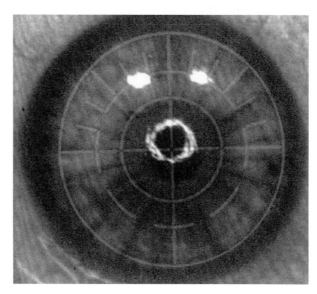

图 5.6　抚平后皱褶消失

如果患者长时间闭眼休息或术后长期未使用润滑剂，眼睑可能与角膜瓣粘连，导致睁眼时发生扭曲瓣。我们常告知患者不使用润滑剂时，术后不宜闭眼休息超过 2 个小时，以降低扭曲瓣的发生率。患者畏光、挤眼或过度流泪都可能增加术后扭曲瓣的发生率。

去除开睑器之后和术后第 1 天，应在显微镜下或裂隙灯下仔细检查角膜瓣，有助于发现扭曲瓣。裂隙灯后照法是确定微小角膜瓣不规则的最佳方法，这些微皱褶常常不具备显著的临床表现。荧光染色有助于发现微皱褶中的未染色部分，这是由于角膜瓣高低交替的形态[10]。微皱褶通常垂直于角膜蒂的方向。例如，水平微皱褶常发生在鼻侧蒂的角膜瓣，而垂直微皱褶常见于蒂位于垂直方向的角膜瓣。

在制作角膜瓣之前,标注清晰的角膜标记有助于角膜瓣复位。必须注意应使角膜标记足够长,以使其可覆盖最终被制作的角膜直径范围。如果角膜瓣边缘角膜上皮脱落,这些标记可能不再起作用。标记被证实对角膜上皮有毒性,因此,许多手术医师不再在角膜瓣边缘做标记。角膜瓣的非对称水合作用,即一部分过度水合,一部分过度脱水,将会导致角膜瓣不对称,伴有微皱褶。在过度水合的部分,角膜瓣肿胀增厚,造成角膜瓣变短。这部分角膜瓣干燥后,分界面的沟槽将比正常的大,形成微皱褶。过度水合形成的层面黏附不佳,导致角膜瓣的扭曲或不重合[5]。可使用 Johnston 角膜瓣复位器(Rhein Medical, Tampa, Florida,美国)及 Lindstrom LASIK 手术滚轴(BD Visitec, Franklin Lakes, NJ, 美国)在制瓣完成后滚动、按摩或压迫角膜瓣中心,去除角膜瓣分界面过多的水分,降低微皱褶的发生率。在最后阶段,可使用镊子压迫角膜瓣外缘,确保角膜瓣随着基质床移动,并能辨别出角膜瓣皱褶从周边角膜至角膜瓣呈放射状。我们更喜欢用干燥的止血海绵从中心至周边抚平角膜瓣,确保角膜瓣没有移动,瓣边缘沟槽可见,并与沟槽吻合良好。在去除开睑器之前,使用较浓的润滑滴眼液,例如使用羧甲基纤维素钠滴眼液(Allergan, Irvine, CA, 美国)在眼表停留一段时间,防止角膜瓣随着去除开睑器时眼睑的运动而移动。去除手术贴膜及开睑器后,嘱咐患者眨眼,观察此过程中是否有角膜瓣的移动或移位。

5.4　处理

如果 LASIK 术后存在微皱褶,首先确定是否对视力及视觉质量造成影响。如果微皱褶位于周边且较小,不影响视力,此时无须干预。微皱褶引起的视觉症状包括诱发散光(周边微皱褶区域角膜较厚,微皱褶子午线方向扁平)及中央不规则散光引起的重影。长期存在且影响视力的微皱褶应尽早处理,存在的时间越长,越难以去除[5,8,9]。轻度的微皱褶对视力造成的影响较小,且随着时间的推移,症状逐渐消失。这是由于角膜上皮细胞增厚,使角膜前表面变平滑,降低了视觉不适。当手术干预不理想时,可使用角膜接触镜来改善视力[11]。小的角膜瓣扭曲可能是由于角膜瓣与基质床的匹配不佳造成的,尤其是高度近视的患者。这可能不会对视力造成严重的影响,重新复位也无明显改善[12]。术中或术后即刻出现的严重微皱褶都应及时处理,这会降低远期微皱褶及由于角膜上皮长入角膜瓣边缘沟槽引起的上皮植入的发生率。大多数微皱褶可在术后第 1 天被发现,最常见的原因包括患者揉眼、滴眼液瓶与眼球的无意触碰及睡眠过程中角膜瓣干燥睑张力使角膜瓣扭曲而造成。部分医生认为应在裂隙灯下用棉签抚平角膜瓣或在裂隙灯下充分掀开角膜瓣[13,14],此时应注意勿将角膜瓣置于上皮上。如果在早期发现可见的严重微皱褶,我们更倾向于掀开角膜瓣,去除角膜瓣与基质床之间沟槽内的角膜上皮,并在手术室显微镜下用止血海绵将角膜瓣复位。若角膜瓣的皱褶已存在一段时间,并且与膨胀的区域相比,凹陷的区域呈现相对脱水状态,此时微皱褶较难去除,且角膜

瓣不易复位于无间隙的沟槽内。重新复位的目标应该是狭窄的沟槽在 360° 均无缝隙。此时可能仍存在一些微皱褶,这是因为掀瓣之前已存在扭曲,凹陷的角膜瓣区域是更脱水的状态。一些研究显示可通过低渗溶液进行角膜瓣的水合,即掀开角膜瓣,在低渗液中浸润后压迫角膜瓣,可较好地解决此问题[5]。我们认为该方法并不能起作用:因为角膜瓣非常肿胀,不能较好地附着于基质床;如果抚平角膜瓣复位后仍有小的紧密沟槽存在,微皱褶会在 2~3 天后重新出现。

对于存在较长时间的微皱褶,我们仍坚持用上述相同的方式来处理,即掀开角膜瓣,去除沟槽内的上皮细胞,然后小心抚平角膜瓣并形成紧密的沟槽。一些医生推荐使用上皮刮除术去除使瓣膜扭曲的上皮[15]。我们曾在未使用上皮刮除术的情况下通过掀开并抚平角膜瓣成功地减少了术后 24 个月的微皱褶。在某些病例中,使用这些方法可能无效,因而有些医生建议将角膜瓣缝合至一个牢固的位置,以减少这些顽固微皱褶[16,17]。如果采用此方法,缝合张力的对称性是十分重要的。加温角膜瓣对于解决微皱褶可能有效[18]。跨上皮治疗性准分子激光角膜切削术(phototherapeutic keratectomy, PTK)可使 Bowman 层变平滑从而去除微皱褶[19]。使用 PTK 时,不应将微皱褶的上皮完全去除,因为角膜上皮细胞在一定程度上也可使其变平滑,而且去除中央的角膜组织可能导致远视。我们倾向于此种情况下使用 MMC 降低角膜瓣 Haze 的发生率。

角膜瓣扭曲是板层手术(如 LASIK)重要的术中及术后早期并发症之一,常伴有视觉质量或最佳矫正视力下降。及时确诊并治疗有助于解决此并发症。用于改善角膜瓣微皱褶的处理方法多种多样,最佳治疗方法目前还未达成共识,因此有必要熟悉所有的治疗方法。

要点总结

- 严重的微皱褶可通过掀开并抚平角膜瓣得以早期解决。
- 轻度的微皱褶或角膜瓣扭曲可随着时间延长、角膜上皮重塑而改善,但仍然需要掀开角膜瓣进行重新复位或使用准分子激光角膜切削术。

（王　雁　马娇楠　翻译）

参考文献

1. Gimbel HV, Basti S, Kaye GB, Ferensowicz M. Experience during the learning curve of laser in situ keratomileusis. J Cataract Refract Surg. 1996;22:542–50.
2. Gimbel HV, Penno EE, van Westernbrugge JA, Ferensowicz M, Furlong MT. Incidence and management of intraoperative and early postoperative complications in 1000 consecutive laser in situ keratomileusis cases. Ophthalmology. 1998;105:1839–48.
3. Karabela Y, Muftuoglu O, Gulkilik IG, Kocabora MS, Ozsutcu M. Int Ophthalmol. 2014;34:1107–14.
4. Lin RT, Maloney RK. Flap complications associated with lamellar refractive surgery. Am J Ophthalmol. 1999;127:129–36.
5. Pannu JS. Incidence and treatment of wrinkled corneal flap following LASIK. J Cataract Refract Surg. 1997;23:695–6.
6. Biser SA, Bloom AH, Donnenfeld ED, Perry HD, Solomon R,

Doshi S. Flap folds after femtosecond LASIK. Eye Contact Lens Sci Clin Pract. 2003;29:252–4.

7. Chan CC, Rootman DS. Corneal lamellar flap retraction after LASIK following penetrating keratoplasty. Cornea. 2004;23:643–6.

8. Hernandez-Matamoros J, Iradier MT, Moreno E. Treating folds and striae after laser in situ keratomileusis. J Cataract Refract Surg. 2001;27:350–2.

9. Probst LE, Machat JJ. Removal of flap striae following laser in situ keratomileusis. J Cataract Refract Surg. 1998;24:153–5.

10. Rabinowitz YS, Rasheed K. Fluorescein test for the detection of striae in the corneal flap after laser in situ keratomileusis. Am J Ophthalmol. 1999;127:717–8.

11. Lin JC, Rapuano CJ, Cohen EJ. RK4 lens fitting for a flap striae in a LASIK patient. Eye Contact Lens Sci Clin Pract. 2003;29:76–8.

12. Carpel EF, Carlson KH, Shannon S. Fine lattice lines on the corneal surface after laser in situ keratomileusis (LASIK). Am J Ophthalmol. 2000;129(3):379–80.

13. Lichter H, Russell GE, Waring GO 3rd. Repositioning the laser in situ keratomileusis flap at the slit lamp. J Refract Surg. 2004;20:166–9.

14. Solomon R, Donnenfeld ED, Perry HD, Doshi S, Biser S. Slitlamp stretching of the corneal flap after laser in situ keratomileusis to reduce corneal striae. J Cataract Refract Surg. 2003;29:1292–6.

15. Kuo IC, Ou R, Hwang DG. Flap haze after epithelial debridement and flap hydration for treatment of post-laser in situ keratomileusis striae. Cornea. 2001;20:339–41.

16. Mackool RJ, Monsanto VR. Sequential lift and suture technique for post-LASIK corneal striae. J Cataract Refract Surg. 2003;29:785–7.

17. Jackson DW, Hamill MB, Koch DD. Laser in situ keratomileusis flap suturing to treat recalcitrant flap striae. J Cataract Refract Surg. 2003;29:264–9.

18. Donnenfeld ED, Perry HD, Doshi SJ, Biser SA, Solomon R. Hyperthermic treatment of post-LASIK corneal striae. J Cataract Refract Surg. 2004;30:620–5.

19. Steinert RF, Ashrafzadeh A, Hersh PS. Results of phototherapeutic keratectomy in the management of flap striae after LASIK. Ophthalmology. 2004;111:740–6.

第6章
瘢痕形成

Almutez M. Gharaibeh, Eric E. Gabison, Jorge L. Alió-del Barrio, Jorge L. Alió

核心信息

- 准分子激光原位角膜磨镶术 (laser insitu keratomileusis, LASIK) 和准分子激光角膜表面切削术 (photorefractive keratectomy, PRK) 术后可能形成瘢痕, 这是伤口愈合的自然过程。
- 这一章涵盖瘢痕形成的潜在原因, 瘢痕的部位 (瓣边缘、瓣交界面), 瘢痕与并发症、术后外伤和病史的关联性。

6.1 简介

角膜占眼屈光力的最大部分, 其透明性、规则的形态和平滑的表面对于保持这一功能至关重要。任何上皮和基质的外伤, 均可立即启动伤口的修复程序以恢复正常的角膜结构和功能。这种伤口愈合反应是一个复杂的级联过程, 可影响激光角膜屈光手术的预测性和稳定性。

瘢痕形成是伤口愈合过程的自然组成部分, 任何伤口除了非常轻微的损伤都会导致某种程度的瘢痕形成。在此过程中, 机体形成新的胶原纤维修补损伤, 从而导致瘢痕。显微镜下, 瘢痕由纤维组织和胶原沉积物组成。正常再生和纤维化, 取决于对成纤维细胞活化的控制[1]。

伤口修复过程中存在肌成纤维细胞, 促进瘢痕的形成[2,3]。这些特异性成纤维收缩性细胞 (伴透明度下降), 在角膜内由角膜细胞衍生的前体细胞所产生, 一旦出现于伤口修复过程, 便开始产生排列混乱的细胞外基质成分 (extracellular matrix, ECM), 导致这些细胞内角膜晶体蛋白的表达下降[4]。已证实, 持续存在的肌成纤维细胞是角膜上皮下雾状混浊形成的主要细胞来源[4-6]。瘢痕组织由与原组织相同的蛋白质 (胶原) 所构成, 但具有不同的纤维成分; 瘢痕形成过程中, 胶原交联并形成单一方向的排列, 取代了正常组织内所见的特异性篮网状排列[7]。瘢痕组织与被其替代的组织不同, 通常结构性和功能性质量均较低下。

多项研究[8-10]表明, 角膜内伤口愈合反应由生长因子、细胞因子及趋化因子介导。血小板衍生生长因子 -B (PDGF-B)、转化生长因子 -α (TGF-α) 和碱性成纤维细胞生长因子 (bFGF) 为主要因子, 参与成纤维细胞的趋化、增殖和胶原的合成, 导致瘢痕形成。近年来[11,12], 角膜外伤后间充质干细胞对于恢复角膜透明性作用的研究有了新的进展。

在角膜上皮下雾状混浊形成中, 角膜细胞与成纤维细胞间的竞争是关键。此外, 角膜细胞的凋亡程度决定了是否形成混浊。激光基质切削术后, 角膜细胞凋亡的程度与拟矫正屈光度成正比。凋亡导致早期前基质角膜细胞密度下降, 因此上皮基底膜 (epithelial basement membrane, EBM) 正常再生所需的基底膜蛋白多糖和巢蛋白减少。TGF-β 促进成熟肌成纤维细胞的发育[12], 并抑制白介素 -1 (interleukin-1, IL-1) 介导的成熟肌成纤维细胞的凋亡, 导致角膜上皮下雾状混浊的形成[13]。

完整的上皮基底膜在调节角膜上皮 - 基质相互作用以及角膜伤口修复过程中起着主要作用[14]。感染、外伤或手术创伤后, 上皮基底膜再生缺陷, 将导致基质雾状混浊。这种混浊持续存在, 直至上皮基底膜缺陷修复或瘢痕形成。

准分子激光原位角膜磨镶术 (laser insitu keratomileusis, LASIK) 和准分子激光角膜表面切削术 (photorefractive keratectomy, PRK) 是最常见的矫正屈光不正的屈光手术, 角膜伤口的愈合很大程度决定了手术的临床效果。PRK 需要大范围去除上皮和中央角膜上皮基底膜, 随后进行前基质激光切削; 而 LASIK 的损伤仅限于带蒂角膜瓣的边缘。因此, 对于相同的拟矫正屈光度, PRK 术后角膜伤口愈合反应中纤维化反应的刺激通常更强[15,16]。上皮基底膜再生不良的程度, 似乎对决定 LASIK 术后角膜瓣边缘是否伴瘢痕愈合, 或 PRK 术后是否形成迟发性雾状混浊起着关键作用[14]。

6.2 LASIK: 无瘢痕手术?

LASIK 之所以在世界范围内广受欢迎, 是因为其对于角膜结构的改变最少。LASIK 术后, 角膜内常常仅伴轻微瘢痕组织的伤口愈合反应[17], 与 PRK 术后产生的角膜内伤口愈合反应形成了鲜明对比[18], 这些结果或可支持临床所见:与 PRK 相比,LASIK 术后人眼角膜内观察到的角膜雾状混浊更少。LASIK 与 PRK 术后基质伤口愈合强度的差异,主要在于角膜上皮及其基底膜是否完整保留[18]。上皮基底膜破裂增强了基质伤口愈合反应,引起致密的雾状混浊和细胞外基质沉积[19]。然而,LASIK 是一种无瘢痕的手术吗?

LASIK 术后最显著的愈合反应及形成的瘢痕组织主要位于瓣边缘,即上皮基底膜损伤处,继发于形成肌成纤维细胞的上皮 - 基质交互作用,通常可见肌成纤维细胞相关的雾状混浊。上皮基底膜破裂,使得上皮源性细胞因子如 TGF-β,与基质细胞直接接触。这一过程导致周边形成肌成纤维细胞,临床表现为瓣边缘环形雾状混浊。然而,曾有报道 LASIK 术后中央基质面出现雾状混浊,风险因素包括弥漫性层间角膜炎(diffuse lamellar keratitis,DLK),上皮内生或薄瓣[20]。"薄瓣飞秒激光 LASIK"的技术理念是制作较薄的角膜瓣,从而对前角膜基质产生最低限度的生物力学损伤,降低术后角膜膨隆的风险。然而,由于飞秒激光光爆破过程接近上皮基底膜导致上皮基底膜损伤,采用该技术增加了形成雾状混浊的概率[21]。

由于术中或术后并发症,或异常伤口愈合,LASIK 术后可能形成异常瘢痕并伴有视力下降,甚至在无并发症、无症状的 LASIK 术后也可能存在此现象。这些细微的变化,或许是正常 LASIK 愈合过程的一部分,也可能与患者的病史、术中并发症、术后护理方面有关。

6.3　角膜瓣边缘

LASIK 手术顺利完成后,用裂隙灯通常难以识别角膜瓣边缘。然而 LASIK 和 PRK 均涉及中央角膜的激光切削,对于这种损伤的角膜纤维化反应,PRK 后反应最强的位置为中央上皮下区域,而 LASIK 术后则为瓣缘的上皮下区域[22]。LASIK 术后这种反应非常轻微,临床表现为即使初次手术后超过 1 年,层间交界面容易进入,仍可施行再次手术。曾有报道 LASIK 术后多年出现角膜瓣裂开[23,24]。

不过,已发表的有关基质面角膜细胞激活状况的资料存在矛盾。一些研究使用连续共焦显微镜扫描,并没有发现瓣下任何激活现象;另一些研究则发现后基质内角膜细胞激活。不管强烈程度如何,可以确定的是 LASIK 术后这种激活细胞还不足以引起广泛的伤口愈合反应和瘢痕形成[18,25,26]。

早在 LASIK 术后第 3 周,裂隙灯显微镜检查显示兔角膜瓣边缘出现纤维化的白色环形反光带。LASIK 术后第 1 周内,共焦显微镜[27]显示边界清晰的环形带,在随后数周因获得更为显著的纤维状纹理而使反光增强。至第 2 个月,条带逐渐凝结显得更有规则。第 4~6 个月,瓣缘反射率明显下降,留下一个低反射区域,并随时间推移而逐渐变窄。

先前接受过 LASIK 手术的尸眼研究显示,伤口内或附近发生某些改变(图 6.1a,b)[28]。这些改变包括出现胶原

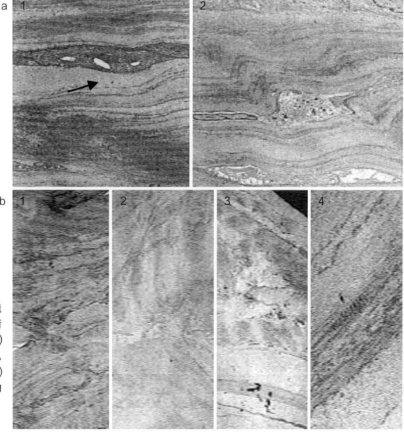

图 6.1　LASIK 术后尸眼角膜板层伤口的电镜检查。(a)电镜照片显示激活的角膜细胞(1,箭头)伴板层伤口内电子致密物质沉积(×4 750)以及相同区域更高放大倍数(2)(×72 500)。(b)电镜照片显示板层伤口内不同程度(1~3)胶原板层紊乱(×4 750);板层伤口周围所见的宽间距胶原(4,箭头)(×47 500)
(Property of Kramer et al.[28])

板层紊乱、激活的角膜细胞、含有小空泡的静止的角膜细胞、上皮内生、嗜酸性沉着物、伴随随机排列胶原纤维散布的 PAS 阳性电子致密颗粒物、间距增大的胶原纤维和宽间距带状胶原。

采用活体角膜共焦显微镜比较飞秒激光与机械式显微角膜板层刀手术后 LASIK 的伤口愈合[29]，研究发现前者在角膜瓣边缘内有更多的纤维化瘢痕形成。其原因可能为，采用飞秒激光切削制作的角膜瓣边缘存在空隙，于术后前 2 个月期间被上皮栓填充。这种栓子在 2 个月之后消失，可能通过伤口边缘的紧缩，导致更强烈的纤维化反应，类似于放射状角膜切开术（radial keratotomy，RK）后的反应。使用飞秒激光的 LASIK 与使用显微角膜板层刀的 LASIK 相比，在安全性和有效性方面并无明显差异[30]。

施行 LASIK 再次手术的屈光手术医生已经注意到，LASIK 术后纤维化率低，局限于角膜瓣边缘。为了掀开角膜瓣，有时在初次手术多年之后，医生需要离断上皮和在角膜瓣缘形成的纤维化连接。一旦离断成功，掀瓣就比较容易了[31]。

6.4　角膜瓣交界面

LASIK 术后尸眼角膜的研究[28]显示了永久性的病理改变，这些改变多数发生于板层交界面，包括基底上皮细胞变长、上皮细胞增生、上皮基底膜增厚形态波动起伏和 Bowman 层形态波动起伏（图 6.2a，b）。

LASIK 术后在裂隙灯显微镜下观察角膜瓣交界面，通常没有可见的瘢痕。然而，兔眼的组织学检查[32]显示，至术后 9 个月时，沿着板层切口仍有 PAS 阳性细胞外基质沉积。LASIK 术后兔眼板层伤口区域的电镜检查显示，胶原板层排列紊乱，有激活和静止的带有小空泡的角膜细胞。此外，还可观察到细胞外基质异常，包括伴有随机排列胶原纤维散布的电子致密颗粒物质、间距增大的胶原纤维和宽间隔带状胶原。LASIK 术后角膜内的这些病理学改变，可影响角膜瓣功能，因为结构规则是保持透明的必要条件。这也可以解释，即使在术后数月，创伤后仍有晚期角膜瓣移位的风险。

6.5　与术后并发症或术后外伤相关的瘢痕

6.5.1　角膜糜烂和上皮 - 基质相互作用

屈光手术后肌成纤维细胞激活是形成雾状混浊的关键因素[2,3]。与角膜细胞相比，肌成纤维细胞的晶体蛋白产量减少，因此后者透明度较低。激活肌成纤维细胞的因素包括切削深度[33,34]、上皮基底膜损伤程度[1,19,35]、术后基质表面不规则性[5,36]和上皮损伤愈合所需时间[6]。如前所述，已证明基底膜损伤是引起前基质内肌成纤维细胞激活并导致纤维化的关键因素。这些因素可解释为何 PRK 术后雾状混浊发生率高于 LASIK 术后。

基底膜损伤发生于 RK 切口处、PRK 术后中央角膜内和 LASIK 角膜瓣边缘，引起角膜瘢痕形成、透明度下

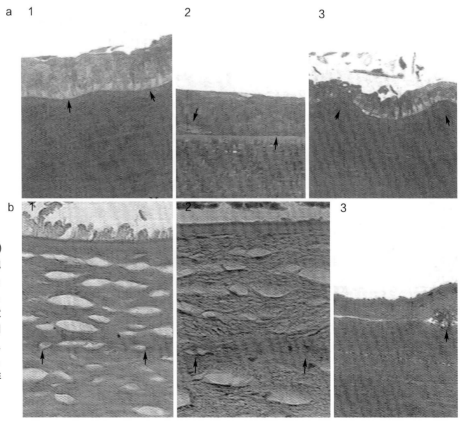

图6.2　板层伤口的光镜检查。(a) 光镜照片显示由于基底上皮细胞变长所致的上皮增厚（1，箭头）；上皮基底膜增厚、皱褶、重叠（2，箭头）；Bowman 层形态波动起伏（3，箭头）。(b) 光镜照片显示伤口界面内 PAS 阳性物质（1，箭头）、伤口界面内嗜酸性物质沉积（2，箭头）和角膜瓣从基质床分离，伴有角膜瓣层间异物残留（3，箭头）（Property of Kramer et al.[28]）

降。过度干燥可导致 LASIK 术中或术后发生大片上皮脱落(损伤)[37],是亚临床上皮基底膜营养不良(subclinical epithelial basement membrane dystrophy,EBMD)的一种诊断性体征[38]。EBMD 又称为地图 - 点 - 指纹状或 Cogan 微囊营养不良,是最常见的角膜营养不良类型。这类患者容易发生包括瘢痕形成在内的多种术后并发症。假如对患者行第一眼 LASIK 时发现以上情况,建议不再对第二眼行 LASIK。

图 6.3 所示为一名 LASIK 术后患者发生多次复发性角膜糜烂,导致形成中央角膜瘢痕。6 个月后患者采用 PTK 治疗,残留轻微中央瘢痕,左眼最佳矫正视力为 0.4(+0.50DS/−6.00DC × 165)。

上皮损伤不仅影响角膜瓣的贴附(移位或皱褶风险较高),还增加了上皮内生、DLK 和上皮下纤维化的风险[39,40]。完整的角膜上皮对于预防肌成纤维细胞增生及雾状混浊形成具有重要作用。许多试验研究评估了 LASIK 术后去上皮之后的愈合:一些研究[15,41]报道上皮下区域存在肌成纤维细胞和Ⅲ型胶原,与瘢痕组织形成有关;另一些研究[42]借助共焦显微镜检查,观察到角膜反射暂时性改变,但并没有发现新胶原的堆积,也没有发现角膜细胞激活。这些研究之间的主要差异,或许在于上皮去除后基底膜完整性的状况。

另外还有关于术后晚期上皮损伤的问题。图 6.4 显示某患者角膜的裂隙灯和共焦显微镜检查照片:该患者在 LASIK 近视矫正术后 6 个月因接触催泪瓦斯,导致双眼大面积角膜上皮脱落。尽管该患者存在大面积上皮脱落和基底膜损伤,但是仅见与中度成纤维细胞激活相关的短暂上皮下混浊。患者视力良好,可能是因为 LASIK 和角膜损伤间隔时间相对较长。因此,上皮去除后上皮基底膜损伤后再生,将决定 LASIK 术后是否会形成瘢痕[14]。

6.5.2　角膜瓣错位和皱褶

相对于细微皱褶,显著皱褶是 LASIK 角膜瓣全层皱褶,继发于角膜瓣滑动和错位,皱褶是导致 LASIK 术后患者满意度降低的常见原因。角膜瓣错位导致最佳矫正视力下降,必须加以预防或处理,以避免异常愈合和瘢痕形成。严重干燥、角膜瓣与睑结膜粘连或外伤均可导致角膜瓣错位。切削基质床改变中央凸起的形态,可导致角膜瓣冗余以致不能完美对位,这被称为"帐篷效应",容易导致皱褶形成[43]。

显著皱褶最好立即处理[44]:部分或完全掀起角膜瓣,用平衡盐液使角膜瓣再次浮起,仔细去除所有可能滞留在交界面的周边上皮,轻柔抚平角膜瓣并复位[45]。角膜瓣复位、水化和伸展,可能在术后头 48 小时内起效。一旦皱褶固定,通常有必要刮除皱褶区的上皮并缝合角膜瓣[46]。掀瓣手术使患者面临感染、上皮糜烂、上皮内生和 DLK 的额外风险,可启动潜在炎症反应,导致屈光力下降[47,48],随后发生不规则散光和最佳矫正视力(best-corrected visual acuity,BCVA)下降。

LASIK 术后交界面的伤口延迟愈合,也使患者发生外伤性角膜瓣移位的风险增高。这种晚期并发症可导致瘢痕形成、持续性皱褶、DLK 和上皮内生。

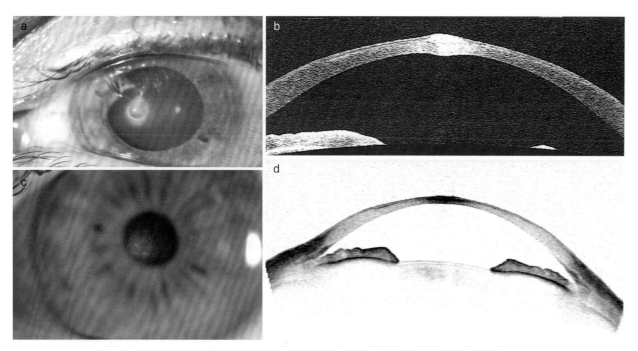

图 6.3　继发于复发性角膜糜烂的 LASIK 术后角膜瘢痕(a)及 OCT 检查结果(b);患者做了 PTK,术后 6 个月残留轻度中央瘢痕(c)及 OCT 检查结果(d)

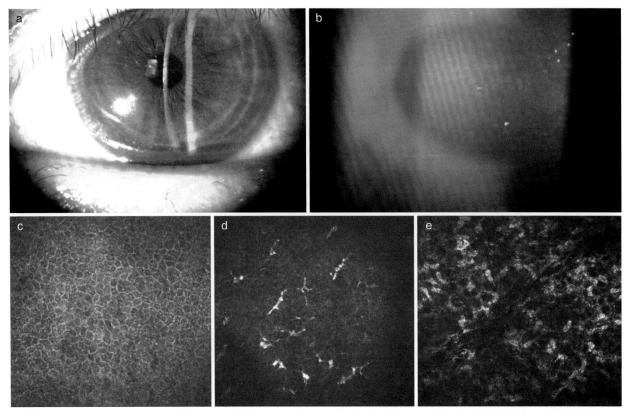

图6.4　LASIK术后6个月，大面积外伤性上皮脱落后一过性角膜雾状混浊（a）；裂隙灯检查显示上皮下雾状混浊（b）；共焦显微镜检查显示高反光上皮细胞（c）、炎症细胞浸润（d）和成纤维细胞激活（e）

6.6　与患者病史相关的瘢痕

6.6.1　局部伤口愈合异常

曾有报道，LASIK术后第1年期间角膜瓣缘处出现Salzmann样角膜糜烂[49-51]。这种并发症的发病机理不明，可能与LASIK术后常发生泪液分泌减少、瞬目次数减少和陷凹效应刺激角膜有关，在易感患者中引起Salzmann结节性变性。大多数病例可药物治疗，但也有一些病例与上皮内生有关，需要采用PTK进行治疗[52]。

这种类型并发症的组织学分析显示，角膜损伤处上皮不规则并增厚，Bowman层不连续，被过碘酸希夫（PAS）染色阳性增厚的基底膜样物质所取代。这种基底膜下面是一层相对规则、细胞减少的胶原样结缔组织，三色染色显示玻璃样变，类似于Salzmann结节性变性的初始类型[50]。亚临床角膜瓣抬高被认为是导致结节形成的原因之一（图6.5）。

6.6.2　伤口愈合异常（瘢痕疙瘩形成）

瘢痕体质是皮肤科的一种疾患，以范围超越原始损伤或创伤的致密纤维组织增生为特征。在瘢痕疙瘩形成中，角化细胞和成纤维细胞通过增加生长因子的表达而发挥主要作用。屈光手术后，细胞因子和生长因子在泪膜中释放[9,53]，理论上可增加上皮下纤维化和角膜雾状混浊的风险。美国食品药品管理局（FDA）制定了一份PRK手术绝对和相对禁忌证清单，清单内包括瘢痕体质。类似的FDA指南随后被应用于LASIK。这些建议并不是基于临床研究和结果，而是基于已知的眼部并发症和这些患者非激光眼部手术所记录的结果[54]。

对瘢痕体质患者施行LASIK的安全性与精确性，已有的研究尚存矛盾。瘢痕体质者通常禁忌做PRK，但施行LASIK一般被认为是安全的[55-57]。与LASIK相关程度最小的基底膜损伤，可防止此类患者出现异常瘢痕。曾有报道1例第一眼PRK治疗后发生致密角膜雾状混浊而选择行LASIK的患者，双眼皆形成异常瘢痕[58]。在瘢痕形成中可能起作用的一个因素，是伤口张力和拉伸[59]。LASIK术后由于角膜组织不在这种张力之下，可防止皮肤瘢痕体质患者形成雾状混浊，但还是应该在术前给这类患者详细解释潜在的风险。

6.6.3　存在激光屈光手术既往史

如前所述，增强的炎症反应导致角膜雾状混浊和/或瘢痕形成与上皮基底膜的损伤有关。这种损伤发生于任何PRK术后，而LASIK术后程度较轻。当尝试处理LASIK术后欠矫时，应考虑上述问题。采用PRK进行LASIK术

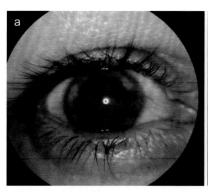
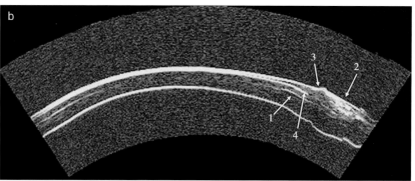

图6.5 （a）眼前段照片显示右眼 LASIK 术后中周部角膜内 Salzmann 样结节;(b)结节的高频 UBM 图像显示板层角膜瓣界面(1)、高回声结节(2)、变薄的上皮(3)和突然中断的 Bowman 层(4)
（Property of VanderBeek et al.[50]）

后近视欠矫的加强手术,可引起强烈的角膜瘢痕反应持续至术后 10 个月[60],导致近视回退和 BCVA 下降。因此,强烈建议不要采用 PRK 作为 LASIK 术后欠矫的加强治疗;如果非要采用,术中应预防性使用 MMC(0.02%),这是一种治疗 LASIK 术后近视回退安全且有效的选择。

另一方面,对于无或极轻微雾状混浊和残留近视的 PRK 术后患者,LASIK 显然是一种安全和有效的增效手术方式[61];然而对于有严重雾状混浊者,预测性则较差[62]。LASIK 术后有近视回退的患者,二次 LASIK 手术或许是一个好的选择[61]。假如拟矫正屈光度为 -2.00D 以下,矫正伴严重雾状混浊的残留屈光度则应大于 -2.00D[63]。因此,残留近视的增强手术可为掀开原始角膜瓣后再行 LASIK;然而有严重雾状混浊者,手术效果下降[61,64]。

机械刀和飞秒激光辅助的 LASIK 曾用于治疗 RK 术后的远视性漂移。准分子激光和 RK 治疗区域异常基质瘢痕形成是一种危险因素,但该方法的主要并发症显然是 RK 伤口的再次裂开,伴上皮损伤或内生的风险[65]。对于这样的病例,施行 PRK 结合 0.02%MMC 可矫正屈光不正并预防严重瘢痕形成。

6.6.4 与异常术后炎症或愈合反应相关的瘢痕

6.6.4.1 紫外线的作用

准分子激光产生紫外光谱的脉冲,波长为 193nm,对靶组织有光烧灼性破坏。紫外线的致突变作用或可被忽略,但存在微弱的热效应。生物分子通常不发生热变性,除非其温度达到 40~60℃。准分子激光作用后不容易发生诸如结痂、凝固或气化等热效应,因为角膜表面的温度仅升高约 20℃（18~38℃）[66]。因此,虽然激光切削角膜时存在 193nm 的制热成分,但不会造成严重的组织损伤。冷却眼表或角膜瓣交界面可以减少角膜胶原损伤和成纤维细胞激活。紫外线可通过激活角膜成纤维细胞刺激伤口产生愈合反应,导致 PRK 术后屈光回退和形成雾状混浊[2],而 LASIK 术后该反应非常微弱[67]。

6.6.4.2 弥漫性层间角膜炎(diffuse lamellar keratitis, DLK)

DLK 又称"撒哈拉沙漠"综合征,是一种 LASIK 术后在角膜瓣交界面以炎症反应为特征的非感染性病变。虽然大多数病例发生于 LASIK 术后早期(1~5 天内),但也有迟发性 DLK 的报道[68]。DLK 的确切原因不明[69],前期发生的 DLK 病例与多种可能的致病因素有关,而迟发性 DLK 通常有特定的致病原因[70]。DLK 被认为是板层界面上污染物诱发的免疫或毒性反应,导致白细胞移行至板层界面。发病诱因包括手术标记[71]、医用手套[72]、眼睑碎屑、睑板腺分泌物[73]、聚维酮碘溶液、来自显微角膜板层刀的颗粒或油脂、眼科用海绵[74]、抗菌制剂[75],甚至包括源自灭菌锅蓄水池内革兰氏染色阴性"生物膜"的内毒素[76]。其他潜在因素是在 LASIK 术中[77]或术后遇到的问题,比如上皮损伤[78]。

DLK 分为四期[79],第 4 期最严重,可发生基质融解、深层瓣皱褶、中央雾状混浊、远视性漂移和不规则散光,导致视力严重下降。LASIK 中的瘢痕形成非常罕见,一般继发于严重的炎症如晚期 DLK 病例。轻度 DLK 一般可自行改善,较重的病例需要局部使用糖皮质激素。当 LASIK 术中使用飞秒激光制瓣时,DLK 发生率更高[30]。然而,这些病例中大多数表现为轻度 DLK,少量激素治疗后即可恢复,对视力几乎没有影响。制瓣能量越高和角膜瓣直径越大,发生 DLK 的风险越大[39]。

板层切削后交界面两侧瘢痕和不规则散光可持续存在,可能导致 BCVA 下降[80]。自身免疫性疾病患者 DLK 可能复发[81,82],继发于病毒性角膜炎、特发性因素等诱因[83]。DLK 治愈后可存在界面瘢痕,表现为变薄的瘢痕化基质层。图6.6 显示为一位 35 岁女性病例,因高度远视行飞秒-LASIK。该患者其中一眼在第一次手术 24 小时后出现角膜瓣显著皱褶,掀瓣治疗时术中并发生大片上皮损伤而发生中央毒性角膜病变,后续发生瓣下弥漫性细微瘢痕(图 6.6a)和轻微的非进展性上皮内生(图 6.6b)。可观察到残余随机分布的中央细微皱褶呈放射状(图 6.6c),在裂隙灯下使用蓝色滤光片和荧光素染色看得更清楚(图 6.6d)。

6.6.4.3 上皮内生:纤维化

上皮内生是一种相对罕见的 LASIK 并发症,但在再次手术和掀瓣后比较常见,其发生率为 0.03%[84]~9.1%[85]。采用飞秒激光制瓣降低了可引起视力下降的上皮内生总体发生率[84]。上皮内生是一种发生于 LASIK 角膜瓣的正常愈合反应，通常没有症状[86,87]。有两种机制可以解释上皮细胞如何到达交界面：①术中制瓣期间，上皮细胞团块通过角膜刀或其他器械而脱落；②术后表层上皮细胞迁移进入角膜瓣沟槽并跨越交界面。

上皮内生可通过遮挡视轴或引起不规则散光而导致视力下降。当上皮内生引起局部角膜瓣抬高并延伸进入瞳孔缘或视轴，或出现局部角蛋白融解从而导致角膜瓣融解，则需要治疗。

在角膜瓣交界面中央区存在两种类型的上皮内生，严重程度不同。孤立的上皮巢（与瓣缘不相连）可在数月内消退，不会导致视力损害，无须手术干预；进行性上皮内生形成一个带有角膜缘干细胞的连续膜片，阻碍交界面伤口愈合，产生不等组织重构，导致局部基质丢失。后者需要手术干预，防止上皮内生进展或引起上皮内生区域中散光和瘢痕的形成。

角膜瓣进行性角质蛋白融解，是上皮内生的主要并发症，发病机理尚不完全清楚，但可能涉及上皮 - 基质交互作用产生蛋白酶[88]。图 6.7 显示上皮内生伴角膜瓣融解，治疗包括掀瓣并刮除交界面的上皮。上皮内生区出现致密的纤维化瘢痕，说明存在上皮与角膜基质直接交互作用的病理学效应。

尽管角膜瓣交界面内多数上皮内生源自瓣缘，但也可能源自有并发症的纽扣瓣边缘，由于接近视轴，可导致视力显著下降。经上皮 MMC 辅助的 PRK 可用于治疗这种并发症并防止严重的瘢痕形成[89]。

LASIK 术后上皮内生的发生率增加，与年龄较大[90]、使用机械显微角膜板层刀而非飞秒激光制瓣[30]、远视性 LASIK[91]、术中上皮损伤[92]、RK 术后 LASIK[93] 和二次 LASIK 手术[94]有关。

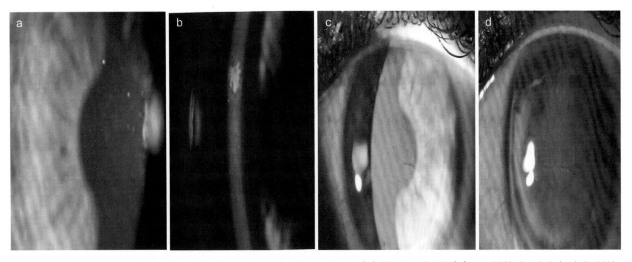

图 6.6　LASIK 术后中央毒性角膜病变后瘢痕形成，出现弥漫性细微角膜瘢痕（a）和轻度上皮内生（b）；下面的基质形成瘢痕，变薄，皱缩导致上方角膜瓣出现皱褶（c）；用蓝色滤光片和荧光素染色看得最为清楚（d）

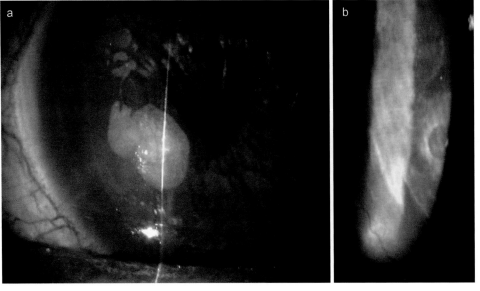

图 6.7　LASIK 角膜瓣交界面上皮内生。（a）角膜瓣融解伴上皮内生；（b）上皮内生刮除 2 个月后纤维化瘢痕

虽然 LASIK 通常被认为是一种无瘢痕的手术,但还是与角膜成分改变相关。这些改变引起角膜异常愈合、瘢痕形成或异常角膜生物力学修复,导致透明度下降。医生和患者必须意识到这些改变,以防止或最大程度地减少其不良后果。

要点总结

- LASIK 比 PRK 更为流行的原因是前者产生的瘢痕更小。
- 由于术中或术后并发症或异常伤口愈合,LASIK 术后可出现伴视力下降的异常瘢痕。
- 严重的 DLK、上皮内生或薄角膜瓣可增加 LASIK 术后瘢痕形成的风险。
- 绝大多数 LASIK 术后异常愈合反应可防、可治。
- 正确的患者选择,尽量减少角膜瓣操作预防上皮糜烂,完美的瓣复位预防皱褶和错位,恰当处理所有过强的炎症或异常组织反应(如 DLK 和上皮内生),是最大程度提高术后视力的关键。

（陈跃国　翻译）

参考文献

1. Torricelli AA, Wilson SE. Cellular and extracellular matrix modulation of corneal stromal opacity. Exp Eye Res. 2014;129:151–60.
2. Wilson SE. Corneal myofibroblast biology and pathobiology: generation, persistence, and transparency. Exp Eye Res. 2012;99:78–88.
3. Mohan RR, Hutcheon AE, Choi R, Hong J, Lee J, Mohan RR, Ambrósio R Jr, Zieske JD, Wilson SE. Apoptosis, necrosis, proliferation, and myofibroblast generation in the stroma following LASIK and PRK. Exp Eye Res. 2003;76(1):71–87.
4. Jester JV, Moller-Pedersen T, Huang J, Sax CM, Kays WT, Cavangh HD, Petroll WM, Piatigorsky J. The cellular basis of corneal transparency: evidence for 'corneal crystallins'. J Cell Sci. 1999;112(Pt 5):613–22.
5. Netto MV, Mohan RR, Sinha S, Sharma A, Dupps W, Wilson SE. Stromal haze, myofibroblasts, and surface irregularity after PRK. Exp Eye Res. 2006;82:788–97.
6. Torricelli AA, Santhanam A, Wu J, Singh V, Wilson SE. The corneal fibrosis response to epithelial-stromal injury. Exp Eye Res. 2016;142:110–8.
7. McDougall S, Dallon J, Sherratt J, Maini P. Fibroblast migration and collagen deposition during dermal wound healing: mathematical modelling and clinical implications. Philos Trans A Math Phys Eng Sci. 2006;364(1843):1385–405.
8. Liu Q, Smith CW, Zhang W, Burns AR, Li Z. NK cells modulate the inflammatory response to corneal epithelial abrasion and thereby support wound healing. Am J Pathol. 2012;181(2):452–62.
9. Kaji Y, Soya K, Amano S, Oshika T, Yamashita H. Relation between corneal haze and transforming growth factor-beta 1 after photorefractive keratectomy and laser in situ keratomileusis. J Cataract Refract Surg. 2001;27(11):1840–6.
10. Kaur H, Chaurasia SS, Agrawal V, Suto C, Wilson SE. Corneal myofibroblast viability: opposing effects of IL-1 and TGF beta1. Exp Eye Res. 2009;89:152–8.
11. Mittal SK, Omoto M, Amouzegar A, Sahu A, Rezazadeh A, Katikireddy KR, Shah DI, Sahu SK, Chauhan SK. Restoration of corneal transparency by mesenchymal stem cells. Stem Cell Rep. 2016;7(4):583–90.
12. Jester JV, Huang J, Petroll WM, Cavanagh HD. TGFbeta induced myofibroblast differentiation of rabbit keratocytes requires synergistic TGFbeta, PDGF and integrin signaling. Exp Eye Res. 2002;75(6):645–57.
13. Barbosa FL, Chaurasia SS, Kaur H, de Medeiros FW, Agrawal V, Wilson SE. Stromal interleukin-1 expression in the cornea after haze-associated injury. Exp Eye Res. 2010;91(3):456–61.
14. Marino GK, Santhiago MR, Torricelli AA, Santhanam A, Wilson SE. Corneal molecular and cellular biology for the refractive surgeon: the critical role of the epithelial basement membrane. J Refract Surg. 2016;32(2):118–25.
15. Nakamura K, Kurosaka D, Bissen-Miyajima H, Tsubota K. Intact corneal epithelium is essential for the prevention of stromal haze after laser assisted in situ keratomileusis. Br J Ophthalmol. 2001;85(2):209–13.
16. Santhiago MR, Netto MV, Wilson SE. Mitomycin C: biological effects and use in refractive surgery. Cornea. 2012;31:311–21.
17. Abahussin M, Hayes S, Edelhauser H, Dawson DG, Meek KM. A microscopy study of the structural features of post-LASIK human corneas. PLoS One. 2013;8(5):e63268.
18. Moller-Pedersen T, Cavanagh HD, Petroll WM, Jester JV. Stromal wound healing explains refractive instability and haze development after photorefractive keratectomy: a 1-year confocal microscopic study. Ophthalmology. 2000;107(7):1235–45.
19. Stramer BM, Zieske JD, Jung JC, et al. Molecular mechanisms controlling the fibrotic repair phenotype in cornea: implications for surgical outcomes. Invest Ophthalmol Vis Sci. 2003;44(10):4237–46.
20. Hafezi F, Seiler T. Persistent subepithelial haze in thin-flap LASIK. J Refract Surg. 2010;26:222–5.
21. Rocha KM, Kagan R, Smith SD, Krueger RR. Thresholds for interface haze formation after thin-flap femtosecond laser in situ keratomileusis for myopia. Am J Ophthalmol. 2009;147:966–72.
22. el Danasoury MA, el Maghraby A, Klyce SD, Mehrez K. Comparison of photorefractive keratectomy with excimer laser in situ keratomileusis in correcting low myopia (from -2.00 to -5.50 diopters). A randomized study. Ophthalmology. 1999;106(2):411–20.
23. Moshirfar M, Anderson E, Taylor N, Hsu M. Management of a traumatic flap dislocation seven years after LASIK. Case Rep Ophthalmol Med. 2011;2011:514780.
24. Nilforoushan MR, Speaker MG, Latkany R. Traumatic flap dislocation 4 years after laser in situ keratomileusis. J Cataract Refract Surg. 2005;31(8):1664–5.
25. Ivarsen A, Moller-Pedersen T. LASIK induces minimal regrowth and no haze development in rabbit corneas. Curr Eye Res. 2005;30(5):363–73.
26. Philipp WE, Speicher L, Göttinger W. Histological and immunohistochemical findings after laser in situ keratomileusis in human corneas. J Cataract Refract Surg. 2003;29(4):808–20.
27. Ivarsen A, Laurberg T, Moller-Pedersen T. Characterisation of corneal fibrotic wound repair at the LASIK flap margin. Br J Ophthalmol. 2003;87(10):1272–8.
28. Kramer TR, Chuckpaiwong V, Dawson DG, et al. Pathologic findings in postmortem corneas after successful laser in situ keratomileusis. Cornea. 2005;24(1):92–102.
29. Sonigo B, Iordanidou V, Chong-Sit D, Auclin F, Ancel JM, Labbé A, Baudouin C. In vivo corneal confocal microscopy comparison of intralase femtosecond laser and mechanicalmicrokeratome for laser in situ keratomileusis. Invest Ophthalmol Vis Sci. 2006;47(7):2803–11.
30. Chen S, Feng Y, Stojanovic A, Jankov MR 2nd, Wang Q. IntraLase femtosecond laser vs mechanical microkeratomes in LASIK for myopia: a systematic review and meta-analysis. J Refract Surg. 2012;28(1):15–24.
31. Park CK, Kim JH. Comparison of wound healing after photorefractive keratectomy and laser in situ keratomileusis in rabbits. J Cataract Refract Surg. 1999;25(6):842–50.
32. Kato T, Nakayasu K, Hosoda Y, Watanabe Y, Kanai A. Corneal wound healing following laser in situ keratomileusis (LASIK): a histopathological study in rabbits. Br J Ophthalmol. 1999;83(11):1302–5.

33. Kuo IC, Lee SM, Hwang DG. Late-onset corneal haze and myopic regression after photorefractive keratectomy (PRK). Cornea. 2004;23(4):350–5.

34. Møller-Pedersen T, Cavanagh HD, Petroll WM, Jester JV. Corneal haze development after PRK is regulated by volume of stromal tissue removal. Cornea. 1998;17(6):627–39.

35. Torricelli AA, Singh V, Agrawal V, Santhiago MR, Wilson SE. Transmission electron microscopy analysis of epithelial basement membrane repair in rabbit corneas with haze. Invest Ophthalmol Vis Sci. 2013;54(6):4026–33.

36. Kivanany PB, Grose KC, Petroll WM. Temporal and spatial analysis of stromal cell and extracellular matrix patterning following lamellar keratectomy. Exp Eye Res. 2016;153:56–64.

37. Kenyon KR, Paz H, Greiner JV, Gipson IK. Corneal epithelial adhesion abnormalities associated with LASIK. Ophthalmology. 2004;111(1):11–7.

38. Pérez-Santonja JJ, Galal A, Cardona C, Artola A, Ruíz-Moreno JM, Alió JL. Severe corneal epithelial sloughing during laser in situ keratomileusis as a presenting sign for silent epithelial basement membrane dystrophy. J Cataract Refract Surg. 2005;31(10):1932–7.

39. de Paula FH, Khairallah CG, Niziol LM, Musch DC, Shtein RM. Diffuse lamellar keratitis after laser in situ keratomileusis with femtosecond laser flap creation. J Cataract Refract Surg. 2012;38(6):1014–9.

40. Harrison DA, Periman LM. Diffuse lamellar keratitis associated with recurrent corneal erosions after laser in situ keratomileusis. J Refract Surg. 2001;17(4):463–5.

41. Nakamura K. Interaction between injured corneal epithelial cells and stromal cells. Cornea. 2003;22(7 Suppl):S35–47.

42. Ivarsen A, Laurberg T, Moller-Pedersen T. Role of keratocyte loss on corneal wound repair after LASIK. Invest Ophthalmol Vis Sci. 2004;45(10):3499–506.

43. Probst LE, Machat J. Removal of flap striae following laser in situ keratomileusis. J Cataract Refract Surg. 1998;24:153–5.

44. Taneri S, Oehler S, Koch J, Azar D. Effect of repositioning or discarding the epithelial flap in laser-assisted subepithelial keratectomy and epithelial laser in situ keratomileusis. J Cataract Refract Surg. 2011;37(10):1832–46.

45. Ashrafzadeh A, Steinert RF. Results of phototherapeutic keratectomy in the management of flap striae after LASIK before and after developing a standardized protocol: long-term follow-up of an expanded patient population. Ophthalmology. 2007;114(6):1118–23.

46. Jackson DW, Hamill MB, Koch DD. Laser in situ keratomileusis flap suturing to treat recalcitrant flap striae. J Cataract Refract Surg. 2003;29(2):264–9.

47. Kuo IC, Ou R, Hwang DG. Flap haze after epithelial debridement and flap hydration for treatment of post-laser in situ keratomileusis striae. Cornea. 2001;20(3):339–41.

48. Buhren J, Kohnen T. Corneal wound healing after laser in situ keratomileusis flap lift and epithelial abrasion. J Cataract Refract Surg. 2003;29(10):2007–12.

49. Lim M, Chan W. Salzmann nodular degeneration after laser in situ keratomileusis. Cornea. 2009;28:577–8.

50. VanderBeek B, Silverman R, Starr C. Bilateral Salzmann-like nodular corneal degeneration after laser in situ keratomileusis imaged with anterior segment optical coherence tomography and high-frequency ultrasound biomicroscopy. J Cataract Refract Surg. 2009;35:785–7.

51. Moshirfar M, Marx D, Barsam C, et al. Salzmann's-like nodular degeneration following laser in situ keratomileusis. J Cataract Refract Surg. 2005;31:2021–5.

52. Stem MS, Hood CT. Salzmann nodular degeneration associated with epithelial ingrowth after LASIK treated with superficial keratectomy. BMJ Case Rep. 2015;2015:bcr2014207776.

53. Baldwin HC, Marshall J. Growth factors in corneal wound healing following refractive surgery: a review. Acta Ophthalmol Scand. 2002;80(3):238–47.

54. American Academy of Ophthalmology Summary Recommendations for Keratorefractive Laser Surgery. 2013. Accessed on 2013 Aug 5.

55. Artola A, Gala A, Belda JI, Pérez-Santonja JJ, Rodriguez-Prats JL, Ruiz-Moreno JM, Alió JL. LASIK in myopic patients with derma-

tological keloids. J Refract Surg. 2006;22(5):505–8.

56. Cobo-Soriano R, Beltrán J, Baviera J. LASIK outcomes in patients with underlying systemic contraindications: a preliminary study. Ophthalmology. 2006;113(7):1118.e1–8.

57. Lee JY, Youm DJ, Choi CY. Conventional Epi-LASIK and lamellar epithelial debridement in myopic patients with dermatologic keloids. Korean J Ophthalmol. 2011;25(3):206–9.

58. Girgis R, Morris DS, Kotagiri A, Ramaesh K. Bilateral corneal scarring after LASIK and PRK in a patient with propensity to keloid scar formation. Eye (Lond). 2007;21(1):96–7.

59. Al-Attar A, Mess S, Thomassen JM, Kauffman CL, Davison SP. Keloid pathogenesis and treatment. Plast Reconstr Surg. 2006;117(1):286–300.

60. Carones F, Vigo L, Carones AV, Brancato R. Evaluation of photorefractive keratectomy retreatments after regressed myopic laser in situ keratomileusis. Ophthalmology. 2001;108(10):1732–7.

61. Alió JL, Artola A, Attia WH, Salem TF, Pérez-Santonja JJ, Ayala MJ, Claramonte P, Ruiz-Moreno JM. Laser in situ keratomileusis for treatment of residual myopia after photorefractive keratectomy. Am J Ophthalmol. 2001;132(2):196–203.

62. Lazaro C, Castillo A, Hernandez-Matamoros JL, Iradier MT, Garcia-Feijoo J, Benitez-del-Castillo JM, Perea J, Garcia-Sanchez J. Laser in situ keratomileusis enhancement after photorefractive keratectomy. Ophthalmology. 2001;108(8):1423–9.

63. Cagil N, Aydin B, Ozturk S. Hasiripi H Effectiveness of laser-assisted subepithelial keratectomy to treat residual refractive errors after laser in situ keratomileusis. J Cataract Refract Surg. 2007;33(4):642–7.

64. Brahma A, McGhee CN, Craig JP, Brown AD, Weed KH, McGhee J, Brown R. Safety and predictability of laser in situ keratomileusis enhancement by flap reelevation in high myopia. J Cataract Refract Surg. 2001;27(4):593–603.

65. Clausse MA, Boutros G, Khanjian G, et al. A retrospective study of laser in situ keratomileusis after radial keratotomy. J Refract Surg. 2001;17(2 Suppl):S200–1.

66. Berns MW, Liaw LH, Oliva A, Andrews JJ, Rasmussen RE, Kimel S. An acute light and electron microscopic study of ultraviolet 193-nm excimer laser corneal incisions. Ophthalmology. 1988;95(10):1422–33.

67. Nagy ZZ, Toth J, Nagymihaly A, Suveges I. The role of ultraviolet-B in corneal healing following excimer laser in situ keratomileusis. Pathol Oncol Res. 2002;8(1):41–6.

68. Jin GJ, Lyle WA, Merkley KH. Late-onset idiopathic diffuse lamellar keratitis after laser in situ keratomileusis. J Cataract Refract Surg. 2005;31(2):435–7.

69. Javaloy J, Alió JL, Rodríguez A, González A, Pérez-Santonja JJ. Epidemiological analysis of an outbreak of diffuse lamellar keratitis. J Refract Surg. 2011;27(11):796–803.

70. Belda JI, Artola A. Alió J Diffuse lamellar keratitis 6 months after uneventful laser in situ keratomileusis. J Refract Surg. 2003;19(1):70–1.

71. Hadden OB, McGhee CN, Morris AT, Gray TB, Ring CP, Watson AS. Outbreak of diffuse lamellar keratitis caused by marking-pen toxicity. J Cataract Refract Surg. 2008;34(7):1121–4.

72. Hoffman RS, Fine IH, Packer M, Reynolds TP, Bebber CV. Surgical glove-associated diffuse lamellar keratitis. Cornea. 2005;24(6):699–704.

73. Fogla R, Rao SK, Padmanabhan P. Diffuse lamellar keratitis: are meibomian secretions responsible? J Cataract Refract Surg. 2001;27(4):493–5.

74. Blustein JN, Hitchins VM, Woo EK. Diffuse lamellar keratitis, endotoxin, and ophthalmic sponges. J Cataract Refract Surg. 2004;30(10):2027–8.

75. Mah FS, Romanowski EG, Dhaliwal DK, Yates KA, Gordon YJ. Role of topical fluoroquinolones on the pathogenesis of diffuse lamellar keratitis in experimental in vivo studies. J Cataract Refract Surg. 2006;32(2):264–8.

76. Holland SP, Mathias RG, Morck DW, Chiu J, Slade SG. Diffuse lamellar keratitis related to endotoxins released from sterilizer reservoir biofilms. Ophthalmology. 2000;107(7):1227–33.

77. Yuhan KR, Nguyen L, Wachler BS. Role of instrument cleaning

and maintenance in the development of diffuse lamellar keratitis. Ophthalmology. 2002;109(2):400–3.

78. Moilanen JA, Holopainen JM, Helintö M, Vesaluoma MH, Tervo TM. Keratocyte activation and inflammation in diffuse lamellar keratitis after formation of an epithelial defect. J Cataract Refract Surg. 2004;30(2):341–9.

79. Linebarger EJ, Hardten DR, Lindstrom RL. Diffuse lamellar keratitis: diagnosis and management. J Cataract Refract Surg. 2000;26(7):1072–7.

80. Buhren J, Baumeister M, Kohnen T. Diffuse lamellar keratitis after laser in situ keratomileusis imaged by confocal microscopy. Ophthalmology. 2001;108(6):1075–81.

81. Javaloy J, Barrera C, Muñoz G, Pérez-Santonja JJ, Vidal MT, Alió JL. Spontaneous bilateral, recurrent, late-onset diffuse lamellar keratitis after LASIK in a patient with Cogan's syndrome. J Refract Surg. 2008;24(5):548–50.

82. Díaz-Valle D, Arriola-Villalobos P, Sánchez JM, Santos Bueso E, de la Casa JM. Sardiña RC Late-onset severe diffuse lamellar keratitis associated with uveitis after LASIK in a patient with ankylosing spondylitis. J Refract Surg. 2009;25(7):623–5.

83. Kymionis GD, Diakonis VF, Bouzoukis DI, Lampropoulou I, Pallikaris AI. Idiopathic recurrence of diffuse lamellar keratitis after LASIK. J Refract Surg. 2007;23(7):720–1.

84. Kamburoğlu G, Ertan A. Epithelial ingrowth after femtosecond laser-assisted in situ keratomileusis. Cornea. 2008;27(10):1122–5.

85. Stulting RD, Carr JD, Thompson KP, et al. Complications of laser in situ keratomileusis for the correction of myopia. Ophthalmology. 1999;105:1839–48.

86. Dawson DG, Kramer TR, Grossniklaus HE, Waring GO 3rd, Edelhauser HF. Histologic, ultrastructural, and immunofluorescent evaluation of human laser-assisted in situ keratomileusis corneal wounds. Arch Ophthalmol. 2005;123(6):741–56.

87. Naoumidi I, Papadaki T, Zacharopoulos I, Siganos C, Pallikaris I. Epithelial ingrowth after laser in situ keratomileusis; a histopathologic study in human corneas. Arch Ophthalmol. 2003;121:950–5.

88. Gabison EE, Mourah S, Steinfels E, et al. Differential expression of extracellular matrix metalloproteinase inducer (CD147) in normal and ulcerated corneas: role in epithelio-stromal interactions and matrix metalloproteinase induction. Am J Pathol. 2005;166(1):209–19.

89. Taneri S, Koch JM, Melki SA, Azar DT. Mitomycin-C assisted photorefractive keratectomy in the treatment of buttonholed laser in situ keratomileusis flaps associated with epithelial ingrowth. J Cataract Refract Surg. 2005;31(10):2026–30.

90. Chan CC, Boxer Wachler BS. Comparison of the effects of LASIK retreatment techniques on epithelial ingrowth rates. Ophthalmology. 2007;114(4):640–2.

91. Mohamed TA, Hoffman RS, Fine IH, Packer M. Post-laser assisted in situ keratomileusis epithelial ingrowth and its relation to pretreatment refractive error. Cornea. 2011;30(5):550–2.

92. Jabbur NS, Chicani CF, Kuo IC, O'Brien TP. Risk factors in interface epithelialization after laser in situ keratomileusis. J Refract Surg. 2004;20(4):343–8.

93. Randleman JB, Banning CS, Stulting RD. Persistent epithelial ingrowth. Ophthalmology. 2006;113(8):1468.e1–3.

94. McAlinden C, Moore JE. Retreatment of residual refractive errors with flap lift laser in situ keratomileusis. Eur J Ophthalmol. 2011;21(1):5–11.

第7章
屈光术后感染

U. Andrea Arteaga, Jose de la Cruz, Joelle Hallak, Dimitri Azar, Sandeep Jain

核心信息

- 准分子激光原位角膜磨镶术(laser insitu keratomileusis, LASIK)术后感染性角膜炎的发生率已呈下降趋势,但是一旦发生感染依然可导致显著的视力下降。

- 飞秒激光的使用,减少了并发症及上皮损伤,促进伤口更好的愈合,从而降低术后感染的风险。

- LASIK术后早期(1周内)感染通常由革兰氏阳性微生物所致,而迟发性感染(LASIK术后2~3周发生)通常由非典型分枝杆菌和真菌所致。

- LASIK术后持续性交界面炎症或出现角膜浸润,应假定为感染,除非有其他原因的证据。

- 早期广谱抗生素治疗后无显著改善,应考虑真菌感染,因为真菌感染与严重的视力损伤相关联。

- 高度警觉和积极处理,包括早期掀瓣、刮片做微生物学检测、冲洗和积极的抗菌治疗,可获得更好的疗效。

准分子激光原位角膜磨镶术(laser insitu keratomileusis, LASIK)是一种相对安全的手术,感染却是一种罕见但威胁视力的并发症[1-6]。LASIK术后感染的病例报告显示,术后感染与独特的微生物相关[2-5];一些已发表的描述性综述也提出有效治疗这种LASIK术后潜在严重并发症的重要性[4-12,14,15]。在本章中,我们将首先对LASIK术后感染进行综合讨论,然后系统回顾已发表文献中的相关摘录。

LASIK术后感染十分罕见。尽管几乎每一个LASIK术后病例都常规预防性使用了广谱抗生素,比如氟喹诺酮类和妥布霉素,但是仍有发生感染的可能性。病例系列报道中LASIK感染的发生率从0.02%至1.5%不等[1],几个大样本的LASIK病例系列报道无感染性并发症,更近期的研究重点报道独特环境或实验条件下的感染。在最近一项回顾性病例系列报道中,Ortega-Usobiaga等评估了LASIK和表层切削术后预防性使用妥布霉素中增加莫西沙星滴眼液时,感染性角膜炎的发生率[5],在108 014眼中,10眼发生了LASIK术后感染。他们报道当术后用药中增加莫西沙星滴眼液后,感染性角膜炎的发生率从0.025%下降至0.011%[6]。LASIK术后感染一般分为早发性(术后2周内)和迟发性(术后2周)。预防性使用第四代氟喹诺酮类药物后,早发性

感染更为常见,主要由革兰氏阳性细菌[抗甲氧西林金黄色葡萄球菌(methicillin resistant *Staphylococcus aureus*,MRSA)和链球菌属[1,6,81]所致。迟发性感染发生率下降,主要由非典型分枝杆菌(龟分枝杆菌和偶发分枝杆菌较多见,脓肿分枝杆菌较少见)[1,13,81-83]或真菌(念珠菌、镰刀菌和曲霉菌属)[1,7,81-83]所致。棘阿米巴是迟发性角膜炎罕见的致病原,主要见于角膜接触镜配戴者,从1999年起发病率开始增加[1]。多数情况下,这种病例被误诊而需要治疗性角膜移植。LASIK术后患者棘阿米巴性角膜炎的确切原因尚不清楚,有待进一步研究。在少数病例中,感染可以是多种微生物共同引起,还有一些病例则并没有检测出微生物。

与LASIK术后感染相关的危险因素包括角膜手术史、睑缘炎、干眼、上皮损伤、未遵守无菌外科手术操作、使用糖皮质激素、HIV患者和医疗环境。制瓣中引入飞秒激光,改善了角膜瓣的形态和LASIK手术的预测性。此外,用飞秒激光取代显微板层刀,通过改善伤口愈合和减少术后上皮损伤,降低了术后感染风险。

LASIK术后感染的患者通常主诉疼痛、视力下降或模糊、畏光、刺激感或眼睛发红,但是也有多达10%的患者无症状。诸如疼痛、分泌物、角膜瓣移位、上皮缺损和前房反应的症状和体征,与革兰氏阳性菌感染极度相关;眼睛发红和流泪则更多见于真菌感染。然而,诸如疼痛、畏光、视力下降和刺激感是眼表疾病非特异性指征,因而与特定感染(细菌、分枝杆菌或真菌)无关。LASIK术后感染经常在角膜交界面发生炎症反应,类似于弥漫性层间角膜炎(diffuse lamellar keratitis,DLK),鉴别这两种病情非常关键。因被误诊为DLK,许多病例在初期频繁使用糖皮质激素滴眼液治疗,炎症有短暂的改善。然而,与DLK不同,尽管使用了糖皮质激素滴眼液,与感染相关的炎症通常持续存在,并且随着糖皮质激素的逐渐减量而加重。感染的发病时间一般在术后3~21天,而DLK通常见于术后第1周内。LASIK术后超过1周出现交界面炎症,应假定为感染直至有其他诊断依据;尽管可能合并DLK,但任何被炎症包围的局灶性浸润都应假定为感染,直至有其他诊断依据。LASIK术后早期发生的感染,可导致视力更严重的下降。然而,与革兰氏阳性菌或分枝杆菌感染相比,真菌感染更易引起严重的视力下降。对于疑似感染病例,使用7天广谱抗生素后无

效或加重,应考虑真菌感染的可能性。

几乎所有的 LASIK 术后感染病例都存在角膜浸润,最常位于角膜瓣交界面内,其次位于角膜瓣板层(图 7.1),基质床内和角膜瓣边缘浸润较少见。1/3 的病例存在上皮缺损,但是多数病例中角膜浸润并不伴有上皮缺损,这与诊断感染性浸润必须存在上皮缺损的概念相反。在其他类型的屈光手术中,上皮缺损通常成为致病微生物的入口,导致基质内发生感染。然而,LASIK 术中制作板层角膜瓣,可将致病微生物直接引入基质,并不需要上皮缺损作为发生感染的必要条件。基于这个原因,假如在 LASIK 患者中发现浸润,应怀疑感染,在发生上皮缺损前即开始抗生素治疗。在严重感染病例中,可发生前房反应或角膜瓣融解。应怀疑 LASIK 术后分枝杆菌感染的临床特征,包括迟发性角膜炎和无严重症状的病程。呈现的症状可包含下列任何一种:疼痛、眼红、畏光、视力下降、角膜内"白点"、异物感和 / 或轻度刺激感。呈现的临床体征包括角膜界面内浸润,可以是多发性白色颗粒状混浊(直径 < 0.5mm)或单独的白色圆形病灶(直径 0.1~2mm)。

由于 LASIK 术后感染的封闭性,单纯靠滴眼液治疗可能难以奏效。抗生素的穿透性,尤其是抗真菌制剂,不足以到达位于交界面的感染病灶处。早期掀瓣及微生物鉴定可以达到较好的治疗效果,感染的病因可通过培养确定。LASIK 术后任何局灶性浸润都应考虑为感染性的,应取样培养后使用抗生素治疗而非仅凭经验用药。我们建议症状发生后早期,尤其当浸润累及交界面时,掀开角膜瓣取样做培养、刮除病灶并冲洗基质床(图 7.2),然后复位角膜瓣,从

而获得更多的抗生素渗透并去除隐藏的感染灶。培养基应包括血平板、巧克力平板、Sabouraud 平板和硫乙醇酸钠肉汤培养基。不应忽视真菌和分枝杆菌的培养,角膜刮除物应在 Lowenstein-Jensen 基质或 Middlebrook 7H-9 平板上进行培养。涂片染色应包括针对抗酸杆菌的 Ziehl-Neelsen 或荧光染色(图 7.3);刮除时进行革兰氏染色、吉姆萨染色和 KOH 制剂,可提供有价值的依据,在得到培养结果前开始恰当的抗生素治疗(图 7.4)。对于局限在角膜瓣的浸润或与全层溃疡相关的浸润,应该做刮片培养,但早期掀瓣并无太大益处。在这种情况下,尤其是用药物治疗无改善时应考虑活检。尽管因治疗目的去除角膜瓣会限制感染治愈后

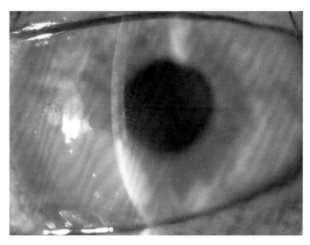

图 7.1　LASIK 角膜瓣附近发生浸润

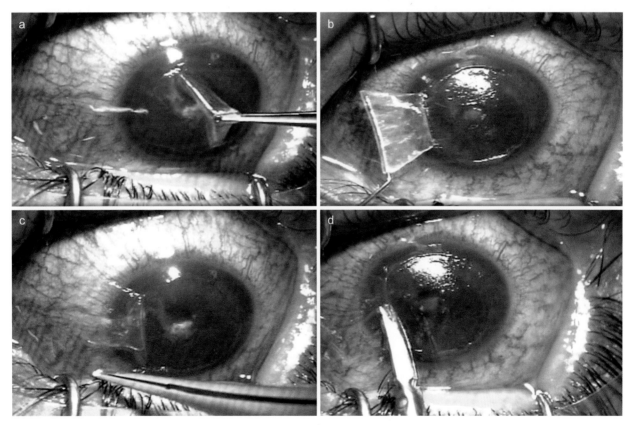

图 7.2　(a)角膜瓣内存在浸润;(b)掀开角膜瓣;(c)角膜瓣被切除;(d)基质床刮片

视力的恢复程度，但感染范围得到了控制，并可阻止感染进展，有助于更多的抗菌药物渗透。

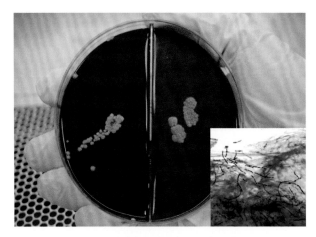

图 7.3　培养平板显示分枝杆菌菌落和抗酸杆菌

图 7.5 概述了治疗步骤。治疗 LASIK 术后感染的第一步是掀瓣，如前所述做培养。此处描述的治疗推荐方案，基于 ASCRS 关于 LASIK 术后感染白皮书中的方案[81]，根据培养和刮片结果以及对于治疗的临床反应，所有病例（详述如下）的初始治疗方案应加以调整。使用合适的抗生素溶液（加强型万古霉素 50mg/ml 用于迅速发病的角膜炎；加强型阿米卡星 35mg/ml 用于迟发性角膜炎）冲洗角膜瓣交界面或许有效。对于迅速发病的角膜炎，推荐使用第四代氟喹诺酮类滴眼液，如 0.3% 加替沙星或 0.5% 莫西沙星，每 5 分钟 1 次，共 3 次，然后每 30 分钟 1 次点眼，交替使用

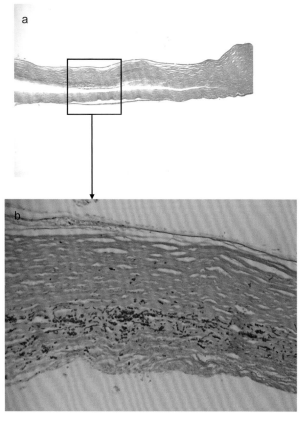

图 7.4　（a）LASIK 角膜瓣 PAS 染色；
（b）吉姆萨染色显示基质内菌丝
（Courtesy of Dr.Douglas Buxton.New York Eye and Ear Infirmary）

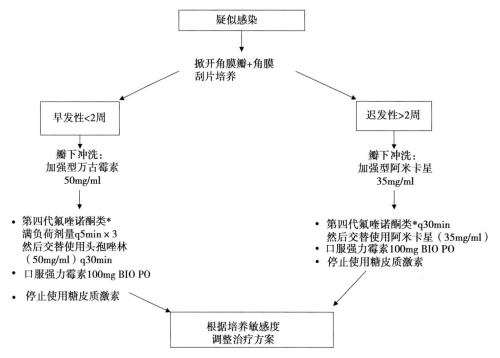

图 7.5　屈光手术后感染的初始治疗。* 第四代氟喹诺酮类（0.3% 加替沙星和 0.5% 莫西沙星）

快速杀菌剂如增强型头孢唑林 50mg/ml,每 30 分钟 1 次,后者对革兰氏阳性微生物有增强作用。对于在医院环境内工作的患者,抗甲氧西林金黄色葡萄球菌(MRSA)感染的风险更高,推荐用加强型万古霉素 50mg/ml 替代头孢唑林,每 30 分钟 1 次,对于治疗 MRSA 感染更为有效。此外,建议口服多西环素 100mg,每天 2 次,以抑制胶原酶的产生,同时停用糖皮质激素。对于迟发性角膜炎,推荐方案为使用阿米卡星 35mg/ml 开始治疗,每 30 分钟 1 次,交替使用第四代氟喹诺酮(0.3% 加替沙星或 0.5% 莫西沙星),每 30 分钟 1 次,口服多西环素 100mg,每天 2 次,停止使用糖皮质激素[81]。应当注意,推荐使用的初始治疗对于真菌感染无效。在得到阳性涂片或培养结果后开始抗真菌治疗,近期有报道伏立康唑滴眼液对治疗 LASIK 术后棘阿米巴和真菌性角膜炎均有效[1]。还应注意,药物治疗非典型分枝杆菌性角膜炎通常很困难,其治疗可包括局部使用或口服抗生素克拉霉素,而且必须根据特异的抗生素敏感度,针对每个病例改变治疗方案[1,13]。

几个步骤有助于预防 LASIK 术后感染性角膜炎:LASIK 术前应治疗睑板腺疾病;恰当消毒器械,术中应采用无菌操作技术包括戴无菌手套和铺巾,用聚维酮碘消毒皮肤和眼睑;术中使用的器械应当是无菌的;应尽力避免将睑板腺分泌物冲洗进入角膜瓣交界面(Chayet LASIK 引流圈有帮助作用);带负压吸引的开睑器或许有助于清除过多的液体和碎屑;术后,应嘱咐患者戴塑料保护眼罩,不要揉眼;预防性抗生素滴眼液可能有帮助,术后应使用数天;应嘱咐患者在围术期和术后早期,避免与宠物共眠,避免做园艺工作或游泳;应嘱咐干眼患者频繁使用人工泪液,必要时放置泪点栓。

7.1　已发表文献的综述

我们系统回顾了已发表的关于 LASIK 术后发生感染的病例报告,调查了感染的微生物学特征、感染的危险因素、症状和体征表现、治疗方案与视力下降严重程度之间的关系,原著由 Chang 等发表于 *Survey of Ophthalmology*[20],我们更新并复制了以下相关细节。在所分析的 60 篇文献中,总共报道了 167 人 179 眼感染病例,其中 167 名患者中,76 名为转诊患者,28 名患者为双眼感染,139 名为单眼感染,90% 的感染发生于首次 LASIK 术后。

7.1.1　感染的发生和发病率

在文献所报告的病例中发现,屈光手术后感染性角膜炎中[16-81],32% 的病例在前次屈光手术后 7 天内发病并伴有症状,这个早发性组的平均发病时间为(2.7 ± 4.2)天(范围:0~7 天)。53.7% 的感染病例培养出革兰氏阳性细菌,在这一时间段感染的主要原因为细菌原性,革兰氏阳性占最高比例(53.7%):金黄色葡萄球菌、肺炎球菌、草绿色链球菌、表皮葡萄球菌、红球菌和诺卡菌属。同一时间段检出的其他感染发生率较低,为念珠菌和非典型分枝杆菌(分别占 10% 和 5%)。

随着症状出现时间的延长,生长较慢的微生物找到了一个有利于生长的环境,改变了感染病因。对于 10 天以上出现症状的病例,超过半数为非典型分枝杆菌感染;大多数导致眼部感染的分枝杆菌为非典型分枝杆菌群。在这个群落中,仅报道过六种可引起 LASIK 相关感染性角膜炎的分枝杆菌,其中四种为快速生长菌,龟分枝杆菌和偶发分枝杆菌(两者都是 Runyon Ⅳ 型)为最常见的两种;另外两种,土分枝杆菌和苏尔加分枝杆菌,是慢速生长菌。将慢速生长分枝杆菌与快速生长分枝杆菌进行对比,临床症状有显著差异。因此,应重视 LASIK 术后非典型分枝杆菌感染迟发症状的重要性,其出现时间范围为术后 2~14 周。相比之下,细菌和真菌在更短的时间范围内出现临床症状。真菌性角膜炎病例虽然呈现为一个缓慢的过程,但它如同细菌源性感染,最常在术后 24~36 小时内出现临床症状。

几个病例系列中报道的 LASIK 感染发生率从 0.02% 至 1.5% 不等[1,24-29],几个大样本的 LASIK 病例系列报道没有感染性并发症(表 7.1)[22-31]。

表 7.1　LASIK 术后感染发生率

	感染发生率 (病例数 / 总数)
Miller 等(ARVO 摘要)[22]	1.50%(1/1 679)
Pirzada 等[23]	1.20%(1/83)
Dada 等[24]	0.20%(1/500)
Stulting 等[25]	0.19%(2/1 062)
Perez-Santonja 等[26]	0.12%(1/801)
Lin 和 Maloney[27]	0.10%(1/1 019)
Seedor 等(ARVO 摘要)[28]	0.02%(1/6 312)
Gimbel 等[29]	0(0/2 142)
Kawesch 和 Kezirian[30]	0(0/290)
Price 等[31]	0(0/1 747)

7.1.1.1　感染的临床特征

屈光手术后感染性角膜炎的症状体征为疼痛、视物模糊、畏光、眼红、异物感和分泌物。130 只 LASIK 术后感染眼特异性症状数据显示:58 眼(44.6%)出现眼红;49 眼(37.7%)有疼痛;41 眼(31.5%)有视力下降或模糊;31 眼(23.8%)有畏光;22 眼(17%)出现刺激感;9 眼(7%)有分泌物;12 眼(9.2%)无症状。

179 只眼中的 173 眼(96.6%)存在角膜浸润,无浸润眼中呈现的症状为疼痛、畏光和分泌物;12 眼(6.94%)浸润完全局限在角膜瓣板层内;140 眼(80.9%)见于交界面内;3 眼(1.73%)位于基质;8 眼(4.6%)涉及角膜瓣、交界面和基质;6 眼(3.47%)涉及瓣缘和相邻角膜(6 眼资料缺失)。173 眼中的 13 眼(7.5%)发现有溃疡;5 眼(2.8%)有脓肿;38 眼(22%)记录有前房反应;51 眼(29.5%)首诊时观察到新的上皮缺损,无上皮缺损者均存在浸润;11 眼(6.3%)发生角膜瓣移位;8 眼(4.6%)就诊时有上皮内生。报道中有 1 例眼内炎,12 例(6.9%)由于感染导致板层瓣融解。

革兰氏阳性感染比其他微生物感染更容易出现疼痛和分泌物,而且与上皮缺损、角膜瓣移位和前房反应的关系更为密切。真菌感染比其他微生物感染更容易出现眼红和流泪。分枝杆菌感染没有特殊的症状或体征,但一些报道描述了这些浸润物呈现挡风玻璃裂缝样外观(图7.6)。视力下降、畏光和刺激感为感染的非特异性症状,与任何特定的微生物都无关联。

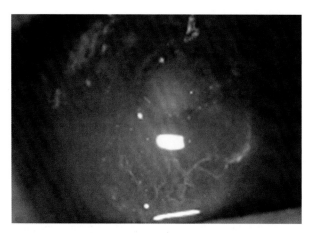

图7.6　非典型分枝杆菌感染中,角膜浸润灶呈现挡风玻璃裂缝样外观

7.1.2　微生物学概述

169只经过培养检查的感染眼中,29眼(17.16%)为单一的革兰氏阳性微生物感染,包括金黄色葡萄球菌、肺炎球菌、草绿色链球菌、表皮葡萄球菌、红球菌和诺卡菌属(表7.2);25眼(5眼没有做进一步分类)感染的唯一致病源是真菌,诸如镰刀菌、曲霉菌、弯孢霉和足分支霉;74例为分枝杆菌感染,分别由龟分枝杆菌、脓肿分枝杆菌、苏尔加分枝杆菌、偶发分枝杆菌和类龟分枝杆菌所致;有4例为多种微生物感染;1例病毒感染,由单纯疱疹病毒所致;27例培养结果无微生物生长。

7.1.2.1　预后与后遗症

179眼中有164眼获得最终视力结果,100眼(55.8%)无临床意义的视力下降;31眼(17.3%)有中度视力下降;33眼(18.4%)有严重视力下降。37%无显著视力下降的感染眼,其病原体为革兰氏阳性细菌;47%为分枝杆菌;4.0%为真菌;4.0%为多种微生物;8%培养结果阴性。

中度视力下降眼中,29.0%感染的病原体为革兰氏阳性细菌;48.4%为分枝杆菌;9.7%培养结果为阴性;9.7%为真菌;3.2%未做培养。在视力严重下降组,3眼(9.1%)感染的病原体为革兰氏阳性菌;6眼(18.18%)为真菌;14眼(42.42%)为分枝杆菌;3眼(9.1%)为假单胞菌;2眼(6.1%)为多种微生物;3眼(9.1%)培养结果阴性;2眼(6.0%)未做培养。

在32例已知的革兰氏阳性感染病例中,包括多种微生物感染,最终平均Snellen视力为20/45。真菌感染后的平均视力为20/297;分枝杆菌感染后,平均视力为20/55。真菌感染与视力严重下降显著相关($P = 0.002$)。

表7.2　微生物概述

微生物类型	眼数
革兰氏阳性细菌	29
金黄色葡萄球菌	19
肺炎球菌	3
草绿色链球菌	2
表皮葡萄球菌	2
诺卡菌	2
红球菌	1
真菌	25
镰刀菌	5
曲霉菌	6
弯孢霉	2
足分支霉	1
尖孢霉和土曲霉	1
念珠菌	5
未明确	5
分枝杆菌	74
龟分枝杆菌	45
脓肿分枝杆菌	8
苏尔吉分枝杆菌	5
偶发性分枝杆菌	2
类龟分枝杆菌	2
金色分枝杆菌	1
未明确	11
绿脓杆菌	4
棘阿米巴	1
多种微生物	4
表皮葡萄球菌和腐皮镰刀菌	1
表皮葡萄球菌和曲霉菌	1
表皮葡萄球菌/弯孢霉/抗酸杆菌	1
葡萄球菌和龟分枝杆菌	1
单纯疱疹病毒	1
其他	2
培养阴性	27

共计23例角膜移植手术,包括2例板层角膜移植和21例穿透性角膜移植。14例为治疗目的,9例为光学目的(瘢痕形成和不规则散光)。14例治疗性角膜移植术中,有8例虽经过2~12周强化药物治疗,但浸润仍然持续存在并且

恶化；3 例经 3~4 周药物治疗后发生穿孔而进行角膜移植；1 例为感染后 7 个月角膜变薄且感染进展。

4% 的患眼感染治愈后发生上皮内生。除治疗性穿透性角膜移植病例，81 例患者均存在瘢痕形成和不规则散光。

结论

尽管 LASIK 术后感染是一种罕见的并发症，但感染后通常引起严重后果，如中度或重度视力下降。虽然在某些情况下很难鉴别感染和弥漫性层间角膜炎，但我们强调，当 LASIK 术后炎症持续存在或发生角膜浸润，必须高度怀疑感染。治疗不应仅凭经验，还应在掀瓣后进行培养和涂片并开始积极的局部抗生素治疗。初始的治疗应该根据培养和刮片结果以及治疗的临床反应进行调整。

要点总结

- LASIK 术后持续存在交界面炎症或发生角膜浸润时，必须高度怀疑感染。
- 早发性（LASIK 术后 < 2 周）感染通常由革兰氏阳性细菌所致；迟发性感染通常由非典型分枝杆菌所致。
- 在 LASIK 术后感染中，棘阿米巴性角膜炎经常被误诊，更常需要行治疗性角膜移植。
- LASIK 术后，临床检查是鉴别感染性角膜炎与 DLK 的关键。
- 在积极进行局部抗生素治疗之前，应早期掀开角膜瓣做微生物学检查（涂片和培养）。
- 不应忽视对真菌和非典型分枝杆菌的培养。
- 初始治疗可根据培养结果和临床反应加以调整。
- 我们的控制措施中，最重要的因素是预防感染。

（陈跃国　翻译）

参考文献

1. Haq Z, Farooq AV, Huang AJ. Infections after refractive surgery. Curr Opin Ophthalmol. 2016;27(4):367–72.
2. Riaz KM, Feder RS, Srivastava A, Rosin J, Basti S. Achromobacter xylosoxidans keratitis masquerading as recurrent erosion after LASIK. Achrom J Refract Surg. 2013;29(11):788 90.
3. Labiris G, Troeber L, Gatzioufas Z, Stavridis E, Seitz B. Bilateral Fusarium oxysporum keratitis after laser in situ keratomileusis. J Cataract Refract Surg. 2012;38(11):2040–4.
4. Arora T, Sharma N, Arora S, Titiyal JS. Fulminant herpetic kera-touveitis with flap necrosis following laser in situ keratomileusis: case report and review of literature. J Cataract Refract Surg. 2014;40:2152–6.
5. Sharma N, Jindal A, Bali SJ, Titiyal JS. Recalcitrant Pseudomonas keratitis after epipolis laser-assisted in situ keratomileusis: case report and review of the literature. Clin Exp Optom. 2012;95(4):460–3.
6. Ortega-Usobiaga J, Llovet-Osuna F, Djodeyre MR, Llovet-Rausell A, Beltran J, Baviera J. Incidence of corneal infections after laser in situ keratomileusis and surface ablation when moxifloxacin and tobramycin are used as postoperative treatment. J Cataract Refract Surg. 2015;41(6):1210–6.
7. Mittal V, Jain R, Mittal R, Sangwan VS. Post-laser in situ keratomi-leusis interface fungal keratitis. Cornea. 2014;33(10):1022–30.
8. Edens C, Liebich L, Halpin AL, Moulton-Meissner H, Eitniear S, Zgodzinski E, Vasko L, Grossman D, Perz JF, Mohr MC. Mycobacterium chelonae eye infections associated with humidifier use in an outpatient LASIK Clinic—Ohio, 2015. MMWR Morb Mortal Wkly Rep. 2015;64(41):1177.
9. Honarvar B, Movahedan H, Mahmoodi M, Sheikholeslami FM, Farnia P. Mycobacterium aurum keratitis: an unusual etiology of a sight-threatening infection. Braz J Infect Dis. 2012;16(2):204–8.
10. Kymionis GD, Kankariya VP, Kontadakis GA. Combined treatment with flap amputation, phototherapeutic keratectomy, and collagen crosslinking in severe intractable post-LASIK atypical mycobacterial infection with corneal melt. J Cataract Refract Surg. 2012;38(4):713–5.
11. Ferrer C, Rodriguez-Prats JL, Abad JL, Claramonte P, Alió JL, Signes-Soler I. Pseudomonas keratitis 4 years after laser in situ keratomileusis. Optom Vis Sci. 2011;88(10):1252–4.
12. Yamaguchi T, Bissen-Miyajima H, Hori-Komai Y, Matsumoto Y, Ebihara N, Takahashi H, Tsubota K, Shimazaki J. Infectious kerati-tis outbreak after laser in situ keratomileusis at a single laser center in Japan. J Cataract Refract Surg. 2011;37(5):894–900.
13. Pacheco PA, Tam PM. Oral moxifloxacin and topical amikacin for Mycobacterium abscessus keratitis after laser in situ keratomileu-sis. J Cataract Refract Surg. 2010;36(5):843–6.
14. Tervo T. Postoperative inflammation, microbial complications, and wound healing following laser in situ keratomileusis. J Refract Surg. 2000;16:523–38.
15. Ambrosio R Jr, Wilson SE. Complications of laser in situ kera-tomileusis: etiology, prevention, and treatment. J Refract Surg. 2001;17:350–79.
16. Garg P, Bansal AK, Sharma S, Vemuganti GK. Bilateral infectious keratitis after laser in situ keratomileusis: a case report and review of the literature. Ophthalmology. 2001;108:121–5.
17. Quiros PA, Chuck RS, Smith RE. Infectious ulcerative kera-titis after laser in situ keratomileusis. Arch Ophthalmol. 1999;117:1423–7.
18. Wilson SE. LASIK: management of common complications. Laser in situ keratomileusis. Cornea. 1998;17:459–67.
19. Donnenfeld ED, Kim T, Holland EJ, Azar DT, Palmon FR, Rubenstein JB, Daya S, Yoo SH, American Society of Cataract and Refractive Surgery Cornea Clinical Committee. ASCRS White Paper: management of infectious keratitis following laser in situ keratomileusis. J Cataract Refract Surg. 2005;10:2008–11.
20. Chang MA, Jain S, Azar DT. Infections following laser in situ keratomileusis: an integration of the published literature. Surv Ophthalmol. 2004;49(3):269–80.
21. MacRae SM, Rich LF, Macaluso DC. Treatment of interface keratitis with oral corticosteroids. J Cataract Refract Surg. 2002;28:454–61.
22. Miller D, Newton J, Alfonso E. Surveillance and infection control standards for refractive surgery centers? ARVO Abstract No. 1679, 2000.
23. Pirzada WA, Kalaawry H. Laser in situ keratomileusis for myopia of −1 to −3.50 diopters. J Refract Surg. 1997;13:S425–6.
24. Dada T, Sharma N, Dada VK, Vajpayee RB. Pneumococcal kera-titis after laser in situ keratomileusis. J Cataract Refract Surg. 2000;26:460–1.
25. Stulting RD, Carr JD, Thompson KP. Complications of laser in situ keratomileusis for the correction of myopia. Ophthalmology. 1999;106:13–20.
26. Perez-Santonja JJ, Sakla HF, Abad JL. Nocardial keratitis after laser in situ keratomileusis. J Refract Surg. 1997;13:314–7.
27. Lin RT, Maloney RK. Flap complications associated with lamellar refractive surgery. Am J Ophthalmol. 1999;127:129–36.
28. Seedor JA, Shapiro DE, Ritterband DC, et al. LASIK complication rates. ARVO Abstract No. 2668, 2001.
29. Gimbel HV, van Westenrugge JA, Penno EE. Simultaneous bilat-eral laser in situ keratomileusis: safety and efficacy. Ophthalmology. 1999;106:1461–7.
30. Kawesch GM, Kezirian GM. Laser in situ keratomileusis for high myopia with the VISX star laser. Ophthalmology. 2000;107:653–61.
31. Price FW, Willes L, Price M. A prospective, randomized compari-son of the use versus non-use of topical corticosteroids after laser in situ keratomileusis. Ophthalmology. 2001;108:1236–44.
32. al-Reefy M. Bacterial keratitis following laser in situ keratomileu-sis for hyperopia. J Refract Surg. 1999;15:216–7.

33. Alvarenga L, Freitas D, Holfing-Lima AL. Infectious post-LASIK crystalline keratopathy caused by nontuberculous mycobacteria. Cornea. 2002;21:426–9.
34. Aras C, Ozdamar A, Bahcecioglu H, Sener B. Corneal interface abscess after excimer laser in situ keratomileusis. J Refract Surg. 1998;14:156–7.
35. Chung MS, Goldstein MH, Driebe WT Jr, Schwartz B. Fungal keratitis after laser in situ keratomileusis: a case report. Cornea. 2000;19:236–7.
36. Chung MS, Goldstein MH, Driebe WT Jr, Schwartz BH. Mycobacterium chelonae keratitis after laser in situ keratomileusis successfully treated with medical therapy and flap removal. Am J Ophthalmol. 2000;129:382–4.
37. Cuello OH, Carolin MJ, Reviglio VE. Rhodococcus globerulus keratitis after laser in situ keratomileusis. J Cataract Refract Surg. 2002;28:2235–7.
38. Gelender H, Carter HL, Bowman B. Mycobacterium keratitis after laser in situ keratomileusis. J Refract Surg. 2000;16:191–5.
39. Giaconi J, Pham R, Ta CN. Bilateral Mycobacterium abscessus keratitis after laser in situ keratomileusis. J Cataract Refract Surg. 2002;28:887–90.
40. Gupta V, Dada T, Vajpayee RB. Polymicrobial keratitis after laser in situ keratomileusis. J Refract Surg. 2001;17:147–8.
41. Hovanesian JA, Faktorovich EG, Hoffbauer JD. Bilateral bacterial keratitis after laser in situ keratomileusis in a patient with human immunodeficiency virus infection. Arch Ophthalmol. 1999;117:968–70.
42. Karp KO, Hersh PS, Epstein RJ. Delayed keratitis after laser in situ keratomileusis. J Cataract Refract Surg. 2000;26:925–8.
43. Kim EK, Lee DH, Lee K, et al. Nocardia keratitis after traumatic detachment of a laser in situ keratomileusis flap. J Refract Surg. 2000;16:467–9.
44. Kim HM, Song JS, Han HS, Jung HR. Streptococcal keratitis after myopic laser in situ keratomileusis. Korean J Ophthalmol. 1998;12:108–11.
45. Kouyoumdjian GA, Forstot SL, Durairaj VD, Damiano RE. Infectious keratitis after laser refractive surgery. Ophthalmology. 2001;108:1266–8.
46. Kuo IC, Margolis TP, Cevallos V, Hwang DG. Aspergillus fumigatus keratitis after laser in situ keratomileusis. Cornea. 2001;20:342–4.
47. Lam DS, Leung AT, Wu JT. Culture-negative ulcerative keratitis after laser in situ keratomileusis. J Cataract Refract Surg. 1999;25:1004–8.
48. Levartovsky S, Rosenwasser G, Goodman D. Bacterial keratitis following laser in situ keratomileusis. Ophthalmology. 2001;108:321–5.
49. Maldonado MJ, Juberias JR, Moreno-Montanes J. Extensive corneal epithelial defect associated with internal hordeolum after uneventful laser in situ keratomileusis. J Cataract Refract Surg. 2002;28:1700–2.
50. Moon SJ, Mann PM, Matoba AY. Microsporidial keratoconjunctivitis in a healthy patient with a history of LASIK surgery. Cornea. 2003;22:271–2.
51. Mulhern MG, Condon PI, OKeefe M. Endophthalmitis after astigmatic myopic laser in situ keratomileusis. J Cataract Refract Surg. 1997;23:948–50.
52. Parolini B, Marcon G, Panozzo GA. Central necrotic lamellar inflammation after laser in situ keratomileusis. J Refract Surg. 2001;17:110–2.
53. Ramirez M, Hernandez-Quintela E, Betran F, Naranjo-Tackman R. Pneumococcal keratitis at the flap interface after laser in situ keratomileusis. J Cataract Refract Surg. 2002;28:550–2.
54. Read RW, Chuck RS, Rao NA, Smith RE. Traumatic Acremonium atrogriseum keratitis following laser-assisted in situ keratomileusis. Arch Ophthalmol. 2000;118:418–21.
55. Reviglio V, Rodriguez ML, Picotti GS. Mycobacterium chelonae keratitis following laser in situ keratomileusis. J Refract Surg. 1998;14:357–60.
56. Ritterband D, Kelly J, McNamara T. Delayed-onset multifocal polymicrobial keratitis after laser in situ keratomileusis. J Cataract Refract Surg. 2002;28:898–9.
57. Rubinfeld RS, Negvesky GJ. Methicillin-resistant Staphylococcus aureus ulcerative keratitis after laser in situ keratomileusis. J Cataract Refract Surg. 2001;27:1523–5.
58. Rudd JC, Moshirfar M. Methicillin-resistant Staphylococcus aureus keratitis after laser in situ keratomileusis. J Cataract Refract Surg. 2001;27:471–3.
59. Sridhar MS, Garg P, Bansal AK, Gopinathan U. Aspergillus flavus keratitis after laser in situ keratomileusis. Am J Ophthalmol. 2000;129:802–4.
60. Sridhar MS, Garg P, Bansal AK, Sharma S. Fungal keratitis after laser in situ keratomileusis. J Cataract Refract Surg. 2000;26:613–5.
61. Suresh PS, Rootman DS. Bilateral infectious keratitis after a laser in situ keratomileusis enhancement procedure. J Cataract Refract Surg. 2002;28:720–1.
62. Verma S, Tuft SJ. Fusarium solani keratitis following LASIK for myopia. Br J Ophthalmol. 2002;86:1190–1.
63. Watanabe H, Sato S, Maeda N. Bilateral corneal infection as a complication of laser in situ keratomileusis. Arch Ophthalmol. 1997;115:1593–4.
64. Webber SK, Lawless MA, Sutton GL, Rogers CM. Staphylococcal infection under a LASIK flap. Cornea. 1999;18:361–5.
65. Winthrop KL, Steinberg EB, Holmes G. Epidemic and sporadic cases of nontuberculous mycobacterial keratitis associated with laser in situ keratomileusis. Am J Ophthalmol. 2003;135:223–4.
66. Chandra NS, Torres MF, Winthrop KL. Cluster of Mycobacterium chelonae keratitis cases following laser in-situ keratomileusis. Am J Ophthalmol. 2001;132:819–30.
67. Chang SW, Ashraf FM, Azar DT. Wound healing patterns following perforation sustained during laser in situ keratomileusis. J Formos Med Assoc. 2000;99:635–41.
68. Freitas D, Alvarenga L, Sampaio J. An outbreak of Mycobacterium chelonae infection after LASIK. Ophthalmology. 2003;110:276–85.
69. Fulcher SFA, Fader RC, Rosa RH, Holmes GP. Delayed-onset mycobacterial keratitis after LASIK. Cornea. 2002;21:546–54.
70. Karp CL, Tuli SS, Yoo SH. Infectious keratitis after LASIK. Ophthalmology. 2003;110:503–10.
71. Pache M, Schipper I, Flammer J, Meyer P. Unilateral fungal and mycobacterial keratitis after simultaneous laser in situ keratomileusis. Cornea. 2003;22:72–5.
72. Peng Q, Holzer MP, Kaufer PH. Interface fungal infection after laser in situ keratomileusis presenting as diffuse lamellar keratitis. J Cataract Refract Surg. 2002;28:1400–4.
73. Pushker N, Dada T, Sony P. Microbial keratitis after lasik in situ keratomileusis. J Refract Surg. 2002;18:280–6.
74. Solomon A, Karp CL, Miller D. Mycobacterium interface keratitis after laser in situ keratomileusis. Ophthalmology. 2001;108:2201–8.
75. Sharma N, Dada T, Dada VK, Vajpayee RB. Acute hemorrhagic keratoconjunctivitis after LASIK. J Cataract Refract Surg. 2001;27:344–5.
76. Tripathi A. Fungal keratitis after LASIK. J Cataract Refract Surg. 2000;26:1433.
77. Patel NR, Reidy JJ, Gonzalez-Fernandez F. Nocardia keratitis after laser in situ keratomileusis: clinicopathologic correlation. J Cataract Refract Surg. 2005;31:2012–5.
78. Chung SH, Roh MI, Park MS, Kong YT, Lee HK, Kim EK. Mycobacterium abscessus keratitis after LASIK with IntraLase femtosecond laser. Ophthalmologica. 2006;220:277–80.
79. Hamam RN, Noureddin B, Salti HI, Haddad R, Khoury JM. Recalcitrant post-LASIK Mycobacterium chelonae keratitis eradicated after the use of fourth-generation fluoroquinolone. Ophthalmology. 2006;113:950–4.
80. John T, Velotta E. Nontuberculous (atypical) mycobacterial keratitis after LASIK: current status and clinical implications. Cornea. 2005;24:245–55.
81. Solomon R, Donnenfeld ED, Azar DT, Holland EJ, Palmon FR, Pflugfelder SC, Rubenstein JB. Infectious keratitis after laser in situ keratomileusis: results of an ASCRS survey. J Cataract Refract Surg. 2003;29:2001–6.
82. De la Cruz J, Behlau I, Pineda R. Atypical mycobacteria keratitis after laser in situ keratomileusis unresponsive to fourth-generation fluoroquinolone therapy. J Cataract Refract Surg. 2007;33(7):1318–21.
83. la Cruz D, Pineda R. LASIK-associated atypical mycobacteria keratitis: a case report and review of the literature. Int Ophthalmol Clin. 2007;47(2):73–84.

第8章
弥漫性层间角膜炎

8

David R. Hardten, Richard L. Lindstrom

核心信息

- 弥漫性层间角膜炎(diffuse lamellar keratitis, DLK)是一种早期术后并发症,最初在角膜基质中出现炎症反应,之后发展到角膜瓣界面。
- 发生率较低。
- 通常可在准分子激光原位角膜磨镶术(laser insitu keratomileusis, LASIK)术后1天检查时确诊。
- 仔细清洁并避免污染物可降低其发生率。
- 1期和2期的治疗包括积极局部应用糖皮质激素和每日密切监护。
- 3期的治疗包括掀开角膜瓣、轻柔冲洗及之后的每日密切监护。

8.1 背景

准分子激光原位角膜磨镶术(laser insitu keratomileusis, LASIK)一直是一类广受患者认可且有效的角膜屈光手术。LASIK是代替框架眼镜和角膜接触镜矫正屈光不正的安全且有效的选择,但需要医护人员熟知其潜在的并发症。弥漫性层间角膜炎(diffuse lamellar keratitis, DLK)是一类可发生在术后早期的罕见并发症。这类并发症可导致瘢痕形成并引起视力下降。曾经令人困惑,但现今人们对于其病因学和治疗方法有了更多的了解。了解此病的病程以及恰当的鉴别、分期和干预,可有助于减轻此病造成的视力损害。

Smith和Maloney教授在1997年10月的美国眼科学年会(American Academy of Ophthalmology, AAO)上,首次报道了这一早期LASIK术后炎症性综合征。他们的这项发现随即发表于1998年3月的 *Ophthalmology* 杂志[1]。该病变被描述为术后初期出现发白、颗粒性、弥漫性、培养结果为阴性的层间角膜炎。对于某些患眼,炎症反应会自发消退;但对于另一些患眼病情则可能加重,伴随角膜瓣融解、瘢痕形成和视力损害。在最初的报道中有13眼出现此类病变,作者称其为"弥漫性层间角膜炎"。

在1998年ASCRS会议上,也有对此病类似的报道,同样被描述为LASIK术后早期角膜板层界面出现的特殊的炎症反应。该病变被命名为"流沙""撒哈拉沙漠""LASIK术后层间角膜炎(post-LASIK interface keratitis, PLIK)""非特异性弥漫性板层内角膜炎(nonspecific diffuse intra lamellar keratitis, NSDIK)""弥漫性板层内角膜炎(diffuse intralamellar keratitis, DIK)"[2,3]。有些命名,如"流沙""撒哈拉沙漠",试图描述其体征表现:发白的、颗粒性、波浪样密度增加。

DLK可能仍然是一类棘手的LASIK术后并发症,可发生于常规的手术之后,并且进展迅速。出现此罕见并发症的患者,尽管接受了治疗,仍可出现典型的级联反应。

8.2 病因学与患病率

DLK是位于角膜板层的一种炎症反应,其典型的病理学特征是炎性细胞浸润到角膜板层。DLK的病因学一直是重要的焦点。对于某些患者,手术过程中角膜板层界面间的污染物可能刺激相关症状的产生。通过共聚焦电子显微镜和液相色谱检查,可发现LASIK手术界面上油性、蜡质、金属性或其他外源性颗粒[3]。其他病例可能与术中角膜上皮缺损有关[4]。有人认为DLK是一种对高压灭菌器械上存留的细菌细胞蛋白的超敏反应。细菌在潮湿的器械或高压灭菌器械上增殖过夜[5],而消毒仅能灭活细菌,其细胞壁依然存留在器械上,并随器械转移到角膜界面。在清洁和消毒的过程中,避免器械沾染到不洁的液体可以大大降低DLK的发生率。在安装显微角膜板层刀前用酒精擦拭也可以降低DLK的发生率[6]。一项研究显示,使用微型矛状器械在刀刃上擦拭100%酒精,然后在安装前使用平衡盐溶液(BSS)冲洗,可去除来自生产过程或消毒过程的杂质[7]。

相较于微型角膜刀,由飞秒激光制作LASIK角膜瓣可能造成更严重的炎性反应。一项研究分别对兔眼行飞秒激光制瓣和显微角膜板层切开刀制瓣进行比较,并检测术后早期炎症反应[8],发现在术后4小时和24小时,飞秒激光组炎性细胞在中央角膜和周边层间浸润情况较显微角膜板层刀组更加严重。这种DLK样炎症反应需要术后应用更强效的抗炎药物。然而，近期的生物力学研究显示，飞秒激光制瓣较显微角膜板层刀制瓣在伤口愈合及视力恢复方面效果更好[9]。

普遍认为，术中或术后发生角膜上皮缺损可引起急性或迟发性DLK。一项研究对6例角膜上皮缺损后的DLK病例进行评价，并分析其角膜细胞表型改变。研究发现，并非所有病例均显示角膜瓣界面存在炎性细胞，病因也有可能源于无菌的角膜上皮间质或炎性细胞-基质细胞间的相互作用[10]。

其他可能导致DLK发生的来源包括：聚维酮碘、BSS、环境媒介、润滑剂、局部药物、苯、源于眼睑的污染物如睑板腺分泌物、激光热效应或滑石粉。唯一能够明确的是，DLK非单一因素引起。

共聚焦显微镜已被应用于鉴别DLK的发病机制[11]。在这项检查中，1期和2期的DLK角膜上皮层、后基质层和内皮层表现正常。在切口前方的板层角膜，可检测到很多圆形或椭圆形细胞，直径大约12~20μm。在第1期，两眼之间细胞数量不同。在DLK第2期，角膜出现密集的浸润。细胞核偏心性、反射性强；胞内结构反射性较弱，多为单核细胞，呈弥散分布或线状排列。据报道，在板层角膜中存在簇状和线状排列、直径为8~10μm的小型高反射性不规则细胞。它们与淋巴细胞的粒细胞相似，在术后第7天这些细胞则几近消失。如果在术后第3~5天发展到第3期DLK，角膜板层出现更为密集的浸润和高反射物质。曾有显微镜学家表示，这是一种衰变细胞的聚集，很可能是粒细胞，并可在临床和共聚焦显微镜下被发现[12]。

进入第4期的DLK较罕见，常出现于角膜术后5~7天。在此程度的炎症下，角膜前基质的结构暴露不清，可见高度反射病灶和角膜瓣皱褶，部分区域有高度反射性瘢痕形成。

对于DLK发病率的研究目前较少。加拿大一项为期2年的研究报告称，DLK发病率为0.67例/100例手术（n = 72 000例），其中64%出现暴发现象，而从第1年至第2年末，暴发现象则急剧减少（72%减少至40%）。报道并加强预防、推广控制措施可能有助于减少暴发[13]。此外，DLK也可发生在接受小切口角膜基质透镜取出术的患者[14]。

8.3　鉴别和表现

术后第1天对患者进行检查对鉴别DLK至关重要。细胞反应几乎总在第一个24小时内表现出来，且最常出现在周边，以细白色颗粒的形式在角膜板层界面中出现。鉴别DLK与点状上皮角膜病变（punctate epithelial keratopathy，PEK）很重要，后者在术后第1天也会出现。LASIK角膜瓣水肿与上皮水肿外观较为相似。应用少量的荧光素，并仔细观察裂隙灯聚焦的部位可有助于消除混淆。该表现也可能与位于患者角膜瓣下的睑板腺分泌物和/或泪膜杂质混淆，睑板腺分泌物的颜色偏灰，可能比DLK的白色颗粒外观更亮。

在无病原体的情况下，DLK在第一个24小时内出现是很少见的。已有迟发性DLK病因的相关报道。一位56岁女性在常规双眼LASIK术后第3年发生单眼DLK，不伴角膜上皮缺损，无外伤史，也无其他明显诱因，这表明DLK可以发生

在LASIK术后数年，且无明显诱因。此为第3期DLK病例，局部应用糖皮质激素治疗后效果良好[15]。另一病例报道了一位58岁白人男性，在右眼进行增强LASIK术后第25天出现迟发性DLK，角膜表面无上皮缺损。在这个病例中，由于患者是糖皮质激素敏感者，并且经历了眼压升高，必须通过降眼压药物进行控制，使治疗变得较为复杂[16]。有观点认为DLK与病毒性假膜性角结膜炎有关。一位47岁女性在常规LASIK术后第2年发生DLK，表明由显微角膜板层刀制作的切削面长期未愈合。在这个病例中积极局部应用糖皮质激素缓解了炎症，并且角膜透明度和视力得到了完全恢复[17]。

8.4　分期

DLK常分为四期，一旦确诊，就可对其严重程度和部位进行分期。以下的分期系统已被证实有效[18]。

1期：1期可见板层角膜瓣周边的白色颗粒细胞，不累及视轴。这是DLK发病第1天最常见的表现，发生率在1/50~1/25（图8.1和图8.2）。

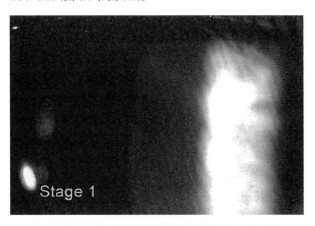

图8.1　1期DLK的特征是基质中有细小的白细胞，通常位于下方周边部位，角膜层间或角膜中央无细胞团块

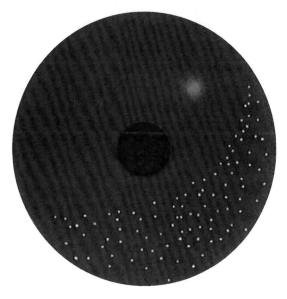

图8.2　1期DLK的细胞主要分布在周边和基质中

2 期:2 期可见白色颗粒细胞位于角膜瓣中央,累及视轴。这种情况偶尔出现在 DLK 第 1 天,在第 2、3 天更常见。这是细胞沿阻力最小的路径向中央迁移的结果,出现所谓的流沙样外观,发生率接近 1/200(图 8.3 和图 8.4)。

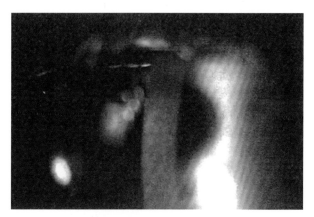

图 8.3　2 期 DLK 的特征是基质中细小的白细胞蔓延到角膜中心,角膜层间或角膜中央无细胞团块

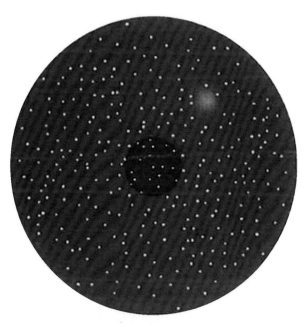

图 8.4　2 期 DLK,细胞分布在整个角膜,甚至到达角膜中央,但仍存在于基质中

3 期:3 期 DLK 表现为中央视觉轴区的密集白色团块细胞聚集,周边区相对较清亮。有时会引起视力下降 1~2 行,时常伴随患者对于角膜上皮下混浊(Haze)的主观描述。细胞反应聚集在切削中心,在重力作用下可能稍低于视轴。3 期 DLK 的发生率高达 1/500(图 8.5 和图 8.6)。

3 期是细胞更为密集、中央积存的阶段,鉴别这一分期对降低不理想术后效果的发生率具有重要意义。如果不进行治疗,大部分患眼会形成永久性瘢痕。现已发现,在发生 3 期 DLK 或者出现阈值 DLK 时,立即掀开 LASIK 角膜瓣,可以有效地抑制炎症反应,防止永久性瘢

痕形成(图 8.7)。在一项纳入 10 000 例病例的研究中,对及时确诊的 3 期 DLK 患者进行层间冲洗,均未出现由于 DLK 导致的最佳矫正视力(best-corrected visual acuity,BCVA)下降[18]。

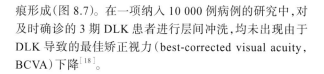
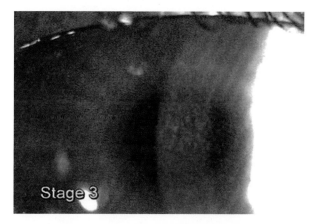

图 8.5　3 期 DLK 的特征是细小的白细胞聚集在角膜中央或角膜中央下方,不再局限于基质中,而是在 LASIK 交界面也略有分布。在此阶段,角膜周边可能已经开始变得清亮,是 DLK 最需要鉴别的阶段

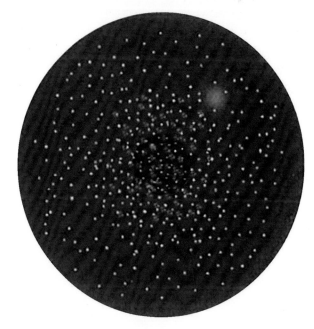

图 8.6　3 期 DLK,细胞在旁中央聚集,并出现在 LASIK 角膜瓣交界面

4 期:4 期 DLK 是一种罕见的严重板层角膜炎,伴有基质融解、永久性瘢痕和相关的视觉损害。炎性细胞的聚集和胶原酶的释放导致中央板层积液,形成上覆大泡,基质体积减少。由于中心和旁中心组织丢失,引起远视性漂移和不规则散光以及出现波纹状的泥样裂纹,是一种不良的征兆。对于这种情况,掀瓣和冲洗几乎无益,且可能有害。如果在 4 期进行掀瓣和冲洗等操作,可能会导致额外的基质损失。适当的鉴别、分级和恰当的干预可预防这种情况的发生。严重的 4 期 DLK 发病率约为 1/5 000(图 8.8 和图 8.9)。

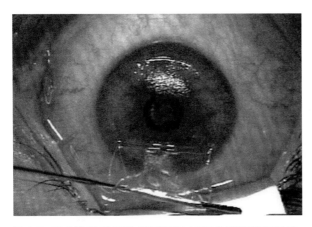

图 8.7　对 3 期 DLK 病例,采用掀开 LASIK 角膜瓣并轻柔冲洗,治疗效果较好

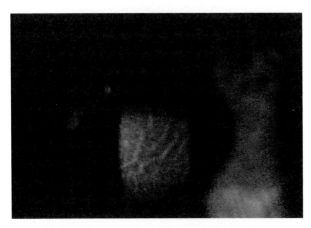

图 8.8　4 期 DLK 的特征是瘢痕化和基质体积减少

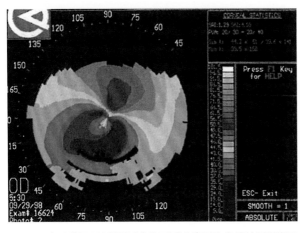

图 8.9　在 4 期 DLK 基质减少的区域过度扁平,角膜地形图常显示不规则散光,通常在 DLK 发生 1 年后有所改善

8.5　干预和治疗

虽然每个病例可能表现不同的严重程度或炎症,但 DLK 的病程是一致的。一些作者的经验表明,细胞反应几乎总是在术后第 1 天出现,在大约第 5 天达到峰值。DLK

可被认为是一种阈值疾病;在达到一定程度的炎症后,很可能会出现永久性瘢痕。

1 期和 2 期的 DLK 病程为自限性,在 7~10 天内结束。我们对 1 期和 2 期患者都积极使用了局部糖皮质激素滴眼液,通常是 1% 的醋酸泼尼松龙,清醒时每小时 1 次,睡前用糖皮质激素眼膏涂眼。值得注意的是,尚无任何随机研究支持该治疗方法。在 24 小时和 48 小时内对患者进行及时随访,可确诊少数进展到 3 期的病例。

3 期通常发生在术后第 2 天或第 3 天(术后 48~72 小时)。当确诊为 3 期时,应立即开始治疗,且诊治措施将更为积极。治疗方法包括更为积极的应用局部糖皮质激素和口服糖皮质激素[19],或者通过仔细冲洗角膜瓣和瓣下炎症达到消除炎症反应的目的。这将减弱炎症反应,并有希望防止永久性瘢痕的产生。如果掀瓣过早,细胞仍在基质中,此时掀瓣无法将细胞去除。

掀瓣的方法如下:首先,钝性分离角膜瓣边缘,将瓣边缘掀起至蒂部。术后 72 小时内掀瓣,通常比较容易。一旦角膜瓣掀开,用钝头套管及平衡盐溶液轻柔并充分地冲洗角膜瓣和基质床(见图 8.7)。用湿润的海绵轻柔清洁角膜瓣和基质床。应避免使用尖锐的器械对角膜瓣或基质床进行剧烈刮擦。在温和地冲洗和清洁后,仔细复位角膜瓣,静置至角膜瓣恢复干燥。在随后的几天,密切监视患者,积极使用局部糖皮质激素(作者建议清醒时每小时应用醋酸泼尼松龙滴眼)。通常情况下,角膜瓣掀开 24 小时后的临床表现为角膜瓣明显水肿,炎症程度变化不大。随着细胞反应的消退,水肿和炎症反应逐渐减轻。

对于任何阶段的 DLK,均应避免术后第 1 天对患眼进行掀瓣。因为这将错过炎症反应的高峰,并很可能对本身具有自限性的或对局部激素反应良好的 1 期和 2 期 DLK 造成过度治疗。等到术后第 5 天或第 6 天掀瓣,会有发展成 4 期 DLK 的风险,导致永久性瘢痕。因此,在术后 48~72 小时对 3 期 DLK 进行掀瓣最为有效。

如果出现最为罕见和最严重的 4 期 DLK,那么掀起 LASIK 角膜瓣几乎无益。当胶原溶解酶开始消化胶原时可能会增加基质体积的损失,而掀开角膜瓣可能会损失更多的胶原。

一些 DLK 病例可能是非典型的,例如前文提到的迟发性 DLK,与疼痛、视力下降或密集浸润有关的病例。需要注意这些病例可能并非真正的 DLK,不排除病因学上具有感染可能。当存疑时,适当行 LASIK 角膜瓣、瓣下和基质床的培养以及及时行抗生素治疗非常重要。

8.6　GAPP 综合征

GAPP 综合征(视力良好但畏光)是飞秒 LASIK 的一种特征性、一过性并发症[20]。这并非 DLK,但在此作为飞秒激光手术的一种早期并发症而提出。该病也被称为一过性光敏感,双眼发病,在飞秒 LASIK 术后 6~8 周出现,其唯一的症状是对光线极度敏感而不损伤视力,有些患者自述向上看时感到疼痛。一项研究表明,在进行飞秒激光

制瓣的 LASIK 术后,这种一过性光敏感的发生率为 1.1%($n = 5\,667$)。该研究中患者的平均年龄是 41 岁,1/2 为女性,在顺利进行的 LASIK 术后 2~6 周出现症状。局部使用糖皮质激素治疗后的 1 周内,大多数患者的症状消失;当治疗延迟,患者的症状就会延长。这项研究还表明,平均减少 24%~33% 的光栅和侧方能量,可以显著降低该病的发病率[20]。

8.7　LASIK 术后的激素性青光眼

另一个与 DLK 及其治疗相关的并发症是 LASIK 术后糖皮质激素诱导的类固醇性青光眼。由于 DLK 的治疗需要积极且频繁使用糖皮质激素,所以应考虑糖皮质激素反应的可能性,包括其升眼压作用。DLK 的治疗是首要的,但是激素性青光眼必须被视为一种可能的继发性副作用。2002 年的一项研究显示,4 名患者的 6 只眼在顺利进行的 LASIK 术后发展成 DLK,均接受了积极的糖皮质激素治疗。6 只患眼的角膜板层交界面均可见液体积存,这与糖皮质激素诱导的眼压升高有关。眼压的增加导致液体从角膜基质中渗出并在角膜瓣交界面聚集。然而,由于层间积液的原因,应用 Goldman 眼压计通过中央角膜测得的眼压值常为正常或偏低。在数月后,通过周边角膜测眼压才发现眼压升高。6 只眼均出现了视野缺损,3 只眼有严重的青光眼视神经病变并伴有视力下降[21]。

8.8　感染性角膜炎与非感染性角膜炎

感染性角膜炎与 DLK 的鉴别具有重要意义。感染性角膜炎是 LASIK 术后的严重并发症。尽管 DLK 也很严重,但并非感染性,也无须使用抗菌药物治疗。LASIK 术后的感染性角膜炎最常见的症状包括睫状充血、结膜充血和角膜层间基质浸润。这些浸润物通常呈密集的灰白色,边缘模糊,可延伸至周围基质。角膜瓣和上皮常受累,导致上皮缺损和荧光素着染,这在 DLK 中并不常见,因为 DLK 并无上皮缺损。在 DLK 中,尽管弥漫性细胞存在于基质中,但是任何细胞聚集都发生在交界面。它们弥散分布在角膜瓣交界面的一大片区域,既不向前伸入角膜瓣,也不向后伸入基质。LASIK 术后感染性角膜炎的症状包括异物感、视力下降、疼痛、畏光、发红和流泪。对于 DLK 患者来说,这些症状则较为罕见,尤其是在疾病的早期阶段。当怀疑病灶为感染性角膜炎时,可将角膜瓣掀起,对基质床进行刮片培养和实验室诊断。及时使用适当的抗生素治疗感染性角膜炎至关重要,因为这是 LASIK 术后最具视力威胁的并发症之一。通过临床表现和密切随访,DLK 可与感染性浸润相鉴别[22]。

结论

总之,眼科医生必须熟悉 LASIK 手术的潜在并发症。

DLK 是一种罕见的并发症,可发生在术后早期。对于未被发现或未经治疗的 DLK,可导致瘢痕和不良的视觉后果。加强对于潜在污染物的认识以及对消毒液体池的适当维护和清洁,可减少但并非消除 DLK 的发生率。在缺乏相应症状的情况下,对患者进行宣教使其了解早期随访的重要性,同时技术人员和术后随访 LASIK 患者的人员对于正确识别和治疗 DLK 也至关重要。然而,偶然病例仍时有发生,了解疾病病程以及进行正确鉴别、分期和干预,可有助于减少此病造成的视力损害。

要点总结

DLK 的分期

- 1 期
  - ——通常在术后 1 天鉴别
  - ——角膜周边存在白色颗粒细胞
- 2 期
  - ——可能在术后 1 天出现,更常见于术后 48~72 小时
  - ——角膜中央存在白色颗粒细胞
  - ——流沙样外观
- 3 期
  - ——如果存在,通常出现在术后 48~72 小时
  - ——角膜瓣中央视轴区密集性、白色、团块状细胞
  - ——需要掀开角膜瓣以减少永久性瘢痕的发生率
- 4 期
  - ——罕见而严重的板层角膜炎结果
  - ——基质融解、永久性瘢痕和视力损害
  - ——远视性漂移,泥样裂纹
  - ——治疗基本无效

(张丰菊　孙明甡　翻译)

参考文献

1. Smith RJ, Maloney RK. Diffuse lamellar keratitis: a new syndrome in lamellar refractive surgery. Ophthalmology. 1998;105:1721–6.
2. Kaufman SC. Post LASIK interface keratitis, Sands of the Sahara syndrome, and microkeratome blades (letter). J Cataract Refract Surg. 1999;25:1004–8.
3. Kaufman SC, Maitchouk DY, Chiou AG, Beuerman RW. Interface inflammation after laser in-situ keratomileusis – Sands of the Sahara Syndrome. J Cataract Refract Surg. 1998;24:1589–93.
4. Shah MN, Misra M, Wihelmus KR, Koch DD. Diffuse lamellar keratitis associated with epithelial defects after laser in situ keratomileusis. J Cataract Refract Surg. 2000;26:1312–8.
5. Peters NT, Iskander NG, Anderson PEE, Woods DE, Mo RA, Gimbel HV. Diffuse lamellar keratitis: isolation of endotoxin and demonstration of the inflammatory potential in a rabbit model. J Cataract Refract Surg. 2001;27:917–23.
6. Yuhan KR, Nguyen L, Wachler BS. Role of instrument cleaning and maintenance in the development of diffuse lamellar keratitis. Ophthalmology. 2002;1090:400–3. discussion 403–404
7. Levinger S, Landau D, Kremer I, Merin S, Aizenman I, Hirsch A, Douieb J, Bos T. Wiping microkeratome blades with sterile 100% alcohol to prevent diffuse lamellar keratitis after laser in situ keratomileusis. J Cataract Refract Surg. 2003;29:1947–9.
8. Kim JY, Kim MJ, Kim TI, Choi HJ, Pak JH, Tchah H. A femtosecond laser creates a stronger flap than a mechanical microkeratome.

Invest Ophthalmol Vis Sci. 2006;47:599–604.

9. Stonecipher K, Ignacio TS, Stonecipher M. Advances in refractive surgery: microkeratome and femtosecond laser flap creation in relation to safety, efficacy, predictability, and biomechanical stability. Curr Opin Ophthalmol. 2006;17:368–72.

10. Moilanen JA, Holopainen JM, Helinto M, Vesaluoma MH, Tervo TM. Keratocyte activation and inflammation in diffuse lamellar keratitis after formation of an epithelial defect. J Cataract Refract Surg. 2004;30:341–9.

11. Guo N, Zhou YH, Qu J, Pan ZQ, Wang L. Evaluation of diffuse lamellar keratitis after LASIK with confocal microscopy. Zhonghua Yan Ke Za Zhi. 2006;42:330–3.

12. Buhren J, Cichocki M, Baumeister M, Kohnen T. Diffuse lamellar keratitis after laser in situ keratomileusis. Clinical and confocal microscopy findings. Ophthalmologe. 2002;99:176–80.

13. Bigham M, Enns CL, Holland SP, Buxton J, Patrick D, Marion S, Morck DW, Kurucz M, Yuen V, Lafaille V, Shaw J, Mathias R, VanAndel M, Peck S. Diffuse lamellar keratitis complicating laser in situ keratomileusis: post-marketing surveillance of an emerging disease in British Columbia, Canada, 2000–2002. J Cataract Refract Surg. 2005;31:2340–4.

14. Zhao J, He L, Yao P, Shen Y, Zhou Z, Miao H, Wang X, Zhou X. Diffuse lamellar keratitis after small-incision lenticule extraction. J Cataract Refract Surg. 2015;41:400–7.

15. Jin GJ, Lyle WA, Merkley KH. Late-onset idiopathic diffuse lamellar keratitis after laser in situ keratomileusis. J Cataract Refract Surg. 2005;31:435–7.

16. Buxey K. Delayed onset diffuse lamellar keratitis following enhancement LASIK surgery. Clin Exp Optom. 2004;87:102–6.

17. Gris O, Guell JL, Wolley-Dod C, Adan A. Diffuse lamellar keratitis and corneal edema associate with viral keratoconjunctivitis 2 years after laser in situ keratomileusis. J Cataract Refract Surg. 2004;30:1366–70.

18. Linebarger EJ, Hardten DR, Lindstrom RL. Diffuse lamellar keratitis: recognition and management, Chapter 33. In: Buratto L, Brint SF, editors. Custom LASIK surgical techniques and complications. Thorofare, NJ: Slack, Inc.; 2003. p. 745–50.

19. Hoffman RS, Fine IH, Packer M. Incidence and outcomes of LASIK with diffuse lamellar keratitis treated with topical and oral corticosteroids. J Cataract Refract Surg. 2003;29:451–6.

20. Stonecipher KG, Dishler JG, Ignacio TS, Binder PS. Transient light sensitivity after femtosecond laser flap creation: clinical findings and management. J Cataract Refract Surg. 2006;32:91–4.

21. Hamilton DR, Manche EE, Rich LF, Maloney RK. Steroid induced glaucoma after laser in situ keratomileusis associated with interface fluid. Ophthalmology. 2002;109:659–65.

22. Alio JL, Perez-Santonja JJ, Tervo T. Postoperative inflammation, microbial complications, and wound healing following Laser in situ keratomileusis. J Refract Surg. 2000;16:523–38.

第9章
压力性层间基质角膜炎和持续性上皮缺损伪装综合征

9

Sadeer B. Hannush, Michael W. Belin, Dimitri Azar

核心信息

- 我们必须意识到准分子激光原位角膜磨镶术 (laser insitu keratomileusis, LASIK) 术后出现角膜上皮下雾状混浊并非都是因为弥漫性层间角膜炎 (diffuse lamellar keratitis, DLK) 或感染所致。

- 角膜层间积液通常是由于频点激素后眼压升高引起的。当积液在层间聚集时，会导致压平眼压测量误差，结果偏低；当积液未在层间聚集时，可以测得准确的眼压值。

- 若疑似 DLK 的病例对局部激素冲击治疗不敏感，则需要考虑症状产生的原因可能为眼压升高，即压力性层间基质角膜炎 (pressure-induced interlamellar stromal keratitis, PISK)。

- 处理方法包括局部停用激素和降眼压治疗。

9.1 简介

弥漫性层间角膜炎 (diffuse lamellar keratitis, DLK) 又称撒哈拉综合征 (sands of the Sahara, SOS)，是一种准分子激光原位角膜磨镶术 (laser insitu keratomileusis, LASIK) 术后角膜瓣下浸润性或炎症反应。1998 年，Smith 和 Maloney[1] 首次报道了 12 例 DLK 患者。DLK 典型的浸润通常于术后 1~3 天出现，呈弥漫性、局灶性或多灶性。另一种与 DLK 相似的临床表现，则是由于角膜层间液体聚集引起。这些病例在裂隙灯下观察，可见角膜瓣和角膜基质床之间有一清晰的区域，为层间积液聚集区[2-4]。这种情况下，压平眼压计在角膜中央测量，可能会压在积液区而得到比实际值较低的眼压值。压平眼压计在角膜周边区测量或者喷气式等眼压测量方法更加可靠，结果显示出眼内压显著上升。2002 年，Belin 等[5] 报道了 4 例患者，临床表现几乎与典型的 DLK 相同。所有的患者术后第 1 周视力下降，局部频点激素无好转，伴有显著眼压升高，均无明显的角膜层间积液或清晰的液体聚集区。当停用激素并联合降眼压

治疗后，所有患者视力均提高，角膜上皮下雾状混浊减轻。为了描述这种症状，他们首次将其命名为压力性层间基质角膜炎 (pressure-induced interlamellar stromal keratitis, PISK)（图 9.1~ 图 9.4）。

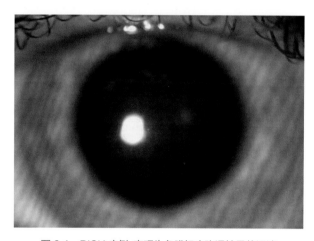

图 9.1　PISK 病例，表现为角膜轻度弥漫性雾状混浊

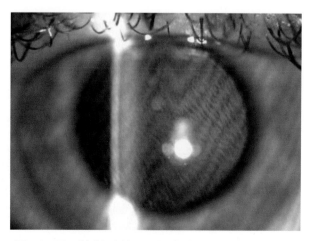

图 9.2　同一病例的裂隙灯后照图：角膜可见颗粒样图案和微皱褶，与 DLK 的撒哈拉综合征 (SOS) 相似

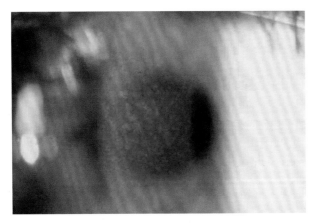

图9.3 1例PISK患者的裂隙灯显微镜照片:角膜瓣下弥漫性雾状混浊,与轻中度DLK相似

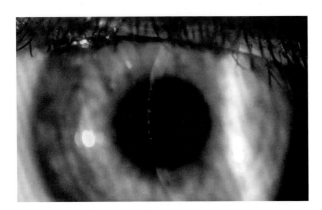

图9.4 同一患者的裂隙灯显微镜照片:窄光带下可见混浊局限于角膜瓣与基质床的交界面

PISK的主要鉴别诊断为DLK。与PISK不同,DLK不存在角膜层间积液。DLK临床表现可分为四期,轻度时表现为不影响视力的角膜层间雾状混浊,严重时表现为密集浸润伴角膜基质融解[6]。大多数病例表现为轻微、无症状、自限性,或对局部激素用药敏感。裂隙灯显微镜下典型表现为局限于角膜瓣交界面的细颗粒状浸润,通常位于角膜基质床的周边部。中度病例常会累及视轴导致视力下降。重度病例表现为严重的层间混浊、细胞浸润和伴有疼痛。严重病例局部频点激素可能无效,需要手术干预:掀开角膜瓣,冲洗交界面以去除炎症细胞和其他潜在炎症因子。严重的DLK病例不予治疗,可导致角膜瓣融解和坏死[7]。据报道DLK发生率为1%~4%,但由于轻微病例常常被忽视或未被报道,因而实际发病率显然更高[8]。可能引起DLK的刺激因素包括:刀具上的金属碎屑、灭菌器生物膜、睑板腺分泌物、细菌内毒素、手套滑石粉、冲洗消毒液、手术海绵碎屑和上皮细胞碎片。DLK不是单一病因的疾病,而是一种角膜层间对不同刺激物产生的非特异性炎症反应。

9.2 压力性层间基质角膜炎(PISK)

眼科文献中多次报道过同一个现象。2009年,Moya

Calleja等人报道4眼(3名患者)LASIK术后发生激素引起的层间积液综合征,裂隙灯显微镜下可见角膜瓣和基质床之间有清晰透明的液体填充区域。在这些PISK患者中,疼痛不是普遍特征[9]。2007年,Frucht-Pery等人[10]报道了LASIK术后早期一过性视力下降,并认为是激素引起眼压升高导致的结果。2006年,Galal等人[11]报道了13例患眼发生同样的现象,并认为这一角膜层间水肿现象是继发于激素引起的高眼压。2004年,Norduland等人[12]报道了10眼(6名患者)迟发性角膜层间基质炎伴高眼压,直到眼压控制后层间基质炎症才得以消除。2006年,Kurian等人[13]观察到角膜细胞结构水肿增大,伴有基质层胶原骨架分离产生微间隙,而共聚焦显微镜检查没有发现DLK典型的单核细胞和粒细胞。2004年,Cheng等人[14]也观察到同样的现象:2名LASIK术后激素性青光眼患者进行共聚焦显微镜检查,同样没有发现DLK典型的炎性单核细胞和粒细胞。2003年,Davidson等人[15]报道了1例53岁有高眼压病史的LASIK手术病例:手术过程顺利,术后表现疑似DLK,采用局部激素眼药水治疗后眼压显著升高;停用激素眼药水后眼压回复正常范围,并且角膜症状完全消失。

迟发性DLK的情况亦有报道,发生于LASIK术后数周或数个月,可由眼外伤、复发性角膜溃疡或上皮擦伤引起[16-18],而PISK可于术后数年发生。2012年,Lee等人[19]报道了1例LASIK术后9年由前葡萄膜炎引发PISK的病例,表现为角膜瓣区域上皮下雾状混浊伴眼压升高,局部应用激素后情况加重。Wong最近报道了1例PISK病例,发生于孔源性视网膜脱离手术后3周,患者7年前有LASIK手术史,眼前节相干光断层成像(anterior segment optical coherence tomography,AS-OCT)显示角膜瓣和基质床之间出现积液层。该病例具有PISK的典型表现,即角膜层间弥漫性雾状混浊和眼压升高[20]。

DLK和PISK之间可能的因果关系尚不明确。在非手术眼,激素引起的眼压升高一般不会引起临床症状,并且与炎症无关。因此,LASIK术后出现PISK,可能是术眼对炎症和非炎症性刺激产生的临床反应。另外,PISK的临床表现与DLK类似,但可能有微小间隙的角膜层间积液,同时其眼压升高,但不影响测量。这种非聚集性角膜层间积液与前文所述的聚集性角膜层间积液有所不同,后者会引起眼压测量误差,导致测量结果偏低。裂隙灯相干光断层扫描(slit lamp optical coherence tomography,SL-OCT)可用来鉴别这两种角膜层间积液(图9.5)[21]。

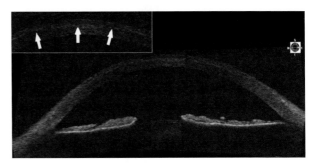

图9.5 PISK患者左眼SL-OCT图像,排除了聚集性角膜层间积液(箭头所示)

9.3　持续性上皮缺损（PED）伪装综合征

Azar 等人[22] 首次报道了持续性上皮缺损（persistent epithelial defect，PED）伪装综合征病例，报道中 LASIK 术后患眼表现出角膜瓣区域的上皮缺损，并延伸至角膜瓣的边缘（图 9.6a，b）。该小组还报道了 4 例 LASIK 手术引起的上皮内生病例，临床表现与持续性上皮缺损导致的角膜基质水肿相似。尽管 PED 伪装综合征是 LASIK 术后的罕见并发症，但是若不能及时诊断和治疗，会造成永久性的视力损害。误诊的常见原因包括：上皮内生不明显、上皮细胞增殖被角膜基质水肿和 DLK 掩盖。

PED 伪装综合征的临床表现包括：角膜刀制瓣过程中角膜瓣边缘卷曲引起上皮缺损、角膜上皮生长延迟、角膜基质水肿、DLK、角膜瓣溃疡、广泛的上皮擦伤、早期游离瓣和角膜瓣移位，部分病例需要角膜瓣复位、平整和缝合（图 9.6）。在角膜瓣边缘上皮内生的区域可见荧光池，共聚焦显微镜显示在角膜瓣的内侧面存在上皮细胞（图 9.6c）。除基质水肿和上皮缺损外，Azar 报道的 4 例病例均出现角膜基质边缘融解，基质边缘垂直距离加深（距离切削区 > 80μm），中央基质层较周边基质层升高。他们的动物试验表明：兔眼角膜上皮细胞向角膜瓣下基质层迁移的过程中，兔眼角膜基质出现了与人眼一致的临床表现。兔眼模型中由于上皮细胞分泌 MMP9，引起基质水肿缓慢融解（长期观察结果），与临床病例中 2 名患者的情况相似。

PED 伪装综合征最有效的治疗方法是掀开角膜瓣，机械刮除角膜瓣下方和基质床表面的内生细胞，酌情使用角膜绷带镜。为了预防基质层水肿导致角膜上皮细胞再次向内生长，角膜瓣边缘应保持上皮的完整性，引导角膜瓣下内生的上皮细胞向角膜瓣上方生长，这种情况下缝合会有所帮助。

结论

我们必须意识到，PISK 的发生时间不限于术后早期，并且伴有眼压显著升高。PISK 病例采用局部激素治疗无效，而局部减量或停用激素并联合降眼压治疗有效。患者既往可伴或不伴有高眼压病史，部分病例在激素性高眼压出现之前，眼压已经上升。

屈光手术医生由于担心角膜瓣移位，术后第 1 天通常不测量眼压。随访和术后检查中不测量眼压的现象也很常见，因为屈光手术人群通常相对年轻且健康状况较好，是眼部疾病发生风险较低的人群。然而，术后眼压的检查是极为重要的。术后第 1 周出现类似 DLK 表现时，应该保持高度警惕，特别是无其他特征性临床表现（例如上皮缺损）并且局部加大激素使用量无效的情况下，更应该考虑 PISK 的可能性。强烈建议对 LASIK 术后第 1 周出现疑似 DLK 表现的患者进行眼压测量。如果发现眼压升高，局部停用激素联合降眼压治疗后可缓解角膜基质层的症状，提高患眼视力。此外，需要借助 SL-OCT 鉴别聚集性层间积液和非聚集性层间积液，以避免被低眼压或正常眼压的结果误导。

对于 LASIK 术后持续上皮缺损和上皮生长延迟的罕见病例，我们需要考虑 PED 伪装综合征，避免误诊造成不可逆的视力损害。眼科医师敏锐的观察和早期的手术干预能挽救患者的视力并提高生活质量。

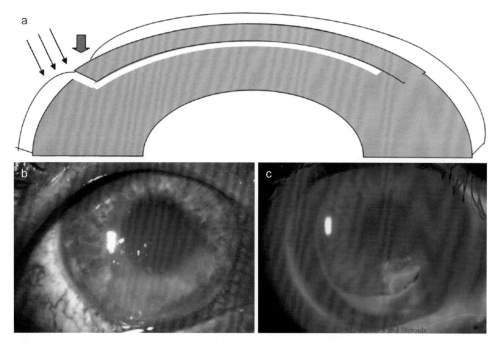

图 9.6　（a）LASIK 术后 PED 伪装综合征的示意图：角膜瓣下半区域角膜基质水肿，毗邻区域表现出特征性的上皮凸起；（b）PED 伪装综合征的临床表现；（c）荧光染色显示角膜瓣边缘区有一处上皮缺损，缺损处下方呈现一弓形荧光池，与周边部上皮内生区域一致

要点总结

- LASIK 手术 1 周后出现 DLK 样表现,可能不是炎症,而是角膜层间聚集性或非聚集性积液引起。
- LASIK 术后出现角膜上皮下雾状浑浊的患者,可在术后数年出现症状,鉴别诊断时需要考虑 PISK。
- LASIK 术后第 1 周出现 DLK 样表现时应保持高度警惕,特别是没有其他特殊临床表现(例如上皮缺损)并且局部增加激素用量无效的情况下应该测量眼压。
- 如果眼压升高,应考虑病因为 PISK。
- 处理方法为停用局部激素并联合降眼压治疗。
- LASIK 术后上皮生长延迟伴持续性上皮缺损时,若不及时诊治会导致不可逆性视力损害。角膜基质水肿和 DLK 样症状可能会影响诊断。

(周激波 翻译)

参考文献

1. Smith RJ, Maloney RK. Diffuse lamellar keratitis: a new syndrome in lamellar refractive surgery. Opthalmology. 1998;105:1721–6.
2. Rehany U, Bersudsky V, Rumelt S. Paradoxical hypotony after laser in situ keratomiluesis. J Cataract Refract Surg. 2000;26:1823–6.
3. Najman-Vainer J, Smith RJ, Maloney RK. Interface fluid after LASIK: misleading tonometry can lead to end-stage glaucoma [letter]. J Cataract Refract Surg. 2000;26:471–2.
4. Parekh JG, Raviv T, Speaker MG. Grossly false applanation tonometry associated with interface fluid in susceptible LASIK patients [letter]. J Cataract Refract Surg. 2001;27:1143–4.
5. Belin MW, Hannush SB, Yau CW, Schultze RL. Elevated intraocular pressure-induce interlamellar stromal keratitis. Ophthalmology. 2002;109:1929–33.
6. Kaufman SC, Maitchouk DY, Chiou AGY, Beuerman RW. Interface inflammation after laser in situ keratomileusis. Sands of the Sahara syndrome. J Cataract Refract Surg. 1998;24:1589–93.
7. Linebarger EJ, Hardten DR, Lindstrom RL. Diffuse lamellar keratitis: diagnosis and management. J Cataract Refract Surg. 2000;26:1072–107.
8. Holland SP, Mathias RG, Morck DW, et al. Diffuse lamellar keratitis related to endotoxins released from sterilizer reservoir biofilms. Ophthalmology. 2000;107:1227–33. discussion 1233–1234
9. Moya CT, Iribarne FY, Sanz JA. Steroid-induced interface fluid syndrome after LASIK. J Refract Surg. 2009;25:235–9.
10. Frucht-Perry J, Landau D, Raiskup F, Orucov F, Strassman E, Blumenthal EZ, Solomon A. Early transient visual acuity loss after LASIK due to steroid-induced elevation of intraocular pressure. J Refract Surg. 2007;23:244–51.
11. Galal A, Artola A, Belda I, Rodriguez-Prats I, Claramonte P, Sanchez A, Ruiz-Morenao O, Meravo I, Alió J. Interface corneal edema secondary to steroid-induced elevation of intraocular pressure simulating diffuse lamellar keratitis. J Refract Surg. 2006;22:441–7.
12. Nordlund MI, Grimm S, Lane S, Holland EJ. Pressure-induced interface keratitis: a late complication following LASIK. Cornea. 2004;23:225–34.
13. Kurian M, Shetty R, Shetty BK, Devi SA. In vivo confocal microscopic findings of interlamellar stromal keratopathy induced by elevated intraocular pressure. Cataract Refract Surg. 2006;32:1563–6.
14. Cheng AC, Law RW, Young AL, Lam DS. In vivo confocal microscopic findings in patients with steroid-induced glaucoma after LASIK. Ophthalmology. 2004;111:768–74.
15. Davidson RS, Brandt ID, Mannis MJ. Intraocular pressure-induced interlamellar keratitis after LASIK surgery. Glaucoma. 2003;12:23–6.
16. Chang-Godinich A, Steinert RF, Wu HK. Late occurrence of diffuse lamellar keratitis after laser in situ keratomileusis. Arch Ophthalmol. 2001;119:1074–6.
17. Keszei VA. Diffuse lamellar keratitis associated with iritis 10 months after laser in situ keratomileusis. J Cataract Refract Surg. 2001;27:1126–7.
18. Harrison DA, Periman LM. Diffuse lamellar keratitis associated with recurrent corneal erosions after laser in situ keratomileusis. J Refract Surg. 2001;17:463–5.
19. Lee V, Sulewski ME, Zaidi A, Nichols CW, Vatinee Y, Bunya VY. Elevated intraocular pressure–induced interlamellar stromal keratitis occurring 9 years after laser in situ keratomileusis. Cornea. 2012;31(1):87–9.
20. Wong CW, Lee SY. Pressure-induced interlamellar stromal keratitis after vitreoretinal surgery. Retin Cases Brief Rep. 2013;7(2):161–3.
21. Tourtas T, Kopsachilis N, Meiller R, Kruse FE, Cursiefen C. Pressure-induced interlamellar stromal keratitis after laser in situ keratomileusis. Cornea. 2011;30(8):920–3.
22. Azar DT, Scally A, Hannush SB, Soukiasian S, Terry M. Characteristic clinical findings and visual outcomes. J Cataract Refract Surg. 2003;29(12):2358–65.

第 10 章
角膜瓣皱褶

Roger F. Steinert, Jorge L. Alió del Barrio

核心信息

- 每一位屈光手术医生都应熟知并掌握准分子激光原位角膜磨镶术（laser insitu keratomileusis，LASIK）术后角膜瓣皱褶的预防及治疗措施。
- 角膜瓣巨皱褶和微皱褶的临床表现及处理措施不同，因此明确两者的差异非常重要。
- 本章我们将介绍治疗明显的角膜瓣皱褶的药物及手术方法。
- 治疗性准分子激光角膜切削术（phototherapeutic keratectomy，PTK）可作为顽固性角膜瓣皱褶的一种有效治疗方案。

10.1 简介

角膜是眼球最表层的光学界面，因此准分子激光原位角膜磨镶术（laser insitu keratomileusis，LASIK）术后角膜瓣达到光学上的平整与透明至关重要。角膜瓣的质量不仅决定了术后视力的恢复情况，还决定了患者术后的舒适度和对手术的整体满意度。

术前检查必须包括对睑板腺和泪液分泌功能的准确评估，同时应排除可能影响 LASIK 术后角膜瓣稳定性的外眼及系统性疾病。如果泪膜质量不理想，LASIK 术前应给予积极治疗，如清洁眼睑、补充泪液及使用抗炎药物等，必要时采取泪小点栓塞治疗。为减少或避免 LASIK 术后角膜瓣相关并发症的出现，术前采取积极预防措施比术后的补救治疗更为重要。

手术相关的每个步骤都会影响 LASIK 术后角膜瓣的光滑与平整。表面麻醉药的使用可导致患者瞬目减少而出现角膜干燥，故滴入表面麻醉药后，应立即滴入人工泪液，并告知患者闭合眼睑，可缓解角膜干燥，同时表面麻醉药应使用最小有效剂量。血管收缩剂，如肾上腺素和溴莫尼定（Alphagan，Allergan，Irvine CA，美国），会破坏泪液中的黏蛋白，导致角膜干燥，使角膜瓣出现不规则皱褶。另外，因墨水中的酒精成分会损伤角膜上皮，故使用标记笔进行对位标记后，应尽快去除角膜表面残留的

墨水。根据准分子激光机器制造商的推荐，制瓣前结膜囊内滴入中等黏度不含防腐剂的人工泪液，可减少角膜刀制瓣时对角膜上皮的摩擦性损伤。此外，掀开角膜瓣后，尽量缩短角膜瓣离开基质床的时间，以免角膜干燥造成上皮损伤。同时，避免过度角膜瓣下冲洗，以防角膜瓣水肿使角膜瓣与基质床贴合不良而产生皱褶。手术全程尽量避免角膜瓣表面的干燥，当角膜瓣复位后，立即使用高黏度的人工泪液，如潇莱威滴眼液（Allergan），保持角膜表面的湿润度。

LASIK 术后需配戴眼罩或护目镜，以免角膜瓣遭到外力而导致的损伤。术前对患者的宣教同样重要，应告知患者如何正确使用滴眼液，以免错误的压迫眼睑及滴眼液瓶口对角膜瓣造成损伤。手术结束后几个小时内，持续闭眼休息时间尽量不要超过 1 小时。除了局部药物治疗外，频繁使用人工泪液可保持角膜瓣表面的光滑度，避免睡眠时角膜干燥引起角膜瓣与眼睑球结膜面的粘连。部分患者在术后几个月内出现泪膜质量的下降，可频繁使用人工泪液缓解不适症状。如果发现泪膜质量持续下降影响到角膜瓣的稳定性，应及时采取进一步治疗。

10.2 角膜瓣皱褶

角膜瓣皱褶，又称角膜瓣皱纹，根据形态可分为两种类型：巨皱褶和微皱褶。巨皱褶表现为平行或部分平行的宽波浪状条纹，其外观类似于洗衣板的纹路或风吹过沙漠形成的波浪纹（图 10.1）。巨皱褶往往是由角膜瓣移位所致，裂隙灯下仔细观察可以发现角膜瓣移位后，基质裸露区有较宽的凹槽形成（图 10.2），角膜上皮会迅速充填到凹槽的区域，荧光素染色可在凹槽中形成荧光素池。微皱褶形态多样且更加不规则，使用裂隙灯后照法有助于观察。其表现类似于干燥裂开的泥土或盐湖河床（图 10.3），某种程度上，微皱褶与角膜表面神经的形态略相像。

很多情况下，导致巨皱褶出现的角膜瓣移位很难找到明确的病因。当眼表过度干燥，眼睑结膜面牵拉角膜瓣移位时，患者会出现明显的刺痛。

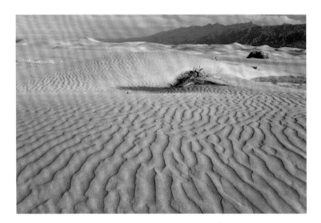

图 10.1　巨皱褶的形态类似于风吹过沙漠形成的波浪纹

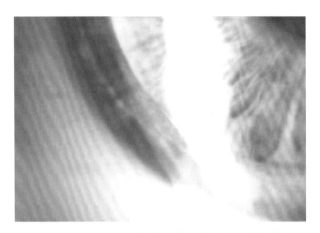

图 10.2　巨皱褶往往是由角膜瓣移位所致,角膜瓣移位后基质裸露区有较宽的凹槽形成,角膜瓣可见皱纹出现

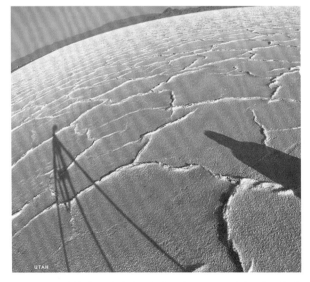

图 10.3　微皱褶的形态类似于盐湖河床因干涸形成的不规则条纹

10.3　巨皱褶的治疗

如果巨皱褶发现及时,理论上 24 小时内得到妥善处

理,大多可以治愈并恢复术前的最佳矫正视力。具体操作如下:掀开角膜瓣,彻底清除基质床表面的上皮以避免上皮内生,用平衡盐溶液进行浮瓣式冲洗,将角膜瓣展平并复位(图 10.4)。术后用软性角膜绷带镜覆盖患眼,有利于角膜瓣保持稳定并预防上皮植入。

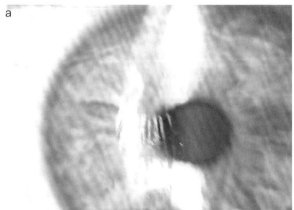

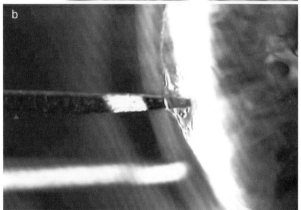

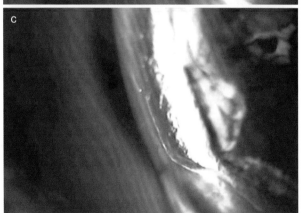

图 10.4　巨皱褶(a)LAISK 术后第 1 天角膜瓣巨皱褶;(b)用显微镊提起角膜瓣边缘;(c)清除角膜瓣缘凹槽中的内生上皮后,暴露出角膜缘附近基质床的边缘

如角膜瓣发生巨皱褶后未被及时发现且未经及时处理,超过 1 天甚至更久,角膜上皮细胞会覆盖角膜瓣边缘伤口,同时伴随着胶原纤维的收缩,皱褶趋于固定。对于严重而持久的巨皱褶,需要更进一步治疗,包括去上皮化处理、用低渗溶液致角膜瓣水肿、用显微镊将皱褶拉伸展平,以及间断或连续缝合固定。

由于巨皱褶周围角膜上皮重建形成牢固的上皮膜,阻碍了皱褶的松解,因此,去上皮化对于松解固定皱褶非常重要(图 10.5)。角膜上皮可以用刮铲或相似的器械清除,而更轻柔且有效的方法是将灭菌蒸馏水滴在角膜瓣基质面中央浸泡几分钟,既可以清除上皮膜,又可以致角膜瓣水肿。灭菌蒸馏水可使上皮膜发生肿胀,上皮细胞膜崩解,随后用海绵棒轻轻擦去即可。再次使用灭菌蒸馏水可使角膜瓣水肿,从而使固定的皱褶充分舒展后,复位角膜瓣。进行浮瓣式冲洗时,不再使用灭菌蒸馏水,而必须使用平衡盐溶液。因为角膜瓣水肿仅用于松解皱褶,而复位时应避免角膜瓣-基质床界面的水肿。如果角膜瓣全层过度肿胀,则会导致角膜瓣直径的机械性收缩。虽然最初的角膜瓣皱褶已展平,但是当角膜瓣复位后,内皮细胞泵功能使角膜瓣水肿逐渐消失,直径已缩小的角膜瓣固定在原位,新的皱褶又会出现。

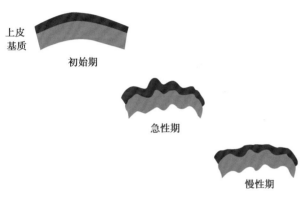

图 10.5　角膜上皮重建及胶原纤维收缩牵拉导致巨皱褶的形成

经过角膜瓣水化处理后,大部分巨皱褶会明显改善,即使有少量残留,在术后第 2 天绷带镜取出时,皱褶也会完全消失。如果水化处理后皱褶加重,或在绷带镜取出后无改善,给予患者灭菌蒸馏水滴眼,每小时 1 次,持续滴用 1 天。由于灭菌蒸馏水不是防腐保存的,故其使用不超过 1 天。皱褶的角膜瓣容易发生炎症反应(DLK),因此,应同时给予预防性抗生素和类固醇滴眼液滴眼。

如果水化处理后巨皱褶仍持续存在,可用显微镊 1 次或数次拉伸展平角膜瓣。必要时用 10-0 缝线间断或连续缝合角膜瓣缘与基质床。缝线在术后几天或几周后拆除,对于缝线的拆除时间,目前尚无公认的标准[1,2]。手术医生应告知患者,角膜瓣的缝合可能导致新皱褶出现,或者引起规则和不规则的散光。在一些顽固皱褶病例中,可以考虑去除角膜瓣[3]。

10.4　微皱褶的治疗

由于微皱褶在高度和宽度上明显小于巨皱褶,上皮的覆盖可减少微皱褶对视力的影响。因此,在治疗前,手术医生应评估微皱褶是否确实对患者视力造成了损害。事实上,很多 LASIK 术后角膜瓣都存在肉眼不可见的微皱褶。

虽然部分光学区明显的微皱褶不易通过彩色角膜地形

图发现,但可通过 Placido 盘反射影像观察到。另外,荧光素染色后采用裂隙灯后照法观察,微皱褶区表现为“染色阴性”(图 10.6)[4]。

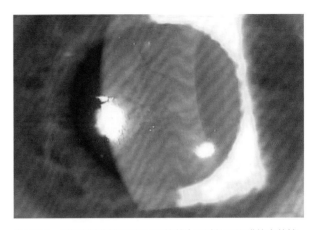

图 10.6　角膜瓣微皱褶凹凸不平的前表面破坏了泪膜的完整性,微皱褶区荧光素染色后表现为“染色阴性”

微皱褶的病理表现为前弹力层细纹,这些细纹不仅破坏了泪膜的完整性并影响了角膜瓣前表面的光学质量。LASIK 术后产生光学区微皱褶的风险因素主要包括薄角膜瓣和高度近视。高度近视患者角膜基质进行激光切削后,角膜中央基质显著变薄,造成角膜瓣前表面产生一定压力,从而角膜瓣复位时容易产生微皱褶[5]。然而,一些没有相关危险因素的患者在 LASIK 术后也出现了微皱褶。

微皱褶最初以药物治疗为主,并且重点在促进角膜瓣上皮的修复。治疗方式包括:积极治疗相关的眼睑疾病,频繁使用非长效人工泪液,必要时进行泪小点栓塞和配戴软性角膜绷带镜。

对于持续的光学区明显微皱褶的治疗有很多报道,这些治疗类似于前文列举的巨皱褶的处理方法,如水化、显微镊拉伸及瓣缘缝合固定[6]。另外,角膜瓣明显微皱褶的治疗还包括加热的金属器械按摩角膜瓣[7-13]。

10.5　准分子激光治疗性角膜切削术

我们认为治疗性准分子激光角膜切削术(phototherapeutic keratectomy,PTK)治疗微皱褶和顽固巨皱褶是最安全可靠和可预测性的方法[14,15]。大光斑激光 PTK(Visx S4,Advanced Medical Optics,Santa Clara,CA,美国)的操作流程如下:设置参数为切削直径 6.0mm 和 300 次脉冲激光。由于角膜上皮会移行至角膜瓣皱褶区,皱褶表层的上皮较薄,而皱褶间的上皮相对较厚,因此在第一阶段治疗中,在虹膜跟踪下采用 200 次脉冲激光切除移行的上皮。200 次脉冲激光治疗结束后,关闭虹膜跟踪器,设置最大值为 100 次脉冲,同时将掩蔽剂滴在海绵棒上以保持角膜瓣前表面光滑。掩蔽剂可选用中等黏度的不含防腐剂人工泪液(如 Refresh Plus,Allergan)。理想的情况是,角膜瓣表面保持中等程度湿润,即角膜表面反光可见,并且液体层不至于过厚而影响微皱褶的观察。如果液体层过厚,激光脉冲会发出钝的"砰"声,而不是尖锐的"嚓"声,并且可以观察到液体层中有气泡出现。术者可通过脚踏开关控制激光的发射,5~8 个脉冲治疗后,重复湿润角膜及激光治疗步骤。设置尽可能低的激光重复率(6Hz),以便重复擦拭角膜及再次发射激光。PTK 治疗有效的标准为皱褶显著减少但并不一定完全消除,或已达到 300 次脉冲的最大值。PTK 术后配戴软性角膜绷带镜并给予抗生素和类固醇滴眼液,至少每天 4 次,一般连续使用至术后第 4 天角膜上皮完全修复。

目前我们已分析并报道了 44 例患者,平均随访时间为术后 297 天(范围是术后 70~931 天)。在最后一次随访时,平均裸眼视力由 20/43 提高至 20/33,最佳矫正视力由 20/29 提高至 20/23。图 10.7 显示了 PTK 术后的视力改变情况,平均有 +0.80D 的远视漂移(图 10.8)。

24 只眼在 PTK 术后 1~12 个月内屈光状态保持稳定(图 10.9),术后 1~12 个月平均屈光度的变化不超过 0.5D。

PTK 治疗后并没有出现 LASIK 角膜瓣光学区的显著 Haze,仅有 5 只眼(1.6%)出现 1+ 水平 Haze;14 只眼(7.8%)在某时间点出现轻度 Haze;28 只眼(59.6%)没有 Haze 的发生;无迟发性 Haze 病例出现。

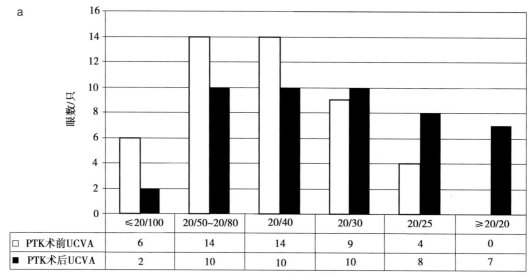

	≤20/100	20/50~20/80	20/40	20/30	20/25	≥20/20
□ PTK术前UCVA	6	14	14	9	4	0
■ PTK术后UCVA	2	10	10	10	8	7

Snellen视力

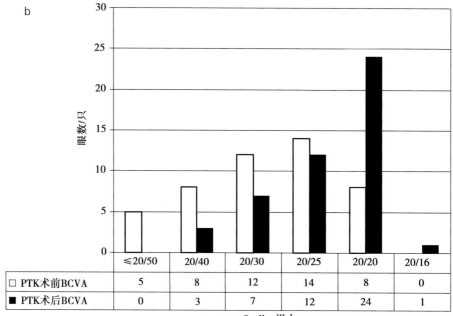

	≤20/50	20/40	20/30	20/25	20/20	20/16
□ PTK术前BCVA	5	8	12	14	8	0
■ PTK术后BCVA	0	3	7	12	24	1

Snellen视力

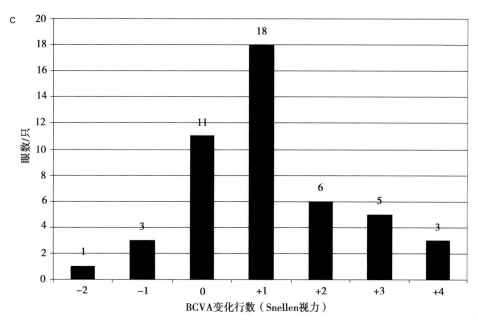

图 10.7 （a）PTK 治疗术前及术后裸眼视力分布对比;(b)PTK 治疗术前及术后 BCVA 分布对比;
(c)BCVA 变化情况
（Reproduced with permission [15]）

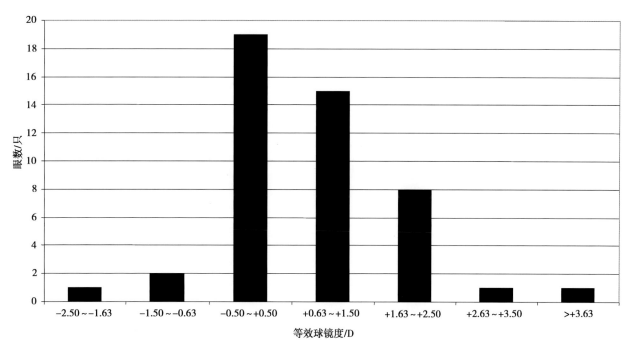

图 10.8 PTK 术后等效球镜度变化值分布情况
（Reproduced with permission [15]）

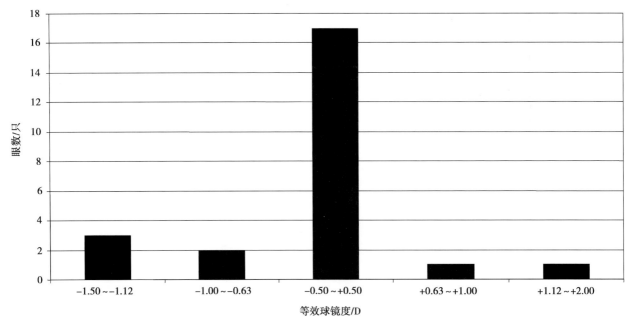

图 10.9　PTK 术后 1~12 个月以上屈光度变化

（Reproduced with permission[15]）

明显改善患者的视力。

10.6　前节光学断层扫描成像技术（AS-OCT）在角膜瓣皱褶诊断中的作用

（杨亚波　翻译）

眼前节光学断层扫描成像技术（anterior segment optical coherence tomography，AS-OCT）可提供清晰而精准的角膜横断面高分辨图像，因此在近几年被广泛应用。通过 AS-OCT 可以观察到角膜瓣移位导致的细微结构变化，包括角膜瓣微皱褶、巨皱褶、皱褶间的上皮增生和裂隙灯下难以发现的凹槽[16,17]。在最新的报道中，OCT 检测到微小切口基质透镜取出术（small incision lenticule extraction，SMILE）和 LASIK 术后 1 天分别有 88.5% 和 42.1% 患者出现 Bowman 膜的轻微变形，而裂隙灯下并没有明显皱褶的表现[18]。这些轻微变形对于患者远期视力和像差没有影响。

要点总结

- LASIK 术前角膜瓣皱褶相关风险因素的评估、外眼疾病的及时治疗、术前及术后全面的患者宣教，能够有效降低 LASIK 术后角膜瓣巨皱褶和微皱褶的发生率。
- 如果角膜瓣移位产生光学区明显巨皱褶，应及时采取正确有效的治疗措施。当巨皱褶于 24 小时内被发现，立即重新掀开角膜瓣，清除上皮并水化角膜瓣，浮瓣式冲洗后复位可获得满意疗效。
- 在某些较严重、迁延的病例中，需要用显微镊拉伸展平并缝合固定角膜瓣。相反，某些明显的微皱褶可以仅通过上皮治疗得到改善。
- 标准化的 PTK 治疗顽固角膜瓣皱褶安全且有效，并能够

参考文献

1. Mackool RJ, Monsanto VR. Sequential lift and suture technique for post-LASIK corneal striae. J Cataract Refract Surg. 2003;29:785–7.
2. Jackson DW, Hamill MB, Koch DD. Laser in situ keratomileusis flap suturing to treat recalcitrant flap striae. J Cataract Refract Surg. 2003;29:264–9.
3. Lam DSC, Leung ATS, Wu JT, et al. Management of severe flap wrinkling or dislodgement after laser in situ keratomileusis. J Cataract Refract Surg. 1999;25:1441–7.
4. Rabinowitz YS, Rasheed K. Fluorescein test for the detection of striae in the corneal flap after laser in situ keratomileusis. Am J Ophthalmol. 1999;127:717–8.
5. Charman WN. Mismatch between flap and stromal areas after laser in situ keratomileusis as source of flap striae. J Cataract Refract Surg. 2002;28:2146–52.
6. Muñoz G, Alio JL, Perez JJ, et al. Successful treatment of severe wrinkled corneal flap after laser in situ keratomileusis with deionized water. Am J Ophthalmol. 2000;129:91–2.
7. Lin JC, Rapuano CJ, Cohen EJ. RK4 lens fitting for a flap striae in a LASIK patient. Eye Contact Lens. 2003;29(2):76–8.
8. Araki-Sasaki K, Tsumura T, Kinoshita T, et al. Corneal remodeling by hard contact lenses to manage microstriae after laser in situ keratomileusis. J Cataract Refract Surg. 2002;28:2050–3.
9. Solomon R, Donnenfeld ED, Perry HD, et al. Slitlamp stretching of the corneal flap after laser in situ keratomileusis to reduce corneal striae. J Cataract Refract Surg. 2003;29:1292–6.
10. Lyle WA, Lin GJC. Results of flap repositioning after laser in situ keratomileusis. J Cataract Refract Surg. 2000;26:1451–7.
11. Fox ML, Harmer E. Therapeutic flap massage for microstriae after laser in situ keratomileusis. Treatment technique and implications. J Cataract Refract Surg. 2004;30:369–73.
12. Hernandez-Matamoros J, Iradier MT, Moreno E. Treating folds

and striae after laser in situ kertomileusis. J Cataract Refract Surg. 2001;27:350–2.

13. Donnenfeld ED, Perry HD, Doshi SJ, et al. Hyperthermic treatment of post-LASIK corneal striae. J Cataract Refract Surg. 2004;30:620–5.

14. Steinert RF, Ashrafzadeh A, Hersh PS. Results of phototherapeutic keratectomy in management of flap striae after LASIK. Ophthalmology. 2004;111:740–6.

15. Ashrafzadeh A, Steinert RF. Results of phototherapeutic keratectomy in the management of flap striae after LASIK before and after developing a standardized protocol: long term follow-up in an expanded patient population. Ophthalmology. 2007;114:1118–23.

16. Rosas Salaroli CH, Li Y, Huang D. High-resolution optical coherence tomography visualization of LASIK flap displacement. J Cataract Refract Surg. 2009;35:1640–2.

17. Iovieno A, Sharma DP, Wilkins MR. OCT visualization of corneal structural changes in traumatic dislocation of LASIK flap. Int Ophthalmol. 2012;32:459–60.

18. Yao P, Zhao J, Li M, et al. Microdistortions in Bowman's layer following femtosecond laser small incision lenticule extraction observed by Fourier-domain OCT. J Refract Surg. 2013;6:1–7.

第11章
准分子激光原位角膜磨镶术(LASIK)及其他角膜手术后并发的非感染性角膜炎

11

Renato Ambrósio Jr,Ramon Hallal,Isaac Ramos,Fernando Faria-Correia

核心信息

- 非感染性角膜炎是一种罕见的疾病,出现在准分子激光原位角膜磨镶术(laser insitu keratomileusis,LASIK)术后1~5天。

11.1 简介

目前角膜屈光手术主要有三种:准分子激光原位角膜磨镶术(laser insitu keratomileusis,LASIK),准分子激光角膜表面切削术(photorefractive keratectomy,PRK)和微小切口基质透镜取出术(small incision lenticule extraction,SMILE),其中LASIK是多数患者矫正屈光不正的首选术式[1]。相对于角膜表层切削术,LASIK的临床优势在于保留了完整健康的角膜上皮,将角膜瓣掀起后在其下方的中央角膜基质进行激光切削。术后视力恢复较快,不适感较少,愈合反应轻,因此,手术效果更加稳定,尤其是矫正较高度数的屈光不正[2]。然而,LASIK也有局限性,主要是角膜瓣相关并发症[3,4]。并发症不仅是令人烦心的,还会带来严重的后果,甚至威胁视力。并发症的早期发现和及时处理可以尽可能地提高手术效果,降低视力丧失的风险(提高手术的安全性)。除此之外,通过术前检查确定并发症发生的危险因素也是非常重要的。这将有助于医生在术前制订策略,预防或减少患者视力康复过程中出现的各种并发症。

LASIK高度普及的十几年,促进了基础研究及临床科研的发展,为手术技术的提高及发病机制的认识带来革命性的变化。由纽扣瓣带来的新的并发症已经在前文中阐述。激光角膜基质切削过程中产生的潜在腔隙疑似为角膜的特异性炎症创造了条件。细胞移行在角膜瓣与基质的交界面阻力最小,因此引发特异性炎症,如DLK[5,6];这种解剖特点还可以导致角膜板层机会性感染[6,7]或其他培养阴性的角膜炎[8-12]。另外,LASIK相关性并发症发病机制的理解,对具有相似症状的非手术相关性疾病有借鉴作用,例如LASIK相关性干眼[13,14]。神经营养机制的研究,使我们对其他形式的干眼有了重要的认识和理解[15]。尽管这些

并发症的临床症状和发病机制差异很大,但是其发病都与角膜基质的解剖学特性相关。边缘性、非感染性角膜浸润也可以发生在其他角膜治疗之后,如角膜胶原交联[16,17]。角膜胶原交联的首要目的不是矫正屈光问题,但是无疑是对角膜扩张性疾病治疗的革命。本章将系统性回顾LASIK术后边缘性或周边性非感染性角膜炎症,包括发病机制、临床症状、诊断指标、预防和治疗。

11.2 非感染性角膜炎的定义

边缘性或周边部非感染性角膜炎表现为眼表的多病因、局限性、非感染性的炎性过程。传统概念上,这种周边部角膜炎也被称为边缘性、卡他性角膜炎或溃疡,主要由于患者对引起慢性睑缘炎的细菌抗原高度敏感而引发,尤其是葡萄球菌属[18]。然而,β溶血性链球菌和其他类型的细菌以及其他疾病,如胶原血管性疾病,也可以导致边缘性非感染性角膜溃疡。

研究显示,非感染性角膜炎发生于各种角膜屈光手术[9-12,12-22]。据报道,PRK和角膜胶原交联手术后就曾出现过非感染性角膜炎[16,17]。角膜浸润灶的相关因素包括:仅使用非甾体抗炎药物(nonsteroidal antiinflammatory drugs,NSAID)而未联合使用糖皮质激素类、角膜绷带镜引起的缺氧[19,20],以及局部麻醉药物的滥用。局部的临床症状通常出现于术后1~3天,伴有轻到重度疼痛、视力下降、睫状充血和治疗区角膜上皮下出现白色浸润灶。通常可见免疫环,伴或不伴有周边部角膜浸润[19,20]。出现永久瘢痕伴不规则散光和最佳矫正视力下降1~2行的风险很高[19-21]。PRK术后非感染性角膜炎的发病率为1/300[20],最被认可的发病机制为局部仅使用非甾体抗炎药物而未同时使用糖皮质激素。因为非甾体抗炎药物只阻断花生四烯酸代谢过程中的环氧化酶通路,使花生四烯酸通过脂氧化酶进行代谢,从而导致嗜中性粒细胞的聚集和非感染性角膜浸润[22]。另外,有报道显示1例患者在PTK术后出现角膜边缘Wessel周边免疫环并形成角膜瘢痕,该患者术后曾使用过双氯芬酸钠滴眼液及角膜绷带镜,组织活检显示浸润灶内有中性粒细胞和激活的成纤维细胞,未见到浆细胞和淋巴细胞[23]。

该病例充分说明了在白三烯诱导下中性粒细胞的趋化性。发病机制的研究表明,局部糖皮质激素和非甾体抗炎药物的联合使用,可以显著降低非感染性角膜炎的发生[24]。

然而,角膜表面切削术后非感染性角膜炎的发生,不仅仅与局部单独使用非甾体抗炎药物和角膜绷带镜过紧有关。Rao团队报道了1例病例:患者双眼下方角膜边缘处可见上皮下非感染性浸润,该患者曾行PRK矫正近视,但未局部使用非甾体抗炎药及软性角膜接触镜[25]。另外1例病例报告中,患者在准分子激光上皮下角膜磨镶术(laser-assisted subepithelial keratomileusis,LASEK)术后出现周边

部非感染性角膜炎,但未局部使用非甾体抗炎药[12]。这些病例的发病机制似乎与角膜表层切削术后局部单独使用非甾体抗炎药和配戴角膜接触镜所导致的非感染性角膜炎不同,但其临床症状与葡萄球菌性睑缘炎引起的边缘性卡他性浸润有相似之处。另外,患者的临床表现平稳,通常不会影响最终的手术效果。

LASIK术后边缘性非感染性卡他性角膜浸润的病例报告见表11.1。病灶通常位于板层刀[8-12,26]和飞秒制瓣的角膜鼻侧和上方[12]。角膜屈光术后的非感染性角膜炎的发生可能与免疫反应有关。

表11.1　LASIK术后边缘性非感染性卡他性角膜炎的病例报告

	参考文献／文章	眼别	发病时间	合并症	视力	实验室培养	治疗
病例1	Haw WW, Manche EE.[10] J Refract Surg.1999;15:61-63.	左眼	术后1天	干眼、睑板腺囊肿切除术	20/20	已做	局部抗生素和糖皮质激素
病例2	Yu et al.[11] J Cataract Refract Surg.2002;28:891-894.	双眼	术后1天	上方角膜血管翳	20/25	未做	局部抗生素和糖皮质激素
病例3	Ambrosio et al.[12] J Refract Surg. 2003;19:154-158.	双眼	术后6天	睑板腺功能障碍、睑缘炎	20/20	细菌和真菌培养	局部抗生素和糖皮质激素
病例4	Ambrosio et al.[12] J Refract Surg.2003;19:154-158.	双眼	术后1天	睑板腺功能障碍、睑缘炎	20/25	细菌和真菌培养	局部抗生素和糖皮质激素
病例5	Lahners WJ,Hardten DR, Lindstrom RL.[13] J Refract Surg.2003 Nov-Dec;19(6):671-675.	双眼	术后1天	外斜视伴有轻度弱视和不典型的翼状胬肉	20/25	浸润处做角膜刮片,伴有角膜上皮缺损,角膜瓣未掀开	局部抗生素和糖皮质激素;血液检查以排除自身免疫性或系统感染性疾病
病例6	Lahners WJ,Hardten DR,Lindstrom RL.[13] J Refract Surg.2003 Nov-Dec;19(6):671-675.	双眼	术后5天	类风湿性关节炎、睑板腺功能障碍、上方角膜瘢痕、轻度角膜血管翳、角膜变薄	20/20	未做	抗生素和糖皮质激素
病例7	Lifshitz et al.[14] J Cataract Refract Surg.2005; 31:1392-1395.	双眼	术后3天	未及	20/25	未做	局部抗生素和糖皮质激素
病例8	Lifshitz et al.[14] J Cataract Refract Surg.2005; 31:1392-1395.	右眼	术后1天	未及	20/20	未做	局部抗生素和糖皮质激素
病例9	Singhal S, Sridhar MS, Garg P.[28] J Refract Surg.2005;21:402-404.	双眼	术后1天	未及	20/20	未做	局部抗生素和糖皮质激素

11.3　发病机制

局部免疫反应、角膜瓣制作、激光切削,以及其他眼表或者全身因素,都可以导致非感染性角膜炎[8-12,26]。

典型的边缘性卡他性角膜炎中非感染性炎症的比例非常高。疾病的临床表现、临床转归和糖皮质激素的疗效提示,这一类疾病具有相似的发病机制。典型的边缘性卡他性角膜炎的发病机制为细菌侵袭睑缘产生外毒素,从而引发角膜局部的超敏反应。病损处表现为抗原-抗体复合物

在角膜边缘的基质中非炎症性沉积(超敏反应Ⅱ型和／或Ⅲ型)[27]。抗原为细菌在局部产生的外毒素,多为金黄葡萄球菌,但是其他病原菌也可以引起边缘性角膜炎[27]。

Mondino团队运用金黄色葡萄球菌产生的外毒素感染对细胞壁抗原敏感的兔眼,制作了卡他性角膜炎的动物模型[28]。研究表明:免疫家兔对金黄葡萄球菌产生的抗原-核糖醇磷壁酸(ribitol teichoic acid,RTA)引发了体液免疫。使用酶联免疫吸附法检测家兔血清、泪液和角膜中IgG和IgA抗RTA抗体水平5个月,发现抗体水平与疾病的进展程度相一致[28]。同时,组织学检测发现了多形核白细胞和单核细胞。免疫复合物的沉积激活了经典的补体通路,从

而激发多形核白细胞的浸润、蛋白质水解酶的释放和溃疡形成。

疾病的临床表现、临床转归和糖皮质激素治疗效果提示：LASIK 术后周边部非感染性角膜炎与细菌外毒素超敏反应所产生的边缘性卡他性角膜炎有相似的发病机制。然而，体液免疫在疾病发病机制中的作用尚不明确。

屈光手术后角膜创面的愈合过程提示：角膜上皮细胞，角膜基质细胞，角膜神经、泪腺、泪膜和免疫系统的各种细胞在细胞因子介导下产生一系列复杂的相互作用[29-31]。角膜瓣制作和掀开角膜瓣引起的上皮损伤促进细胞因子的释放，包括白介素 -1α 和肿瘤坏死因子 -α[29,30]，它们与角膜基质细胞中特定的受体结合。后继效应包括炎症反应前趋化因子的释放，如激活因子（monocyte-derived neutrophil chemotacticfactor，MCAF），粒细胞集落刺激因子（granulocyte colony-stimulatingfactor，G-CSF），白介素 -4（interleukin-4，IL-4），中性粒细胞激活肽（neutrophil-activatingpeptide，ENA-78）和单核细胞源性中性细胞趋化因子（monocyte-derived neutrophil chemotacticfactor，MDNCF）。趋化因子吸引炎性细胞从角膜缘血管和泪膜向角膜基质层间移行[32]。当眼表有炎症时，如睑缘炎或睑板腺功能障碍，患者都处于一个炎性环境中。LASIK 可以增加白介素 -1α 和肿瘤坏死因子 -α 的产生，从而促进细胞移行到周边部角膜[10]。另外一种可能是术后对眼睑的操作步骤，可以使带有细菌毒素的睑板腺分泌物释放到眼表[12,33]。

以往的研究曾报道过，角膜胶原交联术后出现角膜浸润，角膜厚度少于 425μm 和角膜曲率大于 60D 是危险因素。若这两种危险因素同时存在，角膜胶原交联术后出现角膜浸润的风险将增加 26.5%。因为紫外线照射引起的角膜内皮毒性的风险在薄角膜中增加；另外，作者猜测陡峭的角膜核黄素积存量相对较少，从而引起角膜紫外线吸收量减少，并降低了核黄素对紫外线引起的角膜内皮毒性的保护性作用[16,17]。

11.4　临床诊断及鉴别诊断

患者发病隐匿，症状较轻或无明显症状，因为角膜浸润是缓慢进展的。疾病通常发生于术后 1~5 天，无严重视力受损。如果患者的双眼是同一天接受手术，则双眼受累。典型的临床症状为局部或周边部的角膜基质浸润，围绕角膜瓣，未侵及角膜上皮，在周边部角膜与浸润区可见透明带（图 11.1a，b）[10-12,26]。患者轻度或中度眼红，未伴前房炎症反应，通常合并睑缘炎、睑板腺功能障碍和脂溢性皮炎。部分患者没有任何明显症状，只是主诉轻微疼痛感、异物感和流泪。

LASIK 术后的患者，发生周边部角膜炎的同时可伴有角膜瓣下细胞浸润，如 DLK[10,12,26]。这些患者可能具有更积极的愈合反应，并伴有屈光回退和欠矫。角膜地形图检查可以协助诊断（图 11.2）。

非感染性角膜炎也可以发生在角膜胶原交联术后[16,17]。角膜基质环（intracornealring segment，ICRS）植入术后，此类患者的体征会有所不同（图 11.3）。

与感染性角膜炎症的鉴别诊断对于该病的治疗是至关重要的。时刻保持对细菌性角膜炎的高度警惕，因为两种疾病的治疗方案完全不同。如果细菌性角膜炎被误诊，可能出现灾难性的后果。

带状疱疹病毒性角膜炎需要与边缘性角膜炎进行鉴别[34]。紫外线照射与准分子激光可能刺激病毒的活化[35,36]，甚至无带状疱疹性眼部疾病史的患者也可以出现此类并发症。因此，准分子激光术出现角膜浸润或持续上皮缺损的患者应该考虑这种疾病的可能。

11.5　临床治疗与预防

糖皮质激素滴眼液是治疗 LASIK 术后周边部角膜炎

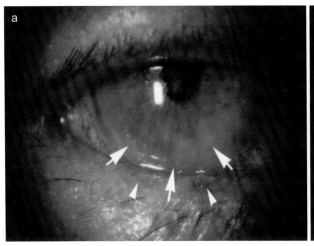
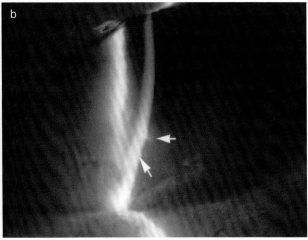

图 11.1　（a）LASIK 术后第 1 天角膜瓣外的角膜周边部可见大量浸润病灶；（b）裂隙灯高放大倍数下可见；浸润病灶与角膜缘之间有一个透明带（也称为间隔透明带）（箭头所指为边缘性角膜浸润，箭头下方睑缘毛细血管扩张）

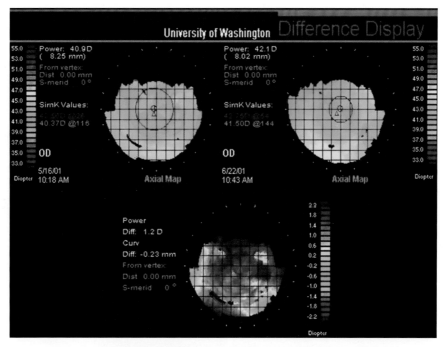

图 11.2   角膜地形图差异图显示:LASIK 术后 1~3 个月之间出现近视回退。
有趣的是,不规则指数(CIM)却从 3.70 降到 1.43

的主要药物,1% 的醋酸泼尼松龙滴眼液每 1~2 小时使用 1 次。每天复查患者,直到病情控制平稳。如果局部使用糖皮质激素无效,可以短期全身使用糖皮质激素(如泼尼松龙每天 0.5~1mg/kg,连续使用 5 天)。

临床症状较严重的病例建议进行微生物学培养和实验室检查,同时进行经验性抗菌治疗,直到细菌培养阴性。常规使用第四代喹诺酮类抗生素。如果高度疑似细菌性感染,建议增加局部抗生素剂量(阿米卡星 20mg/ml 和万古霉素 50mg/ml)。鉴于患者缺少角膜溃疡、角膜病灶表面分泌物和前房炎症反应等体征,手术医生通常不会进行角膜刮片之类的有创性检查,而是选择局部使用激素,密切观察患者症状和体征的变化。

DLK Ⅲ 期或者炎性细胞浸润在视轴上,伴有角膜上皮下雾状混浊及视力降低的患者,建议进行角膜瓣掀瓣冲洗[3-5]。通常,角膜瓣冲洗和局部频点激素性眼药水是非常有效的。

术前检查需要确定患者是否患有中度的睑缘炎和 / 或睑板腺功能障碍,预防性用药,酒糟鼻和高胆固醇血症也是重要的危险因素之一[10]。常规进行眼睑冲洗和消毒以及口服四环素及其衍生物药物进行治疗(多西环素 100mg,每天 2 次)。另外,通过食用亚麻油或者鱼油来补充 ω-3 脂肪酸,可以减轻 75% 患者睑缘炎和干眼的症状(Boerner,Honan,Ambrósio,Stelzner,McIntyre;2001,未发表)[37]。据研究,摄入较多的 ω-3 脂肪酸,可以减轻女性患者干眼的发病率[38]。然而,LASIK 和角膜表层切削术前通过补充 ω-3 脂肪酸来改善眼表状况是否有效,还需要相应的对照研究。慢性干眼症和睑缘炎的患者,术前局部使用环孢素也是一种治疗方法。对照、双盲的临床研究显示该药物对干眼症

患者有效[39]。中度干眼症的患者建议在 LASIK 术前使用环孢素改善症状,从而降低 LASIK 术后干眼症的发生。此外,圆锥角膜患者术后也会出现干眼症和过敏性眼部疾病。术前对这些疾病的确诊,通过上述措施来改善眼表状况,或许可以降低角膜胶原交联术后发生非感染性浸润和上皮延迟愈合等并发症。

角膜上皮缺损可能增加病情的复杂性和严重程度。术前应详细排查感染性疾病,包括病毒性感染。部分病例应当根据糖皮质激素冲击治疗的效果选择口服抗病毒药物。另外,还可以使用 20% 的自体血清和不含防腐剂的人工泪液进行治疗[40]。

LASIK 术后曾患有非感染性角膜炎的患者如果再次进行屈光增效手术,术前 2~3 天应使用渗透性高的糖皮质激素,可以预防边缘性非感染性角膜炎的复发。这种方法也同样适用于合并睑缘炎和睑板腺功能障碍症状的患者,配合眼睑消毒和多西环素的使用[33]。手术医生可以预测这类患者再次患病的可能性,以便术后更仔细地对患者进行随访。

既往有眼部或者全身单纯疱疹病毒感染病史的患者,在 LASIK 术前应口服抗病毒药物并进行其他抗病毒治疗。预防性使用阿昔洛韦每天 800mg 或者伐昔洛韦 500mg,维持 6~12 个月。目前推荐的方案为:术前 2 天开始全剂量口服阿昔洛韦 400mg,每天 5 次,或者伐昔洛韦 500mg,每天 2 次,维持 10 天。为了明确单纯疱疹病毒感染的诊断,需要进行刮片培养。对于细菌和真菌培养阴性且对局部糖皮质激素治疗无效,或者伴有角膜上皮缺损的患者,需要考虑抗病毒治疗[10]。

共聚焦显微镜是一种重要的非侵袭性、细胞水平的角

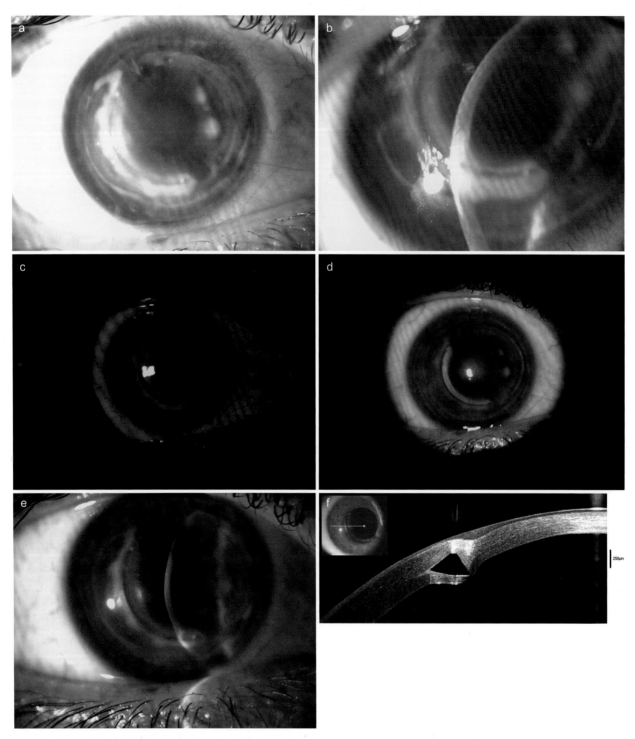

图 11.3 (a~c)角膜基质环植入术后患者,行角膜胶原交联术后 1 个月,右眼出现了非感染性浸润(培养阴性)和角膜上皮的缺损;(d~f)局部糖皮质激素冲击治疗和使用 20% 自体血清 1 周后角膜的图像。(a)角膜基质环的颞侧可见密集的浸润灶及鼻侧两个较小的浸润灶和透明区;(b)裂隙灯所见浸润区角膜上皮不规整;(c)荧光素染色有着色证明上皮缺损;(d)治疗 1 周后,裂隙灯弥散光照射下可见角膜浸润明显减少;(e)裂隙灯所见;(f)AS-OCT 高倍放大显示:角膜胶原交联术后的角膜分界线

膜疾病辅助诊断方法[41]。我们认为，共聚焦显微镜检查在鉴别 LASIK 术后非感染性和感染性角膜炎中具有潜在临床应用价值，可以辅助检测病原体。这项技术可能是屈光性角膜手术术后处理此类并发症的巨大进步，但还有待进一步证实。

结论

　　手术医生应了解，角膜屈光手术和角膜治疗性手术术后，非感染性角膜炎症与角膜感染性炎症存在明显不同的术后并发症，非感染性角膜炎的治疗及预后转归与感染性炎症也完全不同。我们主张，一旦术后出现角膜周边部浸润，手术医生需要保持高度警惕，必要时每天复查患者，评估病情，排除细菌性或病毒性感染。可以通过强化治疗改善眼表状况，配合使用 20% 自体血清治疗角膜上皮缺损。非感染性角膜炎的确切致病机制尚不明确，术后角膜周边部浸润对该病的诊断和处理非常重要。早期合理使用局部糖皮质激素进行冲击治疗可以快速减轻浸润反应，不影响最后的手术效果[8-12,26]。术前确定该并发症的危险因素也很重要，采取预防性治疗措施可以避免或尽量减少并发症的发生。

要点总结

- LASIK 术后患者，非感染性炎症的发生与板层刀和飞秒激光的使用有关。
- 该病的典型表现是角膜病灶通常不损伤角膜上皮，但也可以伴随角膜上皮缺损。
- 在周边部角膜病灶与角膜缘之间有透明带（与卡他性角膜浸润相似）。
- DLK 使非感染性角膜炎变得更复杂，必要时需要进行角膜瓣下清洗。
- 实验室涂片、培养阴性和糖皮质激素治疗有效是该病确诊的要点。
- 该病经常合并睑缘炎。
- 局部高渗透性糖皮质激素的冲击治疗有效。
- 治疗后可能出现近视回退。
- LASIK 增效手术可导致该病的复发（可使用高渗透性糖皮质激素进行预防性治疗）。
- 高危险因素人群的确定是非常重要的（睑缘炎和酒糟鼻性角膜炎）。预防性用药可以控制该病的发生。
- 鉴别诊断包括 DLK、感染性角膜炎和单纯疱疹性角膜炎。

（余克明　翻译）

参考文献

1. Duffey RJ, Leaming D. US trends in refractive surgery: 2004 ISRS/AAO survey. J Refract Surg. 2005;21(6):742–8.
2. Netto MV, Mohan RR, Ambrósio R Jr, Hutcheon AE, Zieske JD, Wilson SE. Wound healing in the cornea: a review of refractive surgery complications and new prospects for therapy. Cornea. 2005;24(5):509–22.
3. Ambrósio R Jr, Wilson SE. Complications of laser in situ keratomileusis: etiology, prevention, and treatment. J Refract Surg. 2001;17(3):350–79.
4. Melki SA, Azar DT. LASIK complications: etiology, management, and prevention. Surv Ophthalmol. 2001;46(2):95–116.
5. Smith RJ, Maloney RK. Diffuse lamellar keratitis. A new syndrome in lamellar refractive surgery. Ophthalmology. 1998;105(9):1721–6.
6. Alio JL, Perez-Santonja JJ, Tervo T, Tabbara KF, Vesaluoma M, Smith RJ, Maddox B, Maloney RK. Postoperative inflammation, microbial complications, and wound healing following laser in situ keratomileusis. J Refract Surg. 2000;16(5):523–38.
7. Adan CB, Sato EH, Sousa LB, Oliveira RS, Leao SC, Freitas D. An experimental model of mycobacterial infection under corneal flaps. Braz J Med Biol Res. 2004;37(7):1015–21.
8. Haw WW, Manche EE. Sterile peripheral keratitis following laser in situ keratomileusis. J Refract Surg. 1999;15(1):61–3.
9. Yu EY, Rao SK, Cheng AC, Law RW, Leung AT, Lam DS. Bilateral peripheral corneal infiltrates after simultaneous myopic laser in situ keratomileusis. J Cataract Refract Surg. 2002;28(5):891–4.
10. Ambrósio R Jr, Periman LM, Netto MV, Wilson SE. Bilateral marginal sterile infiltrates and diffuse lamellar keratitis after laser in situ keratomileusis. J Refract Surg. 2003;19(2):154–8.
11. Lahners WJ, Hardten DR, Lindstrom RL. Peripheral keratitis following laser in situ keratomileusis. J Refract Surg. 2003;19(6):671–5.
12. Lifshitz T, Levy J, Mahler O, Levinger S. Peripheral sterile corneal infiltrates after refractive surgery. J Cataract Refract Surg. 2005;31(7):1392–5.
13. Wilson SE. Laser in situ keratomileusis-induced (presumed) neurotrophic epitheliopathy. Ophthalmology. 2001;108(6):1082–7.
14. Wilson SE, Ambrósio R. Laser in situ keratomileusis-induced neurotrophic epitheliopathy. Am J Ophthalmol. 2001;132(3):405–6.
15. Dogru M, Stern ME, Smith JA, Foulks GN, Lemp MA, Tsubota K. Changing trends in the definition and diagnosis of dry eyes. Am J Ophthalmol. 2005;140(3):507–8.
16. Dhawan S, Rao K, Natrajan S. Complications of corneal collagen cross-linking. Review article. J Ophthalmol. 2011.): 5 pages;2011:869015.
17. Lam FC, Geourgoudis P, Nanavaty MA, Khan S, Lake D. Sterile keratitis after combined riboflavin-UVA corneal collagen cross-linking for keratoconus. Eye. 2014;28:1297–303.
18. Mondino BJ. Inflammatory diseases of the peripheral cornea. Ophthalmology. 1988;95(4):463–72.
19. Sher NA, Krueger RR, Teal P, Jans RG, Edmison D. Role of topical corticosteroids and nonsteroidal antiinflammatory drugs in the etiology of stromal infiltrates after excimer photorefractive keratectomy. J Refract Corneal Surg. 1994;10(5):587–8.
20. Teal P, Breslin C, Arshinoff S, Edmison D. Corneal subepithelial infiltrates following excimer laser photorefractive keratectomy. J Cataract Refract Surg. 1995;21(5):516–8.
21. Kim JY, Choi YS, Lee JH. Keratitis from corneal anesthetic abuse after photorefractive keratectomy. J Cataract Refract Surg. 1997;23(3):447–9.
22. Ku EC, Lee W, Kothari HV, Scholer DW. Effect of diclofenac sodium on the arachidonic acid cascade. Am J Med. 1986;80(4B):18–23.
23. Teichmann KD, Cameron J, Huaman A, Rahi AH, Badr I. Wessely-type immune ring following phototherapeutic keratectomy. J Cataract Refract Surg. 1996;22(1):142–6.
24. Arshinoff SA, Mills MD, Haber S. Pharmacotherapy of photorefractive keratectomy. J Cataract Refract Surg. 1996;22(8):1037–44.
25. Rao SK, Fogla R, Rajagopal R, Sitalakshmi G, Padmanabhan P. Bilateral corneal infiltrates after excimer laser photorefractive keratectomy. J Cataract Refract Surg. 2000;26(3):456–9.
26. Singhal S, Sridhar MS, Garg P. Bilateral peripheral infiltrative keratitis after LASIK. J Refract Surg. 2005;21(4):402–4.
27. Robin JB, Dugel R, Robin SB. Immunologic disorders of the cornea and conjunctiva. In: Kaufman HB, Barron BA, McDonald MB, editors. The cornea. 2nd ed, on CDRom. Newton, MA: Butterworth-Heinemann; 1999.
28. Mondino BJ, Adamu SA, Pitchekian-Halabi H. Antibody studies in a rabbit model of corneal phlyctenulosis and catarrhal infiltrates related to Staphylococcus aureus. Invest Ophthalmol Vis Sci. 1991;32(6):1854–63.

29. Wilson SE, Netto M, Ambrósio R Jr. Corneal cells: chatty in development, homeostasis, wound healing, and disease. Am J Ophthalmol. 2003;136(3):530–6.

30. Mohan RR, Hutcheon AE, Choi R, Hong J, Lee J, Mohan RR, Ambrósio R Jr, Zieske JD, Wilson SE. Apoptosis, necrosis, proliferation, and myofibroblast generation in the stroma following LASIK and PRK. Exp Eye Res. 2003;76(1):71–87.

31. Wilson SE, Mohan RR, Mohan RR, Ambrósio R Jr, Hong J, Lee J. The corneal wound healing response: cytokine-mediated interaction of the epithelium, stroma, and inflammatory cells. Prog Retin Eye Res. 2001;20(5):625–37.

32. Hong JW, Liu JJ, Lee JS, Mohan RR, Mohan RR, Woods DJ, He YG, Wilson SE. Proinflammatory chemokine induction in keratocytes and inflammatory cell infiltration into the cornea. Invest Ophthalmol Vis Sci. 2001;42(12):2795–803.

33. Asbell PA, Stapleton FJ, Wickström K, Akpek EK, Aragona P, Dana R, Lemp MA, Nichols KK. The international workshop on meibomian gland dysfunction: report of the clinical trials subcommittee. Invest Ophthalmol Vis Sci. 2011;52(4):2065–85.

34. Holland EJ, Schwartz GS. Classification of herpes simplex virus keratitis. Cornea. 1999;18(2):144–54.

35. Pepose JS, Laycock KA, Miller JK, Chansue E, Lenze EJ, Gans LA, Smith ME. Reactivation of latent herpes simplex virus by excimer laser photokeratectomy. Am J Ophthalmol. 1992;114(1):45–50.

36. Levy J, Lapid-Gortzak R, Klemperer I, Lifshitz T. Herpes simplex virus keratitis after laser in situ keratomileusis. J Refract Surg. 2005;21(4):400–2.

37. Ambrósio R Jr, Stelzner S, Boerner C, Honan P, McIntyre DJ. Nutritional treatment of dry eye: lipids. Rev Refract Surg. 2002;3:29–35.

38. Miljanovic B, Trivedi KA, Dana MR, Gilbard JP, Buring JE, Schaumberg DA. Relation between dietary n-3 and n-6 fatty acids and clinically diagnosed dry eye syndrome in women. Am J Clin Nutr. 2005;82(4):887–93.

39. Sall K, Stevenson OD, Mundorf TK, Reis BL. Two multicenter, randomized studies of the efficacy and safety of cyclosporine ophthalmic emulsion in moderate to severe dry eye disease. CsA Phase 3 Study Group. Ophthalmology. 2000;107(4):631–9.

40. Noda-Tsuruya T, Asano-Kato N, Toda I, Tsubota K. Autologous serum eye drops for dry eye after LASIK. J Refract Surg. 2006;22(1):61–6.

41. Chiou AG, Kaufman SC, Kaufman HE, Beuerman RW. Clinical corneal confocal microscopy. Surv Ophthalmol. 2006;51(5):482–500.

第 12 章
角膜融解

12

Jose L. Güell, Merce Morral, Daniel Elies, Oscar Gris, Javier Gaytan, Felicidad Manero

核心信息

- 角膜对各种损伤表现出的反应是有限的。
- 基质融解,也称为角膜融解或基质坏死,是一种导致潜在严重后果的终末期反应。
- 损伤部位的角膜在经历基质融解反应后透明性下降,角膜很难恢复到正常的张力强度,这主要是因为角膜厚度减少了。
- 治疗必须直接对应原发疾病或"诱发"因素,且取决于角膜融解的侵袭程度。
- 虽然角膜基质融解最常发生在准分子激光原位角膜磨镶术(laser insitu keratomileusis,LASIK)术后,但偶尔也会在其他角膜屈光手术后观察到。
- 角膜上皮内生和角膜瓣边缘的基质融解均多见于LASIK 术后再次手术,包括角膜瓣再次掀开和远视术后再处理。基质融解常常与激光切削界面异常炎症反应密切相关,例如弥漫性层间角膜炎(diffuse lamellar keratitis,DLK)。

12.1 简介

角膜基质融解,又称角膜融解或无菌性坏死,是一种潜在的严重并发症,可能导致严重的角膜变薄和穿孔。术后角膜融解可能与感染、炎症或营养因素[1]有关。为了使读者更好地理解相关机制和恰当的治疗策略,本章总结了角膜基质生理学和愈合反应的基本概念。

12.2 基础概念

角膜基质占角膜厚度的 90%,几乎全部由细胞外基质组成。可以识别出两个组织区域:①前弹力层,是由随机排列的胶原纤维组成的均质非细胞层状结构;②板层基质,是由倾斜交错排列的胶原束包绕梭形的角膜基质细胞组成。前弹力层大约占角膜厚度的 2%。它是由 Ⅰ 型、Ⅲ 型、Ⅴ 型和 Ⅵ 型胶原,以及 Ⅳ 型胶原(可能存在)组成的不规则丝状结构。

基质成纤维细胞或角膜基质细胞是神经崤分化衍生的纺锤状细胞,并分泌大部分细胞外基质,包括胶原纤维和蛋白聚糖。生理条件下,基质细胞处于最低有丝分裂活性状态,主要用于维持细胞外成分的缓慢更替。正常的角膜基质细胞密度从前到后逐渐减少,而在后弹力层膜前部区域略有增加。

板层角膜基质由大约 200 层 Ⅰ 型胶原组成,在成年人角膜中最丰富;胶原排列与角膜表面平行。角膜基质的非胶原成分由糖胺聚糖(glycosaminoglycan,GAG)组成。蛋白多糖是酸性大分子,由至少 1 个硫酸甘聚糖与核心蛋白结合,并在特定的轴向位置与胶原纤维连接。由于这些分子具有很高的亲水性,细胞间质中存在的大部分水都与 GAG 分子相关。蛋白多糖位于胶原纤维之间,并且可能发挥调节胶原纤维间距和直径的作用。角膜基质板层间的黏附力强度取决于胶原层与蛋白多糖的关系。基质黏附力强度在角膜周边部更大,因为有更多胶原纤维交织排列。

角膜基质反应的主要激发因素是基质细胞凋亡。在轻微损伤情况下,如角膜表面异物,角膜基质细胞反应较小或者没有反应。这时,角膜的缺损可能永久性地被上皮细胞填充,上皮细胞层局部增厚并重塑角膜前表面形态,而不损失角膜的透明度及厚度。

角膜受损后,基质细胞活化并打破其稳定状态,开始合成胶原蛋白和蛋白聚糖。此外,角膜基质细胞的数量随着有丝分裂而增加,其他类似角膜基质细胞的成纤维细胞也可能进入该区域。在完整的角膜上皮覆盖重建后,基质细胞从它们的原始位置迁移到损伤部位并开始分泌胶原蛋白。然而,尽管修复型胶原与原生的 Ⅰ 型胶原相同,但其直径更大、更多变,因此丧失了维持角膜透明度和透光性的组织均匀性,临床上可观察到角膜瘢痕。同样,新合成的蛋白多糖与水分子的结合更加紧密,这导致瘢痕组织的慢性水肿。新形成的蛋白聚糖性质的差异导致新生胶原纤维的空间排列间距不规则,继而导致角膜基质组织的混浊。

在伤口愈合的后期,基质细胞形成胞浆内肌动蛋白-肌球蛋白收缩元件,作用类似于肌细胞(肌成纤维细胞或成纤维肌细胞)。肌成纤维细胞是角膜伤口"收缩"的主要原因,可能导致角膜不规则散光。早期瘢痕产生的细胞外基质并非最终或静止期瘢痕。在外界刺激,如周围组织产生的机械力量没有稳定的情况下,胶原蛋白和蛋白聚糖被特定的蛋白酶选择性分解,新的胶原蛋白和蛋白聚糖被选择性地以更优化的排列方向、数量或比例合成。肌成纤维细胞最后恢复为近似于原生角膜细胞的稳定细胞。细胞过多可能是瘢痕组织的永久性特征。瘢痕组织的透明度可以提高,但不能达到完全的功能重建。虽然受损区域透明度下降且细胞密集,但是角膜瘢痕组织很少恢复到正常的张力强度。据估算,最多恢复原生角膜张力强度的70%。

研究者在体外试验了几种抑制基质金属蛋白酶(matrix metalloproteinases,MMP)活性的药物,并将这几种药在兔碱性烧伤模型中作为局部用药进行了试验。一些MMP抑制剂似乎通过非特异性螯合存在于MMP活性位点的锌阳离子而起作用,这些制剂包括乙二胺四乙酸钠(ethylenediaminetetraacetic acid,EDTA),四环素,半胱氨酸和乙酰半胱氨酸。含有硫醇的胶原酶合成抑制剂已经被开发出来,它比第一代胶原酶抑制剂更有效。

I型金属蛋白酶(tissue inhibitor of metalloproteinases type I,TIMP-1)的组织抑制剂是一种由多种细胞合成和分泌的蛋白质,内源性地抑制基质金属蛋白酶、胶原酶、明胶酶和基质溶素。纯化重组蛋白TIMP-1的局部应用显著降低了兔重度碱烧伤后角膜溃疡的进展,TIMP-1尚未在角膜烧伤患者中进行评估。联合使用抗生素和MMP抑制剂治疗感染性角膜溃疡可以降低广泛坏死的风险,但还有待更多的基础和临床研究加以证实。

局部抗炎药物,如糖皮质激素或非甾体抗炎药物,通常与角膜基质延迟愈合和角膜溃疡进展加速有关。导致该效应的部分原因可能是基质成纤维细胞再生过程中DNA的合成减少。此外,糖皮质激素会降低培养的成纤维细胞合成胶原的能力,而添加胰岛素生长因子(insulin growth factor,IGF)或表皮生长因子(epidermal growth factor,EGF),可能部分限制糖皮质激素对伤口愈合的影响。

12.3　角膜基质融解的分类

表12.1描述了基于病理生理学的角膜基质融解的分类。

表12.1　基于病理生理学的角膜基质融解分类

活跃型	· 感染性角膜炎 · 致病菌培养阴性的溃疡性角膜炎[2] · 腐蚀性角膜损害(碱性化学伤/酸性化学伤/角膜热烧伤) · 免疫性疾病(类风湿性关节炎、原发性Sjögren综合征[3]、小柳原田氏综合征[4]) · 维生素A缺乏症[5] · DLK、上皮内生[6] · 其他疾病:副肿瘤综合征[7]
营养型(Dellen现象)	· 翼状胬肉 · 青光眼引流阀撕脱[7]
神经营养性角膜病	· 三叉神经损伤[8]

12.4　准分子激光屈光手术后基质融解

12.4.1　流行病学和发病机理

角膜屈光手术后角膜基质融解非常罕见,最常发生于准分子激光原位角膜磨镶术(laser insitu keratomileusis,LASIK)术后,特别是在包含掀瓣的二次LASIK和远视手术后。系统性炎症或自身免疫性疾病(例如桥本氏甲状腺炎、系统性红斑狼疮、干燥综合征、类风湿性关节炎和皮肤多形性红斑)是重要的危险因素,在50%的角膜融解病例中都存在。虽然活动期的免疫性疾病是角膜激光切削手术的绝对禁忌证,无论是LASIK还是PRK,如果全身性疾病得到有效的控制且无活动迹象,角膜屈光手术后角膜融解的发生率极低[9-12]。

典型的临床表现是单侧角膜瓣边缘融解,在手术后2~5周开始[13]。在绝大多数病例中,角膜融解同时伴有其他术后早期并发症,包括上皮缺损,薄角膜瓣和/或不规则角膜瓣,纽扣瓣,上皮内生,弥漫性层间角膜炎(diffuse lamellar keratitis,DLK)和感染性角膜炎或角膜瓣移位(图12.1)[6,14-17]。基质的板层切削界面植入的上皮细胞通过诱导周围基质细胞凋亡引发基质融解,上皮内生是角膜瓣融解最常见的触发因素[18]。严重的DLK(Ⅲ期和Ⅳ期)是角膜瓣和基质融解的共同高危因素,会导致严重的角膜变薄(图12.2)[19]。

角膜融解通常是一种自限性疾病现象,会在发病后21~45天缓解。尽管使用了局部类固醇和/或环孢素,不同程度的角膜混浊(角膜白斑)、规则和不规则散光的后遗症仍然常见。

非甾体抗炎药已证实对PRK术后疼痛、炎症和畏光有效。另一方面,局部非甾体抗炎药可能会加剧其他危险因素,如干眼和/或自身免疫性疾病。由于非甾体抗炎药抑制角膜细胞增殖,也被用于PRK术后角膜混浊的长期治疗以及尝试用于调节LASIK和PRK术后的屈光回退[20-23]。使用NSAID相关性的准分子屈光手术后角膜融解之前曾被报道过,可能的机制是角膜上皮细胞过度表达MMP-1和MMP-8[24-27],少数病例进展为急性或迟发性角膜穿孔。我们认为,非甾体抗炎药的使用应限制在LASIK或表层手术后的最初几个小时或几天,以达到止痛效果,不建议长期使用。

12.5　角膜融解的治疗

12.5.1　一般概念

LASIK术后基质融解通常是一种自限性的现象,在大多数情况下不需要治疗。如果需要,应该直接针对潜在的病因或触发的诱因进行治疗。使用氰基丙烯酸酯胶和治疗性角膜接触镜[28,29],或部分角膜切除术和羊膜移植可能有效[30-33]。口服四环素(多西环素)也被证明是有效的,因为它们具有抗金属蛋白酶的作用,对感染假单胞菌的角膜炎病例也有效(图12.3)[34]。

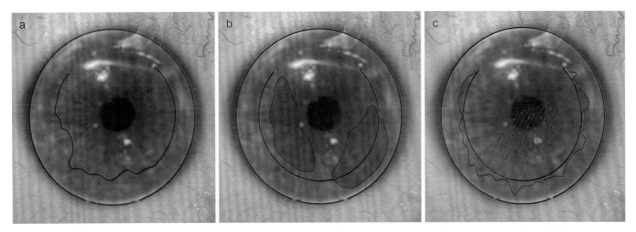

图 12.1 LASIK 术后上皮内生和基质融解的高危情况。(a)不规则的透镜;(b)上皮缺损,尤其是缺损超过角膜瓣边缘;
(c)不规则上皮边缘(再手术)和 DLK

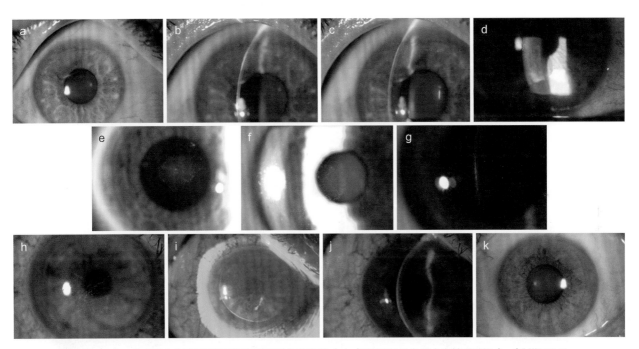

图 12.2 (a~d)上皮内生后周围角膜基质融解的临床照片;(e~g)终期 DLK 角膜中央基质融解;(h~j)IV期 DLK,
如果立即用口服和局部糖皮质激素强化治疗,可以避免基质融解。(k)DLK 治疗后 6 个月未见基质融解

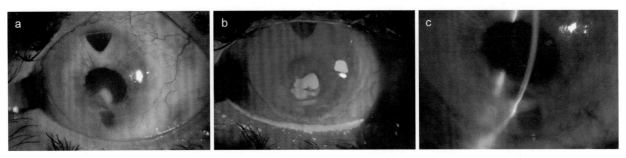

图 12.3 (a~c)感染性角膜炎可伴有一定程度的局灶性或弥漫性基质融解。临床照片显示一例假单胞
菌性角膜炎合并局灶性基质融解

角膜融解是角膜移植术后极其严重的并发症。其他的危险因素也很常见，特别是单纯疱疹病毒或免疫紊乱[35]。局部甲羟孕酮（medroxyprogesterone，MPG）被认为有抑制胶原酶的效果，尽管它可能不会影响角膜移植患者的基质融解发生率，但 MPG 可能对基质融解的发生和严重程度有影响，具有一定的保护作用[36]。

血小板活化因子（platelet-activating factor，PAF）通过抑制上皮细胞的黏附，增加基质细胞的凋亡，诱导 MMP-9 活化，延缓角膜上皮伤口愈合。血小板活化因子受体拮抗剂 LAUO9O1（2,4,6- 三甲基 1-4- 二氢吡啶 -3-5- 二羧酸酯）被开发用于治疗碱烧伤诱发的基质融解和 DLK，但效果没有达到人体的初始状态[37]。

12.5.2 角膜上皮内生和角膜瓣融解

上皮内生是 LASIK 术后最常见的并发症之一，发生率为 0.03%~9.1%[38-40]。Letko 等人报道，与使用机械刀制瓣相比，飞秒激光制瓣的 LASIK 二次手术后发生明显的上皮内生概率更低[41]。

LASIK 术中大片上皮脱落或上皮缺损可能引发术后并发症，包括 DLK、角膜瓣微皱褶、上皮内生和角膜瓣融解等。上皮基底膜营养不良（epithelial basement membrane dystrophy，EBMD）患者存在上皮脱落的高风险，不应施行 LASIK 手术[42]。同样，如果患者在第一只眼手术中发生上皮脱落，另一只眼则不应行 LASIK 手术，因为双侧损伤的风险非常高（图 12.4）。

因此，在 LASIK 二次手术后，上皮内生及角膜瓣边缘融解都更为常见，特别是那些涉及二次掀瓣的手术[43,44]。一系列研究称，远视二次手术中可能有高达 30% 的病例发生上皮内生，而发生角膜瓣融解的病例达 2%。因此，为了保护角膜上皮边缘，应谨慎掀瓣及复位，对于预防这种潜在的严重并发症至关重要。我们的经验证明，制作一个圆形角膜瓣裂口是非常有用的防止上皮内生的手段（图 12.5）[45]。或者，我们介绍了一种飞秒激光辅助增强的技术，在原机械微型角膜板层刀制瓣 LASIK 手术基础上，使用飞秒激光器（VisuMax，Carl Zeiss Meditec，Jena，德国）制作垂直切口。它减少了上皮的机械损伤并防止上皮细胞迁移，可降低 LASIK 二次手术后上皮内生的风险[46]。

轻中度的 LASIK 术后上皮内生有自限性。因此，轻微的角膜融解不会导致不规则散光或其他后遗症；只有当上皮内生呈现快速进展，直接或间接影响视觉功能或导致严重角膜瓣融解时，才需要手术干预[47]。

上皮内生的手术治疗包括角膜瓣掀瓣复位、刮除角膜基质床和角膜瓣基质面的上皮囊肿及碎片。用不同方法进行角膜瓣掀瓣和上皮刮除后上皮内生的复发率为 5%~68%[6,39,40,48]。根据我们的经验，基质面冲洗后缝合角膜瓣可有效降低复发率（图 12.6）[49]。虽然一些作者建议使用酒精或抗代谢药物（MMC）用于治疗复发性上皮内生[50]，但在我们看来，这可能增加继发角膜融解的风险，是手术禁忌。

上皮内生可能伪装为角膜基质水肿伴持续性上皮缺损。诊断延迟引起基质融解和 / 或感染性角膜炎，可导致不可逆的视力丧失[51]。如果不治疗，晚期角膜瓣融解合并上皮内生可能需要角膜瓣切除[6,14,15,52]。DLK Ⅲ 期和 Ⅳ 期需要积极治疗以尽可能减少视觉和解剖结构上的后遗症；晚期 DLK 的治疗包括口服和局部类固醇冲击治疗，在某些个案中可以进行角膜瓣掀瓣和基质面冲洗治疗（图 12.7）[42]。

综上所述，准分子激光手术后严重角膜融解是一种非常罕见的有潜在严重后果的并发症，及时诊断和治疗至关重要。

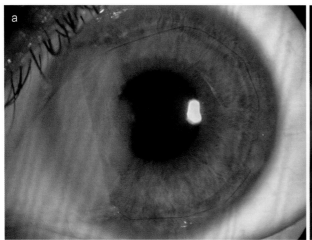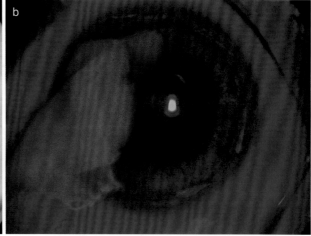

图 12.4 （a,b）在一些有大范围上皮缺损的病例中，羊膜植片可能是治疗性角膜接触镜的一个好的替代治疗方法。临床照片（a）无荧光素染色；(b)上皮内生清除联合羊膜移植术后 4 周后荧光素染色阳性。一些残余羊膜会在手术后残留几个星期，可在裂隙灯下被移除

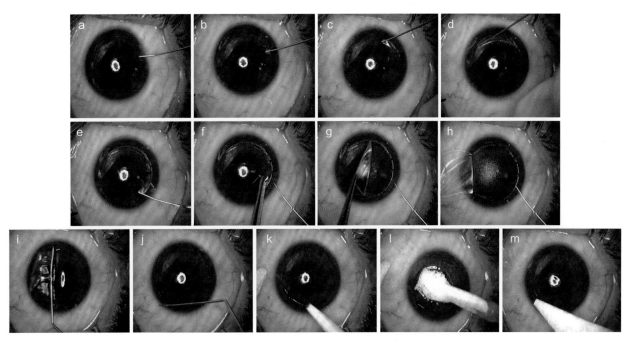

图 12.5 （a~m）圆形角膜瓣裂口的制作用来掀开和复位 LASIK 角膜瓣,使角膜瓣边缘的创伤最小化

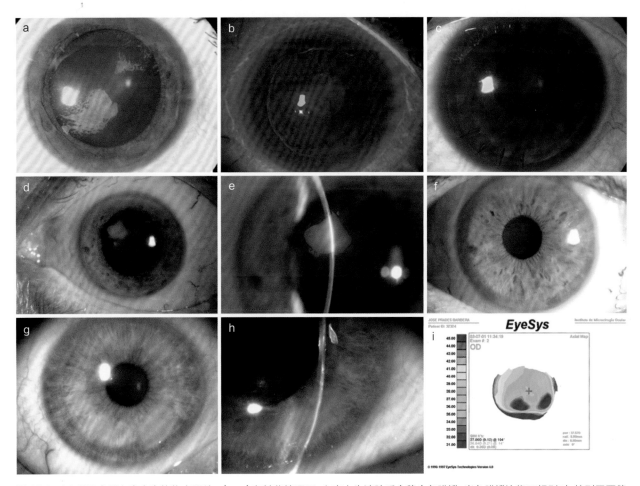

图 12.6 LASIK 术后上皮内生的临床照片。（a~c）在某些情况下,上皮内生清除后会缝合角膜瓣,当角膜瓣边缘不规则时,特别需要缝合;（d~f）需要清除的有临床意义的切削界面角膜上皮内生,该病例中角膜瓣不需要缝合;（g~h）继发于侵袭性角膜上皮内生的角膜融解。(i)角膜基质融解可能引起不规则散光和角膜地形图中显示的角膜严重不规则

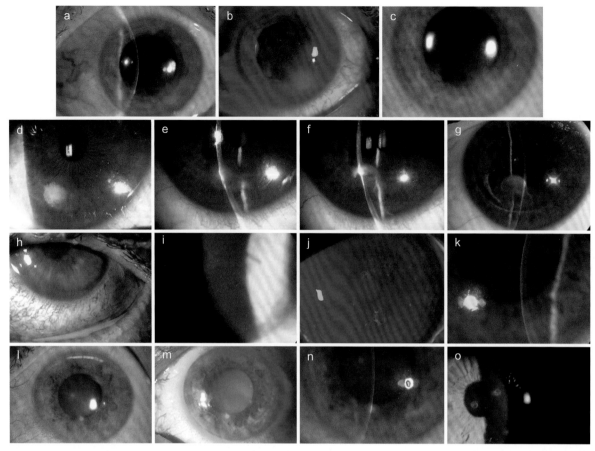

图 12.7　LASIK 术后感染性角膜炎可发生于上皮面或基质面，可引起 DLK、继发局灶或弥漫性基质融解，及时治疗是避免后遗症的关键。(a~c)疱疹病毒性上皮感染；(d~g)层间分枝杆菌感染性角膜炎，可见明显的角膜瓣坏死；(h~k)腺病毒感染；(l~o)层间肺炎链球菌感染，可见局灶性基质融解，角膜变薄

要点总结

- 角膜融解是基质对各种损伤的最终共同反应。
- LASIK 术后角膜融解有多种因素，包括干眼症和自身免疫性疾病。局部非甾体抗炎药的使用可能会加剧这些因素的作用。
- 角膜基质融解通常与基质床交界面的炎症反应有关，如 DLK。
- LASIK 二次手术后上皮内生和角膜瓣边缘融解更为常见，精确的手术技术是避免这些并发症的关键。
- 基质融解通常是一种自限性的现象。
- 对于非常罕见、严重的进展期上皮内生或 DLK 患者，需要积极治疗。

（余克明　翻译）

参考文献

1. Waring GO III, Rodrigues MM. Patterns of pathologic response in the cornea. Surv Opthalmol. 1987;31(4):262–6.
2. Lam DS, Leung AT, Wu JT, Fan DS, Cheng AC, Wang Z. Culture-negative ulcerative keratitis after laser in situ keratomileusis. J Cataract Refract Surg. 1999;25(7):1004–8.
3. Vivino FB, Minerva P, Huang CH, Orlin SE. Corneal melt as the initial presentation of primary Sjogren's syndrome. J Rheumatol. 2001;28(2):379–82.
4. Paroli MP, Pinca M, Speranza S, Marino M, Pivetti-Pezzi P. Paracentral corneal melting in a patient with Vogt-Koyanagi-Harada's syndrome, psoriasis, and Hashimoto's thyroiditis. Ocul Immunol Inflamm. 2003;11(4):309–13.
5. Su WY, Chang SW, Huang SF. Amniotic membrane transplantation for corneal perforation related to vitamin A deficiency. Ophthalmic Surg Lasers Imaging. 2003;34(2):140–4.
6. Azar G, Doan S, Cochereau I, Gabison EE. Management of post-LASIK recurrent epithelial ingrowth with flap melting using annular amniotic membrane graft. J Cataract Refract Surg. 2010;36(12):2207–8.
7. Beele H, Claerhout I, Kestelyn P, Dierckxens L, Naeyaert JM, De Laey JJ. Bilateral corneal melting in a patient with paraneoplastic pemphigus. Dermatology. 2001;202(2):147–50.
8. Nishida T, Nakamura M, Konma T, Ofuji K, Nagano K, Tanaka T, Enoki M, Reid TW, Brown SM, Murphy CJ, Manis MJ. Neurotrophic keratopathy—studies on substance P and the clinical significance of corneal sensation. Nippon Ganka Gakkai Zasshi. 1997;101(12):948–74.
9. Alio JL, Artola A, Belda JI, Perez Santonja JJ, Muñoz G, Javaloy J, Rodríguez-Prats JL, Galal A. LASIK in patients with rheumatic diseases: a pilot study. Ophthalmology. 2005;112(11):1948–54.
10. Smith RJ, Maloney RK. Laser in situ keratomileusis in patients with autoimmune disease. J Cataract Refract Surg. 2006;32(8):1292–5.
11. Kohnen T. Excimer laser refractive surgery in autoimmune disease. From the Editor. J Cataract Refract Surg. 2006;32(8):1241.
12. Cobo-Soriano R, Beltran J, Baviera J. LASIK outcomes in patients with underlying systemic contraindications: a preliminary study. Ophthalmology. 2006;113(7):1118.e1–8.

13. Ly Y, Li HY. Analysis of clinical characteristics and risk factors of corneal melting after laser in situ keratomileusis. Zhonghua Yan Ke Za Zhi. 2005;41(4):330–4.

14. Kymionis G, Ide T, Yoo S. Flap amputation with phototherapeutic keratectomy (PTK) and adjuvant mitomycin C for severe post-LASIK epithelial ingrowth. Eur J Ophthalmol. 2009;19(2):301–3.

15. Kymionis GD, Kankariya VP, Kontadakis GA. Combined treatment with flap amputation, phototherapeutic keratectomy, and collagen crosslinking in severe intractable post-LASIK atypical mycobacterial infection with corneal melt. J Cataract Refract Surg. 2012;38(4):713–5.

16. Castillo A, Diaz-Valle D, Gutierrez AR, Toledano N, Romero F. Peripheral melt of flap after laser in situ keratomileusis. J Refract Surg. 1998;14(1):61–3.

17. Lam DS, Leung AT, Wu JT, Cheng AC, Fan DS, Rao SK, Talamo JH, Barraquer C. Management of severe flap wrinkling or dislodgment after laser in situ keratomileusis. J Cataract Refract Surg. 1999;25(11):1441–7.

18. Du Z, Guo H, Zheng Q. Immunohistochemical and clinical studies on sub-corneal flap epithelial implantation accompanied by flap melting after excimer laser in situ keratomileusis. Zhonghua Yan Ke Za Zhi. 2001;37(2):84–6.

19. De Rojas Silva MV, Diez Feijo E, Rodríguez Ares MT, Sánchez-Salorio M. Confocal microscopy of stage 4 diffuse lamellar keratitis with spontaneous resolution. J Refract Surg. 2004;20(4):391–6.

20. Lu KL, Wee WR, Sakamoto T, McDonnell PJ. Comparison of in vitro antiproliferative effects of steroids and nonsteroidal antiinflammatory drugs on human keratocytes. Cornea. 1996;15:185–90.

21. Nguyen KD, Lee DA. Effects of steroids and nonsteroidal antiinflammatory agents on human ocular fibroblast. Invest Ophthalmol Vis Sci. 1992;33:2693–701.

22. Nguyen KD, Lee DA. In vitro evaluation of antiproliferative potential of topical cyclo-oxygenase inhibitors in human Tenon's fibroblast. Exp Eye Res. 1993;57:97–105.

23. Nassaralla B, Szerenyi K, Wang XW, et al. Effect of diclofenac on corneal haze after photorefractive keratectomy in rabbits. Ophthalmology. 1995;102:469–74.

24. Hsu JK, Johnston WT, Read RW, McDonnell PJ, Pangalinan R, Rao N, Smith RE. Histopathology of corneal melting associated with diclofenac use after refractive surgery. J Cataract Refract Surg. 2003;29:250–6.

25. Flach AJ. Corneal melts associated with topically applied nonsteroidal anti-inflammatory drugs. Trans Am Ophthalmol Soc. 2001;99:205–10. discussion 210–2

26. Gabison EE, Chastang P, Menashi S, Mourah S, Doan S, Oster M, Mauviel A, Hoang-Xuan T. Late corneal perforation after photorefractive keratectomy associated with topical diclofenac: involvement of matrix metalloproteinases. Ophthalmology. 2003;110(8):1626–31.

27. Hargrave SL, Jung JC, Fini ME, Gelender H, Catre C, Guidera A, Udell I, Fisher S, Jester JV, Bowman RW, McCulley JP, Cavanagh HD. Possible role of the vitamin E solubilizer in topical diclofenac on matrix metalloproteinase expression in corneal melting: an analysis of postoperative keratolysis. Ophthalmology. 2002;109(2):343–50.

28. Spelsberg H, Sundmacher R. Significance of immediate affixation of a hard contact lens in the emergency treatment of severe alkali burns of the cornea (case report). Klin Monatsbl Augenheilkd. 2005;222(11):905–9.

29. Vote BJ, Elder MJ. Cyanoacrylate glue for corneal perforations: a description of a surgical technique and a review of the literature. Clin Experiment Ophthalmol. 2000;28(6):437–42.

30. Xi XH, Cao YN, Tang LS, Qin B, Jiang DY. Corneal combined amniotic membrane transplantation for early severe alkali chemical injury of the eye. Zhong Nan Da Xue Xue Bao Yi Xue Ban. 2004;29(6):704–6.

31. Ma DH, Wang SF, Su WY, Tsai RJ. Amniotic membrane graft for the management of scleral melting and corneal perforation in recalcitrant infectious scleral and corneoscleral ulcers. Cornea. 2002;21(3):275–83.

32. Soong HK, Farjo AA, Katz D, Meyer RF, Sugar A. Lamellar corneal patch grafts in the management of corneal melting. Cornea. 2000;19(2):126–34.

33. Su CY, Lin CP. Combined use of an amniotic membrane and tissue adhesive in treating corneal perforation: a case report. Ophthalmic Surg Lasers. 2000;31(2):151–4.

34. McElvanney AM. Doxycycline in the management of pseudomonas corneal melting: two case reports and a review of the literature. Eye Contact Lens. 2003;29(4):258–61.

35. Dudenhoefer EJ, Nouri M, Gipson IK, Baratz KH, Tisdale AS, Dryja TP, Abad JC, Dohlman CH. Histopathology of explanted collar button keratoprostheses: a clinicopathologic correlation. Cornea. 2003;22(5):424–8.

36. Hicks CR, Crawford GJ. Melting after keratoprosthesis implantation: the effects of medroxyprogesterone. Cornea. 2003;22(6):497–500.

37. He J, Bazan NG, Bazan HE. Alkali-induced corneal stromal melting prevention by a novel platelet-activating factor receptor antagonist. Arch Ophthalmol. 2006;124(1):70–8.

38. Stulting RD, Carr JD, Thompson KP, et al. Complications of laser in situ keratomileusis for the correction of myopia. Ophthalmology. 1999;106(1):13–20.

39. Kamburoglu G, Ertan A. Epithelial ingrowth after femtosecond laser-assisted in situ keratomileusis. Cornea. 2008;27(10):1122–5.

40. Henry CR, Canto AP, Galor A, et al. Epithelial ingrowth after LASIK: clinical characteristics, risk factors, and visual outcomes in patients requiring flap lift. J Refract Surg. 2012;28(7):488–92.

41. Letko E, Price MO, Price FW Jr. Influence of original flap creation method on incidence of epithelial ingrowth after LASIK retreatment. J Refract Surg. 2009;25(11):1039–41.

42. Perez-Santonja JJ, Galal A, Cardona C, Artola A, Ruiz-Moreno JM, Alio JL. Severe corneal epithelial sloughing during laser in situ keratomileusis as a presenting sign for silent epithelial basement membrane dystrophy. J Cataract Refract Surg. 2005;31(10):1932–7.

43. Perez-Santonja JJ, Ayala MJ, Sakla HF, Ruiz-Moreno JM, Alio JL. Retreatment after laser in situ keratomileusis. Ophthalmology. 1999;106(1):21–8.

44. Alio JL, Galal A, Artola A, Ayala MJ, Merayo J. Hyperopic LASIK retreatments with the Technolas laser. J Refract Surg. 2006;22(6):596–603.

45. Perez-Santonja JJ, Medrano M, Ruiz-Moreno JM, Cardona-Ausina C, Alio L. Circular flap rhexis: a refinement technique for LASIK re-treatment. Arch Soc Esp Oftalmol. 2001;76(5):303–8.

46. Güell JL, Elies D, Gris O, et al. Femtosecond laser-assisted enhancements after laser in situ keratomileusis. J Cataract Refract Surg. 2011;37(11):1928–31.

47. Lin JM, Tsai Y, Tseng SH. Spontaneous regression of dense epithelial ingrowth after laser in situ keratomileusis. J Refract Surg. 2005;21(3):300–2.

48. Rapuano CJ. Management of epithelial ingrowth after laser in situ keratomileusis on a tertiary care cornea service. Cornea. 2010;29(3):307–13.

49. Güell JL, Verdaguer P, Mateu-Figueras G, et al. Epithelial ingrowth after LASIK: visual and refractive results after cleaning the interface and suturing the lenticule. Cornea. 2014;33(10):1046–50.

50. Wilde C, Messina M, Dua HS. Management of recurrent epithelial ingrowth following laser in situ keratomileusis with mechanical debridement, alcohol, mitomycin-C, and fibrin glue. J Cataract Refract Surg. 2017;43(7):980–84.

51. Azar DT, Scally A, Hannush SB, Soukiasian S, Terry M. Characteristic clinical findings and visual outcomes. J Cataract Refract Surg. 2003;29(12):2358–65.

52. Yang B, Wang Z, Chen J. The management of epithelial ingrowth after laser in situ keratomileusis. Chin Med Sci J. 2001;16(4):241–3.

第13章
干　眼

13

Andre A.M. Torricelli, Jerome C. Ramos-Esteban, Steven E. Wilson

核心信息

- 干眼是准分子激光原位角膜磨镶术（laser insitu keratomileusis, LASIK）术后早期和晚期最常见的并发症。
- LASIK所致干眼是由角膜神经减少和眼表慢性炎症联合作用所致。
- LASIK所致干眼的临床表现为视力波动和角膜上皮点状糜烂，但不伴明显的泪液生成障碍。
- 术前没有任何干眼症状或体征的患者，LASIK或LASIK增强术后出现干眼症状，我们称之为LASIK所致神经性上皮病变（LASIK-induced neurotrophic epitheliopathy, LINE）。有些患者可能同时伴随LINE和潜在炎症性干眼。
- 改善眼表环境对提高LASIK术后患者满意度至关重要。

13.1 简介

在过去的20年里，准分子激光原位角膜磨镶术（laser insitu keratomileusis, LASIK）已经成为美国和世界大多数国家中最流行的角膜屈光手术。虽然LASIK术后患者满意度较高，但干眼的发生仍是术后早期和晚期的主要并发症[1]。本章将回顾LASIK患者术后发生干眼的流行病学、危险因素、临床表现，以及疾病的诊断技术和治疗方法。

13.2 LASIK术后干眼的流行病学

LASIK术后干眼的患病率很难进行统计，一方面是由于LASIK术后大部分患者干眼症状不明确，另一方面是由于此类情况尚无统一的诊断标准。此外，LASIK术后干眼常发生于术后早期，且具有自限性[2]。然而，在长期随访过程中，约有20%~40%患者在术后6个月甚至更长时间仍有干眼的主诉[3]。

13.2.1 疾病发生的基本过程

13.2.1.1 LASIK治疗近视

据报道，在高加索患者群体中，LASIK术后干眼的患病率约为5%[4]~52%[1]，而在亚裔患者群体中更高[4]。这种短期的干眼状态是多种因素联合所致，通常在术后6~9个月缓解[5]。干眼的病理生理学定义为眼表分泌腺功能协调障碍[6,7]。眼表和泪腺是通过感觉自主神经反馈回路进行信号传导。支配眼表的感觉神经与脑干中的传出自主神经连接，刺激主泪腺和副泪腺分泌泪液和蛋白质。研究发现，眼表的敏感性随泪液产生和清除的减少而降低。眼表敏感性的降低进一步加重干眼，因为感觉刺激引发的反射性泪液分泌减少，导致泪腺对眼表刺激的反应能力降低[6]。通过平衡眼表及泪液分泌腺体的神经分布，可以精准地控制泪液的分泌和清除，从而防止眼表干燥，维持眼表健康。在过去的10年里，人们已发现炎症在干眼的发病机制中起重要作用[8]。泪液分泌量减少及清除率下降可以导致眼表的慢性炎症。眼表的炎性应答包含了细胞的炎性反应（通过激活眼表的T淋巴细胞），也伴随着黏附因子及炎性因子的过量表达，泪液中炎性因子浓度的增加，泪液中基质降解酶活性的增加，比如基质金属蛋白酶-9，即MMP-9。

LASIK术后患者由于手术过程中制作角膜瓣及激光切削，造成中央角膜神经支配消失，导致角膜敏感性下降[2,10-13]。手术至少部分中断泪腺反射，使基础性和反射性泪液分泌、泪液清除和眨眼频率受到影响。重要的是，角膜敏感性的下降还与调节细胞新陈代谢和活性营养物质的减少有关[10,14,15]。营养物质的缺乏与伤口愈合不充分有关（即使是微小伤口），后者是神经性溃疡典型的特征[14]。因此，我们相信LASIK术后干眼实际上是炎症反应性干眼和LASIK手术相关的神经营养性上皮病变（LASIK-induced neurotrophic epitheliopathy, LINE）的综合表现。LINE是由Wilson首先提出的[10,11]，用于定义LASIK术后及LASIK增强术术后6~9个月仍持续存在的干眼。LASIK术后干眼的发病机制可以用于解释多种疾病的发病机理（除了一些其他潜在性影响眼表的因素），包括所有的神经营养性上皮病变和部分潜在的炎症性干眼病变（图13.1）。

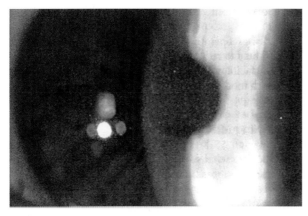

图 13.1　LASIK 术后 1 周角膜点状上皮糜烂的裂隙灯照片。患者术前无干眼的症状或体征,提示这是一个单纯由 LASIK 手术诱导的神经营养性角膜上皮病变的病例[原图 5.1.1]

13.2.1.2　LASIK 治疗远视

与同等程度的近视矫正相比,LASIK 术后点状上皮角膜病变的发生在高度远视矫正后更为普遍[16,17]。除了降低角膜染色评分,远视矫正术还导致泪膜稳定性降低和泪液量减少[18]。远视治疗需要较大的角膜瓣及更多的周边组织切削,角膜神经损伤更重,恢复更慢[18]。此外,远视治疗引起的中央角膜陡峭也可导致瞬目动力学和眼表泪液分布的改变。

13.2.2　LASIK 增强术

LASIK 增强术一般于术后 3~9 个月、屈光度数稳定后进行。尽管传统准分子激光切削模式和飞秒激光辅助制瓣技术不断进步,LASIK 术后仍有屈光回退的可能,主要是由于伤口愈合相关因素,如上皮增生和基质重塑[19,20]。屈光回退的患者,可以通过掀开角膜瓣重新进行准分子激光治疗,或者通过表层切削的方式,如 PRK 进一步治疗。LASIK 术后度数回退的发生率可高达 27%,一些研究发现其与慢性干眼的存在有关[21]。在这类患者人群中,女性、高度屈光不正、较大的切削深度也与近视回退存在相关性。此外,近视患者发生 LASIK 术后屈光回退的相关因素还包括:术前角结膜存在点染、泪液分泌过少、泪膜稳定性差、角膜知觉降低和干眼症状[21]。远视激光手术后度数的回退发生率接近 32%,亦与术前干眼症状、角结膜染色评分高和泪液分泌过少存在相关性[18]。LASIK 增强术后,虽然丽丝胺绿和虎红染色评分增高,但干眼症状无明显加剧。有趣的是,在这类患者人群中,LASIK 增强术术后 6 个月的角膜敏感性较术前降低,而 Schirmer 试验和泪膜破裂时间(TBUT)均在正常范围内[22]。这进一步证明了 LASIK 相关干眼部分由角膜神经性上皮病变引起[10,11]。另外,风湿类疾病作为干眼危险因素之一,其病情是否得到有效控制,与 LASIK 术后屈光回退无明显相关性[23]。

13.3　危险因素

一些术前(女性、种族和已存在的干眼综合征)以及术中(角膜瓣蒂宽度、高度屈光不正、切削深度和角膜刀制瓣的角膜磨镶术)风险因素与 LASIK 术后干眼的发生有关。了解这些危险因素可以帮助屈光手术医生在术前改善干眼患者眼表环境,从而进一步提高屈光手术效果。

13.3.1　患者群体

13.3.1.1　性别和年龄

大样本人群流行病学观察发现,女性患者干眼的发病率明显高于男性[24]。已发现女性为近视[21]和远视[18] LASIK 术后屈光回退的高危因素。此外,年龄因素也与 LASIK 术后干眼相关,越来越多的研究表明中年人(大于 40 岁)LASIK 术后易患干眼[23,26]。激素的差异,更具体地说,围绝经期或绝经后女性的雄激素水平降低,可能导致 LASIK 手术后干眼症状的总体患病率增加[18,27]。

13.3.1.2　人种

亚裔患者 LASIK 术后干眼的患病率高于高加索人群[4]。临床观察发现,亚裔患者各项干眼相关参数[泪膜破裂时间检测(the tear breakup test,TBUT),酚红棉线试验(the phenol red thread test,PRT),Schirmer 试验,染色评分和角膜感觉]返回术前基线值的时间相对更长[4,12,28],因此,罹患干眼时间更长且更为严重。这一理论在高加索人群中也得到了有效验证[4]。据推测,亚裔人群 LASIK 术后泪膜参数较大变化是由屈光矫正度数、角膜接触镜配戴、眼眶和眼睑解剖结构的差异所致[4]。

13.3.2　术前存在的干眼综合征

判断是否存在干眼综合征(dry eye syndrome,DES)是 LASIK 手术患者术前评估最重要的组成部分之一[29]。如先前所强调的,DES 的存在会影响角膜伤口愈合,导致屈光回退[19],并增加 LASIK 增强术的概率[21]。38%~75% 的 LASIK 手术患者术前存在不同程度的干眼[30]。术后 12 个月内,术前有干眼者及干眼倾向者或无干眼者,均未显示出最佳矫正视力和裸眼视力的显著差异,但有干眼症者更易表现出干眼的症状,角膜着染评分更高,Schirmer 试验结果更低[31]。此外,与术前伴随干眼的患者(6 个月)相比,术前不伴干眼的患者(3 个月)角膜敏感性更易早期恢复。最后,对存在中度干眼的患者,术前改善其眼表环境也有助于降低术中并发症的风险,以期得到满意的手术效果[31,32]。

13.3.3　蒂相关因素

屈光手术可致角膜神经损伤,近年来,"角膜神经支配"这个主题受到重视。LASIK 术中角膜瓣的制作切断了上皮(上皮下)及浅基质神经,从而降低了角膜敏感性[33]。这种损伤会导致短暂或慢性的神经营养性上皮病变[10,11]。一些研究表明,角膜神经主要从 3 点、9 点钟位置进入角膜,因而,相比水平瓣(鼻侧蒂),垂直瓣(上方蒂)会切断更多的角膜神经[34]。同时,这些研究显示,鼻侧蒂比上方蒂的角膜瓣对角膜神经的损伤更小。然而,Muller[35] 等人最近的组织病理学研究发现,人的角膜神经干均匀分布在全周角膜,在 3 点和 9 点钟位置并没有较大的神经干存在,这一发现也在其他研究中得以证实[36-38]。以角膜机械板层刀制作鼻侧蒂与上方蒂角膜瓣的对照研究发现,干眼各项指标和角膜敏感度并不一致[39]。一些作者发现,鼻侧制瓣术后角膜敏感性较低,并且术后干眼发生率也较低[12,34];此外,鼻侧制瓣的术后干眼指标(泪膜破裂时间和泪液分泌试验)也好于上方制瓣者[40]。近期,以飞秒激光辅助制瓣的研究发现,蒂部位置的不同与角膜敏感性和引起干眼的症状和体征无关[41,42]。飞秒激光制瓣可以确保水平方向或垂直方向角膜瓣具有相同的直径和厚度。两项研究表明,飞秒激光辅助制瓣的LASIK手术,蒂部位置对角膜知觉和干眼的各项参数没有影响[41,42]。相比机械板层刀制瓣,飞秒激光的优势在于制作的角膜瓣的直径和厚度更均一,预测性更好[43]。此外,瓣相关的并发症更少,上皮损伤减少,角膜知觉恢复快[44]。一项研究发现,飞秒激光制瓣的患者术后干眼发病率较低,并发症也较少[45]。制作角膜瓣的深度与角膜知觉的恢复密切相关,切削深度越深,角膜知觉的恢复越慢[46]。因此,飞秒激光制瓣术后干眼的患病率低的可能原因是角膜瓣较薄,对角膜神经的影响较小以及对眼表的总体损伤较小[42,45]。此外,蒂的宽度和角膜瓣直径也是影响LASIK术后干眼的重要因素。研究表明[34],相较于宽蒂的角膜瓣(1.2mm),窄蒂的角膜瓣(0.6mm)对术后角膜知觉减退和干眼影响更明显。

13.3.4　飞秒激光

飞秒激光可以精准地制作不同厚度和直径的角膜瓣。与机械板层刀相比,飞秒激光制瓣更具优势,后者可预测性强,角膜瓣均匀性好,制作蒂的位置和大小精确,可以更好地矫正散光,并且上皮缺损、纽扣孔和帽穿孔的发生率降低[47]。一项招募了33位患者(66只眼)的临床研究表明,飞秒激光辅助制瓣的LASIK手术术后干眼(根据OSDI量表)第1周的发生率为22.9%,1个月后为21.9%。综合评价,干眼症状均较轻且在术后1个月内得到有效改善。其原因可能与负压吸引较轻、角膜瓣较薄、角膜基质床预留更多和神经损伤更小有关[7]。另一项研究发现[45],同样的上皮瓣厚度,飞秒激光制瓣组的干眼症状比角膜板层刀组小,说明除上皮瓣厚度以外的其他因素也可能导致LASIK术后干眼。微小切口基质透镜取出术(small incision lenticule extraction,SMILE)是通过飞秒激光制作角膜基质透镜,然后从角膜切口取出[48]。与LASIK相比,这种一步完成的全飞秒屈光手术不需要准分子激光进行切削。因此,SMILE对角膜损伤小,术后干眼发生率更低[49]。然而,很少有研究能够直接双盲比较SMILE和LASIK对干眼的影响,因此,尚需进一步研究提供明确的结论。

13.3.5　高度屈光不正和切削深度

虽然高度近视患者长期配戴隐形眼镜会引起泪液的生成和清除障碍,也会造成LASIK术后角膜神经恢复延迟(最长可至LASIK术后16个月),但高度屈光不正本身并不是干眼的危险因素[12,50]。屈光不正度数越高,则需要切削的角膜组织越多,治疗区越大,尽量减少术后像差。激光切削越深,再生神经干恢复至正常所需的行进距离越长[1],导致角膜敏感性下降也更为显著,历时更加漫长[50]。一项回归

分析研究发现,低度近视患者人群中,近视球镜度数每增加1D,干眼的发病率就增加20%(仅基于荧光染色的结果)[1]。此外,激光切削深度和上皮瓣厚度也与干眼相关[1]。此外,高度近视增加了近视回退的概率,从而增加了对LASIK增强手术的需要[21]。高度远视的患者也面临同样问题,其术后点状上皮病变发生率比同等度数的近视矫正患者更高[51]。

13.4　LASIK术后干眼的诊断

13.4.1　临床表现

我们需要通过对患者进行症状询问、全面临床检查并了解其中潜在机制,才能更好地描述LASIK术后干眼的临床表现。一般来说,干眼被认为是泪液和眼表的多因素共同所致的疾病,它会引起患者的不适感、视觉障碍和泪膜不稳定等症状,并对眼表造成进一步潜在损害。干眼通常伴随着泪液渗透压上升以及眼表炎症[9]。干眼可进一步分为泪液缺乏型、蒸发过强型(脂质功能障碍性和酒渣鼻相关眼病)和瞬目频率异常型(机械性)。近期的研究表明,泪液的异常成分在干眼的发病机制中也扮演了重要角色[52]。同时,LASIK术后角膜瓣暂时失去神经的营养作用也是另一个重要影响因素[10,12]。

13.4.2　病理生理学

LASIK角膜瓣的制作联合准分子激光的光学切削可导致眼表神经营养状态的异常[10];角膜敏感度降低可导致泪膜质和量的异常[3,53];慢性角膜神经性病变导致细胞因子和生长因子的表达与释放[54],泪膜渗透压增加[55,56],黏蛋白缺乏[30]和瞬目频率的改变[2],均可导致眼表异常。这些变化也会造成眼表慢性炎症的发展,组织病理学证实,LASIK术后患者眼表活化的淋巴细胞增多和结膜杯状细胞丢失[57,58]。因此,理论上讲,LASIK术后干眼的发生是多因素的结果。

13.4.3　LASIK术后干眼症状

LASIK手术患者较多在术后早期出现干眼症状。然而,干眼患者的症状与临床检查结果一致性较差[53]。由于LASIK术后角膜处于神经营养异常状态[11],患者的主诉可能与常见的干眼患者不同。视觉的波动可能在一天的某个特定时间达到峰值(如夜间的眩光或夜间视力障碍),这可能是LASIK术后最常见的干眼主诉[21]。此外,患者还可能主诉干涩、异物感和流泪。一些严重的患者,如存在角膜上皮损伤以及隐匿性基底膜营养不良,还可以出现LASIK术后复发性角膜上皮糜烂[13]。此外,慢性干眼与近视[21]和远视[18]术后屈光回退高度相关,这也可能是这类患者视力波动的原因之一。重要的是,LASIK术后这些点状上皮糜烂在角膜瓣上的位置随时间改变,因此造成视觉质量的不稳定。

13.4.4　临床体征

LASIK术后干眼的临床症状可分为三类:泪膜相关的

异常、眼表着染和角膜感觉异常。临床中，LASIK 所致干眼通常是上述干眼症状的联合表现。

13.4.4.1 泪膜异常

泪膜的评估主要包括以下四个方面：泪液分泌、泪液量、泪液渗透压和泪膜稳定性。

泪液分泌

无表面麻醉的 Schirmer Ⅰ 试验用以评估结膜刺激引发的泪液分泌。虽然不能被单独用于诊断或排除干眼，但这的确是用于检测干眼的实用方法，也是迄今为止评估水液层分泌最为简单的方法。Schirmer Ⅰ 试纸检测法虽然受到温度与湿度等诸多环境因素影响，但一般认为，检测 5 分钟后测量试纸条湿润长度，若 < 6mm 被认为是 LASIK 术后泪液缺乏的指征[59]。表面麻醉后的 Schirmer Ⅰ 试验用于测量泪液的基础分泌水平。然而，除了结膜刺激外，感觉和心理刺激也可能参与反射性泪液的分泌[59]。例如，鼻黏膜麻醉减少了泪液分泌试验测量值。Schirmer Ⅱ 试验评估结膜和鼻黏膜共同刺激下的泪液分泌量。

当鼻黏膜受刺激后感受强烈，患者舒适度较差[60]。手术后，无论是基础泪液分泌试验还是 Schirmer Ⅰ 试验，泪液分泌量与术前水平相比均减少，但是减少的量有限[2,12,61,62]。几项研究一致观察到 LASIK 术后 1 月内泪液分泌减少[2,12,61]，泪液分泌量到术后 3 或 6 个月可以恢复到基线水平[2,12]。研究人员参照的干眼诊断标准不同（通过测量滤纸被润湿的长度），可以显著地改变这些试验的敏感性和特异性，从而改变试验结果。然而，在一些有 LASIK 术后干眼症状和体征的患者中，尽管存在荧光素和虎红眼表染色着染情况，但术后 1~6 个月，泪液分泌（Schirmer Ⅰ 试验）与无症状眼相比并没有统计学上的显著差异[10]。在我们看来，Schirmer 试验是用于 LASIK 术前筛选干眼患者的最有效方法，对于个别 Schirmer 试验数值一直偏低的患者（5 分钟湿润长度小于 5mm），在得到有效治疗及 Schirmer 试验值明显改善前，不建议行 LASIK 手术。需要进一步指出的是，即使患者 Schirmer 的测试完全正常，也会出现 LASIK 相关的严重干眼。此类情况可能与神经营养障碍有关。

泪液（分泌）量

PRT 可以测量泪液量，其结果受泪液分泌率的影响，用于检测泪液缺乏型干眼。测试使用的棉线经酚红预处理，酚红为酸碱指示剂，当接触接近中性的泪液时，颜色由黄色变为红色[59]。测试时，棉线的末端垂于下睑外（如同 Schimer 试验），15 秒后取出并记录棉线润湿的长度，以 6mm 为界诊断干眼。这项检测结果波动较小，对于干眼患者的检测优于 Schirmer 试验[59]。然而，此结果尚未得到公认。由于测试时间短，环境条件如湿度对结果的影响极小。日本干眼的诊断标准中，以酚红棉线测试 10mm 为判断标准[60]。LASIK 术后患者 PRT 值与对照组相比，无明显减低[63]。用 PRT 方法测量的泪液量，并未显示与年龄或角膜敏感性降低相关[63]。LASIK 术后 1 周、2 周、1 个月和 3 个月的 PRT 值与术前相比则明显降低[21]。远视伴慢性干眼的患者 LASIK 术后 PRT 值也明显减低[18]。此外，远视患者屈光回退的相关因素还包括：术前已经存在 PRT 值偏低的患者在术后 2 周和 1 个月时 PRT 值降低。

泪液渗透压

泪液渗透压升高是干眼的特征性表现，但之前的测量方法大多费时费力。近来，一种测定泪液渗透压的诊室仪器的出现，使这种技术的临床应用成为可能[55]。此泪液渗透压仪（TearLab Corp，San Diego，CA，美国）已在美国获得 FDA 批准并上市[56]。欧洲和加拿大也允许应用，且此技术已在日本应用于临床试验。该设备采用一次性测试头（芯片技术），通过接触颞侧下方泪河收集 50nl 泪液。这些泪液被放在微孔中，利用电阻抗技术在 3 秒内可测得泪液渗透压结果。将测试笔和芯片插入测量孔，渗透压值在 10 秒内可以显示。此技术的测量结果与实验室仪器测量结果相同，但实验室仪器需要的样本量较大，样本需要运输，且至少 15 分钟才能得到结果[53]。

一个纳入 299 名受试者的多中心临床研究发现，与常用诊断干眼的客观检查相比，通过严重程度综合指数评估，泪液渗透压的增加与疾病的严重程度成线性关系[56]。此外，泪液渗透压对于干眼诊断的阳性率高达 86%，高于其他客观评估指数[55,56]。干眼早期由于代偿机制发挥作用，泪液渗透压会出现短暂偏低，因此建议对患者进行渗透压测量。代偿机制对渗透压的影响双眼具有不对称性，一般认为较高渗透压眼可以反映疾病的情况[53]。然而，根据我们的经验，即使在没有任何干眼症状或体征的正常人群中，检测结果的重复性依旧很差。在同一环境中，对同一眼睛在相隔几分钟的时间内进行重复测量，数值往往也有很大差异。因此该方法的实用性受到许多手术医生和研究者的质疑。研究显示，近视患者 LASIK 术后 3 个月和 6 个月的泪膜稳定性值较术前水平显著降低[64]。LASIK 手术后泪液渗透压的升高可以通过两种不同的机制来解释，包括泪液分泌减少或泪液蒸发过强。

泪膜

TBUT 是评估泪膜稳定性的常规临床检测方法[59]。该检测具有一定挑战性，因为荧光素本身会缩短正常泪膜的破裂时间，最好使用蓝光激发器联合黄色滤镜来观察泪膜破裂过程。检测开始时叮嘱患者不要眨眼，检查过程中黄色滤镜非必须使用。泪膜破裂时间是从患者最后一次瞬目到荧光素染色的泪膜中第一次随机出现黑斑的时间。泪膜破裂形态随时间变化而变化。泪膜破裂时间具有个体差异性，且同一个人在一天不同时间也不相同。一般来说，泪膜破裂时间小于 10 秒表明泪膜稳定性较差。在各类型干眼均伴有泪膜破裂时间的减少[60]。目前，一种新的无须荧光素染色的非侵入性的检测方法问世，非侵入性泪膜破裂时间（noninvasive breakup time，NIBUT）为最后一次瞬目与泪膜反射图像破裂之间的时间[59]。

多项研究证实，TBUT 值在 LASIK 手术后下降[8,18,21,62]。TBUT 缩短在 LASIK 手术后 1~7 天内即可检测出，其恢复至基线水平的时间因人而异。TBUT 下降的水平与 LASIK 术后 3 个月干眼的主观评分具有相关性[2]。此外，TBUT 的降低在 LASIK 术后 6 个月和 12 个月存在回归相关性。TBUT 的降低可能与 LASIK 术后角膜敏感性下降有关，后者导致泪液分泌减少和泪液蒸发过强[2]。此外，医源性损伤（术中对角膜上皮的损伤和术后滴眼剂的药物毒性作用）

也可以导致眼表不规则,从而影响 TBUT 值[62]。作为光学介质的重要组成部分,泪膜的不规则会导致高阶像差如彗差和三叶草像差,造成 LASIK 术后患者视觉质量不佳[65]。

13.4.4.2　眼表染色

眼表染色是评估干眼的重要指标之一。角结膜染色可根据多种方法进行分级,如牛津(Oxford)分级法[66]。Oxford 分级法或其修订版已在一些临床试验中应用,用于评估 LASIK 术前和术后干眼的情况[4,12,32,41,63]。荧光素钠、虎红和丽丝胺绿为眼科常用染色剂,可以用来评估 LASIK 术后干眼相关眼表异常的严重程度和损伤分布。这些检查的先后顺序很重要,因为虎红和丽丝胺绿可以引发刺激性流泪,从而影响 Schirmer 试验和泪膜破裂时间的结果。

荧光素钠

荧光素钠是一种黄嘌呤衍生染料(黄色),常用于眼表染色以评估泪河和眼表情况。荧光素钠的优势在于患者的耐受性好且对角膜上皮相对无毒性作用。荧光素一般做成溶液或制成荧光素钠试纸条使用,将其置于下穹隆处结膜,然后嘱患者瞬目数次,使用钴蓝光联合滤镜观察眼表染色情况和形态。被荧光素着染部位是上皮细胞缺损,其下是基底膜和基质暴露的部位。这种染色方法的缺点是,缺损上皮部位的染料会快速渗透进入基质,使得缺损边界辨识度差[59]。也有许多中、重度干眼患者,包括 LINE 患者,可以表现为荧光素染色阴性,而角结膜的丽丝胺绿或虎红染色却明显着染。

虎红

虎红是一种含碘染料(粉色),着染于角结膜黏蛋白层缺乏部位,且呈现剂量依赖性[50]。进行虎红染色时,嘱患者向下看并给予表面麻醉,以减少虎红染色带来的不舒适感。虎红染色后在无赤光照明下眼表着染更易显示。由于虎红染料仅着染上皮组织,其染色状态的维持相较荧光染色更为持久。虎红的主要缺点有:角膜上皮毒性作用和引起严重干眼患者的眼部刺激症状。重要的是,虎红非活体染料在培养基中对无黏蛋白保护的死亡细胞和活细胞同样着染[67]。

丽丝胺绿

丽丝胺绿是一种合成染料,对眼表组织染色能力呈剂量依赖性,但其毒性作用较虎红小。一般使用白色光源对丽丝胺绿染色进行观察,与虎红染色形态类似。在该检查方法下,以巩膜(白色)为背景的结膜着染比以虹膜(深色)为背景的角膜着染更易观察。同时,与荧光素染色相似,丽丝胺绿具有较高的患者耐受度。尽管尚无关于丽丝胺绿的系统研究,但是其染色部位同样可能为角结膜黏蛋白层缺损部位[59]。与虎红类似[67],丽丝胺绿不是活体染色剂,对于缺乏黏蛋白保护的活细胞和凋亡细胞均着染。

Oxford 分级法

Oxford 分级法用来量化干眼患者角结膜上皮表面损伤的严重程度[68]。这一分级法使用一个标准化的图表,该图表具有一系列板块,按眼表面染色严重程度递增顺序进行分布。检查者将临床检查过程中看到染色的情况与每个板块进行比较评估,并相应地对眼部染色进行严重性分级。

LASIK 患者眼表染色的重要性

LASIK 术后单纯 LINE 患者的眼表染色特点表现为:染色局限于角膜瓣区域,一般不波及角膜瓣边缘。点状上皮损伤可在 LASIK 术后早期 1 周时出现,通常在术后 1~3 个月达高峰[12,18,44]。眼部染色评分在术后 6~12 个月恢复到术前基线水平[12,21,49]。

13.4.4.3　眼表感觉异常

眼球表面 - 三叉神经 - 脑干 - 面神经 - 泪腺轴的完整性对于维持角膜的基本光学特性是必不可少的。这一复杂的神经网络负责调控包括泪液分泌(基础和刺激)和瞬目次数在内的许多功能,是保证光线在空气 - 泪液界面形成良好折射的重要因素。角膜知觉仪的测量发现,LASIK 术前及术后角膜敏感度均可显著降低[1,2,4,21,22]。角膜知觉的减低可能与 LASIK 术后隐形眼镜的配戴、泪液分泌的减少、较高的染色评分、泪膜的不稳定和瞬目频率减少有关。

角膜知觉检测方法

Cochet-Bonnet 角膜知觉仪

Cochet-Bonnet 角膜知觉仪被认为是评估角膜知觉的"金标准"。这种技术使用一个 60mm 长、0.12mm 宽可调尼龙线丝。单丝在完全延伸时是柔软的,缩短时变得有一定张力,通过固定手柄可实现 5mm 长度递减来增加张力。进行知觉检查时,嘱患者向前看,知觉仪单丝垂直方向作用在角膜平面,随压力增强,单丝长度逐渐变短,直到患者第一次感觉到单丝时,记录相应的单丝长度。所记录的数值越高,角膜越敏感。这项检查需要在进行其他检查之前进行,尤其在应用表面麻醉之前,结果更可靠。

Cochet-Bonnet 知觉仪测量发现,LASIK 术后角膜中央区敏感性约下降 50%(按知觉仪单丝长度计算),并在术后 6~12 个月逐渐恢复至基线水平[28,34,41,69]。然而,由于 Cochet-Bonnet 知觉仪的局限性,术前和术后中央角膜敏感度测量为非连续性的[70],术后角膜敏感性可能并未恢复至术前"真实"水平。LASIK 术后的敏感性变化在角膜瓣的不同区域亦表现不同,蒂部的角膜敏感性更高,恢复速度更快,而角膜中央区敏感性恢复较慢[46,71,72]。LASIK 术后 1 年内角膜瓣周边敏感性和中央角膜敏感性恢复至术前水平[33,46]。相反地,也有一些研究报道,角膜中央区的敏感性在术后 3 周、6 个月[50,72],甚至 16 个月研究结束时[12]仍不能恢复到术前水平。各研究之间角膜敏感性的差异可能是由于研究设计的时间相对较短。其他因素还包括:知觉仪的可靠性、该仪器的测量范围、角膜敏感性的日变化[73]和手术之间的差异(如不同角膜瓣蒂的位置、矫正屈光度数或角膜瓣的直径)[3]。

13.4.5　结膜杯状细胞密度

杯状细胞密度作为干眼的组织病理学特征[3],在 LASIK 术后通过影响黏蛋白的产生而发生改变引起干眼[58]。黏蛋白在泪膜的稳定中起着重要的作用[74]。LASIK 术后杯状细胞密度显著降低,约 6~9 个月之间恢复至术前水平[58,75]。LASIK 术后杯状细胞密度下降的机制包括手术相关因素以及角膜神经损伤[58,76]等;也可能是 LASIK 术后,生长因子生成减少,杯状细胞活性降低,从而影响泪膜的整体环境。有研究发现,飞秒激光制瓣术比机械角膜刀制瓣对结膜杯状细胞损伤更大,其原因可能与飞秒激光制瓣需要长时间的负压吸引有关[58];也有研究认为,负压吸引时间与 LASIK 术后结膜杯状细胞密度变化无关[76]。此外,飞秒激光制瓣过程对结膜压力较小,因而损伤更小[45]。因此,负压吸引时间对杯状细胞密度的影响尚未得到证实。目前广泛接受的观点是,LASIK 术后杯状细胞密度降低可能与角膜神经损伤、继发炎症[75,77]以及泪膜中生长因子改变相关。

13.4.6　眼表疾病的主观评估

眼表疾病指数(ocular surface disease index,OSDI)量表由爱尔健公司研究小组设计(Irvine,CA,美国)。该量表已经在前瞻性临床试验中得到有效验证,可有效地诊断和鉴别干眼严重程度[78]。简言之,OSDI 问卷包括 12 个与干眼严重程度相关的问题。问卷将严重程度按 0~4 分进行分级。1~5 项为症状相关问题,6~9 项为干眼对日常生活影响的评估,10~12 项为可能会加剧干眼环境条件的评估。对症状发生的频率进行记录,评分如下:0 分表明无症状,1 分为有时发生,2 分为一半时间发生,3 分为大部分时间发生,4 分为全部时间发生。然后对 OSDI 进行评分统计:OSDI评分 = 回答问题的总分值 / 回答问题的数量 × 4[59,78]。我们同样发现,OSDI 可以有效地在屈光手术筛查过程中发现隐匿性干眼患者。

13.5　治疗方法

改善眼表环境对 LASIK 患者术后满意度和手术效果至关重要。干眼患者的治疗开始于 LASIK 术前筛查,当发现干眼症状和体征影响患者个性化手术设计时,应及时进行治疗。对酒渣鼻相关睑缘炎的患者同样要进行干眼的评估和治疗。因为这些疾病会加重干眼的症状,同时加剧眼表炎症反应。治疗方法包括清洁睑缘,如睑板腺按摩("热敷"),部分病例需联合口服多西环素和局部使用抗生素[79]。

对于出现干眼症状,或症状合并体征,或仅有体征的患者,包括出现隐形眼镜不耐受、结膜和 / 或角膜虎红染色或丽丝胺绿染色着染的患者,应该进行干眼治疗,因其可能出现术后严重的 LINE[10,11]。此外,任何角膜表面的点状上皮糜烂都可能引起像差测量的误差,从而导致准分子激光个性化切削的偏差。因围手术期使用 0.05% 环孢素(Restasis,Allergan,Irvine,CA,美国)可以显著减少 LASIK相关的干眼且提高 LASIK 手术的效果,使其在一线干眼治疗方法(包括人工泪液和一些其他的治疗方式)中脱颖而出,成为许多屈光手术医师治疗干眼的主流选择[32,80]。重要的是,易于发展为严重 LINE 的潜在干眼患者可能仅有角膜接触镜不耐受这一病史。对于此类患者,我们通常给予术前 2~3 个月以及术后 6~8 个月的干眼治疗,以预防发生 LINE 和 LASIK 源性干眼[32]。

13.5.1　局部治疗方法

13.5.1.1　人工泪液

人工泪液是治疗 LASIK 术前以及术后干眼的首选用药。人工泪液有不同的配方[53]。部分人工泪液添加了电解质,而这些电解质存在于正常泪液中,有助于防止眼表损伤。Bion 人工泪液(Alcon,Inc.,Fort Worth,TX,美国)和Thera 泪液(Advanced Vision Research/Akorn,Lake Forest,IL,美国)中添加了钾和碳酸氢盐离子,钾和碳酸氢盐离子是维持眼表健康的重要成分。因为碳酸氢盐不稳定(分解成水和二氧化碳),这些制剂采用了铝箔包装。干眼症患者泪液渗透压升高,而泪液渗透压升高是致炎因素,会导致眼表角膜和结膜的病变[81]。低渗人工泪液 Hypo 泪液(Novartis,Duluth,GA,美国)以及 Thera 泪液就基于这一理论研制。Optive(Allergan,Inc.,Irvine,CA,美国)含有细胞相容性物质(如甘油、赤藓糖醇和左旋卡尼汀)可在泪膜和细胞内液之间分布,抑制泪液高渗带来的影响。大多数人工泪液的主要成分是黏性因子。这种大分子复合物可以增加人工泪液的滞留时间。由于人工泪液的黏性作用,会导致视力模糊。泪液补充剂中常见的基础聚合物是羧甲基纤维素和羟甲基纤维素。Systane(Alcon,Inc.,Fort Worth,TX,美国)含有羟丙基瓜尔胶(HP 瓜尔胶),该凝胶剂与乙二醇 400 和丙二醇结合以防止角膜干燥。除了黏性因子,一些人工泪液添加剂补充脂质成分模仿眼泪。Refresh Optive Advanced(Allergan)含有蓖麻油并标注"增加脂质成分有助于延缓泪液蒸发"。Soothe XP(Bausch and Lomb,Rochester,NY,美国)中的主要组分为矿物油。SystaneBalance(Alcon)中除了 HP 瓜尔胶外,还含有脂类乳剂以稳定泪膜的脂质层。Retaine MGD(Ocusoft,Richmond,TX,美国)中添加了结合矿物油。透明质酸是一种高度保湿的黏稠剂,具有表面涂层性能,是美国以外许多泪液产品的组成成分[53]。

在各种各样的泪液补充剂中,没有一种具有明显的优势。非安慰剂对照试验可能显示出一些症状和客观体征的相对改善[53]。泪液添加剂中的防腐剂通常对眼表有影响,尤其是医药大型连锁企业制备和销售的廉价配方中所使用的防腐剂。苯扎氯铵和 EDTA 对眼表具有毒性作用,通常可引起眼表组织虎红和丽丝胺绿的着染,并可加重患者"干眼"的症状。防腐剂的毒性作用随着干眼患者的频繁使用而增加,这是因为干眼患者泪液量较少且对防腐剂毒性更为敏感。因此,当人工泪液每天应用超过 3~4 次时,推荐使用无防腐剂的单包装产品[53]。眼药膏是用于保护眼表的最厚的润滑剂,药膏黏附在眼表的时间比其他任何人工泪液或凝胶更为持久。通常在睡前使用,以缓解干眼症状,辅助睡眠[53]。

13.5.1.2　睑缘清洁和睑板腺按摩

治疗酒渣鼻相关睑缘炎和睑板腺功能障碍也是改善眼表环境中重要的一步。睑缘炎治疗的第一步为应用商品化的睑缘清洁剂进行睑缘清洁和热敷,也可以联合使用不含刺激成分的婴儿洗发香波。酒渣鼻相关睑缘炎和睑板腺功能障碍最佳治疗方法是在热敷后或淋浴时进行睑板腺按摩，因为热敷可使睑脂处于液态更易排出。治疗的第二步是口服四环素（多西环素）每天1~2次，每次40~100mg。四环素是治疗睑缘炎的有效辅助用药。研究发现，酒渣鼻相关的角膜疾病中，基质金属蛋白酶活性增强[79]，而四环素可以通过抑制基质金属蛋白酶的合成减少脂肪酸生成。

13.5.1.3　局部环孢素

0.05%的环孢素滴眼液（Restasis）已广泛用于干眼的治疗，且越来越多地应用于改善LASIK患者术前眼表情况以及LASIK相关的干眼的治疗（伴随LINE的患者也同样适用）[32,80]。推测环孢素可以有效治疗由潜在炎症性干眼引发的单纯LINE，这些患者大多在术前无明确干眼症状或体征。我们的做法是对于术前存在干眼症状和/或体征，尤其存在结膜或角膜染色阳性的患者门诊给予环孢素。每个月，我们对这些患者的干眼症状和体征进行重新评估，直至完成LASIK术前检查（例如，完成像差检查）。根据我们的经验，50%以上术前伴有干眼症状和体征的患者会在治疗1个月内完成术前评估，并进行LASIK手术（可能是因为他们往往是不太严重的干眼症患者）。持续应用环孢素直至术后6~8个月[32]。另一些患者需要接受几个月的环孢素的治疗，直至干眼症状和体征消失。大约10%~15%的患者在应用环孢素持续治疗6个月甚至6个月以上仍存在干眼的症状和/或体征。在我们看来，这些患者不适合进行屈光手术[32]。

环孢素治疗已被证明是非常安全的[82]。一些患者（约10%~15%）在初次使用环孢素时会有刺疼感，这种情况通常发生在中、重度角结膜染色的严重干眼患者[83]。局部联合使用糖皮质激素，如1%醋酸泼尼松龙或0.5%氯替泼诺，会降低这种刺疼感，疗程通常为10~14天[13]。环孢素滴眼液应在围手术期持续应用，手术当天停用，以防药剂进入角膜瓣下。

围手术期（术前和术后）应用环孢素治疗的患者很少会发展为严重的LASIK相关神经性角膜上皮病变（LINE）。如果在环孢素的干预下，依旧发展为LINE，那么环孢素应继续应用，次数可增加到每天4次，并联合其他治疗方法，包括不含防腐剂的人工泪液和软膏、口服ω脂肪酸、使用泪点塞。一些LASIK术前无干眼症状或体征的患者在术后也有可能发生LINE[32]。因为这些患者可能存在潜在炎症性干眼，而角膜神经的切断则可使隐匿性干眼变成临床性干眼。一旦治疗开始，环孢素通常持续使用6~8个月。根据我们的经验，此方案治疗干眼非常有效。环孢素断续应用时，患者会出现干眼症状和体征的复发，引起环孢素使用时间延长。需要注意的是，无论是否进行LASIK手术，干眼都是会持续进展的，且LASIK手术引发和加重的干眼也有复发的可能。此类患者如果后续行LASIK增强术时，需要术前给予环孢素的治疗，如若不然，LINE复发率为100%。对于多次行LASIK增强术的患者，也应该考虑此治疗方案，以防止干眼的出现。

13.5.2　泪点塞

局部环孢素治疗的广泛应用使得临床上对泪点塞治疗干眼的依赖大为降低。对于有炎症但未得到有效控制的干眼患者，不建议使用泪点塞治疗，因为含炎性细胞因子的泪液可通过泪点塞的作用而在结膜囊中潴留，进一步加重眼表的损伤。LASIK术后患者持续表现出干眼的体征，如LASIK术后点状上皮糜烂，是辅助泪点塞治疗的适应证。如果经环孢素治疗的患者仍然存在LINE，那么泪点塞治疗可作为有益补充[84,85]。

13.5.3　口服膳食补充剂

补充ω-3必需脂肪酸与减少慢性干眼症状有关[86]。ω-3脂肪酸被认为是抗炎因子[87]。虽然营养补充作用尚未在LASIK围手术期进行有效性评估，但是理论上来说，膳食补充有益眼表和角膜健康，特别是中度至重度干眼症患者，或在对环孢素治疗反应不佳或不能得到环孢素治疗的情况下尤其适用。

13.5.4　自体血清

LASIK术后应用自体血清治疗非常罕见，因为大多数需要这种治疗的患者在术前评估中被有效地筛选，并且过于严重的干眼患者已排除手术的可能。因此，如果患者不能接受环孢素治疗或这种治疗无效，且眼表面虎红染色的点状着染即使通过频点无防腐剂人工泪液和泪点塞也不能得到有效缓解的话，那么此类患者不建议接受LASIK手术。

偶有LASIK术后干眼患者对其他治疗方法无效者，自体血清治疗是一个很好的选择。尽管缺乏监管批准，但据文献报道，自体血清（局部浓度20%~50%）已应用于多种难治性眼表疾病并取得很好效果，包括干燥综合征[88]、移植物抗宿主病、Stevens-Johnson综合征、瘢痕性类天疱疮和其他不适宜LASIK手术的疾病[89]。

自体血清含有纤连蛋白、维生素A、细胞因子和生长因子以及抗炎物质，如白细胞介素-1受体拮抗剂与基质金属蛋白酶抑制剂。目前尚不清楚哪些成分是最有效的，但与应用人工泪液相比，患者干眼症状、荧光素以及虎红染色评分均得到明显改善[90]。自体血清的缺点包括：不易制备、冷藏保存、血清污染带来的潜在感染风险，以及费用问题[91]。冷冻自体血清的稳定性已得到有效验证，可以存留长达3个月[90]。通常情况下，局部使用血清每天4~8次，并可联合其他疗法，如环孢素[53]。据报道，对于神经性角膜病变患者，局部应用自体血清可以促进角膜上皮愈合，改善角膜神经的形态和功能[92]。

结论

干眼是LASIK术后最常见的并发症。LASIK所致干眼是一种多因素的疾病，临床表现为视力波动、点状上皮糜烂和泪液生成减少。即使Schirmer试验正常，LINE患者也可发展为眼表上皮糜烂和丽丝胺绿（虎红）染色着染。制作LASIK角膜瓣和准分子激光组织消融引起的角膜神经损伤，通过去神经支配引起短暂的干眼状态，导致泪腺分泌泪液减少，改变细胞因子表达，结膜杯状细胞丧失（黏蛋白产生减少），降低眨眼频率（引起眼表上泪液分布的问题）。LASIK术后干眼的管理是从术前筛查过程中开始的，使用人工泪液、热敷和睑缘清洁对眼表进行优化,并用免疫调节剂,如环孢素治疗潜在的眼表炎症。

要点总结

- LASIK 手术前应对眼表进行优化。
- 酒渣鼻相关睑缘炎的治疗应包括清洁睑缘和睑板腺按摩,某些患者需要联合口服多西环素和局部抗生素。
- 应用不含防腐剂的人工泪液润滑眼表是 LASIK 相关干眼术前、术后的主要治疗方法。
- 0.05% 环孢素滴眼液对预防和治疗 LASIK 术后神经性角膜上皮病变(LINE)非常有效。术前使用环孢素滴眼液治疗的患者很少会发展为 LINE。
- 伴有炎症的干眼患者,其炎症因子在泪液中维持较高浓度,因此,泪点塞治疗不作为一线治疗方法。

(赵少贞 翻译)

参考文献

1. De Paiva CS, Chen Z, Koch DD, et al. The incidence and risk factors for developing dry eye after myopic LASIK. Am J Ophthalmol. 2006;141(3):438–45.
2. Toda I, Asano-Kato N, Komai-Hori Y, Tsubota K. Dry eye after laser in situ keratomileusis. Am J Ophthalmol. 2001;132(1):1–7.
3. Chao C, Golebiowski B, Stapleton F. The role of corneal innervation in LASIK-induced neuropathic dry eye. Ocul Surf. 2014;12(1):32–45.
4. Albietz JM, Lenton LM, McLennan SG. Dry eye after LASIK: comparison of outcomes for Asian and Caucasian eyes. Clin Exp Optom. 2005;88(2):89–96.
5. Ang RT, Dartt DA, Tsubota K. Dry eye after refractive surgery. Curr Opin Ophthalmol. 2001;12(4):318–22.
6. Lee HK, Lee KS, Kim HC, et al. Nerve growth factor concentration and implications in photorefractive keratectomy vs laser in situ keratomileusis. Am J Ophthalmol. 2005;139(6):965–71.
7. Quinto GG, Camacho W, Behrens A. Postrefractive surgery dry eye. Curr Opin Ophthalmol. 2008;19(4):335–41.
8. Solomon R, Donnenfeld ED, Perry HD. The effects of LASIK on the ocular surface. Ocul Surf. 2004;2(1):34–44.
9. The definition and classification of dry eye disease: report of the Definition and Classification Subcommittee of the International Dry Eye WorkShop (2007). Ocul Surf. 2007;5(2):75–92.
10. Wilson SE. Laser in situ keratomileusis-induced (presumed) neurotrophic epitheliopathy. Ophthalmology. 2001;108(6):1082–7.
11. Wilson SE, Ambrosio R. Laser in situ keratomileusis-induced neurotrophic epitheliopathy. Am J Ophthalmol. 2001;132(3):405–6.
12. Battat L, Macri A, Dursun D, Pflugfelder SC. Effects of laser in situ keratomileusis on tear production, clearance, and the ocular surface. Ophthalmology. 2001;108(7):1230–5.
13. Ambrosio R Jr, Tervo T, Wilson SE. LASIK-associated dry eye and neurotrophic epitheliopathy: pathophysiology and strategies for prevention and treatment. J Refract Surg. 2008;24(4):396–407.
14. You L, Kruse FE, Volcker HE. Neurotrophic factors in the human cornea. Invest Ophthalmol Vis Sci. 2000;41(3):692–702.
15. Lambiase A, Manni L, Bonini S, et al. Nerve growth factor promotes corneal healing: structural, biochemical, and molecular analyses of rat and human corneas. Invest Ophthalmol Vis Sci. 2000;41(5):1063–9.
16. Bragheeth MA, Dua HS. Corneal sensation after myopic and hyperopic LASIK: clinical and confocal microscopic study. Br J Ophthalmol. 2005;89(5):580–5.
17. Golas L, Manche EE. Dry eye after laser in situ keratomileusis with femtosecond laser and mechanical keratome. J Cataract Refract Surg. 2011;37(8):1476–80.
18. Albietz JM, Lenton LM, McLennan SG. Effect of laser in situ keratomileusis for hyperopia on tear film and ocular surface. J Refract Surg. 2002;18(2):113–23.
19. Wilson SE, Mohan RR, Hong JW, et al. The wound healing response after laser in situ keratomileusis and photorefractive keratectomy: elusive control of biological variability and effect on custom laser vision correction. Arch Ophthalmol. 2001;119(6):889–96.
20. Rocha KM, Krueger RR. Spectral-domain optical coherence tomography epithelial and flap thickness mapping in femtosecond laser-assisted in situ keratomileusis. Am J Ophthalmol. 2014;158(2):293–301.e1.
21. Albietz JM, Lenton LM, McLennan SG. Chronic dry eye and regression after laser in situ keratomileusis for myopia. J Cataract Refract Surg. 2004;30(3):675–84.
22. Toda I, Kato-Asano N, Hori-Komai Y, Tsubota K. Dry eye after LASIK enhancement by flap lifting. J Refract Surg. 2006;22(4):358–62.
23. Alio JL, Artola A, Belda JI, et al. LASIK in patients with rheumatic diseases: a pilot study. Ophthalmology. 2005;112(11):1948–54.
24. Moss SE, Klein R, Klein BE. Prevalence of and risk factors for dry eye syndrome. Arch Ophthalmol. 2000;118(9):1264–8.
25. Di Pascuale MA, Liu TS, Trattler W, Tseng SC. Lipid tear deficiency in persistent dry eye after laser in situ keratomileusis and treatment results of new eye-warming device. J Cataract Refract Surg. 2005;31(9):1741–9.
26. Tekwani NH, Huang D. Risk factors for intraoperative epithelial defect in laser in-situ keratomileusis. Am J Ophthalmol. 2002;134(3):311–6.
27. Smith JA, Vitale S, Reed GF, et al. Dry eye signs and symptoms in women with premature ovarian failure. Arch Ophthalmol. 2004;122(2):151–6.
28. Vroman DT, Sandoval HP, Fernandez de Castro LE, et al. Effect of hinge location on corneal sensation and dry eye after laser in situ keratomileusis for myopia. J Cataract Refract Surg. 2005;31(10):1881–7.
29. Bower KS, Sia RK, Ryan DS, et al. Chronic dry eye in photorefractive keratectomy and laser in situ keratomileusis: manifestations, incidence, and predictive factors. J Cataract Refract Surg. 2015;41(12):2624–34.
30. Toda I. LASIK and dry eye. Compr Ophthalmol Update. 2007;8(2):79–85. discussion 7–9
31. Toda I, Asano-Kato N, Hori-Komai Y, Tsubota K. Laser-assisted in situ keratomileusis for patients with dry eye. Arch Ophthalmol. 2002;120(8):1024–8.
32. Torricelli AA, Santhiago MR, Wilson SE. Topical cyclosporine a treatment in corneal refractive surgery and patients with dry eye. J Refract Surg. 2014;30(8):558–64.
33. Linna TU, Perez-Santonja JJ, Tervo KM, et al. Recovery of corneal nerve morphology following laser in situ keratomileusis. Exp Eye Res. 1998;66(6):755–63.
34. Donnenfeld ED, Solomon K, Perry HD, et al. The effect of hinge position on corneal sensation and dry eye after LASIK. Ophthalmology. 2003;110(5):1023–9. discussion 9–30
35. Muller LJ, Marfurt CF, Kruse F, Tervo TM. Corneal nerves: structure, contents and function. Exp Eye Res. 2003;76(5):521–42.
36. Al-Aqaba MA, Fares U, Suleman H, et al. Architecture and distribution of human corneal nerves. Br J Ophthalmol. 2010;94(6):784–9.
37. Marfurt CF, Cox J, Deek S, Dvorscak L. Anatomy of the human corneal innervation. Exp Eye Res. 2010;90(4):478–92.
38. He J, Bazan NG, Bazan HE. Mapping the entire human corneal nerve architecture. Exp Eye Res. 2010;91(4):513–23.
39. Huang JC, Sun CC, Chang CK, et al. Effect of hinge position on corneal sensation and dry eye parameters after femtosecond laser-assisted LASIK. J Refract Surg. 2012;28(9):625–31.
40. Lee KW, Joo CK. Clinical results of laser in situ keratomileusis with superior and nasal hinges. J Cataract Refract Surg. 2003;29(3):457–61.
41. Mian SI, Li AY, Dutta S, et al. Dry eyes and corneal sensation after laser in situ keratomileusis with femtosecond laser flap creation effect of hinge position, hinge angle, and flap thickness. J Cataract Refract Surg. 2009;35(12):2092–8.
42. Mian SI, Shtein RM, Nelson A, Musch DC. Effect of hinge

position on corneal sensation and dry eye after laser in situ keratomileusis using a femtosecond laser. J Cataract Refract Surg. 2007;33(7):1190–4.

43. Friedlaender MH. LASIK surgery using the IntraLase femtosecond laser. Int Ophthalmol Clin. 2006;46(3):145–53.

44. Lim T, Yang S, Kim M, Tchah H. Comparison of the IntraLase femtosecond laser and mechanical microkeratome for laser in situ keratomileusis. Am J Ophthalmol. 2006;141(5):833–9.

45. Salomao MQ, Ambrosio R Jr, Wilson SE. Dry eye associated with laser in situ keratomileusis: mechanical microkeratome versus femtosecond laser. J Cataract Refract Surg. 2009;35(10):1756–60.

46. Nassaralla BA, McLeod SD, Boteon JE, Nassaralla JJ Jr. The effect of hinge position and depth plate on the rate of recovery of corneal sensation following LASIK. Am J Ophthalmol. 2005;139(1):118–24.

47. Santos AM, Torricelli AA, Marino GK, et al. Femtosecond laser-assisted LASIK flap complications. J Refract Surg. 2016;32(1):52–9.

48. Ivarsen A, Asp S, Hjortdal J. Safety and complications of more than 1500 small-incision lenticule extraction procedures. Ophthalmology. 2014;121(4):822–8.

49. Denoyer A, Landman E, Trinh L, et al. Dry eye disease after refractive surgery: comparative outcomes of small incision lenticule extraction versus LASIK. Ophthalmology. 2015;122(4):669–76.

50. Lee BH, McLaren JW, Erie JC, et al. Reinnervation in the cornea after LASIK. Invest Ophthalmol Vis Sci. 2002;43(12):3660–4.

51. Davidorf JM, Zaldivar R, Oscherow S. Results and complications of laser in situ keratomileusis by experienced surgeons. J Refract Surg. 1998;14(2):114–22.

52. Lemp MA. Advances in understanding and managing dry eye disease. Am J Ophthalmol. 2008;146(3):350–6.

53. Foulks GN, Forstot SL, Donshik PC, et al. Clinical guidelines for management of dry eye associated with Sjogren disease. Ocul Surf. 2015;13(2):118–32.

54. Wilson SE, Liang Q, Kim WJ. Lacrimal gland HGF, KGF, and EGF mRNA levels increase after corneal epithelial wounding. Invest Ophthalmol Vis Sci. 1999;40(10):2185–90.

55. Sullivan BD, Whitmer D, Nichols KK, et al. An objective approach to dry eye disease severity. Invest Ophthalmol Vis Sci. 2010;51(12):6125–30.

56. Lemp MA, Bron AJ, Baudouin C, et al. Tear osmolarity in the diagnosis and management of dry eye disease. Am J Ophthalmol. 2011;151(5):792–8. e1

57. Stern ME, Pflugfelder SC. Inflammation in dry eye. Ocul Surf. 2004;2(2):124–30.

58. Rodriguez AE, Rodriguez-Prats JL, Hamdi IM, et al. Comparison of goblet cell density after femtosecond laser and mechanical microkeratome in LASIK. Invest Ophthalmol Vis Sci. 2007;48(6):2570–5.

59. Methodologies to diagnose and monitor dry eye disease: report of the Diagnostic Methodology Subcommittee of the International Dry Eye WorkShop (2007). Ocul Surf. 2007;5(2):108–52.

60. Bron AJ. Diagnosis of dry eye. Surv Ophthalmol. 2001;45(Suppl 2):S221–6.

61. Benitez-del-Castillo JM, del Rio T, Iradier T, et al. Decrease in tear secretion and corneal sensitivity after laser in situ keratomileusis. Cornea. 2001;20(1):30–2.

62. Yu EY, Leung A, Rao S, Lam DS. Effect of laser in situ keratomileusis on tear stability. Ophthalmology. 2000;107(12):2131–5.

63. Patel S, Perez-Santonja JJ, Alio JL, Murphy PJ. Corneal sensitivity and some properties of the tear film after laser in situ keratomileusis. J Refract Surg. 2001;17(1):17–24.

64. Lee JB, Ryu CH, Kim J, et al. Comparison of tear secretion and tear film instability after photorefractive keratectomy and laser in situ keratomileusis. J Cataract Refract Surg. 2000;26(9):1326–31.

65. Denoyer A, Rabut G, Baudouin C. Tear film aberration dynamics and vision-related quality of life in patients with dry eye disease. Ophthalmology. 2012;119(9):1811–8.

66. Bron AJ, Evans VE, Smith JA. Grading of corneal and conjunctival staining in the context of other dry eye tests. Cornea. 2003;22(7):640–50.

67. Feenstra RP, Tseng SC. What is actually stained by rose bengal? Arch Ophthalmol. 1992;110(7):984–93.

68. Sook Chun Y, Park IK. Reliability of 4 clinical grading systems for corneal staining. Am J Ophthalmol. 2014;157(5):1097–102.

69. Patel SV, McLaren JW, Kittleson KM, Bourne WM. Subbasal nerve density and corneal sensitivity after laser in situ keratomileusis: femtosecond laser vs mechanical microkeratome. Arch Ophthalmol. 2010;128(11):1413–9.

70. Golebiowski B, Papas E, Stapleton F. Assessing the sensory function of the ocular surface: implications of use of a non-contact air jet aesthesiometer versus the Cochet-Bonnet aesthesiometer. Exp Eye Res. 2011;92(5):408–13.

71. Savini G, Barboni P, Zanini M, Tseng SC. Ocular surface changes in laser in situ keratomileusis-induced neurotrophic epitheliopathy. J Refract Surg. 2004;20(6):803–9.

72. Chuck RS, Quiros PA, Perez AC, McDonnell PJ. Corneal sensation after laser in situ keratomileusis. J Cataract Refract Surg. 2000;26(3):337–9.

73. Millodot M. Diurnal variation of corneal sensitivity. Br J Ophthalmol. 1972;56(11):844–7.

74. Watanabe H. Significance of mucin on the ocular surface. Cornea. 2002;21(2 Suppl 1):S17–22.

75. Albietz JM, McLennan SG, Lenton LM. Ocular surface management of photorefractive keratectomy and laser in situ keratomileusis. J Refract Surg. 2003;19(6):636–44.

76. Rodriguez-Prats JL, Hamdi IM, Rodriguez AE, et al. Effect of suction ring application during LASIK on goblet cell density. J Refract Surg. 2007;23(6):559–62.

77. Konomi K, Chen LL, Tarko RS, et al. Preoperative characteristics and a potential mechanism of chronic dry eye after LASIK. Invest Ophthalmol Vis Sci. 2008;49(1):168–74.

78. Schiffman RM, Christianson MD, Jacobsen G, et al. Reliability and validity of the ocular surface disease index. Arch Ophthalmol. 2000;118(5):615–21.

79. Stone DU, Chodosh J. Ocular rosacea: an update on pathogenesis and therapy. Curr Opin Ophthalmol. 2004;15(6):499–502.

80. Salib GM, McDonald MB, Smolek M. Safety and efficacy of cyclosporine 0.05% drops versus unpreserved artificial tears in dry-eye patients having laser in situ keratomileusis. J Cataract Refract Surg. 2006;32(5):772–8.

81. Luo L, Li DQ, Corrales RM, Pflugfelder SC. Hyperosmolar saline is a proinflammatory stress on the mouse ocular surface. Eye Contact Lens. 2005;31(5):186–93.

82. Wan KH, Chen LJ, Young AL. Efficacy and safety of topical 0.05% cyclosporine eye drops in the treatment of dry eye syndrome: a systematic review and meta-analysis. Ocul Surf. 2015;13(3):213–25.

83. Sall K, Stevenson OD, Mundorf TK, Reis BL. Two multicenter, randomized studies of the efficacy and safety of cyclosporine ophthalmic emulsion in moderate to severe dry eye disease. CsA Phase 3 Study Group. Ophthalmology. 2000;107(4):631–9.

84. Yung YH, Toda I, Sakai C, et al. Punctal plugs for treatment of post-LASIK dry eye. Jpn J Ophthalmol. 2012;56(3):208–13.

85. Alfawaz AM, Algehedan S, Jastaneiah SS, et al. Efficacy of punctal occlusion in management of dry eyes after laser in situ keratomileusis for myopia. Curr Eye Res. 2014;39(3):257–62.

86. Rosenberg ES, Asbell PA. Essential fatty acids in the treatment of dry eye. Ocul Surf. 2010;8(1):18–28.

87. Rashid S, Jin Y, Ecoiffier T, et al. Topical omega-3 and omega-6 fatty acids for treatment of dry eye. Arch Ophthalmol. 2008;126(2):219–25.

88. Tsubota K, Goto E, Fujita H, et al. Treatment of dry eye by autologous serum application in Sjogren's syndrome. Br J Ophthalmol. 1999;83(4):390–5.

89. Geerling G, Maclennan S, Hartwig D. Autologous serum eye drops for ocular surface disorders. Br J Ophthalmol. 2004;88(11):1467–74.

90. Kojima T, Ishida R, Dogru M, et al. The effect of autologous serum eyedrops in the treatment of severe dry eye disease: a prospective randomized case-control study. Am J Ophthalmol. 2005;139(2):242–6.

91. Liu L, Hartwig D, Harloff S, et al. An optimised protocol for the production of autologous serum eyedrops. Graefes Arch Clin Exp Ophthalmol. 2005;243(7):706–14.

92. Rao K, Leveque C, Pflugfelder SC. Corneal nerve regeneration in neurotrophic keratopathy following autologous plasma therapy. Br J Ophthalmol. 2010;94(5):584–91.

第 14 章
角膜感觉异常

Jorge L. Alió , Miguel A. Teus , Jorge L. Alió del Barrio, Andreas Katsanos

核心信息

- 准分子激光原位角膜磨镶术（laser insitu keratomileusis, LASIK）术后角膜感觉异常是一个新的概念，用以解释患者术后数个月内仍有持续性干眼症状。

- 本章将阐述 LASIK 术后角膜感觉异常的基本理论。

准分子激光原位角膜磨镶术（laser insitu keratomileusis, LASIK）术后角膜感觉异常是指术后无或仅有轻微的干眼的临床体征但持续存在干眼的症状。患者常伴有异物感、烧灼感和眼痛，但没有或仅有极轻微的干眼临床体征，也不伴有眼表的炎症反应。这一疾病已在临床工作中得到关注。一些患者在 LASIK 术后可出现与临床体征不相符的严重干眼症状，往往需要数个月甚至数年才能缓解，即使局部使用润滑液或抗炎眼药也不能缓解其不适症状。过去，许多手术医师根据经验采取了多种治疗办法，均收效欠佳。

LASIK 术后角膜感觉异常综合征的患者多为年轻人及中年人，他们在术后接受了干眼的药物治疗之后，尽管其可能存在的干眼体征可以消除，但症状不能缓解。这些患者通常会有异物感及眼痛，而这些症状的表现和发生频率会受到环境的影响。局部用药不能缓解他们眼部的不适感，这不仅对患者造成困扰，也给医生带来压力。我们在临床工作中遇到了一系列此类患者，通过掀开角膜瓣重新复位成功地缓解了他们的症状，其中部分患者通过再次切削去除了剩余的屈光度。

14.1 LASIK 术后角膜感觉异常的基本理论

众所周知，LASIK 术中利用微型角膜刀或飞秒激光制作角膜瓣时会切断角膜神经，导致角膜敏感度下降。有试验表明，角膜神经损伤后，受损神经会很快再生并长出末梢神经瘤[1]。此外，角膜邻近区域的完整轴突可以长出新的分支覆盖无神经区域[1,2]。然而，有证据表明，这些新生的神经具有异常的兴奋性，可在没有疼痛刺激的情况下产生神经冲动，导致痛阈下降或痛觉超敏（图 14.1）[3,4]。因此，受损神经纤维产生的电活动增加或许能够解释患者临床体征与主

观症状之间的不一致[4]。事实上，有证据表明，虽然 LASIK 术后许多患者有干眼症状，但其泪液的渗透压及 Schirmer 试验结果均与术前没有差异[5]。也许这些患者角膜持续存在的异常神经分支不断产生过强的电活动可以解释其术后长期存在的角膜神经痛（图 14.1）。人们通常认为术后数个月角膜对于机械刺激的敏感度可以得到恢复（可通过 Cochet-Bonnet 感觉测量仪测量），同时其干眼的感觉也能得到恢复，但事实并非如此。事实上，有研究报道，角膜干眼感觉主要由冷觉温度感受器感受，其对于眼表温度的微小变化感觉极其灵敏，可以感觉出由泪膜蒸发导致的微小温度变化[6]。因此可以理解，即使角膜对机械刺激的感觉正常，也可因冷觉温度感受器神经末梢过强的异常电活动导致干眼感觉异常（图 14.1）。另外，当泪液渗透压轻度升高时，仅有冷觉温度感受器神经元的电活动增强[7]，可以解释术前有干眼症的患者在接受 LASIK 术后干眼症状发生频率更高的现象。

我们认为除了常规的干眼治疗外，应对 LASIK 术后角膜感觉异常患者给予其他新的治疗手段以缓解其不适症状。一个可能有效的方法是，使用能够降低受损神经纤维过强电活动的药物，如三环类抗抑郁药、抗惊厥药、表麻药和部分钙离子通道阻滞剂等细胞膜稳定药物[8]。另外，通过掀开 LASIK 制作的角膜瓣切断异常再生的神经纤维，使其重新长出更正常的神经丛也可能有效。

14.2 LASIK 术后角膜感觉异常病例

我们一共治疗了 6 例 LASIK 术后角膜感觉异常的患者，平均年龄 30.5 岁（年龄范围 26~35 岁），LASIK 术后至少 16 个月。所有患者在接受治疗时测得泪膜破裂时间均正常，泪河高度 0.75~1mm，没有眼表炎症反应的表现。其中，4 例患者单眼发病，另外 2 例为双眼发病，但一只眼更重。我们对症状最重的眼采取了掀开角膜瓣治疗，其中 3 例患者重新切削去除了之前手术残留的屈光力。所有手术操作均由同一名手术医师（JLA）进行，使用同一台准分子激光机（Amaris Schwind 500）。术前所有患者均频点润滑眼药治疗并持续至术后。所有病例的简介见表 14.1。

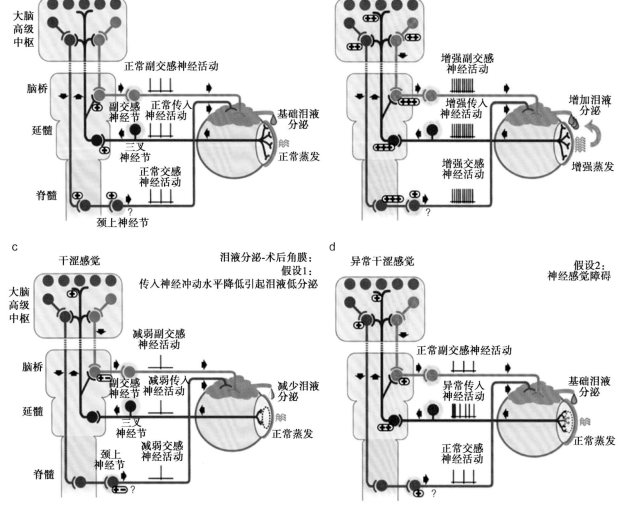

图 14.1 "泪液功能单位"示意图（Belmonte C.）。(a)基础泪液分泌是通过角膜感觉神经产生低频电脉冲实现的,该冲动传导至中枢神经系统,通过副交感神经激活泪液分泌反射,通过交感神经激活蛋白分泌。这种基础感觉冲动传入是无意识的。(b)当眼表干燥或受刺激时,角膜感觉神经传入信号增强导致泪液大量分泌,同时通过刺激大脑皮质司情感反应的区域也将刺激泪液的分泌(图中未显示)。(c)屈光手术对泪液分泌影响的假说示意图。手术损伤角膜感觉神经导致传入神经冲动水平降低,从而影响了泪液的基础分泌,导致泪液分泌量降低和干眼。这也反过来刺激角膜完好的感觉神经纤维产生冲动,产生干眼的症状。(d)屈光手术影响泪液分泌的第二种假说示意图。受损的角膜感觉神经产生异常的脉冲放电,虽不能显著改变泪液分泌量但会产生干眼的症状

（Reprinted from Belmonte C.Eye dryness sensations after refractive surgery:impaired tear secretion or "phantom" cornea？ J Refract Surg.2007；23：598–602.）

我们在术后 1 天、1 个月及 6 个月时随访并评估患者情况。所有的患者在术后 3 个月眼表不适的症状均得到缓解,其中 3 例术后 1 个月即得到缓解,术后 6 个月随访时,没有患者有任何不适症状。

结论

LASIK 术后角膜感觉异常是一个新的概念,能解释术后数月患者临床体征改善但仍持续存在的干眼症状的原因。根据我们的经验,通过掀开角膜瓣治疗可以改善患者症状,该治疗方案在我们确诊的临床患者中均证实是有效的。然而,还需要更多科学试验及更大样本量的研究来进一步证实该治疗方法的有效性。

当 LASIK 术后患者出现长期持续性干眼症状而没有或仅有轻度的干眼临床体征,且传统的局部抗干眼治疗无效时,应将 LASIK 术后角膜感觉异常作为鉴别诊断之一。这一疾病与既往与之相似的疾病,如 LASIK 导致的神经性上皮病变不同[9]。后者角膜上皮点状病变及干眼体征与患者的干眼症状相符,而 LASIK 术后角膜感觉异常患者则仅有干眼症状,而无干眼的临床体征。

要点总结

- LASIK 术后角膜感觉异常应作为术后干眼的鉴别诊断之一。
- 可通过掀开角膜瓣治疗该疾病。

表 14.1　LASIK 术后角膜感觉异常的病例

患者年龄 / 岁	再掀瓣治疗距接受 LASIK 手术的时间	患眼 OSDI[a]	点状角膜病变[b]（哈佛标准）		泪膜破裂时间 / 秒		泪河高度 /mm		1 月后 OSDI	3 月后 OSDI	6 月后 OSDI	1 年后 OSDI
			右眼	左眼	右眼	左眼	右眼	左眼				
29	18 个月	25	1	1	12	12	1	1	12	10	0	0
33	26 个月	23	0	0	11	10	1	1	10	0	0	0
45	12 个月	20	0	0	10	12	0.7	1	20	20	10	0
47	12 个月	15	1	1	12	12	1	1	20	19	5	5
32	17 个月	15	0	0	14	14	1	1	12	0	0	0
40	24 个月	19	1	0	16	17	1	1	20	20	10	0

表中数据为掀开角膜瓣治疗后患眼及健侧眼的数据

OSDI，ocular surface disease index，眼表疾病指数

[a]Bron AJ，Evans VE，Smith JA.Grading of corneal and conjunctival staining in the context of other dry eye tests.Cornea 2003；22：640-50.

[b]Schiffman RM，Christianson MD，Jacobsen G，et al.Reliability and validity of the Ocular Surface Disease Index.Arch Ophthalmol 2000；118：615-21.

（李　莹　王力翔　翻译）

参考文献

1. Rozsa AJ, Guss RB, Beuerman RW. Neural remodeling following experimental surgery of the rabbit cornea. Invest Ophthalmol Vis Sci. 1983;24:1033–51.
2. Chan KY, Jarvelainen M, Chang JH, et al. A cryodamage model for studying corneal nerve regeneration. Invest Ophthalmol Vis Sci. 1990;31:2008–21.
3. Bridges D, Thompson SW, Rice AS. Mechanisms of neuropathic pain. Br J Anaesth. 2001;87:12–26.
4. Belmonte C. Eye dryness sensations after refractive surgery: impaired tear secretion or "phantom" cornea? J Refract Surg. 2007;23:598–602.
5. Sauvageot P, Alvarez de Toledo J, Charoenrook V, et al. Femtosecond laser-assisted laser in situ keratomileusis versus photorefractive keratectomy: Effect on ocular surface condition. J Cataract Refract Surg. 2017;43:167–73.
6. Belmonte C, Gallar J. Cold thermoreceptors, unexpected players in tear production and ocular dryness symptoms. Invest Ophthalmol Vis Sci. 2011;52:3888–92.
7. Parra A, Gonzalez-Gonzalez O, Gallar J, et al. Tear fluid hyper-osmolality increases nerve impulse activity of cold thermoreceptor endings of the cornea. Pain. 2014;155:1481–91.
8. Markman JD, Dworkin RH. Ion channel targets and treatment efficacy in neuropathic pain. J Pain. 2006;7(Suppl 1):S38–47.
9. Wilson SE. Laser in situ keratomileusis-inducted (presumed) neurotrophic epitheliopathy. Ophthalmology. 2001;108(6):1082–7.

第15章
上皮植入

15

Gustavo Tamayo, Claudia Castell, and Pilar Vargas

核心信息

- 通过裂隙灯仔细观察角膜及角膜瓣即可诊断准分子激光原位角膜磨镶术（laser insitu keratomileusis, LASIK）术后角膜上皮植入，在一些情况下可使用角膜共聚焦显微镜以帮助确诊。
- 上皮植入的发生率为1%~42%，不同报道间差异很大，但是有临床意义的上皮植入发生率不高，且大多数无须任何治疗[24]。
- 大多数上皮植入的病例只需要观察。如果上皮植入没有进展则无须手术干预，如果观察到上皮植入有所进展则必须手术治疗。
- 针对上皮植入这种并发症目前有几种治疗方法，主要是刮除角膜基质、角膜瓣下和切口边缘的上皮。

15.1 简介

上皮植入是准分子激光原位角膜磨镶术（laser insitu keratomileusis, LASIK）术后最主要的并发症，原因如下：

1. 上皮植入是LASIK术后最为常见的并发症，文献报道的发生率在1%~42%[1]。然而，绝大多数病例并无临床意义，既不影响手术的效果也不对视力造成任何影响[1,13]。

2. 有临床意义的角膜上皮植入发生率为1%~3.5%，如果不采取治疗措施则可能威胁患者视力。植入的上皮细胞可能向视轴蔓延，导致视力下降，角膜瓣融解，甚至对角膜造成永久性损害[12,21]。

3. 当患者需要手术治疗时，通常手术难度很高。

4. 技术的更新可直接降低上皮植入的发生率。

15.2 上皮植入的原因

目前有几个理论可以解释上皮植入的原因，其中最被广泛接受的理论认为，上皮植入是角膜瓣边缘及角膜瓣下的有活性的上皮增殖长入手术界面，填充角膜瓣下存在的狭小腔隙所导致的，这一过程在术后立即开始发生。另一种理论认为，植入的上皮是手术过程中器械带入到角膜瓣下面的，可能是通过微型角膜刀的刀片、冲洗用的注射器针头、清洁及擦干时用的海绵，以及镊子（如果使用的话）带入[11]。

不论上皮植入角膜瓣下的机制是什么，这些上皮都是来源于角膜上皮或结膜上皮的有基底膜的复层鳞状上皮细胞[23]。不可否认引起上皮植入最为重要的因素是手术技术不佳或使用手术器械不当[15]。另外，最新的SMILE手术术后的角膜上皮植入也被认为与手术技术不佳密切相关[19]。

15.3 危险因素

虽然关于植入角膜瓣与基质之间界面的上皮细胞来源还无统一的理论解释，但上皮植入有以下几个明确的危险因素：

1. 增强手术。重新掀开角膜瓣被确证可以导致上皮细胞植入至角膜瓣下方，尤其是对于陈旧的角膜瓣及掀瓣困难或已损伤的角膜瓣[4]。

2. 任何导致局部角膜瓣覆盖不良的因素均可导致上皮细胞长入，如纽扣瓣、不规则切口、角膜瓣下基质不平整、切缘不齐和偏心的角膜瓣。如果使用的微型角膜刀刀片不平整或不锋利，或是非匀速均匀切削，均可导致制作的角膜瓣不规则、基质床不平整及切缘不整齐，以致角膜瓣对合时上皮之间对合不齐，留下空隙从而被新长的上皮填充[12]。

3. 术后因外伤或黏附不佳导致角膜瓣移位。

4. 角膜瓣存在皱褶或微皱褶。

5. 手术技术欠佳，如术中反复在角膜瓣上操作、过度冲洗或复位角膜瓣时不仔细，导致角膜瓣与基质床之间黏附不佳，留下空隙导致上皮细胞长入[21]。

6. 再次手术患者，以及存在放射状角膜切开术切口或既往接受过角膜移植术的患者。

7. 当激光切削区域大于角膜瓣区域时，激光去掉了角膜瓣边缘的角膜上皮细胞，留下一块无细胞区域，从而给上皮植入留下了空间。

15.4　上皮植入的临床表现及诊断

上皮植入在最初阶段是没有症状表现的,这让诊断变得困难。患者最早期的症状包括畏光、异物感和眼红,当疾病继续进展时,可出现视力下降、眩光、光晕和夜视力障碍。其原因包括角膜周边上皮细胞大量植入导致不规则散光,上皮长入瞳孔中央区域覆盖视轴,角膜瓣坏死融解或周边角膜基质融解导致的炎症反应[22]。

LASIK 术后上皮植入的诊断几乎完全依靠在裂隙灯下仔细观察角膜完成。极少数情况下,通过常规的裂隙灯无法作出诊断,需要借助一些特殊的照射方法,如散瞳后切线光照射或后部反光照射。术后 24 小时内必须仔细观察角膜瓣边缘情况,特别是让患者眼球向上及鼻侧转动,观察下侧边缘和颞侧边缘。对于进展的病例,可使用角膜地形图检查不规则散光。对于角膜板层移植术后层间角膜上皮植入的诊断,推荐使用共聚焦显微镜。

上皮植入有两种不同的表现:

1. 位于角膜瓣边缘 2mm 范围内的白色或灰色小点或短线,可呈弥散状或成团分布。这种类型的上皮植入常为良性的,通常不会进展,甚至可自行消失,不留任何损害或仅在界面留下散在的微小混浊[3]。

2. 大小不等的珍珠样细胞巢,隆起的白色或灰色的团状、片状、囊样或隆起的线状细胞团,有清晰的边界或呈片状弥漫细胞团。这种类型的上皮植入侵袭性更强,通常可向瞳孔中央区域和 / 或两侧蔓延,有时可与周围的细胞融合。这些细胞最终会影响角膜瓣,导致角膜瓣融解和边缘收缩。如果不治疗,可导致整个角膜基质融解、角膜瓣消失和瘢痕形成,植入的上皮细胞可扩散至整个角膜,导致整个角膜被破坏[2]。

15.5　上皮植入的分级

目前已有几个关于上皮植入的分级标准。Aron Culani 医师[25]在法国尼斯举办的第十届欧洲白内障与屈光手术学会会议上提出了一个实用的分级标准:

1 级:角膜瓣下植入的上皮呈局限的岛状分布于周边,不影响红光反射。

2 级:角膜瓣下植入的上皮呈片状弥漫分布于周边,可见模糊的界线,红光反射扭曲。

3 级:角膜瓣下植入的上皮弥漫覆盖,完全阻挡了红光反射。

这一分级标准十分有用,也是我们临床工作中使用并用以决策治疗方式的分级标准。当红光反射受到影响(2 级和 3 级)时,则需要进行手术干预。

另一个分级标准由 Jeffrey Machat 医师提出,对于判断严重程度和治疗决策十分有用,也是上皮植入使用最多的分级标准[26]:

1 级:角膜瓣边缘外 2mm 范围模糊,可见有边界线的

上皮植入,角膜瓣不受累,通常不会进展,观察即可。

2 级:植入上皮在角膜瓣边缘 2mm 内,呈巢状分布,边界线不清,且累及角膜瓣导致其增厚或呈灰色,这种情况下需要治疗,防止其进展。

3 级:植入上皮超过角膜瓣边缘内 2mm,细胞巢逼近或覆盖视轴,角膜瓣增厚、融解或被侵蚀,这种情况需要立即治疗。

为了更加实用,根据上皮植入临床表现,临床中我们使用的是自己的分类标准:

1 级:上皮植入无任何症状且不影响视力,观察即可。

2 级:上皮植入导致患者视力下降或视物变形,可伴有异物感等轻微症状,需手术或使用 YAG 激光去除上皮。

3 级:上皮植入并覆盖视轴,需手术干预。

4 级:角膜瓣受损,可见角膜瓣融解或植入的上皮细胞扩散,在去除植入上皮的同时还需要其他治疗(如化学清创、缝合等)。

15.6　上皮植入的治疗

上皮植入的主要治疗手段是观察,因为手术治疗十分复杂且复发率高(可高达 10%)。然而,上皮植入早期的治疗更为简单且成功率更高[27,29],因此,最为关键的是早期识别和诊断进展性、有威胁的上皮植入。手术干预必须在正确的时间点进行,因为重新掀开角膜瓣增加了上皮播散的风险,还可能激活原本不活跃的上皮细胞[14]。

密切随访是必需的,使用裂隙灯检查、照相和荧光染色都是判断上皮是否植入及危及视力的重要方法[28]。因为治疗方法有观察和手术两种方式,因此临床判断十分重要。在以下几种情况下需要进行手术治疗:

1. 上皮植入进展累及视轴,影响最佳矫正视力。

2. 上皮植入不再进展,但周围的细胞巢导致角膜瓣隆起产生不规则且无法纠正的散光。

3. 角膜瓣开始融解。

15.7　上皮植入的手术治疗

一旦确定通过手术治疗上皮植入,可根据下列步骤选择合适的方法。总地来说,如果细胞巢位于角膜瓣周边区域远离视轴且界限清晰,则可以按照 Alió 等医师描述的方法使用 YAG 激光将其破坏[20]。这种方法的好处是不用掀开角膜瓣,从而避免了掀瓣相关的风险。YAG 激光的强度为 0.2~0.6mJ,直接作用在细胞巢上,每个激光点尽量间隔一定距离。据报道,这种治疗方式的有效率可达 80%,包括再次治疗的病例。

如果需要彻底清除细胞巢,则需要通过小心掀开角膜瓣来完成。在掀开角膜瓣之前,需要在显微镜下仔细寻找并确定其边缘位置。如果角膜瓣边缘不容易看清,可通过轻轻挤压角膜缘帮助观察。当角膜瓣边缘上皮掀开后,可使用细铲伸入角膜瓣下界面并轻轻掀开整个角膜瓣,或

部分掀开角膜瓣,但需留出足够的操作空间以便清除植入的上皮细胞。如果掀开过程十分轻松,则需要使用镊子去除植入的上皮层,或使用铲子、海绵轻轻刮除。需要特别小心不要再次播散上皮细胞,因为上皮再次植入仅需 1 个残留的上皮细胞即可发生。另外还需特别注意,不仅要清除角膜基质床的植入上皮,还应清除角膜瓣基质面的上皮细胞。

关于清除角膜瓣下上皮后是否需要缝合或使用绷带接触镜目前还存在争议[5]。强烈建议对于严重病例或再次掀瓣治疗(再次复发)的病例,在清除上皮后对角膜瓣进行缝合[17]。一般术后数天待上皮覆盖切口后可拆除缝线[7],且目前还未有再次复发的病例。大部分研究支持在清除上皮后使用角膜绷带镜,然而少数研究表明,术后使用角膜绷带镜可能增加复发的概率。尽管如此,我们仍建议对于轻中度上皮植入患者在术后配戴绷带镜数天,因为此情况下绷带镜可以作为上皮细胞生长的基底,避免上皮细胞植入角膜瓣下方。

对于上皮细胞再次植入或十分严重的病例,有许多不同的方法可帮助彻底去除角膜瓣下植入的上皮细胞。当然这些方法只是辅助治疗,最为根本的还是要正确仔细地清除基质床、角膜瓣基质面和切口边缘的残留上皮细胞。这些方法的目的是清除显微镜下看不见的上皮细胞,因此,必须在人工清除植入的上皮后进行。

两种比较流行的杀灭上皮细胞的化学药物为乙醇[16](研究报道的浓度为 20%~50%)和 0.02% MMC[10]。在清除上皮细胞后,用止血海绵蘸取并放置在角膜瓣下区域数分钟后用平衡盐溶液冲洗干净。根据我们的经验,MMC对于上皮植入的发生没有预防效果,而乙醇毒性较强,可以防止严重的上皮植入再发,但存在形成基质瘢痕的风险。另一种经常用来去除显微镜下看不见的上皮细胞的方法是通过 PTK 使用准分子激光去除基质床和角膜瓣内表面的残留上皮[9]。当切削层面过深时,会导致不必要的角膜屈光力改变,因此,一些作者提出使用 10μm 的切削深度作为 PTK 的常规设置[18]。另外,清创后对角膜瓣下的两个表面采用冷冻治疗也是去除残留上皮的方法,但极少被使用。

无论采取何种方法,手术医师都必须确认角膜瓣正确复位且下面无任何残留腔隙。我们推荐使用角膜接触镜,在一些情况下需要将角膜瓣缝合,甚至用胶粘合切缘,以防止上皮细胞长入瓣下间隙[6,8]。

15.8　上皮植入的预防

因为上皮植入的手术治疗十分困难,而且可能进展并威胁最佳矫正视力,所以预防比治疗更为重要,关键是使用尽可能好的技术设备。有研究表明,飞秒激光制作角膜瓣可降低上皮植入的发生率,因其角膜瓣成角更小、边缘锐利且基质床平整。另外我们也推荐使用更好的微型角膜刀并换用

新的锐利且平滑的刀片。以下方法可帮助预防上皮植入:

1. 使用最好、最先进的技术设备完成 LASIK 手术,使用维护良好的微型角膜刀并更换新的刀片,特别推荐使用飞秒激光制作角膜瓣。

2. 避免反复对角膜瓣进行操作和过度冲洗。复位角膜瓣后,应仔细检查瓣边缘对合是否整齐,以及角膜瓣后表面与基质床是否完全贴合,手术时不要省去不该省的时间。

3. 遇到有上皮缺损的病例可使用角膜绷带镜,这样接触镜会引导上皮细胞爬到接触镜下表面,而不会进入角膜瓣下间隙。

4. 尽可能避免重新掀开角膜瓣,如实在需要则应仔细操作并遵循正确的操作方法。术后建议配戴角膜绷带镜直至角膜瓣边缘上皮化。

5. 对于放射状角膜切开术的患者在制作角膜瓣时应特别小心,严密对齐放射状切口和角膜瓣切口。对于放射状切口过多或不整齐的患者,应考虑选择除 LASIK 以外的其他手术方式,术后必须使用角膜绷带镜。

6. 避免切削区过大或角膜瓣过小以防止角膜其他区域的上皮细胞被准分子激光破坏。如果这种情况无法避免,则应配戴角膜绷带镜直至角膜瓣切口长好。

7. 如发现角膜瓣有皱褶、微皱褶或移位应立即给予复位,这样上皮细胞生长的时间就越短。

结论

上皮植入是 LASIK 术后最为常见的并发症,文献报道其发生率为 1%~42%。上皮植入治疗十分棘手,因此预防最为关键。一旦明确诊断,可以采取以下治疗:①如果细胞不再进展或不威胁视力,观察即可;②如果细胞持续进展危及视轴或影响视力,应手术干预。上皮植入的手术治疗基础是人工仔细去除角膜瓣下表面和基质床的上皮细胞。在此基础上可采取其他的治疗手段,但手术医师必须慎重判断后使用。

要点总结

- 关于上皮植入,预防是关键,最重要的是仔细操作并使用最先进的技术设备。
- 对于上皮植入不再进展或不影响视力的患者,观察是最佳选择。
- 以下三种情况下需要手术治疗:①细胞进展危及视轴和视力;②角膜瓣周围细胞巢隆起导致不规则散光和相关症状;③角膜瓣受累。
- 手术治疗的基础是手工仔细清除植入的上皮细胞,确保没有细胞残留。在此技术上可使用化学药物、YAG 或 PTK 治疗。
- 对于复杂病例应使用角膜绷带镜,可考虑缝合角膜瓣或胶粘切缘。

（李　莹　王力翔　翻译）

参考文献

1. Jun RM, Cristol SM, Kim MJ, Seo KY, Kim JB, Kim EK. Rates of epithelial ingrowth after LASIK for different excimer laser systems. J Refract Surg. 2005;21:276–80.
2. Asano-Kato N, Toda I, Hori-Komai Y, Takano Y, Dogru M, Tsubota K. Histopathological findings of epithelial ingrowth after laser in situ keratomileusis. Cornea. 2005;24:130–4.
3. Lin JM, Tsai YY, Tseng SH. Spontaneous regression of dense epithelial ingrowth after laser in situ keratomileusis. J Refract Surg. 2005;21:300–2.
4. Chan CC, Boxer Wachler BS. Comparison of the effects of LASIK retreatment techniques on epithelial ingrowth rates. Ophthalmology. 2007;114:640–2.
5. Narvaez J, Chakrabarty A, Chang K. Treatment of epithelial ingrowth after LASIK enhancement with a combined technique of mechanical debridement, flap suturing, and fibrin glue application. Cornea. 2006;25:1115–7.
6. Yeh DL, Bushley DM, Kim T. Treatment of traumatic LASIK flap dislocations and epithelial ingrowth with fibrin glue. Am J Ophthalmol. 2006;141:960–2.
7. Spanggord HM, Epstein RJ, Lane HA, et al. Flap suturing with proparacaine for recurrent epithelial ingrowth following laser in situ keratomileusis surgery. J Cataract Refract Surg. 2005;31:916–21.
8. Lee ES, Lee HK, Cristol SM, et al. Amniotic membrane as a biologic pressure patch for treating epithelial ingrowth under a damaged laser in situ keratomileusis flap. J Cataract Refract Surg. 2006;32:162–5.
9. Fagerholm P, Molander N, Podskochy A, Sundelin S. Epithelial ingrowth after LASIK treatment with scraping and phototherapeutic keratectomy. Acta Ophthalmol Scand. 2004;82:707–13.
10. Taneri S, Koch JM, Melki SA, Azar DT. Mitomycin-C assisted photorefractive keratectomy in the treatment of buttonholed laser in situ keratomileusis flaps associated with epithelial ingrowth. J Cataract Refract Surg. 2005;31:2026–30.
11. Farah SG, Azar DT, Gurdal C, et al. Laser in situ keratomileusis: literature review of a developing technique. J Cataract Refract Surg. 1998;24:989–1006.
12. Stulting RD, Carr JD, Thompson KP, et al. Complications of laser in situ keratomileusis for the correction of myopia. Ophthalmology. 1999;106:13–20.
13. Caster AI, Friess DW, Schwendeman FJ. Incidence of epithelial ingrowth in primary and retreatment laser in situ keratomileusis. J Cataract Refract Surg. 2010;36:97–101.
14. Rapuano CJ. Management of epithelial ingrowth after laser in situ keratomileusis on a tertiary care cornea service. Cornea. 2010;29:307–13.
15. Farah SG, Ghanem RC, Azar DT. LASIK complications and their management. In: Gatinel D, Hoang-Xuan T, Azar DT, editors. Refractive surgery. 2nd ed. Maryland Heights, MO: Elsevier; 2007. p. 195–221.
16. Haw WW, Manche EE. Treatment of progressive or recurrent epithelial ingrowth with ethanol following laser in situ keratomileusis. J Refract Surg. 2001;17:63–8.
17. Rojas MC, Lumba JD, Manche EE. Treatment of epithelial ingrowth after laser in situ keratomileusis with mechanical debridement and flap suturing. Arch Ophthalmol. 2004;122(7):997–1001.
18. Fagerholm P, Molander N, Podskochy A, et al. Epithelial ingrowth after LASIK treatment with scraping and phototherapeutic keratectomy. Acta Ophthalmol Scand. 2004;82:707–713.
19. Ramirez-Miranda A, Ramirez-Luquin T, Navas A, Graue-Hernandez EO. Refractive lenticule extraction complications. Cornea. 2015;34(Suppl 10):S65–7.
20. Ayala MJ, Alio JL, Mulet ME, De La Hoz F. Treatment of laser in situ keratomileusis interface epithelial ingrowth with neodymium:yttrium-aluminum-garnet laser. Am J Ophthalmol. 2008;4:630–4.
21. Buratto I, Brint S. LASIK: surgical technique and complications. 2nd ed. Thorofare, NJ: Slack; 2000.
22. Castillo A, Diaz-Valle D, Gutierrez AR, et al. Peripheral melt of flap after laser in situ Keratomileusis. J Refract Surg. 1998;14:61–3.
23. Danjo S, Friend J, Thoft RA. Conjuctival epithelium in healing of corneal epithelial wounds. Invest Ophthalmol Vis Sci. 1987;28:1445–9.
24. Gimbel HV, Penno EE, Westenbrugge JA, et al. Incidence and management of intraoperative and early postoperative complications in 1000 consecutive laser in situ keratomileusis cases. Ophthalmology. 1998;105:1839–47. discussion 1847–8
25. Gulani AC. Epithelial ingrowth. Paper presented at the 10th meeting of the European Society of Cataract and Refractive Surgery, Nice, France, 1993.
26. Machat NJ, Slade SG, Probst LE. The art of LASIK. 2nd ed. Thorofare, NJ: Slack; 1999.
27. Hardten DR, Lindstrom RI. Management of LASIK complications. Oper Tech Cataract Surg. 1998;1:32–9.
28. Grayson M. Diseases of the cornea. 2nd ed. St Louis: Mosby; 1983.
29. Wilson SE. LASIK: management of common complications. Laser in situ keratomileusis. Cornea. 1998;17:459–67.

第 16 章
角膜扩张

16

Julie M. Schallhorn, J. Bradley Randleman, R. Doyle Stulting

核心信息

- 准分子激光原位角膜磨镶术 (laser insitu keratomileusis, LASIK) 术后已证实的角膜扩张风险因素:
  - 扩张性角膜病;
  - 术前确认的顿挫型圆锥角膜及其他可疑地形图和断层扫描图形态;
  - 剩余基质床 (residual stromal bed, RSB) 厚度过低;
  - 术前薄角膜;
  - 术中组织改变百分比 (percent tissue altered, PTA) 过高;
  - 年轻患者。
- LASIK 术后潜在的角膜扩张风险因素:
  - 慢性创伤(眼部揉搓);
  - 扩张性角膜疾病家族史;
  - 术前屈光度不稳定且最佳矫正视力低于 20/20。
- 除 LASIK 外更适合于高危患者的治疗方式:
  - 针对高度近视的有晶状体眼人工晶状体植入术;
  - 特定情况下的表面切削。
- LASIK 术后发生角膜扩张的有效处理策略:
  - 硬性透气性角膜接触镜 (rigid gas permeable, RGP);
  - 巩膜接触镜;
  - 角膜基质环;
  - 角膜胶原交联术 (collagen cross-linking, CXL);
  - CXL 合并屈光矫正;
  - 角膜移植。
- 测量角膜生物力学的新技术应有助于识别有角膜扩张风险的患者。

16.1 简介

术后角膜扩张是指激光矫正手术后角膜进行性变陡和变薄,导致裸眼视力下降,也经常伴有最佳矫正视力的下降,它是准分子激光角膜表面切削术 (photorefractive keratectomy, PRK) 或准分子激光原位角膜磨镶术 (laser insitu keratomileusis, LASIK) 术后最隐匿和可怕的并发症

之一。自 1998 年 Seiler 等首次报道以来[2,3],角膜屈光术后角膜扩张曾受到广泛讨论[4-7],因为在术前筛查和术后处理上,角膜扩张会带来医学及法医学上的影响[8]。近期,首例微小切口基质透镜取出术 (small incision lenticule extraction, SMILE) 术后角膜扩张的报道表明,该手术方式同样存在角膜扩张的风险[9-11]。

文献报道了数百例术后角膜扩张案例,但鲜有大样本量研究[1,12-18]。这些报告提出多种危险因素,包括年轻患者,高度近视,低剩余基质床 (residual stromal bed, RSB) 厚度,术前薄角膜,组织改变百分比 (percent tissue altered, PTA) 较高和顿挫型圆锥角膜。即使患者没有上述危险因素,也可能会发生角膜扩张[12-14,19-21]。

本章目的是探讨术后角膜扩张已经证实的和可能存在的危险因素,如何避免此类并发症发生的策略,以及术后角膜扩张发生时可供选择恢复视力的方法。

16.2 术后角膜扩张:我们当前知道什么?

LASIK 术后角膜扩张的发生率为 0.04%~0.9%[1,22],多在 0.2%~0.6%[15,16,18]。根据美国眼科学会国际屈光外科学会 (the International Society of Refractive Surgery of the American Academy of Ophthalmology, ISR/AAO) 2004 年的报告,50% 以上的眼科医生在手术病例中至少有 1 例发生角膜扩张[23],因此,其实际发生率可能比已有的报告更高[24]。超过 50% 的病例是在术后 1 年内发生[17],但少数患者也可能在术后远期发病[19,20]。有病例表明,PRK 术后的角膜扩张可能在术后 10 年或更久才会发病[25-27]。

角膜屈光手术会改变正常角膜的形状、厚度、曲率和抗拉强度。角膜基质细胞密度在基质层前 10% 最大,而在基质层后 40% 最低[28,29];PRK 术后的角膜前基质和 LASIK 术后的角膜后基质会出现明显的角膜基质细胞减少[30]。研究表明,角膜基质层的前 1/3 抗拉强度最强,后 2/3 抗拉强度最弱[31,32]。此外,角膜瓣不能增加 LASIK 术后的角膜抗拉强度[2,33,34]。Dawson 等人的研究表明[31],正常角膜在常规的 PRK 和 LASIK 术后,抗拉强度分别下降 13% 和 27%。Andreassen 等人的研究表明[35],正常角膜的弹性系数是圆

94

锥角膜的 1.6~2.5 倍(平均 2.1 倍)。利用角膜的可塑性、黏弹性[36]以及其他角膜参数,如杨氏模量、泊松比和曲率半径[37]等建立的生物力学模型,可以帮助我们进一步了解角膜扩张的过程。对于具有角膜扩张倾向的患者,在出现临床症状之前,可能已经出现了可以测量的生物力学参数的改变。因此,基于角膜生物力学新的检测方法可能成为有用的筛查手段[38]。但是由于缺乏有效的活体测量角膜生物力学特性的方法,这一领域的深入研究仍然受到阻碍。不过随着类似眼相干断层扫描(ocular coherence tomography,OCT)[39]和布里渊显微镜(Brillouin microscopy)[32]等微创或无创测量方法的出现,在不久的将来相关研究或许会有更大的进展。

术后角膜扩张并不是一种特定的疾病,与圆锥角膜类似,很可能是多种原因引起,如术前角膜生物力学稳定性低、剩余基质床厚度保留过少、慢性创伤和其他导致圆锥角膜的疾病,呈现出角膜稳定性下降的终末期表现。现在已经明确了导致术后角膜扩张的危险因素,相关的筛查方案已经建立,用于减少术后角膜扩张的发病率。

16.3　术后角膜扩张的危险因素

已明确的角膜扩张危险因素包括:角膜扩张性疾病、基于 Placido 盘原理的角膜地形图检查诊断的顿挫型圆锥角膜、角膜剩余基质床保留过少、年龄偏低、高 PTA 和术前薄角膜等(表 16.1)。然而,即使能在术前评估患者发生角膜扩张的条件,目前仍然没有一个危险因素能明确预测术后是否会发生角膜扩张。

表 16.1　术后角膜扩张的危险因素

• 圆锥角膜
• 透明性边缘性角膜变性
• 术前角膜地形图异常,如顿挫型圆锥角膜等
• RSB 过低
• 年轻患者
• 术前薄角膜
• 高 PTA

上面提及的这些因素反映的是角膜屈光手术对角膜生物力学稳定性改变的程度以及角膜能够承受多大的改变。无论是否做过角膜屈光手术,先天角膜生物力学低下的患者都更容易出现角膜扩张,因此,筛查出疑似圆锥角膜或顿挫型圆锥角膜非常重要。同时,这也是那些还没有足够时间去表现出这个疾病的年轻患者会有更高术后角膜扩张风险的原因。对于那些不做手术就不会发生角膜扩张的患者,

很可能因为一个微小的先天生物力学稳定性降低,再加上一定的组织改变,超过了其角膜所能承受的限度,从而导致术后角膜扩张。

16.3.1　高度近视

研究表明,发生术后角膜扩张的患眼近视程度明显高于对照组[1,17];另有许多报道显示,超高度近视患者(>12 D)术后发生了角膜扩张[15,16,40-42]。然而,低度近视与远视患者中也有发生术后角膜扩张的报道。因此,近视程度本身并不是一个预测角膜扩张的好指标,但手术医生应避免通过角膜屈光手术治疗超高度近视。相比于近视程度,PTA 可能是一个更好的指标[43]。很厚的角膜可以承受较大近视度数的治疗,但是和矫正了低度近视的薄角膜相比,却具有相对更低的 PTA。

16.3.2　术前角膜厚度

一些对照研究发现[1,17],角膜扩张患者的术前角膜厚度显著低于对照组,圆锥角膜的厚度通常也较正常角膜更薄[44,45]。因此,术前薄角膜往往提示角膜存在异常且可能发展为圆锥角膜。换而言之,角膜越薄者,术后角膜扩张的风险也越高,因为一旦出现角膜瓣的厚度高于预期,则 RSB 将非常低,以至于难以提供足够的角膜结构完整性去防止角膜扩张。

16.3.3　角膜剩余基质床厚度偏低与组织改变百分比

一些对照研究发现,角膜扩张者的 RSB 厚度往往显著低于正常对照组[1,17],且 RSB 偏低也常被认为是术后角膜扩张最主要的危险因素之一。导致术后 RSB 偏低的主要因素包括矫正高度数的屈光不正、角膜瓣过厚和超过预期的组织切削深度。角膜厚度、角膜瓣厚度和切削深度的测量也可能存在显著的变异性[46-53]。由于大多数微型角膜刀制作的角膜瓣平均厚度会比预计的偏厚,角膜瓣的厚度变异很大,存在制作的角膜瓣过厚的情况。另外,研究也发现,实际切削深度往往大于预计的切削深度[47,48]。

250μm 的 RSB 厚度已被公认为是 LASIK 手术安全开展的最低厚度。然而,LASIK 术后发生角膜扩张的 RSB 范围很广,术中测厚证实其中包括了 RSB 高于 300μm 的患者。PRK 术后发生角膜扩张的患者,RSB 甚至高于 350μm[25,26,54]。相反,在许多成功的 LASIK 手术案例中,即使 RSB 低于 225μm 也未出现角膜扩张[1]。因此,RSB 的降低代表着发生术后角膜扩张的风险升高,但没有一个明确的临界点。

已报道的角膜扩张病例中,RSB 厚度多采用计算的方法而非直接测量得出。在 ISRS/AAO 受访调查研究中,只有 31% 的医生术中常规测量角膜瓣厚度和 RSB[23]。采用概率模型可以解释角膜厚度、角膜瓣厚度和切削深度测量的不精确性,Reinstein 团队[55]认为取决于所使用的微型角膜刀。多达 33% 的术眼预计 RSB 可达 250μm 而实际上低于 200μm。考虑到机械刀和飞秒激光制瓣在角膜瓣厚度上

的可变性[56,57],对于 RSB 偏低风险的患者,我们建议术中测量角膜厚度。

近年来,PTA 被认为是一个比 RSB 更有临床评判意义的测量值,因为它可以比 RSB 更准确地反映角膜基质改变的程度[58]。PTA 是角膜瓣厚度(flap thickness,FT)与切削深度(ablation depth,AD)的和除以角膜中央厚度(central corneal thickness,CCT)所得的值。计算公式如下:PTA = (FT +AD)/CCT × 100。一项回顾性研究表明,在区分发生以及未发生术后角膜扩张的患者时,40% 的临界值能够提供 97% 的敏感性,89% 的特异性[43]。

16.3.4 患者年龄

最近的研究发现,术后角膜扩张患者年龄显著低于对照组[14,17],其中大部分没有其他危险因素的角膜扩张发生于年轻患者中。年轻患者的角膜富有弹性,自然的胶原交联较少,而这种胶原交联可随着年龄的增长而发生,因而年轻人的角膜更容易发生结构上的形变。此外,一些年轻患者可能在他们 40~60 岁时才会发展为圆锥角膜[59,60],在手术前并没有表现出地形图形态异常。

16.3.5 角膜扩张性疾病和地形图形态异常

扩张性角膜疾病,包括圆锥角膜、透明边缘角膜变性和异常的角膜地形图形态(顿挫型圆锥角膜)[61]是术后角膜扩张最主要的危险因素,所以术前需要对角膜地形图进行严谨的研读和评估。除了顿挫型圆锥角膜,ISRS/AAO 以及美国白内障与屈光手术协会(the American Association of Cataract and Refractive Surgeons,ASCRS)联合委员会成员建议 LASIK 手术应该规避具有以下地形图特征的患者:不对称的下方角膜变陡或者不对称的领结型地形图,后者在水平子午线上方和下方有倾斜的、陡峭的径向轴[8]。其他的因素如使用角膜接触镜和角结膜干燥症均可改变角膜地形图形态,造成类似顿挫型圆锥角膜的表现[62],这些因素使鉴别正常与异常地形图变得更具挑战性。因此,对于有争议的病例,建议观察一段时间后再次检查角膜地形图,如果有条件,可联合多种诊断技术,各种成像系统可以提供其特有的信息[63](图 16.1)。

有证据表明,顿挫型圆锥角膜后表面的变化[64]可早于前表面的改变。基于裂隙光束扫描或 Scheimpflug 成像技术的检测有助于发现可疑顿挫型圆锥角膜的角膜后表面异常。术前筛查中加入此类检测项目有助于更好地鉴别正常角膜和角膜扩张前的异常,然而没有明确的证据表明角膜后表面曲率对现有评价体系有额外的预测作用。

众所周知,圆锥角膜较正常角膜更薄[44,45]。断层角膜成像技术呈现的角膜厚度地形图不断发展,使得我们对如何利用角膜厚度鉴别正常角膜与扩张的角膜有了新的认识。以 OCT 成像的角膜厚度图显示圆锥角膜存在局部异常,角膜的非对称性较正常角膜更明显[65]。Scheimpflug 成像的角膜厚度图显示圆锥角膜的危险因素不仅是角膜薄,更有角膜厚度变化的空间结构特征[66,67]。这个发现形成了 Oculus Pentacam(Wetzlar,德国)中角膜扩张诊断工具——

Belin 分析的基础[68],为发现潜在的圆锥角膜提供了有效的辅助手段[69]。

基于频域或傅立叶域 OCT 的角膜上皮成像或高频超声检测同样有助于鉴别正常角膜和早期角膜扩张。角膜上皮并非静止不变,会因角膜曲率的变化发生自身重塑[70]。角膜中央上皮变薄和角膜曲率增加[71,72]可能是顿挫型圆锥角膜最早可被观察到的异常改变[73]。

16.3.6 其他潜在危险因素

除了上述提到的几点,其他术后角膜扩张的危险因素也应考虑在内,包括更加不易察觉的角膜地形图异常、高阶像差、多次补矫、慢性创伤(揉眼)、圆锥角膜家族史和伴有术前最佳矫正视力低于 20/20 的不稳定性屈光状态(表 16.2)。

表 16.2 术后角膜扩张的潜在危险因素

• 可疑的角膜地形图
– 非对称性"领结"图形
– 下方角膜陡峭
– 双眼角膜地形图不对称
• 慢性炎症(揉眼)
• 屈光状态不稳定
• 圆锥角膜家族史
• 术前最佳矫正视力低于 20/20

有些患者仅单眼角膜地形图非对称,或双眼有轻微的异常改变且双眼改变不对称。若患者任何一眼疑似圆锥角膜,双眼均不适宜行准分子激光角膜屈光手术。高阶像差尤其是彗差的增加可能是圆锥角膜的早期征兆[74],揉眼可引发或加剧圆锥角膜[75-77],合并有最佳矫正视力下降的不稳定性屈光状态可能是角膜形态进行性改变的信号。这些改变的意义虽尚不明确,但是所有危险因素都应引起重视,尤其对于非典型患者。

16.3.7 小结:角膜扩张风险筛查

为改进现有的术前筛查手段,建议考虑如下几方面:术前角膜地形图及角膜横断面成像、RSB 厚度、年龄、术前角膜厚度、PTA,以及前文提到的非典型患者的危险因素。

16.4 术后角膜扩张的预防

16.4.1 对高危患者采用替代疗法

最好的治疗手段是防患于未然,尽量避免发生术后角膜扩张。某些 LASIK 术后有角膜扩张风险的患者可能适合表层切削手术,尤其是角膜地形图正常但是角膜薄、预测 RSB 厚度薄和年轻的患者。然而,若没有详尽的、有针对

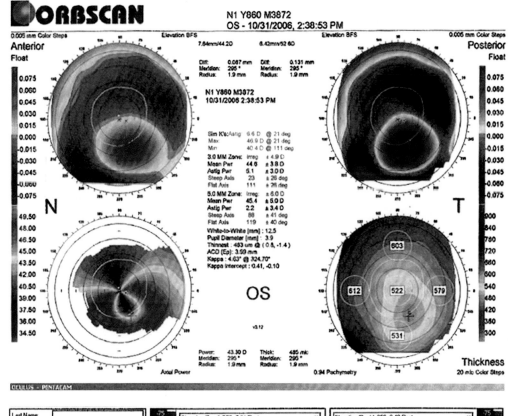

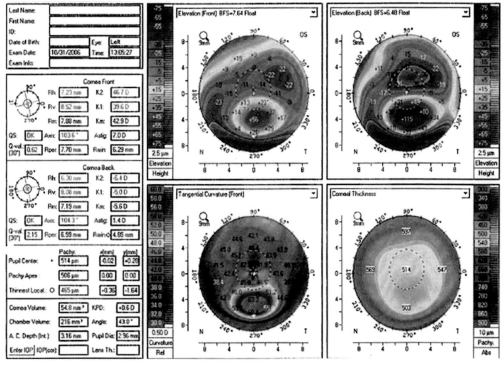

图 16.1　早期角膜扩张患者的术前角膜地形图。(a)左眼 Orbscan II 图像(Bausch & Lomb Surgical, Inc. San Dimas, CA, 美国)。前、后表面高度值(右上图和左上图)都显示角膜下方高度显著升高。角膜厚度图(右下图)显示角膜中央厚度为 522μm, 角膜下方变薄区与角膜前、后表面增高区域的位置一致。基于 Placido 环原理的角膜曲率图(左下图)显示为角膜上方平坦及不对称的下方陡峭的蟹爪样图案。(b)同一患眼的 Pentacam 角膜地形图(Oculus, Inc., Lynwood, CA, 美国)。注意右上图和左上图显示与 Orbscan II 类似的前、后表面高度增高的地形图变化。Pentacam 角膜厚度图也与 Orbscan II 的角膜厚度图类似, 但切向曲率图显示角膜下方显著变陡, 提示是圆锥角膜, 而非基于 Placido 环原理角膜地形图所显示的蟹爪样图案所提示的透明角膜边缘变性。因此, 这位患者是可能发生术后角膜扩张的高危患者, 不适合角膜屈光手术[原图 5.3.1a, b]

性的患者知情同意的情况下,我们目前并不提倡为可疑圆锥角膜患者行表层切削手术。对于年轻患者或高度近视患者可行 LASIK 或表层切削联合角膜胶原交联术(collagen cross-linking,CXL)[78,79]。尽管联合手术有良好的前景,但是目前仍无评价其预防角膜扩张效果的长期研究。有晶状体眼人工晶状体植入术对角膜扩张高危患者也大有裨益,因人工晶状体植入不改变角膜结构的完整性。现有的研究显示,这些人工晶状体在圆锥角膜[80,81]和术后角膜扩张患者中发挥了良好的作用。

SMILE 可适用于较薄的角膜或更高度数的角膜切削,因为它保障了角膜前基质不受影响。有限元建模已证实 SMILE 与 LASIK 相比,角膜前部具有更好的应力[82];拉伸强度建模也证实 SMILE 与 PRK 或 LASIK 相比,能保留更大的前部角膜抗拉强度[83]。然而,对于存在异常或高度怀疑异常角膜地形图的患者,在 SMILE 手术后也会发生角膜扩张[9-11],因此,也应该避免对这些患者行 SMILE 手术。

16.4.2　利用新技术识别角膜异常

许多新技术已经可以用于测量角膜的生物力学特性,角膜干涉测量法[84]和动态角膜成像[85]可以识别术前地形图正常但生物力学欠佳的高危患者。应用眼反应分析仪(Ocular Response Analyzer,ORA)(Reichert,Depew,NY,美国)测量的角膜滞后量(corneal hysteresis,CH)和角膜阻力因子(corneal resistance factor,CRF)尚未显示具有区分正常和圆锥角膜的能力[86-88],但其他衍生波形数据确实显示出一定的应用前景[89]。布里渊(Brillouin)显微镜可用于区分圆锥角膜和正常角膜,但仍需要进一步的研究[32]。相干光弹性成像技术,尽管是非常新的技术,但其可以分析角膜黏弹性,并可提供一种在体测量角膜生物力学特性的方法[39,90]。

16.4.3　避免对剩余基质床厚度偏低的角膜行 LASIK 补矫手术

LASIK 术后几月内,RSB 厚度往往会被高估[91,92],RSB 厚度的准确测量对于避免补矫手术中切除过多的角膜后基质非常重要。RSB 厚度的准确测量可以通过激光切削前的术中角膜测厚仪获得,或者术前利用共聚焦显微镜[93]和高速 OCT 等[94,95]获得,上述方法甚至无须掀起角膜瓣也可以准确测量 RSB 厚度。对于 RSB 过薄的患者,因角膜瓣对角膜的生物力学性能贡献很少,故在角膜瓣上进行表层手术补矫,也是一种阻止角膜完整性进一步损失的可选择方案[96]。

16.5　术后角膜扩张的处理

由于 CXL 可以有效阻止角膜扩张的进展[97,98],因此该技术已经成为治疗角膜屈光手术后角膜扩张的优选方法。Wollensak 研究团队[99]应用核黄素作为光敏剂,辅助紫外线 A 照射,发现 CXL 技术可阻止圆锥角膜的进展;在一些

病例中,角膜变陡和屈光不正得到改善,说明角膜扩张的进程被阻断。进一步的研究验证了他们的初步结论并评估了 CXL 对角膜内皮的毒性[100-102]。另外,多项研究证实 CXL 对治疗术后角膜扩张的有效性[103]。

对于轻微的或非进展性的角膜扩张可采用保守治疗,包括软性角膜接触镜[14];对于进展性的角膜扩张或更严重的患者可采用硬性角膜透气性角膜接触镜(rigid gas permeable,RGP),角膜基质环植入乃至角膜移植手术治疗(图 16.2);也有采用降眼压药物逆转早期角膜扩张的报道[104],但长期疗效仍有待验证。

配戴 RGP 对角膜扩张患者视力提升是非常必要的[1,105],通常术后角膜扩张的适配策略与圆锥角膜相似[105-107]。目前有多种设计的镜片可供选择,包括标准非球面、多曲面或逆几何设计等,大直径巩膜接触镜的适配已经在严重的角膜扩张和角膜形态异常的病例中取得成功[108]。由于术后角膜扩张表现各异,接触镜的各项参数需要针对每个病例进行个体化设计。

研究报告提示角膜基质环(Intracorneal ring segment,ICRS)(Intacs,Addition Technology,Inc.,Sunnyvale,CA,美国)应用于角膜扩张患者时效果良好[40,109-112]。据报道,该项技术的效果受到植入基质环的创口位置、大小、对称性和片段数量等影响,因此,使角膜扩张稳定的最佳治疗方法仍待进一步探讨。

显然,角膜移植应该是角膜扩张的最终治疗方案。角膜扩张患者行穿透性角膜移植,其远期效果良好,与圆锥角膜行穿透性角膜移植手术的效果一致[113,114]。深板层角膜移植术是另一种针对术后角膜扩张可行的手术方案,能像穿透性角膜移植术一样显著提高患者视力,并且还能明显降低角膜排异的风险[115-117]。

结论

角膜屈光术后角膜扩张的危险因素包括角膜扩张性疾病、顿挫型圆锥角膜、RSB 过薄、PTA 过高、角膜前角膜厚度过薄和年轻患者,PTA 可能是最有意义的危险因素。其他因素包括可疑的角膜地形图、不稳定的屈光度、角膜扩张疾病家族史、揉眼史和角膜弹性的潜在异常,这些因素对预测屈光手术后可能出现的角膜扩张都具有参考意义。目前没有一个单一的指标能鉴别出所有的高危患者,我们相信,通过一种筛查策略,能够选择性评估所有这些因素,从而比单独评估其中某一因素更为有效。然而,一些患者没有任何上述危险因素仍有可能发生术后角膜扩张。对存在术后角膜扩张风险的患者,应该考虑其他替代手术方式:包括表层手术、有晶状体眼人工晶状体植入术和尽可能地联合 CXL;术后发生角膜扩张时,应进行 CXL 以防止角膜扩张的进一步加重;RGP 和角膜基质环可以有效帮助提升视力。

要点总结

- 仔细分析术前角膜地形图形态。
- 对所有 RSB 较薄存在风险的患者进行术中角膜测厚。
- 加强对年轻患者的检查是必要的。

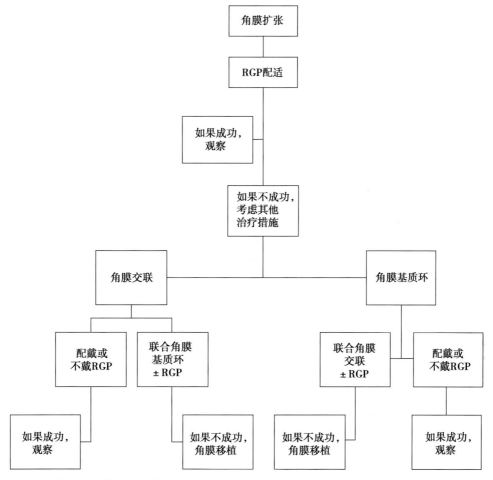

图 16.2　进展性角膜扩张的治疗流程。RGP 角膜接触镜通常是最优先的治疗措施,可有效提升视力。当 RGP 适配失败,除了最终行角膜移植的方法之外,还可联合采用角膜基质环植入、CXL 和 RGP 进行治疗[原图 5.3.2]

- 没有单一的危险因素可甄别所有的高危患者。
- 将危险因素进行综合评估有助于术前筛查。
- 高风险患者可采用 LASIK 以外的手术方式。
- 对术后角膜扩张患者应考虑 CXL。单独采用配戴 RGP 和角膜基质环植入术,或联合治疗可以有效地提升大部分患者的视力。
- 必要时行角膜移植手术,其成功率与圆锥角膜移植的成功率相当。

　　致谢

　　基金支持:鸣谢 USC 眼科部门防盲研究基金项目的部分支持。

　　利益声明:所有作者与本章所讨论的任何产品或内容没有财务利益关系。

（周行涛　赵 婧　翻译）

参考文献

1. Randleman JB, Russell B, Ward MA, et al. Risk factors and prognosis for corneal ectasia after LASIK. Ophthalmology. 2003;110(2):267–75.
2. Seiler T, Koufala K, Richter G. Iatrogenic keratectasia after laser in situ keratomileusis. J Refract Surg. 1998;14(3):312–7.
3. Seiler T, Quurke AW. Iatrogenic keratectasia after LASIK in a case of forme fruste keratoconus. J Cataract Refract Surg. 1998;24(7):1007–9.
4. Koch DD. The riddle of iatrogenic keratectasia. J Cataract Refract Surg. 1999;25(4):453–4.
5. Seiler T. Iatrogenic keratectasia: academic anxiety or serious risk? J Cataract Refract Surg. 1999;25(10):1307–8.
6. Comaish IF, Lawless MA. Progressive post-LASIK keratectasia: biomechanical instability or chronic disease process? J Cataract Refract Surg. 2002;28(12):2206–13.
7. Kohnen T. Iatrogenic keratectasia: current knowledge, current measurements. J Cataract Refract Surg. 2002;28(12):2065–6.
8. Binder PS, Lindstrom RL, Stulting RD, et al. Keratoconus and corneal ectasia after LASIK. J Cataract Refract Surg. 2005;31(11):2035–8.
9. El-Naggar MT. Bilateral ectasia after femtosecond laser-assisted small-incision lenticule extraction. J Cataract Refract Surg.

2015;41(4):884–8.

10. Wang Y, Cui C, Li Z, et al. Corneal ectasia 6.5 months after small-incision lenticule extraction. J Cataract Refract Surg. 2015;41(5):1100–6.

11. Sachdev G, Sachdev MS, Sachdev R, Gupta H. Unilateral corneal ectasia following small-incision lenticule extraction. J Cataract Refract Surg. 2015;41(9):2014–8.

12. Amoils SP, Deist MB, Gous P, Amoils PM. Iatrogenic keratectasia after laser in situ keratomileusis for less than −4.0 to −7.0 diopters of myopia. J Cataract Refract Surg. 2000;26(7):967–77.

13. Argento C, Cosentino MJ, Tytiun A, et al. Corneal ectasia after laser in situ keratomileusis. J Cataract Refract Surg. 2001;27(9):1440–8.

14. Klein SR, Epstein RJ, Randleman JB, Stulting RD. Corneal ectasia after laser in situ keratomileusis in patients without apparent preoperative risk factors. Cornea. 2006;25(4):388–403.

15. Pallikaris IG, Kymionis GD, Astyrakakis NI. Corneal ectasia induced by laser in situ keratomileusis. J Cataract Refract Surg. 2001;27(11):1796–802.

16. Rad AS, Jabbarvand M, Saifi N. Progressive keratectasia after laser in situ keratomileusis. J Refract Surg. 2004;20(5 Suppl):S718–22.

17. Randleman JB, Woodward M, Lynn MJ, Stulting RD. Risk assessment for ectasia after corneal refractive surgery. Ophthalmology. 2008;115(1):37–50.

18. Spadea L, Cantera E, Cortes M, et al. Corneal ectasia after myopic laser in situ keratomileusis: a long-term study. Clin Ophthalmol. 2012;6:1801–13.

19. Lifshitz T, Levy J, Klemperer I, Levinger S. Late bilateral keratectasia after LASIK in a low myopic patient. J Refract Surg. 2005;21(5):494–6.

20. Piccoli PM, Gomes AA, Piccoli FV. Corneal ectasia detected 32 months after LASIK for correction of myopia and asymmetric astigmatism. J Cataract Refract Surg. 2003;29(6):1222–5.

21. Wang JC, Hufnagel TJ, Buxton DF. Bilateral keratectasia after unilateral laser in situ keratomileusis: a retrospective diagnosis of ectatic corneal disorder. J Cataract Refract Surg. 2003;29(10):2015–8.

22. Binder PS. Analysis of ectasia after laser in situ keratomileusis: risk factors. J Cataract Refract Surg. 2007;33(9):1530–8.

23. Duffey RJ, Leaming D. US trends in refractive surgery: 2004 ISRS/AAO Survey. J Refract Surg. 2005;21(6):742–8.

24. Randleman JB. Post-laser in-situ keratomileusis ectasia: current understanding and future directions. Curr Opin Ophthalmol. 2006;17(4):406–12.

25. Kim H, Choi JS, Joo CK. Corneal ectasia after PRK: clinicopathologic case report. Cornea. 2006;25(7):845–8.

26. Malecaze F, Coullet J, Calvas P, et al. Corneal ectasia after photorefractive keratectomy for low myopia. Ophthalmology. 2006;113(5):742–6.

27. Parmar D, Claoue C. Keratectasia following excimer laser photorefractive keratectomy. Acta Ophthalmol Scand. 2004;82(1):102–5.

28. Moller-Pedersen T, Ledet T, Ehlers N. The keratocyte density of human donor corneas. Curr Eye Res. 1994;13(2):163–9.

29. Patel S, McLaren J, Hodge D, Bourne W. Normal human keratocyte density and corneal thickness measurement by using confocal microscopy in vivo. Invest Ophthalmol Vis Sci. 2001;42(2):333–9.

30. Erie JC, Patel SV, McLaren JW, et al. Corneal keratocyte deficits after photorefractive keratectomy and laser in situ keratomileusis. Am J Ophthalmol. 2006;141(5):799–809.

31. Dawson DG, O'Brien TP, Dubovy SR, et al. Post-LASIK Ectasia: histopathology, ultrastructure, and corneal physiology from human corneal buttons and eye bank donors presented at the AAO annual meeting, Las Vegas, NV, 2006.

32. Scarcelli G, Besner S, Pineda R, Yun SH. Biomechanical characterization of keratoconus corneas ex vivo with Brillouin microscopy. Invest Ophthalmol Vis Sci. 2014;55(7):4490–5.

33. Chang DH, Stulting RD. Change in intraocular pressure measurements after LASIK the effect of the refractive correction and the lamellar flap. Ophthalmology. 2005;112(6):1009–16.

34. Schallhorn JM, Schallhorn SC, Ou Y. Factors that influence intraocular pressure changes after myopic and hyperopic LASIK and photorefractive keratectomy: a large population study.

Ophthalmology. 2015;122(3):471–9.

35. Andreassen TT, Simonsen AH, Oxlund H. Biomechanical properties of keratoconus and normal corneas. Exp Eye Res. 1980;31(4):435–41.

36. Dupps WJ Jr. Biomechanical modeling of corneal ectasia. J Refract Surg. 2005;21(2):186–90.

37. Guirao A. Theoretical elastic response of the cornea to refractive surgery: risk factors for keratectasia. J Refract Surg. 2005;21(2):176–85.

38. Roberts CJ, Dupps WJ Jr. Biomechanics of corneal ectasia and biomechanical treatments. J Cataract Refract Surg. 2014;40(6):991–8.

39. Ford MR, Dupps WJ Jr, Rollins AM, et al. Method for optical coherence elastography of the cornea. J Biomed Opt. 2011;16(1):016005.

40. Alio J, Salem T, Artola A, Osman A. Intracorneal rings to correct corneal ectasia after laser in situ keratomileusis. J Cataract Refract Surg. 2002;28(9):1568–74.

41. Holland SP, Srivannaboon S, Reinstein DZ. Avoiding serious corneal complications of laser assisted in situ keratomileusis and photorefractive keratectomy. Ophthalmology. 2000;107(4):640–52.

42. Spadea L, Palmieri G, Mosca L, et al. Iatrogenic keratectasia following laser in situ keratomileusis. J Refract Surg. 2002;18(4):475–80.

43. Santhiago MR, Smadja D, Gomes BF, et al. Association between the percent tissue altered and post-laser in situ keratomileusis ectasia in eyes with normal preoperative topography. Am J Ophthalmol. 2014;158(1):87–95.e1.

44. Haque S, Simpson T, Jones L. Corneal and epithelial thickness in keratoconus: a comparison of ultrasonic pachymetry, Orbscan II, and optical coherence tomography. J Refract Surg. 2006;22(5):486–93.

45. Ucakhan OO, Kanpolat A, Ylmaz N, Ozkan M. In vivo confocal microscopy findings in keratoconus. Eye Contact Lens. 2006;32(4):183–91.

46. Dougherty PJ, Wellish KL, Maloney RK. Excimer laser ablation rate and corneal hydration. Am J Ophthalmol. 1994;118(2):169–76.

47. Durairaj VD, Balentine J, Kouyoumdjian G, et al. The predictability of corneal flap thickness and tissue laser ablation in laser in situ keratomileusis. Ophthalmology. 2000;107(12):2140–3.

48. Chang AW, Tsang AC, Contreras JE, et al. Corneal tissue ablation depth and the Munnerlyn formula. J Cataract Refract Surg. 2003;29(6):1204–10.

49. Iskander NG, Anderson Penno E, Peters NT, et al. Accuracy of Orbscan pachymetry measurements and DHG ultrasound pachymetry in primary laser in situ keratomileusis and LASIK enhancement procedures. J Cataract Refract Surg. 2001;27(5):681–5.

50. Prisant O, Calderon N, Chastang P, et al. Reliability of pachymetric measurements using orbscan after excimer refractive surgery. Ophthalmology. 2003;110(3):511–5.

51. Salz JJ, Azen SP, Berstein J, et al. Evaluation and comparison of sources of variability in the measurement of corneal thickness with ultrasonic and optical pachymeters. Ophthalmic Surg. 1983;14(9):750–4.

52. Yildirim R, Aras C, Ozdamar A, et al. Reproducibility of corneal flap thickness in laser in situ keratomileusis using the Hansatome microkeratome. J Cataract Refract Surg. 2000;26(12):1729–32.

53. Jacobs BJ, Deutsch TA, Rubenstein JB. Reproducibility of corneal flap thickness in LASIK. Ophthalmic Surg Lasers. 1999;30(5):350–3.

54. Randleman JB, Caster AI, Banning CS, Stulting RD. Corneal ectasia after photorefractive keratectomy. J Cataract Refract Surg. 2006;32(8):1395–8.

55. Reinstein DZ, Srivannaboon S, Archer TJ, et al. Probability model of the inaccuracy of residual stromal thickness prediction to reduce the risk of ectasia after LASIK part I: quantifying individual risk. J Refract Surg. 2006;22(9):851–60.

56. Binder PS. One thousand consecutive IntraLase laser in situ keratomileusis flaps. J Cataract Refract Surg. 2006;32(6):962–9.

57. Talamo JH, Meltzer J, Gardner J. Reproducibility of flap thickness with IntraLase FS and Moria LSK-1 and M2 microkeratomes. J Refract Surg. 2006;22(6):556–61.

58. Santhiago MR, Smadja D, Wilson SE, et al. Role of percent tissue altered on ectasia after LASIK in eyes with suspicious topography. J Refract Surg. 2015;31(4):258–65.

59. Owens H, Gamble G. A profile of keratoconus in New Zealand. Cornea. 2003;22(2):122–5.

60. Zadnik K, Barr JT, Gordon MO, Edrington TB. Biomicroscopic signs and disease severity in keratoconus. Collaborative Longitudinal Evaluation of Keratoconus (CLEK) Study Group. Cornea. 1996;15(2):139–46.

61. Rabinowitz YS, McDonnell PJ. Computer-assisted corneal topography in keratoconus. Refract Corneal Surg. 1989;5(6):400–8.

62. De Paiva CS, Harris LD, Pflugfelder SC. Keratoconus-like topographic changes in keratoconjunctivitis sicca. Cornea. 2003;22(1):22–4.

63. Quisling S, Sjoberg S, Zimmerman B, et al. Comparison of Pentacam and Orbscan IIz on posterior curvature topography measurements in keratoconus eyes. Ophthalmology. 2006;113(9):1629–32.

64. Rao SN, Raviv T, Majmudar PA, Epstein RJ. Role of Orbscan II in screening keratoconus suspects before refractive corneal surgery. Ophthalmology. 2002;109(9):1642–6.

65. Li Y, Meisler DM, Tang M, et al. Keratoconus diagnosis with optical coherence tomography pachymetry mapping. Ophthalmology. 2008;115(12):2159–66.

66. Ambrosio R Jr, Alonso RS, Luz A, Coca Velarde LG. Corneal-thickness spatial profile and corneal-volume distribution: tomographic indices to detect keratoconus. J Cataract Refract Surg. 2006;32(11):1851–9.

67. Ambrosio R Jr, Caiado AL, Guerra FP, et al. Novel pachymetric parameters based on corneal tomography for diagnosing keratoconus. J Refract Surg. 2011;27(10):753–8.

68. Belin MW, Ambrosio R. Scheimpflug imaging for keratoconus and ectatic disease. Indian J Ophthalmol. 2013;61(8):401–6.

69. Ambrosio R, Ramos I, Lopes B, et al. Assessing ectasia susceptibility prior to LASIK: the role of age and residual stromal bed (RSB) in conjunction to Belin-Ambrosio deviation index (BAD-D). Rev Bras Oftalmol. 2014;73(2):75–80.

70. Huang D, Tang M, Shekhar R. Mathematical model of corneal surface smoothing after laser refractive surgery. Am J Ophthalmol. 2003;135(3):267–78.

71. Li Y, Tan O, Brass R, et al. Corneal epithelial thickness mapping by Fourier-domain optical coherence tomography in normal and keratoconic eyes. Ophthalmology. 2012;119(12):2425–33.

72. Reinstein DZ, Archer TJ, Gobbe M. Corneal epithelial thickness profile in the diagnosis of keratoconus. J Refract Surg. 2009;25(7):604–10.

73. Li Y, Chamberlain WD, Tan O, et al. Subclinical keratoconus detection by pattern analysis of corneal and epithelial thickness maps with optical coherence tomography. J Cataract Refract Surg. 2016;42(2):284–95.

74. Alio JL, Shabayek MH. Corneal higher order aberrations: a method to grade keratoconus. J Refract Surg. 2006;22(6):539–45.

75. Jafri B, Lichter H, Stulting RD. Asymmetric keratoconus attributed to eye rubbing. Cornea. 2004;23(6):560–4.

76. Krachmer JH. Eye rubbing can cause keratoconus. Cornea. 2004;23(6):539–40.

77. Zadnik K, Steger-May K, Fink BA, et al. Between-eye asymmetry in keratoconus. Cornea. 2002;21(7):671–9.

78. Kanellopoulos AJ, Asimellis G. Combined laser in situ keratomileusis and prophylactic high-fluence corneal collagen crosslinking for high myopia: two-year safety and efficacy. J Cataract Refract Surg. 2015;41(7):1426–33.

79. Zhang ZY, Zhang XR. Prevention of ectasia for laser in situ keratomileusis with simultaneous corneal crosslinking. J Cataract Refract Surg. 2012;38(12):2206–7. author reply 7–8

80. Budo C, Bartels MC, van Rij G. Implantation of Artisan toric phakic intraocular lenses for the correction of astigmatism and spherical errors in patients with keratoconus. J Refract Surg. 2005;21(3):218–22.

81. Leccisotti A, Fields SV. Angle-supported phakic intraocular lenses in eyes with keratoconus and myopia. J Cataract Refract Surg. 2003;29(8):1530–6.

82. Sinha Roy A, Dupps WJ Jr, Roberts CJ. Comparison of biomechanical effects of small-incision lenticule extraction and laser in situ keratomileusis: finite-element analysis. J Cataract Refract Surg. 2014;40(6):971–80.

83. Reinstein DZ, Archer TJ, Randleman JB. Mathematical model to compare the relative tensile strength of the cornea after PRK, LASIK, and small incision lenticule extraction. J Refract Surg. 2013;29(7):454–60.

84. Jaycock PD, Lobo L, Ibrahim J, et al. Interferometric technique to measure biomechanical changes in the cornea induced by refractive surgery. J Cataract Refract Surg. 2005;31(1):175–84.

85. Grabner G, Eilmsteiner R, Steindl C, et al. Dynamic corneal imaging. J Cataract Refract Surg. 2005;31(1):163–74.

86. Fontes BM, Ambrosio R Jr, Velarde GC, Nose W. Ocular response analyzer measurements in keratoconus with normal central corneal thickness compared with matched normal control eyes. J Refract Surg. 2011;27(3):209–15.

87. Kerautret J, Colin J, Touboul D, Roberts C. Biomechanical characteristics of the ectatic cornea. J Cataract Refract Surg. 2008;34(3):510–3.

88. Saad A, Lteif Y, Azan E, Gatinel D. Biomechanical properties of keratoconus suspect eyes. Invest Ophthalmol Vis Sci. 2010;51(6):2912–6.

89. Luz A, Lopes B, Hallahan KM, et al. Discriminant value of custom ocular response analyzer waveform derivatives in forme fruste keratoconus. Am J Ophthalmol. 2016;164:14–21.

90. Wang S, Larin KV. Noncontact depth-resolved micro-scale optical coherence elastography of the cornea. Biomed Opt Express. 2014;5(11):3807–21.

91. Flanagan GW, Binder PS. Precision of flap measurements for laser in situ keratomileusis in 4428 eyes. J Refract Surg. 2003;19(2):113–23.

92. Randleman JB, Hewitt SM, Lynn MJ, Stulting RD. A comparison of 2 methods for estimating residual stromal bed thickness before repeat LASIK. Ophthalmology. 2005;112(1):98–103.

93. Vinciguerra P, Torres I, Camesasca FI. Applications of confocal microscopy in refractive surgery. J Refract Surg. 2002;18(3 Suppl):S378–81.

94. Avila M, Li Y, Song JC, Huang D. High-speed optical coherence tomography for management after laser in situ keratomileusis. J Cataract Refract Surg. 2006;32(11):1836–42.

95. Maldonado MJ, Ruiz-Oblitas L, Munuera JM, et al. Optical coherence tomography evaluation of the corneal cap and stromal bed features after laser in situ keratomileusis for high myopia and astigmatism. Ophthalmology. 2000;107(1):81–7. discussion 8

96. Lee BS, Gupta PK, Davis EA, Hardten DR. Outcomes of photorefractive keratectomy enhancement after LASIK. J Refract Surg. 2014;30(8):549–56.

97. Richoz O, Mavrakanas N, Pajic B, Hafezi F. Corneal collagen cross-linking for ectasia after LASIK and photorefractive keratectomy: long-term results. Ophthalmology. 2013;120(7):1354–9.

98. Hafezi F, Kanellopoulos J, Wiltfang R, Seiler T. Corneal collagen crosslinking with riboflavin and ultraviolet A to treat induced keratectasia after laser in situ keratomileusis. J Cataract Refract Surg. 2007;33(12):2035–40.

99. Wollensak G, Spoerl E, Seiler T. Riboflavin/ultraviolet-a-induced collagen crosslinking for the treatment of keratoconus. Am J Ophthalmol. 2003;135(5):620–7.

100. Kohlhaas M, Spoerl E, Schilde T, et al. Biomechanical evidence of the distribution of cross-links in corneas treated with riboflavin and ultraviolet A light. J Cataract Refract Surg. 2006;32(2):279–83.

101. Wollensak G. Crosslinking treatment of progressive keratoconus: new hope. Curr Opin Ophthalmol. 2006;17(4):356–60.

102. Wollensak G, Wilsch M, Spoerl E, Seiler T. Collagen fiber diameter in the rabbit cornea after collagen crosslinking by riboflavin/UVA. Cornea. 2004;23(5):503–7.

103. Randleman JB, Khandelwal SS, Hafezi F. Corneal cross-linking. Surv Ophthalmol. 2015;60(6):509–23.

104. Hiatt JA, Wachler BS, Grant C. Reversal of laser in situ keratomileusis-induced ectasia with intraocular pressure reduction. J Cataract Refract Surg. 2005;31(8):1652–5.

105. Ward MA. Contact lens management following corneal refractive surgery. Ophthalmol Clin North Am. 2003;16(3):395–403.

106. Choi HJ, Kim MK, Lee JL. Optimization of contact lens fitting in keratectasia patients after laser in situ keratomileusis. J Cataract Refract Surg. 2004;30(5):1057–66.

107. O'Donnell C, Welham L, Doyle S. Contact lens management of keratectasia after laser in situ keratomileusis for myopia. Eye Contact Lens. 2004;30(3):144–6.

108. Rathi VM, Mandathara PS, Taneja M, et al. Scleral lens for keratoconus: technology update. Clin Ophthalmol. 2015;9:2013–8.

109. Lovisolo CF, Fleming JF. Intracorneal ring segments for iatrogenic keratectasia after laser in situ keratomileusis or photorefractive keratectomy. J Refract Surg. 2002;18(5):535–41.

110. Siganos CS, Kymionis GD, Astyrakakis N, Pallikaris IG. Management of corneal ectasia after laser in situ keratomileusis with INTACS. J Refract Surg. 2002;18(1):43–6.

111. Kymionis GD, Siganos CS, Kounis G, et al. Management of post-LASIK corneal ectasia with Intacs inserts: one-year results. Arch Ophthalmol. 2003;121(3):322–6.

112. Pokroy R, Levinger S, Hirsh A. Single Intacs segment for post-laser in situ keratomileusis keratectasia. J Cataract Refract Surg. 2004;30(8):1685–95.

113. Javadi MA, Motlagh BF, Jafarinasab MR, et al. Outcomes of penetrating keratoplasty in keratoconus. Cornea. 2005;24(8):941–6.

114. Pramanik S, Musch DC, Sutphin JE, Farjo AA. Extended long-term outcomes of penetrating keratoplasty for keratoconus. Ophthalmology. 2006;113(9):1633–8.

115. Fogla R, Padmanabhan P. Results of deep lamellar keratoplasty using the big-bubble technique in patients with keratoconus. Am J Ophthalmol. 2006;141(2):254–9.

116. Fontana L, Parente G, Tassinari G. Clinical outcomes after deep anterior lamellar keratoplasty using the big-bubble technique in patients with keratoconus. Am J Ophthalmol. 2007;143(1):117–24.

117. Watson SL, Ramsay A, Dart JK, et al. Comparison of deep lamellar keratoplasty and penetrating keratoplasty in patients with keratoconus. Ophthalmology. 2004;111(9):1676–82.

第 17 章
上睑下垂

17

Pete Setabutr, Bryan Sires

核心信息

- 屈光手术后的上睑下垂可以是短暂的或持续的。
- 持续性上睑下垂的患者可考虑手术修复。
- 本章介绍了上睑下垂的解剖结构、病因特点、检查和治疗方法。

17.1 简介

术后上睑下垂是一种较为常见的眼前段手术并发症,多见于白内障术后,但在屈光手术术后也存在发生的风险。了解并处理这种并发症对于屈光手术医生非常重要,使医生可以更好地向患者解释,在适当的时机采取干预,尽可能减少此类情况的发生。

屈光手术后的上睑下垂可以是短暂的,亦可以是持续的,准确的发病率还不明确。在 6 个月内消退的短暂性上睑下垂通常继发于肿胀或炎症,为机械性上睑下垂;而屈光手术后持续性上睑下垂(6 个月未消退)为获得性上睑下垂,是由于上睑提肌腱膜从其附着在睑板表面的正常位置拉伸、撕裂或断裂的结果。由于腱膜异常导致的上睑下垂的临床表现为睑缘 - 映光点距离(margin reflex distance, MRD)减少,上睑提肌功能(levator function, LF)正常和重睑位置上移。持续性上睑下垂的患者可行手术修复,外部或内部入路均可。

17.2 屈光手术后上睑下垂的解剖学特点及影响因素

牢固掌握上眼睑解剖结构将有助于了解屈光手术后上睑下垂的潜在危险因素和处理方法。上眼睑是保护和维持清晰视力的重要结构[2],用于保护眼球表面免受异物影响,并帮助保持眼表湿润。通过周期性的瞬目运动将泪液均匀地涂布于眼表,并将泪液向泪小管引流。上眼睑有几个解剖层面(图 17.1),与身体的其他部位相比,眼睑皮肤薄,皮下脂肪少,这有助于在手术后较好地隐藏瘢痕。大多数手术切口都位于眼睑皮肤重睑处,上睑提肌腱膜部分附着于皮肤真皮层从而形成重睑。眼轮匝肌位于眼睑皮肤下方,是眼睑的重要结构。眼轮匝肌受面神经支配,睑板前轮匝肌和眶隔前轮匝肌使眼睑产生无意识的眨眼动作,而眶部轮匝肌在眼睑主动闭合中有着重要的作用。眼轮匝肌下方是一层薄的多层结缔组织,称为眶隔,将眼睑的前部结构与眼眶分开。上睑提肌及其腱膜与眶隔之间存在眼眶脂肪和泪腺。不同组织的颜色差异有助于手术过程中识别不同的解剖位置:鼻部脂肪呈白色,腱膜前脂肪呈黄色,泪腺呈灰色(图 17.2)。腱膜前脂肪通常在眼睑呈横向分布,覆盖泪腺。眶隔后脂肪下存在两个负责睑裂开大的肌肉,即上睑提肌(及其腱膜)和上睑板肌。

上睑提肌由动眼神经上支支配,上睑板肌由交感神经支配;上睑提肌及其腱膜附着于睑板前,此处也为肌腱容易断裂的位置;上睑板肌位于上睑提肌之后,止于睑板上缘。睑结膜位于最后,与睑板紧密粘连不能被推动,而与其他组织结合疏松。

从外科解剖学的角度,上眼睑的组织结构分为前、中、后三层:前层由皮肤与眼轮匝肌构成;眶隔构成中层;后层由上睑提肌、上睑板肌、睑板和球结膜构成。眼睑的解剖学分层清晰且有层次,更加易于理解和记忆。

17.3 病因学

屈光手术术前、术中和术后多种因素均可能导致上睑下垂。通常屈光手术后发生上睑下垂,一个常见的病因就是术前角膜接触镜配戴史,研究显示两者显著相关[4]。早期的研究发现这种相关性仅存在于 RGP 配戴者,近期的研究证实软性接触镜配戴者也存在可能[5,13],大多数人认同的潜在病因是腱膜撕裂或断裂。从理论上讲有以下几种诱因:摘隐形眼镜时眼轮匝肌和上睑提肌的力量对抗、试图摘掉角膜接触镜时对上睑的牵拉、瞬目时对角膜接触镜反复的摩擦,以及刺激引起的频繁眨眼和眼睑痉挛[6]。

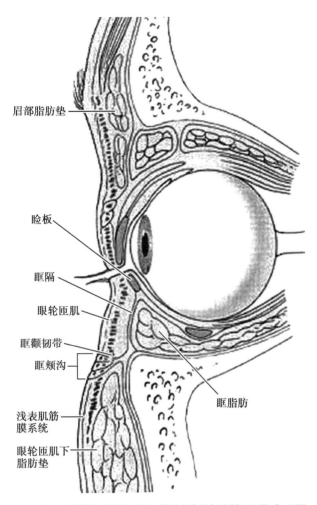

图 17.1   上眼睑解剖结构示图:前层由皮肤与眼轮匝肌构成;眶隔构成中层;后层由肌肉(上睑板肌与上睑提肌)、睑板以及睑结膜构成[原图 4.6.1]

标注:
眉部脂肪垫
睑板
眶隔
眼轮匝肌
眶颧韧带
眶颊沟
浅表肌筋膜系统
眼轮匝肌下脂肪垫
眶脂肪

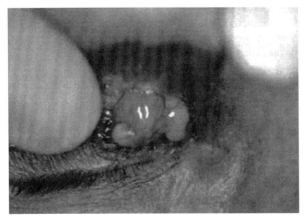

图 17.2   鼻侧脂肪(白色)与腱膜前脂肪(黄色)的外观照片对比。高含量的类胡萝卜素使腱膜前脂肪呈现黄色[原图 4.6.2]

一些患者容易患腱膜性上睑下垂。研究显示,上睑下垂患者往往腱膜前脂肪中类胡萝卜素含量较低[14]。上睑提肌位于腱膜前脂肪下方,而脂肪中的类胡萝卜素在维持上睑提肌的高代谢活动中发挥了重要的抗氧化和保护作用。

随着年龄增长,类胡萝卜素含量逐渐降低,曾因配戴角膜接触镜或屈光手术发生过上睑下垂的患者可能更容易在无诱因情况下再次发生上睑下垂[7]。

屈光手术中使用开睑器可能是导致上睑下垂的主要原因。因眼睑抵抗开睑器的张力可引起上睑提肌或腱膜的拉伸、撕裂或断裂[1],也可能是手术完成后撕除贴膜牵拉眼睑所致,小心撕除贴膜可减少此类风险。此外,继发于眼睑水肿的机械性上睑下垂是另外一个公认的导致屈光手术后暂时性上睑下垂的原因。建议耐心宽慰患者,通常这种情况会自行好转。

17.4   检查

上睑下垂患者应行全套眼科检查,应特别关注眼睑、泪河和眼表。眼睑的测量对于评估上睑下垂尤为重要。睑缘-映光点距离(margin reflex distance 1,MRD1)即角膜中心映光点到上睑缘的距离,是上睑下垂程度的评测指标,其正常测量范围为 3~5mm,数值有种族差异,亚洲人群平均值较低[8]。在白种人中,男性和女性的上睑重睑大概分别位于睑缘上方 8mm 与 10mm 处;亚洲人群则相对较低(约 5mm)或半数以上人群无重睑。在屈光手术后发生的腱膜性上睑下垂中,眼睑重睑会比先前增高,这提示是上睑提肌筋膜功能减退或拉伸所致。上睑从闭合到睁大的完整距离是衡量 LF 的一个指标,正常测量值 > 10mm。腱膜性上睑下垂的 LF 通常不会改变,眼睑闭合完全,无睑裂闭合不全现象。

干眼评估在上睑下垂评估中具有重要意义。由于屈光手术可以导致泪液分泌减少,因此,干眼评估对于屈光术后患者尤为重要。上睑下垂矫正可导致轻度睑裂闭合不全,增加眼表暴露和干眼的发生率。正常人有 Bell 现象、完整的角膜感知和适当的泪河高度等保护机制,可耐受最大 2mm 的睑裂闭合不全。如果患者有干眼症状,为了避免相关并发症,应行更保守的矫正手术(较少抬高眼睑)。裂隙灯下荧光素染色与 Schirmer 泪液分析测试是评估干眼的有效方法。

视野检查是术前评估的重要组成部分,可判断上方视野被遮挡的程度。保险公司设置了特定的检测标准,如 MRD1 高度、视野遮挡百分比和图像资料来决定保险范围。对不满足上述条件者,上睑下垂矫正手术被视为美容手术,不设在保险范围内。在松弛状态下,将上睑提拉到正常解剖位置后重复多次视野检查,是确定上睑下垂所致的视野遮挡百分比的方法。

拍照也是术前评估的重要部分。特定的视图对于正确记录患者眼睑的位置是必需的。首先是"raccoon view",即正面拍摄双眼与眼周,可以用来确认 MRD1;其次是双侧视图,可证实眼睑位置对视野的具体遮挡情况。

单侧上睑下垂是一种特殊情况,需要进一步行术前检查[3]。Hering 法则表明,神经冲动将同时和等量地抵达与双眼所需运动方向相关的协同肌肉。若仅矫正初发上睑下垂的眼睑,可能会导致双侧上睑下垂状态调换的情况出现。

因此,有必要观察提拉上睑下垂更严重一侧眼睑到正常位置时对侧眼睑高度变化的影响。这个测试可以通过手动或药物(2.5% 去氧肾上腺素)来实现:如果出现了 Hering 现象,则双侧眼睑都应手术;如果无此现象,则应告知患者在矫正单侧下垂眼睑后,对侧眼睑可能会出现下垂。

17.5　治疗

有几种方法可以修复腱膜性上睑下垂,包括开放式与小切口上睑提肌腱膜缩短(前徙)和结膜 - 上睑板肌切除术。随着小切口上睑提肌手术的出现,上睑下垂的外科治疗有了很大的发展。本节只讨论小切口入路。

经典的开放式上睑提肌手术是沿眼睑重睑位置切开皮肤,打开眶隔,暴露上睑提肌腱膜和肌肉的水平范围。眼睑高度受多因素影响,包括局部麻醉量、肾上腺素使用情况、顶部照明灯、患者意识、药物意外注入上睑提肌和 Hering 现象等。小切口手术的切口大小仅为开放手术的 1/3[9],这意味着更少的麻醉和肾上腺素使用量,同时也减少了麻药浸润上睑提肌的机会。较少的眼轮匝肌麻醉可以使睑部负责眼睑闭合和开大的肌肉之间维持一个更好的平衡。在手术效率方面,小切口手术仅需传统手术一半时间即可达到与之相似的术后眼睑高度效果;此外,相比传统手术,小切口技术能够获得更理想的上睑外形[10]。

小切口技术是在上睑重睑中央 1/3 处做切口[9],预先标记缝合位置可有效加快缝合过程并改善缝合效果[11]。从眼轮匝肌一直分离到中央睑板外表面,适量去除睑板从而使缝线自其中穿过(图 17.3);然后,夹住联合腱膜(即上睑提肌腱膜和眶隔的连接处)并向下方牵引;打开中央眶隔,暴露腱膜前脂肪,清理下方脂肪,即可暴露肌肉腱膜连接处。此时用 1~2 条缝线自睑板再向上穿过联合腱膜,要注意缝线的水平位置尤其重要,其目的是提升瞳孔鼻侧与外

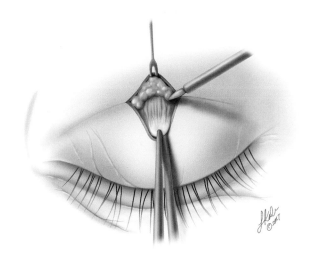

图 17.3　小切口手术入路图示:切口长度仅为 8~10mm 或眼睑长度 1/3,长度应可暴露眶隔组织后的睑板和上睑提肌腱膜。去除下方相应位置的睑板前组织以便缝线穿过并固定[原图 4.6.3]

侧角膜缘间的上睑高度。为使上睑提升高度与眼廓外形达到最好的对称效果,缝线的具体张力应在患者清醒合作的情况下调整确定。完成全部操作后,就可以打结剪线了。重睑处用单根缝线自上睑提肌新下缘到眼轮匝肌下缘重新缝合,最后缝合皮肤切口(图 17.4)。

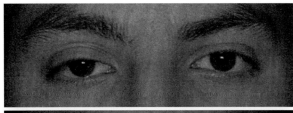
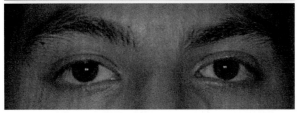

图 17.4　上睑下垂患者右眼上睑行小切口入路手术后对称效果的术前、术后对比图[原图 4.6.4]

近来,小切口上睑下垂修复技术被描述为一种可利用公式化的上睑提肌折叠比例来达到理想的上睑高度的切除术[12],可与其他上睑手术,如眼睑成形术和睑内翻(眉下垂)修复术相结合。

要点总结

- 屈光手术引起的上睑下垂受多种因素影响,包括接触镜的使用、开睑器和手术贴膜的使用,以及患者的易感性。
- 完善的眼科检查有助于确定上睑下垂的类型;腱膜性上睑下垂表现为 MRD 减小、上睑提肌功能良好和眼睑重睑抬高。
- 腱膜手术修复是常用的上睑下垂手术方式。
- 使用小切口外路上睑提肌折叠手术可以达到最好的修复效果。

(周行涛　张晓宇　翻译)

参考文献

1. Mehat MS, Sood V, Madge S. Blepharoptosis following anterior segment surgery: a new theory for an old problem. Orbit. 2012;31(4):274–8.
2. Dutton JJ. The eyelids and the anterior orbit. In: Dutton JJ, editor. Atlas of clinical and surgical orbital anatomy. Philadelphia: Saunders; 1994.
3. Lyons DB, Gonnering RS, Dortzbach RK, et al. Unilateral ptosis and eye dominance. Ophthal Plast Reconstr Surg. 1993;9:237–40.
4. Epstein G, Putterman AM. Acquired blepharoptosis secondary to contact lens wear. Am J Ophthalmol. 1981;91:634–9.
5. Bleyen I, Hiemstra CA, Devogelaere T, et al. Not only hard contact lens wear but also soft contact lens wear may be associated with blepharoptosis. Can J Ophthalmol. 2011;46:333–6.

6. Hwang K, Kim JH. The risk of blepharoptosis in contact lens wearers. J Craniofac Surg. 2015;35(3):373–4.

7. Ahmadi A, Saari J, Mozaffarian D, et al. Decreased carotenoid content in preaponeurotic orbital fat of patients with involutional ptosis. Ophthal Plast Reconstr Surg. 2005;21:46–51.

8. Murchison AP, Sires BS, Jian-Amadi A. Margin reflex distance in different ethnic groups. Arch Facial Plast Surg. 2009;11(5):303–5.

9. Lucarelli MJ, Lemke BN. Small incision external levator repair: technique and early results. Am J Ophthalmol. 1999;127:637–44.

10. Frueh BR, Musch DC, McDonald HM. Efficacy and efficiency of a small-incision, minimal dissection procedure versus a traditional approach for correcting aponeurotic ptosis. Ophthalmology. 2004;111:2158–63.

11. Ahuero AE, Winn BJ, Sires BS. Standardized suture placement for mini-invasive ptosis surgery. Arch Facial Plast Surg. 2012;16(6):408–12.

12. Martin JJ Jr. Upper eyelid blepharoplasty with ptosis repair by levator aponeurectomy. JAMA Facial Plast Surg. 2015;17(3):224–5.

13. Kersten RC, de Conciliis C, Kulwin DR. Acquired ptosis in the young and middle-aged population. Ophthalmology. 1995;102:924–8.

14. Sires BS, Saari J, Garwin GG, et al. The color difference in orbital fat. Arch Ophthalmol. 2001;119:868–71.

第18章
造成屈光意外的计算误差：球镜

Arturo S. Chayet, Luis F. Torres, Javier Lopez

核心信息

- 尽管在应用准分子激光时球镜屈光误差非常少见，但其造成的临床后果无论对于患者还是术者都是灾难性的。
- 引起屈光误差有多种因素：人为因素、激光相关因素、激光设备因素和患者对手术的反应。
- 大多数引起屈光意外的原因都是可以预防的，每位屈光手术医生都必须认识、理解并避免。
- 参与预防这些误差需要一个热忱的屈光团队以及维护良好的设备，以支持屈光手术医生的工作。
- 角膜创伤-愈合反应对于屈光手术非常重要，因为其是决定手术有效性和安全性的主要因素，然而这些情况难以在术前筛查，因此无法预测。

18.1 球镜

95%以上的准分子激光手术病例都包含球镜矫正，为了达到预期的结果，精确的球镜矫正至关重要。仔细并系统地评估激光屈光手术流程，可有效预防计算误差和造成屈光意外。

18.2 简介

尽管有报道称激光屈光手术后超过90%的患者都能够达到20/20的裸眼视力，但该手术并非绝对精确，总有一些病例存在欠矫或过矫，往往在术后的第一次复查时即可发现这些细微的偏差[1-3]。球镜误差导致的严重屈光意外非常罕见，其发生率约为1:1 000，甚至更低[4,5]。如果发生，术者必须考虑到所有可能的原因，并且在正确评判出错原因之后，再决定补矫方案[6,7]。

准分子激光手术后球镜误差的常见的原因有：

- 人为因素；
- 激光因素；
- 激光设备因素；
- 患者因素。

本章作者将简要回顾以上导致准分子术后残留球镜误差的原因，并对准分子激光手术的并发症展开分析[8-11]。

18.3 人为因素导致的屈光意外

人为失误是术后导致球镜误差最常见的原因之一。一个细致的流程，包括准确的验光、数据输入、激光设备的维护和校准，是避免准分子激光手术中发生屈光意外的关键。

18.4 数据录入错误

- 在键盘上输错数字。

这个错误可能是由于信息录入人员数据输入过快，或是因为没有看清数字；手写的数据也可导致这一问题。

- 在使用患者信息表格时，错用了另一位患者信息表格而导致数据录入错误。
- 采用自动验光数据联入激光器的电脑软件，可降低错误数据输入激光器计算机数据库的概率，最大程度降低人为输错数据的概率，且获得的数据结果一致性更高[12,13]。

18.5 验光不准确

- 不合格的验光技术。

用于准分子手术最准确的验光数据应该来源于患者的显然（主觉）验光。直接采用睫状肌麻痹验光的结果进行矫正，在年轻的近视患者人群中可造成欠矫，而对于年轻的远视患者则可造成过矫。术者可以根据自己的经验决定何时采用显然验光数据或采用睫状肌麻痹验光数据，并对结果进行持续的跟踪分析从而得到自己的屈光度补偿模式。

- 晶状体源性的近视漂移。

导致晶状体相关近视漂移最常见的三个原因有：①核硬化；②高血糖症；③近距离工作诱发的近视。术者应该仔细分析患者的屈光状态，任何短期内或突然发生的球镜度数改变必须引起术者的关注并需要查找原因。每一位准分子激光术前患者都要排查白内障,询问糖尿病病史并了解他们的近距离用眼习惯。我们建议,所有准分子激光手术围手术期患者都使用20/20/20原则,即近距离工作20分钟,注视20英尺(大约6m,1英尺≈0.3m)以外20秒,缓解由于近距离工作延长而导致的调节紧张。

对于上述问题缺乏认识,将对准分子手术后的屈光矫正结果产生负面影响[1,12,14-16]。

18.6　激光因素

目前用于屈光矫正的激光设备种类繁多[17]。在开始手术前,术者必须检查准分子激光机的各个组件。任何激光的检测都应遵循一系列的步骤从而获得最佳校准,典型的激光检查步骤包括:

- 评估光路系统,确保正常工作;
- 能量密度检测;
- 激光束均匀性检测;
- 校准激光光束,使其与测试的切削区中央重合;
- 眼球跟踪检测。

18.7　校准不良

每一种激光设备的能量密度测试和均匀性检查都很类似。采用PMMA材料作为对象进行切削,用于评估激光的能量密度和均一性。在检测激光能量密度时,术者应评估切削目标(PMMA板)的激光脉冲量是否在生产商核准的范围内。若能量密度不足,需要调整电压和工作气体,直到激光能量密度达到最佳状态。

18.8　切削问题

为了评估切削组织时能量分布的均匀性(激光束均匀性),术者应检查测试能量密度时切削目标(PMMA板)的外观。术者应检查切削图案的规则度,其规则度既不能是完全对称,也不能是完全不对称,例如,中央的切削量应少于周边切削量。所有这些偏离将会导致能量过大或过小,从而影响患者的术后视觉效果。在切削区中央或者外周过度切削,将分别导致屈光状态的远视漂移或近视漂移[18-21]。

18.9　激光设备因素

手术和环境因素可能会改变角膜组织的含水量,从而影响激光效率。制瓣和掀瓣后,需要维持角膜基质持续动态平衡的含水状态。

18.9.1　干燥环境

掀瓣后吸水海绵的应用导致基质床过度干燥,激光切削前等候时间过久和基质床长时间暴露于高照度的照明下,都是造成基质床脱水的潜在因素。过度干燥会引起激光的过度切削,从而导致过矫。

18.9.2　湿润环境

手术技术欠佳造成的角膜基质水化程度过高和手术环境湿度过大都会导致欠矫,其原因是高湿度环境可衰减激光能量,从而导致激光脉冲的切削效应降低。

18.9.3　手术室空气质量

空气越干净,越有过矫倾向。一般来说,空气中的任何固体颗粒或者气体将降低激光束的效率,因此必须经常对激光进行校准,以避免任何导致欠矫或过矫的潜在风险[6,14,15,22,23]。

18.10　患者因素

角膜创伤-愈合反应和角膜屈光手术的效果关系密切,因为它是角膜屈光手术安全性和有效性的主要决定因素[24-26]。由于PRK术后角膜创伤-愈合反应往往比LASIK术后更强烈,因此,在矫正相同度数时,PRK术后对该反应的调控更为关键,表层手术后调控角膜的损伤愈合反应具有更重要的临床意义[24]。LASIK较PRK引发的创伤-修复反应更少,可能是因为LASIK保留了中央角膜上皮,并且较少激发角膜上皮-基质之间的交互作用,降低了角膜基质细胞的凋亡和坏死的发生率;PRK侵扰了角膜中央的基底膜,使前基质层角膜基质细胞不仅暴露于来自受损上皮细胞的细胞因子和生长因子的作用,也暴露在含有上述各类因子的泪膜中[16,27-29]。上皮细胞增生和基质重塑是创伤-愈合密切相关的两个关键程序,主导了PRK屈光矫正的准确性和稳定性。上皮细胞增生时,大量激活的角膜基质细胞和肌成纤维细胞产生出细胞因子调控细胞增殖和分化可能是决定术后屈光结果的重要因素[24]。MMC被广泛应用于预防Haze以及PRK的术后屈光回退,其作用机制可能是阻断角膜基质细胞或成纤维母细胞的祖细胞的复制和增殖。应用MMC时,术者应该考虑到对角膜损伤重塑效应的抑制和屈光回退效应下降的潜在可能。一些术者在应用MMC时,可能会调整激光的切削常规量(下调10%~20%)[25,30,31]。LASIK术后创伤-愈合反应同样会造成屈光度的变化。已有研究报道上皮细胞增生可造成LASIK术后屈光回退[6,26]。

然而,到目前为止,尚无方法可以预测每个个体在激光屈光手术后的反应,因此可以观察到不同患者术后反应会有细微的差别。

要点总结

- 表层手术或LASIK术后,由球镜误差导致的屈光意外非常罕见。
- 误差的严重程度取决于发生问题的原因。
- 人为因素导致的数据输入错误会在术后引起严重的并

发症,必须予以避免。具体方法可通过采用自动数据系统和加强团队管理来避免。每一台手术开始前,术者需要重复确认所有屈光数据。

- 由经验丰富的检查者完成一整套术前眼部检查,可降低由验光不准确而导致错误的概率。

- 术者必须要在术前检查准分子激光系统的各个部件,关注能量密度和激光的均匀性,确保切削目标时激光脉冲数量在生产商核准范围之内。

- 在术前、术中和术后,必须保持激光设备处于最佳性能。术者应维持角膜基质含水量持续动态平衡的状态,要考虑到任何手术及环境因素的变化都可能会影响激光效能。角膜创伤-愈合反应是屈光手术后影响效果和安全性的重要因素,且PRK术后较LASIK术后更显著。上皮增生和基质重塑是两种创伤-愈合反应过程,对PRK屈光矫正准确性以及稳定性都有重要的作用。LASIK术后,创伤-愈合过程往往会伴随一定程度的新组织沉积。愈合反应过度或不足都会造成激光切削不规则,进而影响术后效果。上述情况目前尚无法在术前筛查,无法在术前预测。

(赵 炜 翻译)

参考文献

1. Balazsi G, et al. Laser in situ keratomileusis with a scanning excimer laser for the correction of low to moderate myopia with and without astigmatism. J Cataract Refract Surg. 2001;27:1942–51.
2. Chayet AS, et al. Laser in situ keratomileusis for simple myopic, mixed, and simple hyperopic astigmatism. J Refract Surg. 1998;14(2 Suppl):S175–6.
3. Montes M, et al. Laser in situ keratomileusis for myopia of −1.50 to −6.00 diopters. J Refract Surg. 1999;15:106–10.
4. Magallanes R, et al. Stability after laser in situ keratomileusis in moderately and extremely myopic eye. J Cataract Refract Surg. 2001;27:1007–12.
5. Chayet AS, et al. Regression and its mechanisms after laser in situ keratomileusis in moderate and high myopia. Ophthalmology. 1998;105:1194–9.
6. Zadok D, et al. Outcomes of retreatment after laser in situ keratomileusis. Ophthalmology. 1999;106:2391–4.
7. Schallhorn SC, Amesbury EC, Tanzer DJ. Avoidance, recognition, and management of LASIK complications. Am J Ophthalmol. 2006;141:733–9.
8. Sridhar MS, et al. Complications of laser-in-situ-keratomileusis. Indian J Ophthalmol. 2002;50:265–82.
9. Taneri S, Zieske JD, Azar DT. Evolution, techniques, clinical outcomes, and pathophysiology of LASEK: review of the literature. Surv Ophthalmol. 2004;49:576–602.
10. Wilson SE. LASIK: management of common complications. Laser in situ keratomileusis. Cornea. 1998;17:459–567.
11. Chayet AS, Robledo N. Fully automated refraction in laser refractive surgery using the Nidek COS-2000. J Refract Surg. 1999;15(2 Suppl):S257–8.
12. Rodriguez-Zarzuelo G, et al. Refractive surprise after LASIK. Arch Soc Esp Oftalmol. 2005;80:547–9.
13. Knorz MC, et al. Laser in situ keratomileusis to correct myopia of −6.00 to −29.00 diopters. J Refract Surg. 1996;12:575–84.
14. Munnerlyn CR, Koons SJ, Marshall J. Photorefractive keratectomy: a technique for laser refractive surgery. J Cataract Refract Surg. 1988;14:46–52.
15. Waheed S, Krueger RR. Update on customized excimer ablations: recent developments reported in 2002. Curr Opin Ophthalmol. 2002;14:198–202.
16. Mimouni M, et al. Factors predicting the need for retreatment after laser refractive surgery. Cornea. 2016;35(5):607–12.
17. Buratto L. Custom LASIK. 1st ed. Thorofare, NJ: Slack; 2003. p. 805.
18. Pettit GH. The ideal excimer beam for refractive surgery. J Refract Surg. 2006;22:S969–S9672.
19. Argento C, et al. Corneal ectasia after laser in situ keratomileusis. J Cataract Refract Surg. 2001;27:1440–8.
20. Tse SM, et al. Intraoperative Lasik complications. Int Ophthalmol Clin. 2016;56(2):47–57.
21. Mackool RJ. Prevention of corneal abrasion during LASIK. J Cataract Refract Surg. 2015;41(5):1044–9.
22. Wilson SE. Cautions regarding measurements of the posterior corneal curvature. Ophthalmology. 2000;107:1223.
23. Netto MV, et al. Wound healing in the cornea: a review of refractive surgery complications and new prospects for therapy. Cornea. 2005;24:509–22.
24. Mohan RR, et al. Apoptosis necrosis, proliferation, and myofibroblast generation in the stroma following LASIK and PRK. Exp Eye Res. 2003;76:71–87.
25. Djodeyre MR, et al. Long-term evaluation of eyes with central corneal thickness <400nm following laser in situ keratomileusis. Clin Ophthalmol. 2016;10:535–40.
26. Mysore N, et al. Advances in refractive surgery: May 2013 to June 2014. Asia Pac J Ophthalmol (Phila). 2015;4(2):112–20.
27. Nakamura K, et al. Intact corneal epithelium in essential for the prevention of stromal haze after laser assisted in situ keratomileusis. Br J Ophthalmol. 2001;85:209–13.
28. O'Brien TP, et al. Inflammatory response in the early stage of wound healing after excimer laser keratectomy. Arch Ophthalmol. 1998;116:1470–4.
29. Stramer BM, et al. Molecular mechanisms controlling the fibrotic repair phenotype in cornea: implications for surgical outcomes. Invest Ophthalmol Vis Sci. 2003;44:4237–46.
30. Sy ME, et al. Effect of mitomycin-C on the variance in refractive outcomes after photorefractive keratectomy. J Cataract Refract Surg. 2014;40(12):1980–4.
31. Estopinal CB, et al. LASIK flap: postoperative complications. Int Ophthalmol Clin. 2016;56(2):67–81.

第19章
屈光手术后的散光意外

Noel Alpins，George Stamatelatos

核心信息

- 屈光手术治疗时发生轴位偏移，是散光相关屈光意外发生的主要原因。

- 轴位偏移的原因包括：坐位到卧位时的眼球自旋，患者头位的偏斜，为了手术效果未将白内障切口设计在角膜最陡峭子午线上，或者为了更精确地中和角膜散光而使用散光矫正型人工晶状体（toric intraocular lens，Toric IOL）。

- 无论角膜切口有多小，都应进行矢量分析，以确定其可能对术前角膜散光的影响。

- 屈光性白内障手术医生在做屈光手术并矫正散光时［Toric IOL，角膜缘松解切口（limbal relaxing incisions，LRI）等］，需要考虑超声乳化手术切口对剩余散光的影响，否则 IOL 或 LRI 将会发生轴位偏移和/或欠矫。

- 作用于角膜产生结构改变，导致轴位偏移的力量可以是变平（或变陡）的力量或者是扭矩力，会导致散光度数在预计轴位上的增加（或减小），以及轴位改变（旋转）。此外，也可能是因为 Toric IOL 的轴位并非角膜最陡峭子午线，或者其轴向随时间发生旋转。

- 矢量分析是一种有用的工具，可以计算手术发生轴位偏移时对剩余散光的影响。

现代屈光手术的目标是达到或超过患者的预期。对于球镜的矫正，一般指获得预期的目标，但目标不一定就是正视；对于散光，通常首要目标是最大程度减少散光，第二个目标是确保任何剩余散光尽为顺规散光。绝大多数患者术前都存在散光，因此对于屈光手术医生来说，散光的矫正非常重要。几乎 90% 的人都有散光，其中 25% 有超过 1.0D 的散光[1]。如果 1.0D 的散光没有矫正，根据散光轴位的大小，视力一般会降低到 20/30 或 20/40[2]。未矫正的散光除了会导致视物模糊，还会引起视物变形、眩光、视疲劳、头痛和单眼复视等症状。

能够矫正散光的手术方法包括准分子激光手术，比如准分子激光散光切削术（photoastigmatic refractive keratectomy，PARK），准分子激光原位角膜磨镶术（laser insitu keratomileusis，LASIK），准分子激光上皮下角膜磨镶术（laser-assisted subepithelial keratomileusis，LASEK）和机械法准分子激光上皮下角膜磨镶术（epipolis laser-assisted subepithelial keratomileusis，epi-LASEK）。这些方法矫正中低度散光很有效[1,3,4]。然而，15%~20% 的白内障患者也有超过 1.5D 的散光[5]，现代白内障手术医生必须把散光的治疗作为其手术目标的一部分。目前，屈光性透明晶状体置换术越来越普遍，患者愈加年轻化且要求更好的视觉质量。白内障手术时矫正散光的方式包括：在角膜最陡峭子午线上做超声乳化手术切口[6-8]，沿着最陡峭子午线做两个相对的透明角膜切口[9]，有晶状体眼[10]及人工晶状体（intraocular lens，IOL）术后[11,12]的散光矫正型人工晶状体（Toric intraocular lens，Toric IOL）植入，角膜缘松解切口（limbal relaxing incisions，LRI）[13]，外周角膜松解切口（peripheral corneal relaxing incisions，PCRI）和散光角膜切开术（astigmatic keratotomy，AK）[14]。

19.1 轴位偏移的治疗

在很多病例中，术后散光意外的发生是由于散光的治疗偏离了角膜最陡峭子午线，或者说"离轴"了。一个非预计的轴位偏移治疗不仅会改变预期矫正散光的度数，还会影响散光的轴位。用于矫正高阶像差的像差引导激光手术如果发生轴位偏移，即使散光不大，也会诱导出显著的像差。2° 的偏差就会导致显著的变化[15]，在 7mm 或者更大瞳孔时，误差造成的后果将更严重[16]。在如此严格的标准下，医生必须清楚以下要点：了解发生轴位偏移的原因，明确是哪种力量在发生轴位偏移的治疗中发生作用并改变了角膜，以及如何去分析发生轴位偏移后的结果从而改善预后。

19.2 轴位偏移的原因

发生轴位偏移的潜在原因可能是一些很简单的问题，比如患者头位的轻微歪斜，此外，还有其他一些因素需要考虑。

19.2.1　眼球自旋

眼位改变时,眼球会围绕中央轴发生自然的旋转,这被称为眼球自旋。自旋的大小取决于个体差异和固视刺激,一般自旋角度在15°以内[15]。屈光手术中,眼球自旋指的是患者从坐位到卧位时眼球发生的旋转,这个度数一般在2°~7°[15]。因此,当患者从检查时的直立坐位变成手术时的卧位时,通过角膜曲率计或者角膜地形图仪测量的散光轴位会发生显著变化,而这个变化有可能导致治疗发生轴位偏移且最大到7°,已经远远超出了像差引导切削推荐的2°限制。

因高精度需求,很多激光设备目前都集成了跟踪系统,通过识别虹膜标志物,使治疗从像差测量设备到激光机的位置一致,从而解决眼球自旋的问题。这种偏轴效应在白内障手术中相对可以被接受,但对于Toric IOL和LRI来说,可以通过术前在患者直立位检查时进行角膜子午线的标记,或者应用爱尔康的Verion™和蔡司的Callisto eye®计算机辅助导航系统,尽量减少这种对齐误差。

19.2.2　术源性散光

近年来,白内障手术中进入前房的角膜切口逐渐减小。随着微切口白内障手术(microincisional cataract surgery,MICS)的日益普及,无论是双手微切口还是同轴微切口,常规的3mm切口已经逐渐缩小到2mm以下。许多手术医生宣称已经可以最大限度地避免因手术切口产生的散光,因此,手术计算中无须再考虑切口带来的散光。然而,尽管小切口产生的散光更少,但仍然需要对术源性散光(surgically induced astigmatism,SIA)进行分析以量化其大小。因为无论多小的切口,都可能对角膜结构产生影响,从而改变散光的大小和方向。

因此,一个Toric IOL或者LRI可以准确放置在手术医生想要放的位置上,但是如果没有考虑到手术切口大小和方向的变化,结果将受到影响。患者是否能够接受最终的视觉效果,取决于最终误差的大小[17]。在手术过程中如果能全面了解术源性散光,将大大提高手术效果。

19.3　理解和分析轴位偏移的治疗方法

19.3.1　改变角膜的作用力

存在角膜切口的手术和角膜切削性手术中,有几种力的作用影响角膜。使角膜变平和变陡的力,通常被认为是最常见的作用力,也是屈光手术的基本原理。在一个完美的手术中,角膜通常会在最陡子午线上变平(或者在最平子午线上变陡,或者兼而有之),从而减少散光大小。如果治疗没有完美对位,发生偏位轴移,则另外一个力的作用将更突显。这个力叫作扭矩,它对剩余散光会产生两个影响:改变散光大小以及顺时针或逆时针方向改变轴位[18]。扭矩往往被忽视,却是术后发生散光意外的最主要原因。屈光手术医生欲获得准分子激光或者IOL植入术最佳的手术效果,必须深入了解这些力的作用。

19.3.2　结果的矢量分析

散光既有大小也有方向,因此可以用矢量来表示,它是分析散光结果的一种简单和有效的工具[2,18-20]。目标诱导的散光矢量(target induced astigmatism,TIA)是手术拟诱导的散光变化,而SIA则是手术实际诱导的散光变化。SIA和TIA之间的不同关系能够判断手术是过矫还是欠矫,是对位还是轴位偏移。

轴位偏移的大小可以用偏移角(angle of error,AE)来衡量,它是SIA和TIA之间的夹角。如果SIA位于TIA轴的逆时针(counterclockwise,CCW)方向,那么AE为正值;同样,如果SIA位于TIA的顺时针(clockwise,CW)方向,AE为负值。发生轴位偏移时,SIA通过两种方式改变角膜:一种改变了散光的子午线(通过扭矩的作用),另一种则是在预期的散光子午线上使角膜变平。后一种变化称为变平效应(flattening effect,FE),以屈光度来衡量,大小取决于AE:FE = SIA cos(2AE)。

从上面的公式可以看出,当AE是0时,FE和SIA相等,也就是说治疗完美对位。变平效应用变平指数(flattening index,FI)来衡量,等于FE/TIA。轴偏离大小和变平程度之间的关系见图19.1。这个模型假设散光足矫(例如SIA=TIA),可以看出随着AE增加FI减小。当轴位偏移30°时,在拟矫的轴位上,变平效应就减少了一半,另一半为扭矩效应。当轴位偏移45°时,已经完全没有变平效应,唯一起作用并改变角膜的力量就只有扭矩了。如果轴偏离超过45°,则会出现负变平效应(即角膜变陡)。

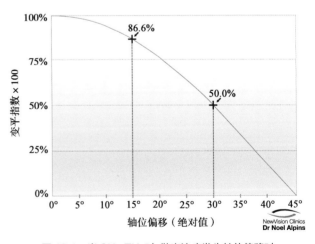

图19.1　当SIA=TIA时,散光治疗发生轴位偏移时对变平指数的影响

人们普遍错误地认为,治疗发生轴位偏移时会导致散光欠矫,然而这个观点并不完全正确。过矫或者欠矫是由矫正指数(correction index,CI)决定的,CI=SIA/TIA。散光足矫时,CI等于1;如果CI > 1,则存在过矫;同样,CI < 1,则存在欠矫。当发生轴位偏移时,SIA的大小实际上不受影响,因为和AE无关,因此CI也不会有影响。实际上,治疗发生轴位偏移会导致现有散光轴位的变化(通过扭矩

的影响）。轴偏离对于散光大小和轴位的影响见图 19.2 和
图 19.3。

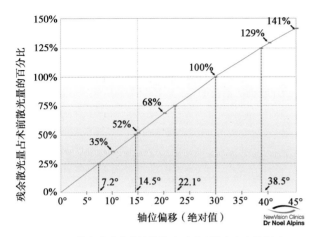

图 19.2　散光治疗发生轴位偏移对残余散光大小的影响

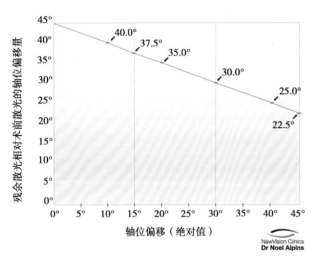

图 19.3　散光治疗发生轴位偏移对残余散光轴位的影响

19.3.3　举例

　　让我们用例来说明。这种分析方法既适用于激光手
术，也适用于切口手术，因此我们使用了一个通用的例子，
可以用于所有屈光手术。一位打算做屈光手术的患者，存
在角膜散光，度数为 2.0D×25°。手术医生完成了手术，
预期术中对位良好，但是术后检查角膜散光，发现结果为
1.0D×63°。为什么会这样呢？

　　极坐标图是表示人眼散光的一种简单方式。如图 19.4
所示，2.0D×25° 的术前散光用淡蓝色线条表示，深蓝色线
则代表 1.0D×63° 的术后散光，TIA 代表手术医生想要得
到的散光改变。减小散光，一部分可以通过轴位 25° 上的
角膜变平实现，另一部分可以通过 115° 轴位上的角膜变陡
实现。然而，由于 TIA 总是代表一种变陡的力，在极坐标上
与原散光轴向垂直，轴位为 115°（见图 19.4）。在这个例子
中，因为手术计划散光足矫，因此 TIA 的大小等于术前的散
光值。

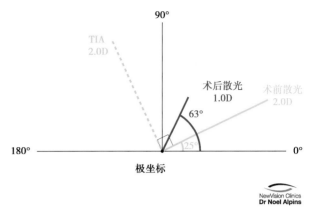

图 19.4　极坐标图显示人眼散光在术前和术后的状态。TIA 是计
划得到的散光量，和术前散光轴向垂直

　　为了便于分析结果，极坐标图（表示眼部的情况）必须
转换为一个数学模型，只需要把所有角度都翻倍，产生一个
二倍角矢量图（double-angle vector diagram，DAVD），如图
19.5 所示。大小保持不变，角度翻倍。

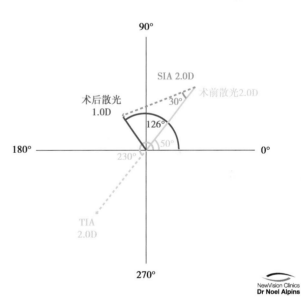

图 19.5　用于分析结果的二倍角矢量图。所有的矢量角度翻倍，
大小不变，用于计算 SIA 矢量

　　SIA 是术前到术后数值的矢量连接。如图 19.6 所示，
这个矢量可以移动到原点而不改变大小或角度。本例中，
SIA 和 TIA 长度相等，说明散光足矫，校正系数为 1.0。因此，
即使在预定轴位上的变平效应和散光度数的降低都没有达
到预期，也不存在散光欠矫。SIA 和 TIA 之间的夹角很容
易测量，是 30°。在这两个矢量之间画一条垂直线，则可以
得出 FE。上述例子中，FE 等于 TIA 86.6% 的长度，这代表
在预计的轴位上，差不多有 15% 的变平效应损失。

　　为了在眼睛上真实地表示这个概念，只需要将角度减
半，大小不变，将 DAVD 重新转换回极坐标图，如图 19.7 所
示。这时，SIA 和 TIA 之间的夹角变为 15°，很容易看出，治
疗实际上沿顺时针方向偏轴 15°。

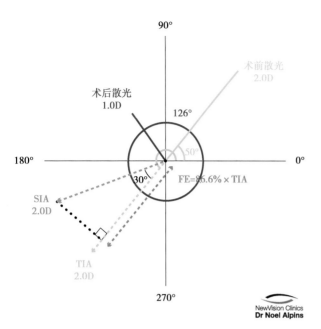

图 19.6　二倍角矢量图,SIA 已经移到原点,并不改变角度和大小,用于计算变平效应

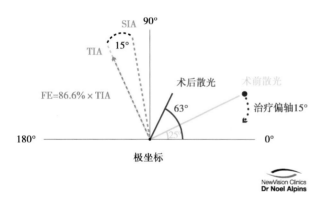

图 19.7　极坐标图展示了在眼睛上的矢量分析。角度减半,度数不变,SIA 和 TIA 之间的夹角 AE 是 15°,即治疗偏轴 15°

因此,通过矢量分析,当治疗比预定的轴位偏离15°时,散光治疗(无论是切口手术还是切削手术)在预定轴位上的变平效应损失约15%。AE 和 FI 之间的关系如图 19.1 所示,剩余 13.4% 的 SIA 作为扭矩旋转了残余散光。图 19.2 和图 19.3 显示了轴位偏移对残余散光大小和轴位的影响。从图中可以看出,本例中 15° 的轴位偏移会使散光的大小降低大约 50%,并偏移轴位 37.5°。这和我们的例子类似,其中散光降低了一半,轴位从 25° 变成了 63°。值得注意的是,在这个例子中,散光度数的减少只是术前和术后散光标准量的比较。

19.3.4　临床中的实际应用

假设上面这个例子是白内障手术,计划采用 LRI 来矫正散光。如果不考虑白内障切口,假设术前 25° 轴位上 2.0D 散光没有改变,这时,LRI 将被定位在 25° 左右。事实上,白内障切口的作用已经改变了散光,变成了 63° 轴位上的

1.0D 散光。因此,LRI 就会出现大概 40° 的偏差。同样,如果打算在 25° 轴位植入一枚 Toric IOL,用来矫正 2.0D 的术前散光,那么术后就会发生散光意外,因为真正的散光矫正应该是 63° 轴位上,大小为 1.0D。

如果手术医生并没有沿角膜子午线设计切口,这种轴位偏移将改变正在治疗的散光轴位和大小。改变的大小取决于轴位偏移的程度,当然也取决于切口导致的角膜变平效应。根据所使用的切口大小和角巩膜缘子午线上的切口方向,每位手术医生都会获得一定的角膜变平平均值。由于角膜形态是卵圆形,切口垂直放置要比颞侧放置具有更大的变平效应,因为这样更靠近角膜中心。每位手术医生都应该建立这样的观念:跟踪记录之前病例的数据,计算出他们自己在每个位置做切口的平均变平程度,从而用于设计未来的病例。

ASSORT®Toric IOL 计算器(可在 www.assort.com 网站免费获得),利用简单的矢量分析原理,帮助手术医生根据术前角膜散光计算切口效果,并用于手术设计。

19.3.5　计算切口效果

一位右眼白内障患者拟手术治疗,术前用角膜曲率测量角膜散光为 2.0D,轴位 30°。手术医生拟用颞侧(180°)的透明角膜切口做白内障摘除术,然后用 LRI 矫正残余散光。由于白内障切口将会有 30° 偏轴,这样会对残余散光产生什么影响呢? 通过分析他们之前的数据,手术医生知道通过颞侧切口达到的平均平坦效果大概是 0.5D,因此,他们期望 TIA 矢量(通常垂直于切口,因为其表示一个变陡的力)是 90° 轴位的 0.5D,表示在极坐标图上,如图 19.8 所示。

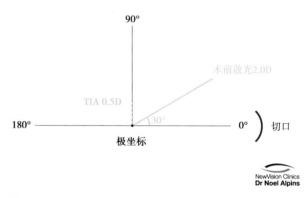

图 19.8　极坐标图展示了眼睛上的术前情况。切口位于 180°,预计会产生大约 0.5D 的变平效应,因此,预计的 TIA 和切口方向垂直(TIA 代表一个变陡的力)

然后,我们需要把这个图转换成数学模型(笛卡尔坐标系),于是我们不改变度数,翻倍所有角度,建立一个二倍角矢量图。如图 19.9 所示。术前的 30° 变成了 60°,TIA 矢量从 90° 翻倍变为 180°。这个 TIA 矢量可移到术前散光矢量的末端,同时并不改变 180° 的角度和大小,如图 19.9 所示。

通过画一条连接 TIA 顶端到原点的线,可以简单估计术后可能的散光值。测量这个长度和角度,得出轴位为 74°,大小为 1.80D。为了呈现眼睛上的实际情况,我们把角度减半,恢复到极坐标图。如图 19.10 所示,预计值为轴位

37°,1.80D 的散光。因此,通过这个颞侧切口,这位手术医生应该把 LRI 切口设计在 37°附近,而不是术前的 30°(免费 LRI 计算器可在 www.assort.com 网站获得)。

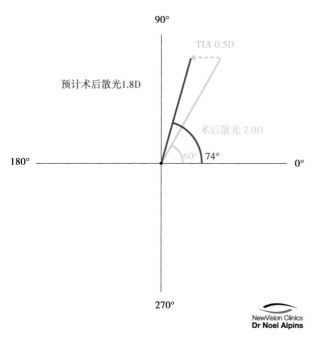

图 19.9　二倍角矢量图可以分析预计的结果。角度翻倍,度数不变,TIA 移到了术前散光矢量的末端,这种方法可以计算预期的术后值

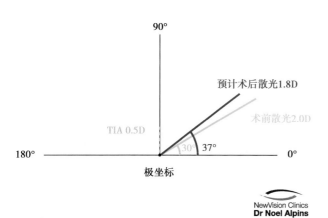

图 19.10　极坐标图展示了在眼睛的预计结果。所有的角度减半,度数不变。通过简单测量,颞侧白内障切口预计术后散光 1.80D,轴位 37°

19.3.6　Toric IOL 手术后的屈光意外

如果在 Toric IOL 手术后发生了屈光意外,术后主觉验光发现有显著的散光残留,这时候需要做晶状体的散光分析,比较受到超乳切口影响的术前角膜散光和术后散光(角膜平面)的关系。在这些病例中,考虑到有效的 IOL 位置和 IOL 球镜部分的矫正,主要针对角膜平面的 IOL 散光进行处理[21]。

如果旋转 IOL 能够使屈光力中的柱镜显著降低到一个可以接受的水平,那么建议早期干预并旋转 IOL,理想情况下在术后大约 4~6 周进行。

手术医生一般可有三种选择:

1. 旋转现有的 Toric IOL,使屈光力中的柱镜减到最小。

当 AE 大于 10°,术前全眼残余散光(ocular residual astigmatism,ORA)小于 0.75D 时,考虑旋转 Toric IOL(图 19.11)。

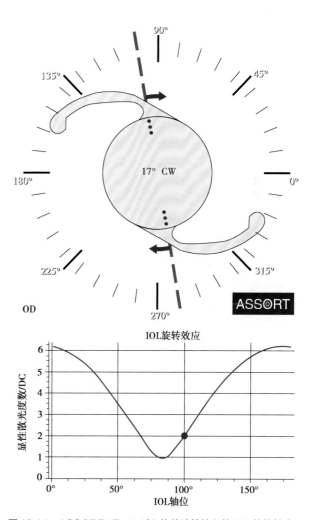

图 19.11　ASSORT®Toric IOL 软件计算植入的 IOL 的旋转度,用来改善术后散光

2. 如果选择的 Toric IOL 散光过大或过小,更换 IOL。

如果误差值(magnitude of error,ME)超过 1.00D,那么考虑更换一个更适合的 Toric IOL 或者额外再植入另外一个睫状沟 Toric IOL 矫正散光(图 19.12)。

3. 用准分子激光手术矫正主觉验光中的任何球镜和/或散光。

术前 ORA 超过 1.25D,同时 AE 和 ME 并不显著,可以选择准分子激光手术矫正术后散光。

Alpins法

SIA	2.64	Ax	50
TIA	2.69	Ax	30
矢量差	1.83	Ax	176
矫正指数	0.98		
成功指数	0.68		
误差值	−0.05		
偏移角	20（CCW）		

图 19.12　Alpins 法可以用来计算植入晶状体后角膜散光过矫还是欠矫。误差值理想值是 0：超过 ±0.75D 则提示需要更换一枚更准确的 Toric IOL

　　术后角膜和 / 或全眼的散光的大小是由选择的 Toric IOL 的度数梯度决定的。也就是说，如果 Toric IOL 的柱镜以 0.75D 为梯度，而术后角膜散光的改变小于这个度数，或者 ME 小于这个度数，那么就不需要更换 Toric IOL。

要点总结

- 标记角巩膜缘时，一定要在术前进行，患者应在躺下之前以坐位进行标记，这种方法可以和术前坐位测量的角膜曲率计以及角膜地形图结果相匹配。由于患者躺下后眼球的自旋，轴位实际上会改变 2°~7°。
- 如果治疗准确地在最陡的角膜子午线上完成，散光会减小，同时残余散光轴位保持不变。
- 如果治疗并没有在最陡的角膜子午线上完成（即一个轴位偏移的"偏轴"治疗），散光会增加或减少，同时残余散光的轴位会发生改变，由于扭矩的作用，一般会位于导致轴位偏移切口的相反方向。
- 许多白内障手术医生不管最陡子午线的位置，而将所有的切口都放置在颞侧或者上方。不考虑由于切口导致的散光大小和方向的变化，仍然按照术前角膜散光轴位去定位 Toric IOL 或者 LRI 切口，会导致散光的欠矫，从而使得矫正结果欠理想。
- 术前使用矢量分析（www.assort.com）并计算手术切口对残余散光大小和轴位的影响，可以优化 Toric IOL 或者 LRI 术后的效果。
- 应用矢量分析可以计算通过旋转植入的 Toric IOL 在减少术后残余散光方面的效果。矢量分析的 Alpin 法可以用于判断 Toric IOL 的散光度数是否准确。

（赵 炜　翻译）

参考文献

1. Febbraro JL, Aron-Rosa D, Gross M, et al. One year clinical results of photoastigmatic refractive keratectomy for compound myopic astigmatism. J Cataract Refract Surg. 1999;25:911–20.
2. Alpins N, Stamatelatos G. Vector analysis applications to photorefractive surgery. Int Ophthalmol Clin. 2003;43:1–27.
3. Yang CN, Shen EP, Hu FR. Laser in situ keratomileusis for the correction of myopia and myopic astigmatism. J Cataract Refract Surg. 2001;27:1952–60.
4. Partal AE, Rojas MC, Manche EE. Analysis of the efficacy, predictability, and safety of LASEK for myopia and myopic astigmatism using the Technolas 217 excimer laser. J Cataract Refract Surg. 2004;30:2141–4.
5. Wang L, Misra M, Koch DD. Peripheral corneal relaxing incisions combined with cataract surgery. J Cataract Refract Surg. 2003;29:712–22.
6. Alpins NA. What type of cataract surgeon are you? OSN USA edition Jan 15 1994.
7. Matsumoto Y, Hara T, Chiba K, Chikuda M. Optimal incision sites to obtain an astigmatism-free cornea after cataract surgery with a 3.2 mm sutureless incision. J Cataract Refract Surg. 2001;27:1617–9.
8. Borasio E, Mehta JS, Maurino V. Surgically induced astigmatism after phacoemulsification in eyes with mild to moderate corneal astigmatism. J Cataract Refract Surg. 2006;32:565–72.
9. Qammar A, Mullaney P. Paired opposite clear corneal incisions to correct preexisting astigmatism in cataract patients. J Cataract Refract Surg. 2005;31:1167–70.
10. Dick HB, Alio J, Bianchetti M, et al. Toric phakic intraocular lens. Ophthalmology. 2003;110:150–62.
11. Rushwurm I, Scholz U, Zehetmayer M, et al. Astigmatism correction with a foldable toric intraocular lens in cataract patients. J Cataract Refract Surg. 2000;26:1022–7.
12. Sun XY, Vicary D, Montgomery P, Griffiths M. Toric intraocular lenses for correcting astigmatism in 130 eyes. Ophthalmology. 2000;107:1776–81.
13. Kaufmann C, Peter J, Ooi K, et al. Limbal relaxing incisions versus on-axis incisions to reduce corneal astigmatism at the time of cataract surgery. J Cataract Refract Surg. 2005;31:2261–5.
14. Oshika T, Shimazaki J, Yoshitomi F, et al. Arcuate keratotomy to treat corneal astigmatism after cataract surgery: a prospective evaluation of predictability and effectiveness. Ophthalmology. 1998;105:2012–6.
15. Chernyak DA. Cyclotorsional eye motion occurring between wavefront measurement and refractive surgery. J Cataract Refract Surg. 2004;30:633–8.
16. Bueeler M, Mrochen M, Seiler T. Maximum possible torsional misalignment in aberration-sensing and wavefront-guided corneal ablation. J Cataract Refract Surg. 2004;30:19–25.
17. Bartels MC, Saxena R, van den Berg TJTP, et al. The influence of incision-induced astigmatism and axial lens position on the correction of myopic astigmatism with the Artisan toric phakic intraocular lens. Ophthalmology. 2006;113:1110–6.
18. Alpins NA. Vector analysis of astigmatism changes by flattening, steepening, and torque. J Cataract Refract Surg. 1997;23:1503–13.
19. Alpins NA. Astigmatism analysis by the Alpins method. J Cataract Refract Surg. 2001;27:31–49.
20. Alpins NA, Goggin M. Practical astigmatism analysis for refractive outcomes in cataract and refractive surgery. Surv Ophthalmol. 2004;49:109–22.
21. Alpins NA, Stamatelatos G. Refractive surprise after toric intraocular lens implantation: graph analysis. J Cataract Refract Surg. 2014;40:283–94.

第五部分
像差和角膜不规则性

第 20 章
准分子激光屈光术后导致高阶像差的原因

20

Vikentia J. Katsanevaki, Veronica Vargas Fragoso, Jorge L. Alió

核心信息

- 一些患者会抱怨角膜屈光手术后的存在视觉干扰。
- 屈光手术后的视觉干扰继发于术后高阶像差（high order aberrations, HOA）增大，屈光不正的度数越大，造成术后角膜像差越大。
- 球差和彗差是最常见的术源性像差。
- 个性化切削方案的目的是减少术源性的 HOA。
- 微小切口角膜基质透镜取出术（small incision lenticule extraction, SMILE）术后较 LASIK 和 PRK 术后产生更少的像差。

20.1 简介

屈光手术是眼科最普及的手术之一。大部分患者对最终手术结果是满意的，但也有部分患者抱怨术后光学像差诱发的视觉干扰。有患者抱怨术后视物模糊、图像对比度差、眩光、光晕、鬼影、星芒和夜视力差。一项研究表明，视觉模糊是导致准分子激光原位角膜磨镶术（laser insitu keratomileusis, LASIK）术后患者主观感觉视力差的主要原因[1]，夜间视觉干扰甚至也会发生在成功的 LASIK 术后[2]。这些像差有时会造成视觉功能下降，部分患者由于严重的眩光而无法在夜间驾驶。在本章中，我们将回顾屈光手术后的光学并发症问题，其发生的原因，以及如何利用最新的激光技术来解决和避免此类问题。

20.2 准分子激光在屈光手术中的应用

25 年前，眼科首次引入准分子激光技术，它是利用波长为 193nm 的紫外光谱断开组织内的分子间和分子内键。角膜屈光手术过去是指通过去除角膜前基质来重塑角膜表面形态。远视矫正是在角膜的中周部做一个环状的激光切削使角膜变陡，呈椭圆前凸形。近视矫正是使角膜中央变平，降低屈光力，呈扁平圆形。

20.3 角膜屈光术后光学变化

正常角膜呈扁椭圆形，中心处较陡，周边逐渐平坦，呈非球面光学系统。角膜非球面系数（Q 值）描述了角膜形状从中心到周边曲率的变化趋势：Q 值 = 0 时，角膜呈球面；Q 值 < 0 时，角膜呈前凸的椭圆形；Q 值 > 0 时，角膜呈扁平椭圆形[3]；正常角膜 Q 值约为 -0.25[4]。Q 值的任何变化都会导致像差变化[5,6]。因为激光角膜屈光手术改变了角膜的形态，引起角膜的 Q 值改变：在激光近视矫正后，角膜变得更扁平，Q 值变正；在激光远视矫正后，角膜变得更加前凸，Q 值变负。

角膜屈光术后非球面系数的变化会引起球面像差（spherical aberration, SA），从而降低视觉质量和对比敏感度。即使屈光不正得到了完全矫正，视力达到 20/20，也有患者主诉夜间视力障碍问题。SA 是旋转对称的像差，其中穿过瞳孔的近轴光线与穿过瞳孔周边光线聚焦在不同的平面上。对于正 SA，中心焦点（近轴）位于最佳焦点的后面，周边焦点位于最佳焦点的前面。当 SA 为负时，则反之[3]。在夜间驾驶等低亮度条件下，SA 对成像质量起着重要作用[7]；眩光、光晕和星芒都与 SA 有关。

LASIK 近视矫正术后产生正 SA（图 20.1），远视矫正术后产生负 SA（图 20.2）。产生 SA 的变化量与术前屈光不正度数的大小有关[3,7-9]。近视矫正术后产生的正 SA 是由于激光切削向角膜周边逐渐减少所致，也称为余弦效应[10]。远视矫正术后角膜变得更加前凸，产生更大的负 SA。

同时，角膜屈光手术也会增加彗差和类彗差，通常认为与切削偏心有关[6]。即便是亚临床偏心（< 1.0mm），也会在屈光术后增加彗差和 SA[9,11]。高度屈光不正矫正时，由于激光切削时间长，偏心切削的风险增大[10]，更易产生较大的彗差。

Azar 和 Yeh 描述了两种不同形式的偏心：偏离和漂移。偏离是由于准分子激光对准欠佳造成的，它是一种静态现象并导致移位切削；漂移是一种动态现象，是由于患者在手术过程中转动眼睛，激光能量的不规则传递造成的[12]。

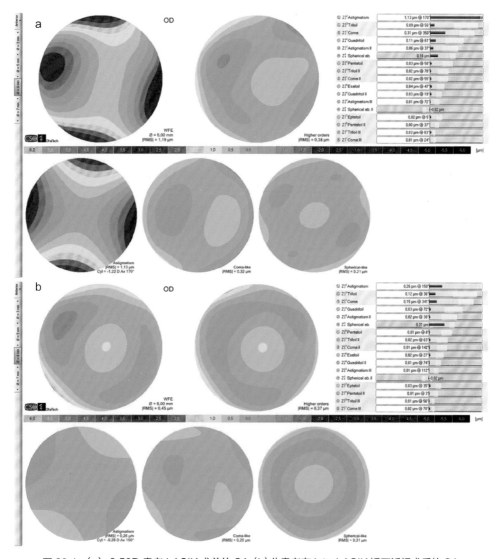

图 20.1　(a)−3.50D 患者 LASIK 术前的 SA;(b)此患者在 intraLASIK 矫正近视术后的 SA

研究表明,在进行远视矫正术外周切削时,对微小的偏心更加敏感,很容易产生像差[8]。偏心切削可以通过切线地形图或像差图来诊断,最近发现这种情况下也会出现彗差,其原因仍需要进一步研究(眼内彗差和角膜扩张)。偏心切削会导致光晕、眩光、星芒和不规则散光,因此,精准的光学区中心对于获得最佳效果非常重要。

20.4　切削方案与术后像差

准分子激光能量可以通过三种不同类型的激光器提供:宽光束激光器、扫描裂隙激光器和飞点扫描激光器。

第一代激光平台使用的是宽光束激光器。这种类型激光器的缺点是易造成中央岛(定义为具有屈光力增大的陡峭角膜组织的中心区域[13]),导致高度的垂直彗差和 SA[9];光学区较小,没有过渡区,尤其是在光线较暗的情况下,当瞳孔大于光学区时,就会产生像差。由于激光束能量多变,降低了屈光手术结果的预测性[13]。有研究报道,采用宽束

激光进行激光屈光手术的患者,角膜前表面不规则性增加,且产生的高阶像差(high order aberrations,HOA)远远大于采用飞点激光及个体化切削的病例[14]。

扫描裂隙激光器用一个较小的裂隙状激光束取代了使用虹膜膜片来控制宽光束,优于宽束激光器的特点是术后角膜表面更光滑,有更大的切削直径,使患者获得更好的视觉质量[15]。

为了得到更光滑的切削表面,光束的形状至关重要。光束轮廓可以是高斯型、超高斯型或平顶型的,最新技术可以做到沿着光束的每个区域的能量密度相等。在高斯分布中,更大的能量密度分布在中心。每一个准分子激光平台的光束分布都不一样[16]。

最现代的准分子激光器是飞点激光器(一种扫描激光器)具有更小的光束(0.5~1.0mm),确保个性化切削获得更精确的结果。这些激光器的频率在 400~1 050Hz 变化,将老一代激光平台在 6.5mm 光学区内的每个屈光度切削所需的时间从 7~10 秒减少到 4 秒[13]。这是一个重要的优势,因为较长的治疗时间可能会导致角膜基质的进一步干燥和

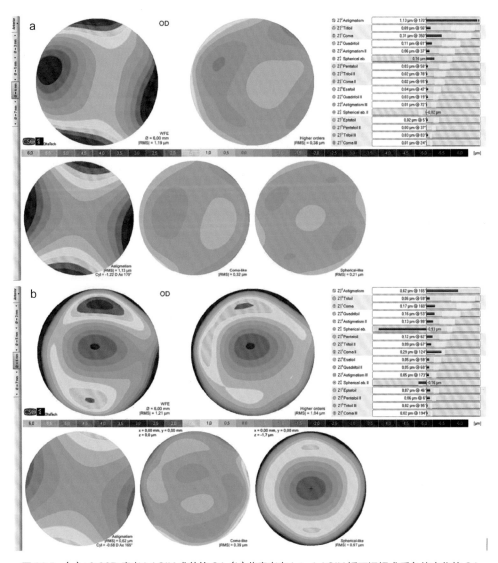

图 20.2 （a）+6.00D 患者 LASIK 术前的 SA;(b)此患者在 intraLASIK 矫正远视术后负值变化的 SA

更多的无意识的眼球转动,这些都可能会影响术后视力。

裂隙扫描和飞点扫描系统显示:

- 产生可预测的规整的角膜轮廓;
- 术后较小的屈光误差;
- 中央岛的发生率较低;
- 更广泛的有效切削区域和更少的陡峭边缘切削。

扫描激光的另一个优点是它们可以结合眼球跟踪技术来补偿眼球运动。早期使用宽光束激光的治疗没有补偿眼球运动的功能,导致偏心切削并诱发彗差。

传统的眼球追踪器将眼球运动校准成 X 轴和 Y 轴的线性运动;现代眼球追踪器不仅跟踪眼球的水平和垂直位移,而且追踪眼球的旋转[13]。第六代激光器上眼球追踪器的延迟(测量眼睛位置所需的时间,移动偏转镜所需的时间,激光跟踪和发射之间的时差[11])为 3 毫秒,这很重要,因为延迟时间越长,偏心的可能性就越大。表 20.1 描述了不同代准分子激光器的特征。患者的合作和固视同样重要,仅靠有效的眼球追踪系统无法保证良好的对准中心。

表 20.1　连续几代准分子激光器的特征

第一代	临床前(Touton,VISX,Summit)
第二代	宽束激光,固定光学区
第三代	宽束激光,可变的光学区,多区域治疗
第四代	飞点激光,内置跟踪器,远视治疗
第五代	个性化像差引导并优化的治疗
第六代	• 更快的切削率和追踪系统
	• 较低的生物交互作用
	• 更多变量可控
	• 瞳孔大小
	• 先进的切削剖面
	• 控制环形扭转
	• 在线角膜测厚

另一项改进是自动监测瞳孔大小。自动调整照明强

度,使瞳孔在治疗开始时的大小与术前检查时的大小完全相同[13]。

Alió 等利用非球面优化切削功能的第六代准分子激光平台进行 LASIK 手术矫正高度近视(大于 8.50D),分析了患者角膜前表面的光学特点,结果显示,随着激光平台技术的进步(更快的激光,更小的光斑尺寸,高速追踪器和瞳孔监测),患者的视觉效果得到了改善。尽管手术引入了 RMS HO 和 RMS SA,但结果与使用其他几代激光器治疗低中度近视的结果相似[17]。

一个矫正高度远视(大于 5.0D)的研究报告表明,使用具有优化切削功能的 500Hz 准分子激光器并引入 RMS SA,结果与以往其他研究类似。与治疗中度远视和利用旧激光平台切削较小光学区的病例相比,第六代激光平台显示了更好的治疗效果[18]。

另一项研究报告显示,增加的 SA 并未明显超出生理范围。使用旋转控制和无像差优化模式辅助高重复率准分子激光平台矫正超过 3.0D 散光时,原始彗差没有显著变化[19]。

20.5 角膜屈光手术后角膜像差的研究

像差分析有助于我们确定眼睛屈光介质的光学性能。Hartmann-Shack 像差仪用于测量全眼的像差信息。光束投射到视网膜上,通过瞳孔反射回来,激活 Hartmann 屏幕,该屏幕具有将光转换为电能的传感器,用来分析并确定像差形状。全眼像差受调节和瞳孔大小的影响,而且角膜非常不规则也无法测量。角膜像差测量法基于地形图的数学换算,采用 Zernike 多项式测量角膜前表面的信息,可用于不规则角膜的像差测量,且不受调节或瞳孔散大的影响。

必须考虑到一些像差是由眼内像差来补偿的,对这部分像差进行矫正是错误的。此时不能仅用角膜像差进行判断,全眼像差有助于确定像差是否异常。因此,在制订患者个性化治疗方案时,必须评估全眼和角膜像差。

20.6 准分子激光手术后角膜像差的治疗与预防

传统的 LASIK 手术只能矫正低阶像差,并会引起 HOA。如今采用新的激光技术,如像差个性化的切削,能够保持周边角膜的非球面性,以防止引起异常水平的像差,矫正非补偿像差以纠正 HOA,提供比传统 LASIK 更高的视觉质量。还有许多不同的像差切削方法:像差引导、像差优化和 Q 值引导。

像差优化

采用像差优化减少手术期间产生的 HOA[20]。由于外围脉冲入射角引起的切削能量损失增加了 SA,优化的激光方案通过增加外围脉冲能量来补偿这一点。该方案还应用于预先计算的 SA 处理,以产生非球面角膜剖面[21],但是它没有考虑到术前的 HOA。像差优化可用于首次治疗,以防止激光切削引发的问题。

像差引导

这种个性化治疗不仅用于矫正术前 HOA(特别是 > 0.3μm RMS),还可以避免引起更多像差。这种治疗方法可减少偏心、小光区和既往角膜外伤病例的 HOA,并改善视觉效果,还可减少正常激光术后增加的 HOA。在二次手术中,全眼像差引导治疗用于低度屈光不正。当屈光度较高或有异常像差(术前 >0.3μm)时,应使用角膜像差引导治疗,这比采取全眼像差测量的方案更适用于加强手术。像差引导治疗期间的居中性是十分重要的,因为偏心将引起截然不同的像差表现[21]。

Q 值引导

这种切削可以设定预期的 Q 值,通过在术前计算 SA,以便了解角膜非球面性的预期变化[22]。需要考虑的是并非任何激光平台都可以进行个性化治疗,必须具有 X 轴、Y 轴和 Z 轴,主动和被动眼球旋转追踪以及滚动追踪功能。

这些个性化治疗方案已被用于矫正初次手术和传统二次增强手术患者的像差。它们是安全、可预测和有效的[23],比传统手术具备更多的优势[24]。同时,这些治疗方案也有一些局限性,特别是对于高度不规则的角膜,由于它其形态过于复杂而无法矫正。此外,准分子激光不能精确地矫正这些缺陷,角膜生物力学也是影响精确矫正结果的一个不可控因素。

20.7 SMILE 引起的角膜像差

自飞秒激光问世以来,已研发出新的手术技术,如微小切口角膜基质透镜取出术(small incision lenticule extraction,SMILE)。飞秒激光器产生 100 飞秒的超短脉冲,脉冲频率为 500kHz,波长为 1 043nm,能量小于 200nJ。其在角膜屈光手术中的首次应用是制作角膜瓣,因为飞秒激光制作角膜瓣时降低某些并发症(如角膜瓣游离和纽扣瓣)的发生率,并且产生更少的像差,在许多方面都优于微型角膜刀。

之后,屈光透镜取出术(refractive lenticule extraction,ReLEx)发展成了飞秒激光基质透镜取出术(femtosecond lenticule extraction,FLEX)和 SMILE 这两种新的手术方式。在 FLEX 中,制作基质微透镜,并通过角膜瓣取出微透镜;在 SMILE 中,利用飞秒激光在 130μm 的深度(保持前基质不受干扰)制作微透镜,并通过 2~4mm 侧切口取出。

SMILE 可用于矫正近视和近视散光。它与 LASIK 相比主要优势在于:它是一种无角膜瓣技术,因为前弹力层保持完整,使角膜稳定性更好,降低了屈光回退的概率;HOA 较少,并且与角膜瓣相关的并发症更少;因为更大限度地保存了浅表角膜神经分布,所以 SMILE 术后干眼的发生率较低,但是它的一个局限性是二次手术比飞秒 LASIK 更复杂。虽然与 LASIK 相比,SMILE 操作过程更复杂,但它能够达到更好的视觉效果,主要原因是较少引起 HOA(彗差和 SA)且更好地保留了角膜的非球面性[25-28]。

要点总结

● 角膜屈光手术后的视觉干扰主要来源于术中产生的角

膜像差。

- 准分子激光手术后引起的主要角膜像差是 SA 和彗差。
- 视力模糊、图像对比度差、眩光、光晕、鬼影、星芒和夜视能力差是继发于角膜像差的光学症状。
- 远视矫正引起负 SA。
- 近视矫正引起正 SA。
- 技术日新月异，当前我们使用第六代激光器，可以矫正更高度数的屈光不正，只产生类似于使用传统激光平台矫正低中度屈光不正时产生的像差。
- 即使使用最新的眼球追踪系统，也可能出现偏心切削引起彗差。为了避免偏心切削，患者的配合和宣教至关重要。
- 应该根据引起像差的解剖位置（角膜和晶状体）进行矫正。
- 个性化治疗改善了视觉效果。
- 建议初始治疗选择像差优化的治疗方案。
- 建议使用像差引导治疗、纠正有视觉症状的不规则角膜。
- 建议采用像差引导矫正偏心、小光学区、角膜损伤后不规则和用于二次手术。
- 建议采用 SMILE 技术矫正近视，因为其术后角膜像差较飞秒 LASIK 术后更少。
- 生物力学反应和伤口愈合可能对最终视觉效果产生负面影响。
- 即使是最新的激光技术也会产生一定量的像差。

（李绍伟　王文娟　翻译）

参考文献

1. Bühren J, Martin T, Kühne A, Kohnen T. Correlation of aberrometry, contrast sensitivity, and subjective symptoms with quality of vision after LASIK. J Refract Surg. 2009;25:559–68.
2. Villa C, Gutiérrez R, Jiménez JR, González-Méijome JM. Night vision disturbances after successful LASIK surgery. Br J Ophthalmol. 2007;91:1031–7.
3. Bottos KM, Leite MT, Aventura-Isidro M, Bernabe-Ko J, Wongpitoonpiya N, Ong-Camara NH, Purcell TL, Schanzlin DJ. Corneal asphericity and spherical aberration after refractive surgery. J Cataract Refract Surg. 2011;37:1109–15.
4. Mosquera SA, de Ortueta D. Correlation among ocular spherical aberration, corneal spherical aberration, and corneal asphericity before and after LASIK for myopic astigmatism with the SCHWIND amaris platform. J Refract Surg. 2011;27(6):434–43.
5. Queirós A, Villa-Collar C, González-Méijome JM, Jorge J, Gutiérrez AR. Effect of pupil size on corneal aberrations before and after standard laser in situ keratomileusis, custom laser in situ keratomileusis, and corneal refractive therapy. Am J Ophthalmol. 2010;150:97–102.
6. Ang RE, Chan WK, Wee TL, Lee HM, Bunnapradist P, Cox I. Efficacy of an aspheric treatment algorithm in decreasing induced spherical aberration after laser in situ keratomileusis. J Cataract Refract Surg. 2009;35:1348–57.
7. Alió JL, Piñero D, Muftuoglu O. Corneal wavefront-guided retreatments for significant night vision symptoms after myopic laser refractive surgery. Am J Ophthalmol. 2008;145:65–74.
8. Alió JL, Piñero DP, Espinosa MJ, Corral MJ. Corneal aberrations and objective visual quality after hyperopic laser in situ keratomileusis using the Esiris excimer laser. J Cataract Refract Surg. 2008;34:398–406.
9. Fang L, Wang Y, He X. Theoretical analysis of wavefront aberration caused by treatment decentration and transition zone after custom myopic laser refractive surgery. J Cataract Refract Surg. 2013;39:1336–47.
10. Smadja D, Santhiago MR, Mello GR, Touboul D, Mrochen M, Krueger RR. Corneal higher order aberrations after myopic wavefront-optimized ablation. J Refract Surg. 2013;29(1):42–8.
11. Padmanabhan P, Mrochen M, Viswanathan D, Basuthkar S. Wavefront aberrations in eyes with decentered ablations. J Cataract Refract Surg. 2009;35:695–702.
12. Albert D. Principles and practice of ophthalmology. 3rd ed. Philadelphia: Saunders; 2008.
13. El Bahrawy M, Alió JL. Excimer laser 6th generation: state of the art and refractive surgical outcomes. Eye Vis. 2015;2:6.
14. Hsieh Y-T, Wang IJ, Hu F-R. Anterior corneal optical irregularity measured by higher-order aberrations induced by a broad beam excimer laser. Clin Exp Optom. 2012;95:522–30.
15. Benjamin F. Boyd. LASIK and beyond LASIK. English edition, highlights in ophthalmology, 2002.
16. Brightbill FS, McDonell PJ. Corneal surgery: theory technique and tissue. 4th ed. MO: Mosby; 2008.
17. Vega-Estrada A, Alió JL, Mosquera SA, Moreno LJ. Corneal higher order aberrations after LASIK for high myopia with a fast repetition rate excimer laser, optimized ablation profile, and femtosecond laser–assisted flap. J Refract Surg. 2012;28(10):689–95.
18. Plaza-Puche AB, El Aswad A, Arba-Mosquera S, Wróbel-Dudzinska D, Abdou AA, Alió JL. Optical profile following high hyperopia correction with a 500-Hz excimer laser system. J Refract Surg. 2016;1:6–13.
19. Alio JL, Pachkoria K, El Aswad A, Plaza-Puche AB. Laser-assisted in situ keratomileusis in high mixed astigmatism with optimized, fast-repetition and cyclotorsion control excimer laser. Am J Ophthalmol. 2013;155:829–36.
20. Goyal JL, Garg A, Arora R, Jain P, Goel Y. Comparative evaluation of higher-order aberrations and corneal asphericity between wavefront-guided and aspheric LASIK for myopia. J Refract Surg. 2014;11(30):777–84.
21. Mello GR, Rocha KM, Santhiago MR, Smadja D, Krueger RR. Applications of wavefront technology. J Cataract Refract Surg. 2012;38:1671–83.
22. Amigó A, Bonaque-González S, Guerras-Valera E. Control of induced spherical aberration in moderate hyperopic LASIK by customizing corneal asphericity. J Refract Surg. 2015;31(12):802–6.
23. Broderick KM, Sia RK, Ryan DS, Stutzman RD, Mines MJ, Frazier TC, Torres MF, Bower KS. Wavefront-optimized surface retreatments of refractive error following previous laser refractive surgery: a retrospective study. Eye Vis. 2016;3:3.
24. Kobashi H, Kamiya K, Hoshi K, Igarashi A, Shimizu K. Wavefront-guided versus non-wavefront-guided photorefractive keratectomy for myopia: meta-analysis of randomized controlled trials. PLoS One. 2014;9:7.
25. Gyldenkerne A, Ivarsen A, Hjortdal JØ. Comparison of corneal shape changes and aberrations induced by FS-LASIK and SMILE for myopia. J Refract Surg. 2015;31(4):223–9.
26. Ganesh S, Gupta R. Comparison of visual and refractive outcomes following femtosecond laser-assisted LASIK with SMILE in patients with myopia or myopic astigmatism. J Refract Surg. 2014;30(9):590–6.
27. Pedersen IB, Ivarsen A, Hjortdal J. Three-year results of small incision lenticule extraction for high myopia: refractive outcomes and aberrations. J Refract Surg. 2015;31(11):719–24.
28. Miao H, Tian M, Xu Y, Chen Y, Zhou X. Visual outcomes and optical quality after femtosecond laser small incision lenticule extraction: an 18-month prospective study. J Refract Surg. 2015;31(11):726–31.

第 21 章
屈光术后夜间视觉障碍

21

Sina Bidgoli，Jorge L. Alió

核心信息

- 夜间视觉障碍（night-vision disturbances，NVD）是屈光手术后患者主要的不良主诉之一。NVD 的表现因人而异，常限制患者的正常活动，如夜间驾驶等。

- 目前尚未确立评价 NVD 的"金标准"，主观视觉质量问卷调查是目前最常用的方法。

- NVD 是由多因素导致的，但屈光术后显著的高阶像差（high order aberrations，HOA）是关键原因之一。

- 通过使用优化的非球面切削可以预防或减少角膜屈光术后的球面像差。

- 角膜地形图引导的屈光手术是减少术后患者出现可导致症状的 HOA 的最佳方法。

- 大多数 NVD 随时间推移而逐渐减轻，所以保守观察是首选的治疗方法。

21.1 简介

部分屈光术后患者视力极佳，没有或仅有少量残余屈光不正，但是由于夜间眩光或光晕等干扰症状的存在，他们对术后的夜间视觉质量并不完全满意。夜视力的概念涉及一个较大的照明范围，可分为两部分：暗亮度（10^{-6}~10^{-3} cd/m²）

和中间亮度（10^{-3}~3cd/m²）。无并发症的准分子激光原位角膜磨镶术（laser insitu keratomileusis，LASIK）术后患者的不良主诉主要来源于在这个大的照明范围下的视觉质量。最近的研究显示，屈光术后对主觉视觉质量不满而寻求咨询的患者，最主要的主诉是远视力模糊（59%），其次是夜间视觉障碍（night-vision disturbances，NVD）（43.5%）。

NVD 是在较低光照度下产生的一系列影响视觉质量的症状，这一专业术语描述起来是非常容易混淆的，我们通常将这一系列症状统称为"NVD"或"夜间视觉不良主诉"。NVD 包括眩光、光晕、星芒和重影。眩光是指无法凝视亮处，表现为因亮度过高而很难看到清晰的物像。光晕是指处于光源周围的一个模糊光环，患者常在夜间看路灯及车灯时发现这种现象。星芒是指在点光源外产生放射状光芒的现象，如同由光源向外发出的光亮的细丝。重影是视物时感知到双重影像的现象，甚至可以单眼看到。星芒和重影与屈光手术相关，而眩光和光晕常见于不曾接受过屈光手术而是配戴框架眼镜和 / 或角膜接触镜的近视患者。

除上诉视觉干扰现象外，许多屈光术后患者在昏暗的照明条件下可感受到对比度降低，特别是当患者从明视觉过渡到中间视觉或暗视觉环境时。从图 21.1 中，我们可以看到有 NVD 患者与无此症状患者在夜间开车时的视觉效果对比。

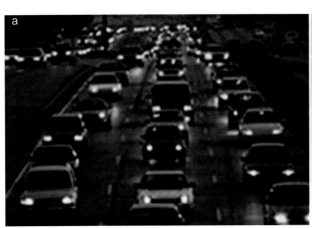
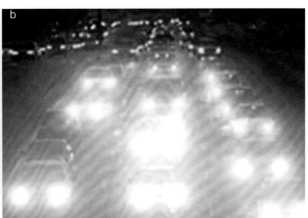

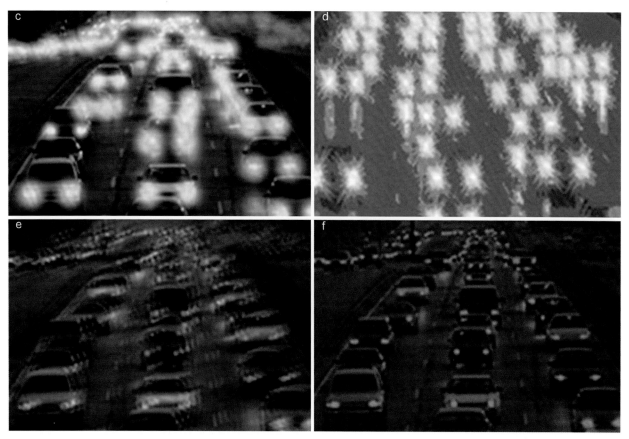

图 21.1　NVD 患者与无此症状患者在夜间开车时的视觉效果对比。(a)正常;(b)眩光;(c)光晕;(d)星芒;(e)重影;(f)对比度降低

21.2　发生率及检测

有研究显示,准分子激光角膜表面切削术(photorefractive keratectomy,PRK) 术后 30% 的患者存在较术前加重的 NVD,眩光和光晕是最常见的主诉。LASIK 术后,近 12% 的患者存在 NVD,星芒是最主要的主诉,其次是光晕。另有研究显示,PRK 和 LASIK 术后 1 年,NVD 症状的发生情况并无明显差异。

NVD 对夜间驾驶产生明显影响,约 30% 屈光术后患者的夜间驾驶能力变差。在 LASIK 术后早期,大多数患者出现 NVD,可持续数周,造成这种现象的原因是残余屈光度数、角膜水肿、角膜组织重塑、神经适应、切削光区大小和创面光滑度,以及瞳孔直径等。最新的研究显示,LASIK 患者术后 12 个月时整体夜间视觉主诉的比例大幅下降,由术后 1 个月的 25.6% 下降至术后 12 个月的 4.7%,这一现象与多焦点人工晶状体植入术后的结果相似。虽然光晕实际上并没有消失,但患者变得更耐受这种现象以及神经的适应性使得多余的影像变得不明显。至于对比敏感度和夜视力,在中间视觉条件下,LASIK 手术仅在高空间频率引起对比敏感度显著降低,在低空间频率与非手术眼保持相同的水平。

虽然已经有多种方法在使用,但目前仍没有一种量化

NVD 的临床检查“金标准”,这些检查方法主要依靠夜间视觉主诉的发生率和程度进行判断,从而引起夜间视觉主诉的流行报告结果差异很大。这种缺乏规范性方法的主要原因是,某些患者对于夜间视力障碍的描述欠清晰。

CSF 测量的情况则不同,FACT 或 VCTS-1000 作为“金标准”已经被认可,主观视觉质量和心理物理学测试(如 CST 或者像差数据)相关性可能很低。NVD 最常用的检测方法是主观调查问卷,在评估过程中患者会被问及其症状然后依据一定的标准进行评估。问卷调查可以使用图片,通过比较几个图片中患者视觉症状的情况来评估干扰程度。另一个简单的方法是主观量化,包括让患者在暗适应后观察点光源并且利用网格(可用 Amsler 图表)画出任何可感知的干扰(光晕、星芒等)。此外,还有一些基于计算机的方法,如可用来测量眩光和光晕程度的星光系统。它由一个中央带灯的黑色屏幕组成,于 0.34° 角度进行固定刺激,周围是沿 12 条半子午线呈放射状分布的白色发光二极管(light-emitting diodes,LED),最大振幅为 30°,每一个二极管都朝着 0.06° 的角度。观察者和屏幕之间的距离是 2.5m,亮度约为 0.17lux 或者 0.054cd/m² 。该装置测得的光干扰指数称为“光晕干扰指数”,其代表暗视觉环境下,由于患者视网膜中央区光失真而无法观察的外围光刺激总面积的百分比。根据失真的严重程度可以内圈或者外圈作为总面积。

21.3 病因

造成 NVD 的原因很多,包括:伤口愈合过程,光线散射,瞳孔大小,矫正量,切削直径和切削模式,切削质量,角膜瓣的质量,大脑皮层神经适应性的个体差异。

在活体组织如角膜上进行切削从而引起创伤愈合过程,这一"显而易见"的事实可能导致 NVD 的主诉。健康人角膜的胶原纤维结构呈有序等距排列,当光线通过角膜折射时,角膜组织可以通过相消干涉减少甚至消除散射光。准分子激光治疗后角膜创面在愈合过程中造成角膜雾状混浊和水肿,破坏规则的组织胶原纤维排列,形成了一个三维空间排列的衍射光栅,从而导致光的散射。散射光造成对比敏感度下降、星芒、眩光和光晕效应,同时,这种现象在白内障和角膜病的患者中也可以观察到,这是由于屈光间质透明度下降引起光的散射。

瞳孔大小对屈光手术后 NVD 的影响是一个有争议的问题。瞳孔大小对任何光学系统的光学质量都有两个相互矛盾的影响,即:在光学像差系统中,较大的瞳孔会导致一些图像质量下降;在衍射受限的光学系统中,它会导致更少的衍射和更高的对比度。标准的激光屈光手术后,瞳孔扩大对光学像差的影响要更大。

早期研究已经证实,瞳孔大的患者术后 1 个月时眩光、Haze 和光晕症状的发生率较高。然而,最近的证据表明,至少对于最新一代的准分子激光来说,大瞳孔的影响并不像先前认为的那么显著。尽管在单独考虑时,瞳孔大小并不能很好地预测 NVD,但当与治疗光学区相结合时,它似乎是一个更好的预测因子,故瞳孔大小仍被认为是造成 LASIK 术后 NVD 的一个主要因素。显而易见,如果瞳孔直径大于切削区,光线经过角膜折射后会形成两个焦点,一个是光线通过中央切削区聚焦形成,而另一个则通过周边未经切削的角膜区域形成,从而在视网膜上产生了一个模糊图像,这就是光晕。因此,目前大多数屈光手术医生认为,在接受大光学区切削治疗的低度近视患者中,瞳孔大小的影响被高估了。

近期的一篇综述阐述到,尚无临床研究显示在采用 6.0mm 或更大光学区的 LASIK 手术 3 个月之后,瞳孔大小和 NVD 之间仍存在相关性。其他研究者发现,暗光下瞳孔的大小并不能预测光晕和眩光等夜间视觉干扰症状,但可能在星芒等现象的发生中起重要作用。另一方面,有些患者的瞳孔虽然非常小,甚至小于 4mm,但他们也出现了 NVD 的问题。

NVD 的患者应用缩瞳药缩小瞳孔后,他们的不适症状会明显减轻。虽然瞳孔大小在屈光手术后 NVD 中的实际作用仍存在争议,但我们不能完全否认它的重要性以及它与其他因素的联合效应。

早期 PRK 手术采用 3~4.5mm 光区,但很快出现了 NVD 高发生率的报告,将手术切削区扩大到 6mm 减少了此类情况的发生。多元回归分析结果提示,在现代 LASIK 手术中,近视 −6D 的患眼若采用直径为 6.5mm 的光学区,术后 12 个月时,可能有 4% 的患者出现 NVD;但是,如果采用 7.0mm 的光学区,该风险比例可降低为 1.8%。如果切削区过小则高度近视患者出现 NVD 的风险增加,因此,建议矫正高度近视时,尽量避免通过缩小切削光区以减少角膜切削量。一些研究者提出,应保持光学区直径大于瞳孔直径 1mm,以降低 NVD 的发生率。因此,许多屈光手术医生建议,如果患者瞳孔直径大于可能的治疗光学区直径,应尽量避免行 LASIK 手术。

Stiles Crawford 效应也可能在 NVD 的发生中起作用。该效应是在 1933 年由 Stiles 和 Crawford 所发现的一种现象,即通过瞳孔中心附近的光线被认为比通过靠近边缘的光线更明亮。

目标矫正量被认为是影响夜视力的一个重要因素,与切削的组织深度有关。术前屈光度越高,切削的组织越多,原本规则排列胶原纤维结构的畸变越大,散射越重。但目标矫正量也与手术光区的大小有关,近视矫正度数越高,有效治疗区面积越小。研究表明,待矫正的屈光度与有效光学区大小之间的关系为:即使采用 6.5mm 的光学区进行相同的激光治疗,−10D 的有效切削区也会比 −1D 小约 25%。

切削模式也是影响夜视力的一个重要因素。在角膜的治疗区和非治疗区之间设置一个平滑的过渡区可以有助于减少患者术后夜间视觉主诉,可能是这样使得治疗区域更大而切削区边缘更缓慢过渡所致。屈光手术中的过渡区减少术眼的球差,这也可能是 NVD 减少的原因之一。因此,新的切削算法不仅能最大化光学区,而且还获得平滑过渡区,以将光学区的主曲率渐变至周边非切削区曲率。最新研究表明,与应用过渡区切削手术方法相比,采用单纯切削区手术方法的患者有 74% 出现了更明显的眩光。过渡区切削方法的唯一缺点是将增加 20% 左右的切削深度。

像差技术在减少 NVD 方面具有重要作用。在 PRK 和标准 LASIK 手术后,可以观察到高阶像差(high order aberrations,HOA)增加,这也可能是 NVD 的原因。由于光学像差通常随着瞳孔大小的增加而增加,当瞳孔扩大时,像差会干扰进入眼内的光线而引起不适症状如眩光和雾视,影响夜间视觉。通过改善切削方案以降低 HOA,特别是彗差和球差,可以减少患者的夜间视觉主诉,提高视觉质量与术后患者的满意度。

角膜瓣和基质床的质量也是需要考虑的重要参数。当角膜瓣与角膜基质的对位贴附不佳时,会出现光晕、星芒和重影。在这种情况下,角膜中可能存在贴附不佳的区域,其可作为一个新的平行界面,产生双重图像或重影。

综上所述,屈光手术医生不应仅把瞳孔大小作为评价 NVD 出现与否的因素,因为最新文献报道,瞳孔直径可能与 NVD 几乎没有或根本没有相关性,至少在采用优化光学区和过渡区大小的现代激光算法的手术中,两者没有关联。当有显著的残余 HOA 时,即便是大切削区和小瞳孔也会导致光晕。神经可塑性是一些有 NVD 患者逐渐适应的原因,对于一些 NVD 的病例,耐心等待可能是最好的治疗方法。

21.4　治疗

有很多种方法可以缓解 NVD，包括保守治疗和二次手术治疗。对于早期出现的症状，最好的处理方法是观察，以期患者的神经适应机制发挥作用。其他的保守治疗方法包括：配戴接触镜形成人工瞳孔，配戴过矫负镜片收缩瞳孔，夜间驾驶时保持驾驶室顶灯一直亮起和药物缩瞳等。

如前所述，准分子激光屈光手术后出现的光晕、眩光等夜间视觉干扰症状的主要原因是术源性 HOA。这些像差导致视网膜成像扭曲失真和离焦。在所有像差中，初级球差和彗差是影响屈光手术后视觉质量的最主要原因。彗差与偏心切削导致的角膜形态不规则有关，是屈光手术常见的并发症。彗差的原因是患者固视不良、切削中心选择错误及术者术中对患者固视的控制不好等使沿轴的图像光分布的扩大，从而导致点光源投射产生彗星状图像。

球差是屈光手术后最常见的像差。初级球面像差是对应于 Zernike 多项式第四阶的 HOA。基本上，+10 的像差是由眼光学系统中央区域和周边区域之间的屈光力差异所导致（在切削区和非切削区之间），在这个区域内，通过光学系统的所有光线不能聚焦于同一点。一些光线聚焦视网膜前面，另一些聚焦其后，这种现象导致焦点周围同心圆样模糊的光晕。系统孔径（瞳孔直径）越大，产生的光晕越明显，因为周边区的形变与视网膜成像关系更大。显然，这种光学状况可导致患者明显视觉干扰和不适，特别是在暗视觉环境下。

为了矫正屈光不正，根据 Munnerlyn 公式或由此推导的算法计算的准分子激光切削形态不可避免地会引入正球差。这种效应是由于角膜曲率的扁平化，但没有考虑术前角膜的非球面形态而产生。（术后）中央曲率显著减小，周边曲率增加（图 21.2a，b）。在矫正高度近视时，这种效应会更加明显，因为这会导致中央和周边的屈光力相差更大，详见前文。

另一方面，矫正远视的切削部位位于周边。激光在周边区域以同心圆形状切削以增加中央角膜曲率。相反地，这种切削模式会导致负球差的产生。因此，角膜中央和周边区域会产生明显的屈光力差异，特别是光学系统的中央区域比周边区屈光力更大（图 21.3a，b）。显然，这也会导致光晕的产生，特别是在暗视觉环境下（瞳孔直径比较大）。

我们还必须考虑到其他一些导致球差且更难分析的因素，例如激光作用于周边角膜产生的能量损失、角膜上皮修复或角膜生物力学的影响等。

21.4.1　优化切削模式

优化切削模式已成为准分子激光屈光手术的一种标准方法。这是一种在经典算法的基础上（例如 Munnerlyn 公式），将切削所引入的球差最小化的方法。

众所周知，角膜前表面为非球面，由中央向周边逐渐变平，因此，使用球面切削模型是不合理的。球面切削模式理论上会在光学区内形成一个球面角膜，但在切削区和非切削区（扁平形态）之间会有一明显的陡峭过渡带。为了避免这种影响，新研发的非球面切削模式尽量重建角膜的生理弧度，从而在切削区和非切削区之间提供一个循序渐进的过渡。

目前市面上的几种屈光手术平台都有专门的软件能进行非球面切削（图 21.4a，b），不同的研究证明了这些治疗方法的有效性和安全性。市面上可见的系统包括：Nidek 公司的 CATz，Zeiss 公司的 CRS-Master，Schwind 公司的 ORK-CAM，Wavelight 公司的 Custom-Q 等。

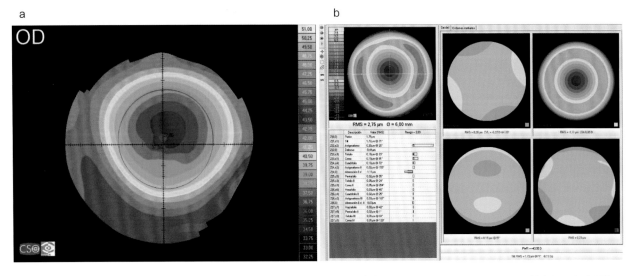

图 21.2　近视屈光不正行传统切削模式 LASIK 术后的角膜地形图和像差图。(a)角膜地形图，在中心区域和周边区域之间可以清楚地看到曲率的差异。(b)角膜像差。左上为总像差图，右侧为总像差的各组成成分图像。从左到右、从上到下分别为散光图、球面像差图、彗差图和残余 HOA 图，所有图像均为 6.0mm 瞳孔直径下的数值，球面像差图显示了外围同心区域像差的更大形变

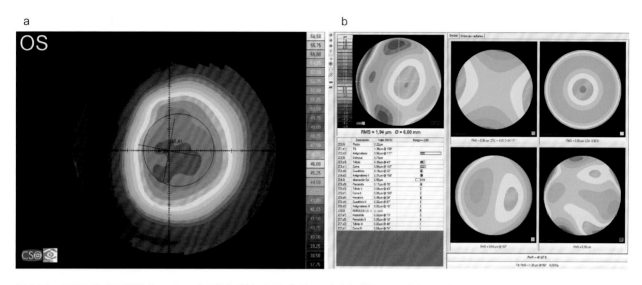

图 21.3　远视行传统切削模式 LASIK 术后的角膜地形图和像差图。(a)角膜地形图,清晰可见中心和外周区域的曲率不同。(b)角膜像差,左上为总像差图,右侧为像差的各组成成分图像。从左至右、从上至下依次为散光图、球面像差图、彗差图和剩余 HOA 图,所有的图像均为 6.0mm 瞳孔直径下的数值,球面像差图显示了中心区域像差的更大形变

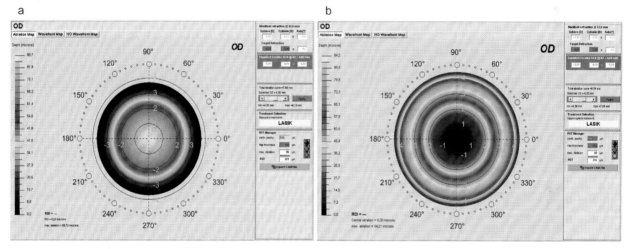

图 21.4　用 Schwind 公司的 ORK-CAM 软件设计的非球面切削方案。(a)近视非球面切削方案;(b)远视非球面切削方案

21.4.2　个性化切削方案

使用优化的非球面模式是个性化切削的初级要求,因为我们要考虑角膜长椭圆形的形态。然而,在探讨个性化治疗时,我们通常指的是更高级的治疗方案,即准分子激光能量的分布是不对称的,从而实现在角膜特定区域切削更多的组织;其最终的目的是将光学像差降低到生理水平,从而使患者获得更高的视觉质量,提高满意度,这些显示了个性化系统的优势。

个性化切削模式有两种:全眼个性化切削和角膜个性化切削。全眼个性化切削需要测量包括角膜和晶状体在内的整个人眼光学系统的像差,利用这些数据和角膜地形图,可以设计一种矫正二阶和 HOA 的切削模式。

这种方法对于因以往的屈光手术而产生大量角膜像差的患者来讲效果并不好,无论像差是由简单的经典算法产生还是由 LASIK 屈光术中并发症(如角膜瘢痕或创伤等)产生。一种解释是,一些像差测量仪不能够准确地测量这些原因导致的 HOA。这种情况尤其见于那些将波阵面细化并同时进行测量的像差仪。当我们在分析高像差术眼时,波阵面不同部分的光点会聚集或叠加,在这些病例中,测量的可靠性就降低了。另外,一些像差仪设计上是将各分析区域的波阵面的斜面假设成平面进行分析,这种方法会导致最终的计算结果产生较大的误差。因此,对于高像差角膜而言,基于角膜个性化切削或地形图引导下的切削模式是更好的选择。在这些病例中,我们必须考虑到角膜的前表面,因为它是屈光术后产生像差的基本因素,而且角膜的前表面被认为是对整个屈光系统影响最大的部位。不同的地形图设备配有各自独有的软件,可以计算和显示角膜前表面的像差,角膜地形图测量的高度数据可以转换为用 Zernike 多项式表示的像差数据。目前已有几种地形图设备可以用于角膜像差测量,如 CSO 或 Keratron。

Schwind 公司的 ORK-CAM 软件(Schwind eye-tech-solutions,Kleinostheim,Germany)是其中一种用于计算个性化切削模式的商用软件。通过事先从 CSO 下载地形图

数据,这个工具可以帮助我们设计和实施不同的个性化切削方案,设计好的治疗方案可以直接导入 Esiris 准分子激光系统(Schwind 公司)。这是一种具有 0.8mm 直径超高斯光斑的飞点扫描式激光,并配备频率为 330 Hz 的快速眼球追踪系统。对于个性化切削系统来说,能够应用小光斑来选择性地切削小范围的角膜是至关重要的,同时超快速角膜追踪系统也很重要,为的是避免激光光束的定向不准和某些区域的切削不充分。

ORK-CAM 的切削计算过程非常简单:获取角膜地形图并将文件导出,再将文件导入 ORK-CAM 软件。需要输入一些临床数据,如患者的年龄、主觉球柱镜的屈光度、中央角膜厚度和角膜瓣的厚度。通过所有这些数据,生成切削方案。专家也可以根据经验进行调整,以获得特定病例的最佳切削方案。根据厚度测量结果,可以对光学区进行校正。另外,可以对 Zernike 多项式的特定像差项进行选择性治疗(图 21.5)。通过调整光学区和 Zernike 多项式的项数,可得到依据角膜形态和屈光度的最合适的个性化切削方案。

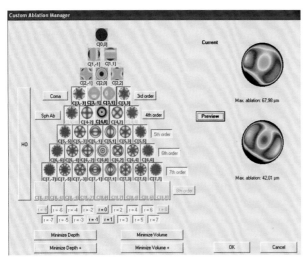

图 21.5　切削模式设计过程中,在 ORK-CAM 软件(Schwind)中选择矫正的 Zernike 多项式组成部分的 HOA。我们观察到,联合矫正初级彗差和球差取得了很好的效果,且患者满意度接近 100%

接下来的部分,我们将展示通过这种手术方式治疗高度正球差患者的效果。在角膜地形图的引导下,按照 ORK-CAM 软件设计的个性化切削方案,用 Esiris 准分子激光对 40 只眼(27 人)进行了 LASIK 手术。纳入标准为:既往有 LASIK 手术史且初始球差(Z40) ≥ 0.5μm;无论是否使用光学方法矫正残余屈光不正,均抱怨夜间视力干扰症状或视觉质量不佳。图 21.6 总结了这种手术方式的屈光效果。术中和术后均无并发症,具有很高的安全性和有效性,分别为 0.87 ± 0.23 和 1.00 ± 0.25。

术后 3 个月初级球差显著降低,差异具有统计学意义 (*P* < 0.001)(图 21.7)。在远视患者中,初级球差的减少更加明显。这是符合逻辑的,因为远视的同心环样切削本身补偿了一定的正球差。然而,近视的切削本身会产生正球差,从而使手术效果稍逊色。

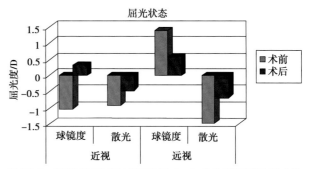

图 21.6　使用 ORK-CAM 系统(Schwind)地形图引导手术治疗球差患者的屈光结果,图中分别显示近视和远视患者的结果。该方法术后的屈光状态:术中及术后均无并发症发生,手术有效性和安全性指数分别为 0.87 ± 0.23 和 1 ± 0.25,均非常理想

我们有一些高负球面像差的近视病例(12 只眼),这些病例术后,初级球差略有减少,但差异无统计学意义,视觉质量也没有明显的改善,对这些病例来说,有必要改进切削模式算法。然而,这部分病例数过少,需要更大的样本量才能得出准确的结论。

比较采用像差引导手术和像差优化手术的初次屈光手术患者视觉质量的研究显示,两者之间似乎没有差异;进一步的研究将为每种治疗提供指导方案。现阶段,初级个性化治疗可推荐用于术前的高 HOA 患者或者术后 HOA 较术前可能显著提高的患者。然而,二次治疗,尤其是针对偏心切削者,也可有效改善此类患者的夜间主观视觉感受。

21.4.3　角膜地形图引导个性化治疗的病例

患者 1 年前行双眼 LASIK 手术矫正中度近视,主诉术后视力欠清晰,夜间开车困难。夜间开车需要配戴框架眼镜,这使他感觉非常不便。

以下是眼部检查结果,术前检查:

－裸眼视力:OD,0.7 ;OS,0.9。

－主觉验光和 BSCVA:

OD:+1.00DS/ −1.00DC × 45 ;BSCVA 1.0。

OS:+1.25DS/ −0.50DC × 150 ;BSCVA 1.0。

角膜地形图:见图 21.8a,b。

角膜非球面系数(Q)(4.5mm 范围内):OD,1.70 ;OS,1.24。

角膜像差(图 21.9a,b):显著的初级球差。

初级球差系数(Z40):OD,0.82μm;OS,0.68μm。

初级彗差 RMS:OD,0.52μm;OS,0.34μm。

残余 HOA RMS:OD,0.37μm;OS,0.32μm。

斯特列尔比:OD,0.11 ;OS,0.14。

暗室瞳孔(Procyon):OD,6.75mm;OS,6.82mm。

裂隙灯检查:双眼 LASIK 术后,眼前节无异常。

手术:

－治疗方案:见图 21.10a,b。右眼矫正初级彗差和球差,而在左眼中,仅对初级球面像差进行矫正。此外,矫正双眼球镜度和柱镜度。

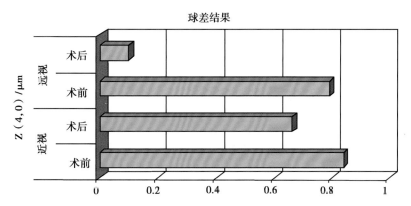

图 21.7　个性化的角膜屈光手术后初级球差系数的变化,分别分析近视和远视患者的结果

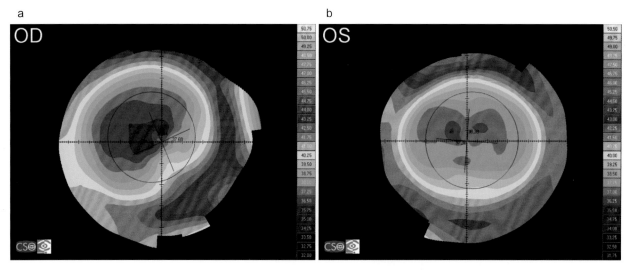

图 21.8　临床病例:CSO 系统检查得到的术前角膜地形图,(a)右眼;(b)左眼

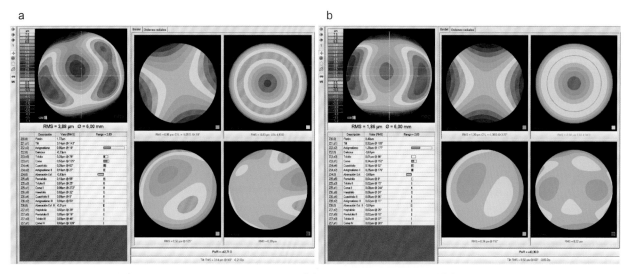

图 21.9　临床病例:CSO 系统检查得到的术前角膜像差。(a)右眼:初级彗差和球差较高;(b)左眼:初级球差高,较右眼偏小

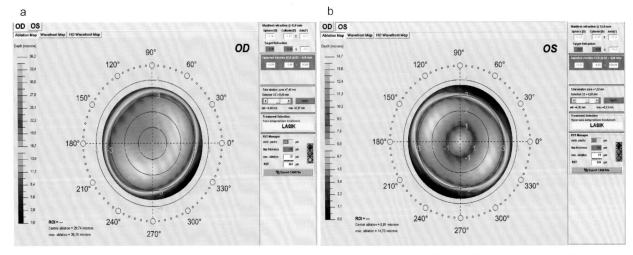

图 21.10   临床病例:利用 ORK-CAM 软件得到的切削模式。(a)右眼:矫正初级彗差和球差;(b)左眼:矫正初级球差。
可以看出切削区为圆形且延伸到周边,目的是减少这个区域过强的屈光力

– 掀开角膜瓣,按照以下参数进行再次激光治疗:

光学区:OD,7.0mm;OS,7.0mm。

总切削直径:OD,7.92mm;OS,7.98mm。

术后 3 个月:

– 裸眼视力:OD,0.95;OS,1.0。

– 主觉验光和 BSCVA:

OD:+0.50DS/−0.50 DC × 110;BSCVA 0.95。

OS:+0.50DS;BSCVA 1.0。

– 角膜地形图:见图 21.11a,b。

角膜中央直径 4.5mm 范围内非球面系数(Q 值):OD,0.94;OS,−0.20。

– 角膜的像差(图 21.12a,b):

没有显著的 HOA。

初级球差系数(Z_4^0):OD,0.37μm;OS,0.17μm。

初级彗差 RMS 值:OD,0.1μm;OS,0.33μm。

初级残余 HOA RMS 值:OD,0.33μm;OS,0.32μm。

斯特列尔比:OD,0.13;OS,0.15。

– 裂隙灯检查:LASIK 术后双眼均无异常,眼前节检查正常。

我们观察到了患者裸眼视力和视觉质量的提高。正球差的减少增加了角膜的非球面性,使角膜趋于长椭圆形,患者对主观视觉感受的提高表示满意。

21.4.4   NVD 的药物治疗

通过肾上腺素能受体激动剂抑制交感神经系统或者用缩瞳剂刺激副交感神经系统,都可以使瞳孔缩小。酒石酸溴莫尼定眼水(阿法根)是 α_2 肾上腺素能受体激动剂,可以有效地减少 NVD,但长期应用会造成眼部过敏反应。缩瞳药中醋克立定(aceclidine)副作用较小,其浓度在 0.016% 或 0.032% 时是安全有效的。

要点总结

* 准分子激光术后最常见的主诉之一是 NVD 问题。
* NVD 包括眩光、光晕、星芒和重影,可能会显著影响日常

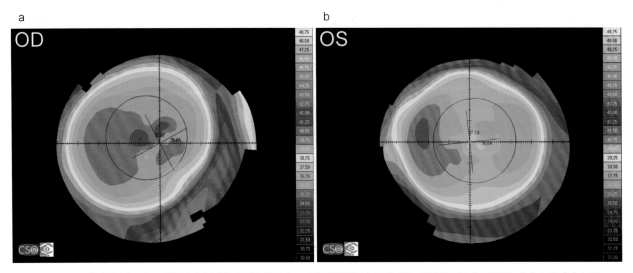

图 21.11   临床病例:CSO 系统检查得到的术后角膜形态。可以看到瞳孔区之外扩展的光学区和非切削区,(a)右眼;(b)左眼

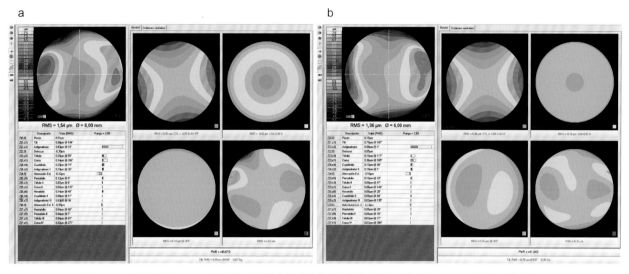

图 21.12　临床病例：Sirius 角膜地形图检查得到的术后角膜像差，生理水平的 HOA，（a）右眼；（b）左眼

工作，例如夜间驾驶。

- 这一系列的 NVD 是多因素导致的，包括创面愈合过程、瞳孔的大小、手术矫正量、显著 HOA 的存在和偏心切削的影响。
- 优化的非球面切削可以有效预防引入较多球差。
- 许多球差非常高的病例可以通过角膜地形图引导的个性化切削来矫正，它可以通过分配激光的能量去切削特殊的组织区域。
- 很多 NVD 问题会随着时间的推移减轻，因此耐心观察是首要的选择。

（张立军　翻译）

推荐阅读

Albarran-Diego C, Munoz G, Montes-Mico R, Rodriguez A, Alio JL. Corneal aberration changes alter hyperopic LASIK: a comparison between the VISX Star S2 and the Asclepion-Meditec MEL 70 G Scan excimer lasers. J Refract Surg. 2006;22:34–42.

Alió JL, Piñero D, Muftuoglu O. Corneal wavefront-guided retreatments for significant night vision symptoms after myopic laser refractive surgery. Am J Ophthalmol. 2008;145(1):65–74. Epub 2007 Nov 5

Bühren J, Martin T, Kühne A, Kohnen T. Correlation of aberrometry, contrast sensitivity, and subjective symptoms with quality of vision after LASIK. J Refract Surg. 2009;25(7):559–68.

Carones F, Vigo L, Scandola E. Wavefront-guided treatment of symptomatic eyes using the LADAR6000 excimer laser. J Refract Surg. 2006;22:S983–9.

Carones F, Vigo L, Scandola E. Wavefront-guided treatment of abnormal eyes using the LADARVision platform. J Refract Surg. 2003;19:S703–8.

El-Danasoury A, Bains HS. Optimized prolate corneal ablation: case report of the first treated eye. J Refract Surg. 2005;21(5 Suppl):S598–602.

Fan-Paul NI, Li J, Miller JS, Florakis GJ. Night vision disturbances after corneal refractive surgery. Surv Ophthalmol. 2002;47(6):533–46.

Gatinel D, Malet J, Hoang-Xuan T, Azar DT. Corneal asphericity change after excimer laser hyperopic surgery: theoretical effects on corneal profiles and corresponding Zernike expansions. Invest Ophthalmol Vis Sci. 2004;45:1349–59.

Gatinel D, Malet J, Hoang-Xuan T, Azar DT. Analysis of customized corneal ablations : theoretical limitations of increasing negative asphericity. Invest Ophthalmol Vis Sci. 2002;43:941–8.

He L, Manche EE. Prospective randomized contralateral eye evaluation of subjective quality of vision after wavefront-guided or wavefront- optimized photorefractive keratectomy. J Refract Surg. 2014;30(1):6–12.

Hersh PS, Fry K, Blaker JW. Spherical aberration after laser in situ keratomileusis and photorefractive keratectomy. Clinical results and theoretical models of etiology. J Cataract Refract Surg. 2003;29:2096–104.

Hori-Komai Y, Toda I, Asano-Kato N, Ito M, Yamamoto T, Tsubota K. Comparison of LASIK using the NIDEK EC-5000 optimized aspheric transition zone (OATz) and conventional ablation profile. J Refract Surg. 2006;22:546–55.

Jankov MR, Panagopoulou SI, Tsiklis NS, Hajitanasis GC, Aslanides M, Pallikaris G. Topography-guided treatment of irregular astigmatism with the wavelight excimer laser. J Refract Surg. 2006;22:335–44.

Kanjani N, Jacob S, Agarwal A, Agarwal A, Agarwal S, Agarwal T, Doshi A, Doshi S. Wavefront- and topography-guided ablation in myopic eyes using Zyoptix. J Cataract Refract Surg. 2004;30:398–402.

Kermani O, Schmiedt K, Oberheide U, Gerten G. Early results of Nidek customized aspheric transition zones (CATz) in laser in situ keratomileusis. J Refract Surg. 2003;19(2 Suppl):S190–4.

Klyce SD. Night vision disturbances after refractive surgery: haloes are not just for angels. Br J Ophthalmol. 2007;91(8):992–3.

Koller T, Iseli HP, Hafezi F, Mrochen M, Seiler T. Q-factor customized ablation profile for the correction of myopic astigmatism. J Cataract Refract Surg. 2006;32:584–9.

Lee JH, You YS, Choe CM, Lee ES. Efficacy of brimonidine tartrate 0.2% ophthalmic solution in reducing halos after laser in situ keratomileusis. J Cataract Refract Surg. 2008;34(6):963–7.

Lin DY, Manche EE. Custom-contoured ablation pattern method for the treatment od decentered laser ablations. J Cataract Refract Surg. 2004;30:1675–84.

Llorente L, Barbero S, Merayo J, Marcos S. Total and corneal optical aberrations induced by laser in situ keratomileusis for hyperopia. J Refract Surg. 2004;20:203–16.

Manns F, Ho A, Parel JM, Culbertson W. Ablation profiles for wavefront-guided correction of myopia and primary spherical aberration. J Cataract Refract Surg. 2002;28:766–74.

Mantry S, Yeung I, Shah S. Aspheric ablation with the Nidek EC-5000 CXII with OPD-Scan objective analysis. J Refract Surg. 2004;20(5 Suppl):S666–8.

Marcos S, Cano D, Barbero S. Increase in corneal asphericity after standard laser in situ keratomileusis for myopia is not inherent to the Munnerlyn algorithm. J Refract Surg. 2003;19:S592–6.

Mastropasqua L, Toto L, Zuppardi E, Nubile M, Carpineto P, Di Nicola M, Ballone E. Photorefractive keratectomy with aspheric profile of ablation versus convencional photorefractive keratectomy for myopia correction: six-month controlled clinical trial. J Cataract Refract Surg. 2006;32:109–16.

Mrochen M, Donitzky C, Wullner C, Loffler J. Wavefront-optimized ablation profiles: theoretical background. J Cataract Refract Surg. 2004;30:775–85.

Myung D, Schallhorn S, Manche EE. Pupil size and LASIK: a review. J Refract Surg. 2013 Nov;29(11):734–41.

Randazzo A, Nizzola F, Rossetti L, Orzalesi N, Vinciguerra P. Pharmacological management of night vision disturbances after refractive surgery Results of a randomized clinical trial. J Cataract Refract Surg. 2005;31(9):1764–72.

Reinstein DZ, Neal DR, Vogelsang H, Schroeder E, Nagy ZZ, Bergt M, Copland J, Topa D. Optimized and wavefront guided corneal refractive surgery using the Carl Zeiss Meditec platform: the WASCA aberrometer, CRS-Master, and MEL80 excimer laser. Ophthalmol Clin N Am. 2004;17:191–210.

Sarkisian KA, Petrov AA. Clinical experience with the customized low spherical aberration ablation profile for myopia. J Refract Surg. 2002;18(3 Suppl):S352–6.

Villa C, Gutiérrez R, Jiménez JR, González-Méijome JM. Night vision disturbances after successful LASIK surgery. Br J Ophthalmol. 2007;91(8):1031–7. Epub 2007 Feb 21

Vinciguerra P, Camesasca FI, Calossi A. Statistical analysis of physiological aberrations of the cornea. J Refract Surg. 2003;19(Suppl):S265–9.

Vinciguerra P, Munoz MI, Camesasca FI. Reduction of spherical aberration: experimental model of photoablation. J Refract Surg. 2002;18(3 Suppl):S366–70.

Yeung IY, Mantry S, Cunliffe IA, Benson MT, Shah S. Higher order aberrations with aspheric ablations using the Nidek EC-5000 CXII laser. J Refract Surg. 2004;20(5 Suppl):S659–62.

Yoon G, Macrae S, Williams DR, Cox IG. Causes of spherical aberration induced by laser refractive surgery. J Cataract Refract Surg. 2005;31:127–35.

第 22 章
偏　心

22

Jonathan H. Talamo，Dimitri T. Azar

核心信息

- 偏心的预防比治疗更容易且更有效。
- 精确的定中心技巧十分重要：术中即使有跟踪设备仍然需要警惕偏心的发生。
- 充分理解激光技术和中心校准对于预防偏心的发生十分有必要。
- 一定要排除不正常的创伤愈合反应导致的偏心。
- 不要急于补矫。

22.1　问题的描述

22.1.1　定中心的定义

激光视觉矫正术后或其他屈光手术后可发生偏心，导致眼睛的光学系统非对称性改变，引起高阶像差（high order aberrations，HOA）增高和不规则散光。为了描述角膜屈光手术或者晶状体屈光手术后的偏心，首先，我们来介绍下眼球这一光学系统的中心。1987 年 Uozato[1]的经典文章中提出，角膜屈光手术术中定中心可以依靠患者注视的角膜反光点或者瞳孔中心（视线：连接注视点与黄斑中心凹之间，并通过瞳孔中心的连线[2]）。然而对于定中心仍然存在一些争议（有些医生提议对于 Kappa 角大的患者，应该根据患者注视来定位而不是基于瞳孔中心）。大家达成一致的观点是：所有的手术，无论是角膜手术还是晶状体手术，术中定位都应以中心对位覆盖生理瞳孔为目标。尤其是对于瞳孔向颞侧偏心的眼睛，根据瞳孔中心定位比角膜顶点中心定位时产生的像差更少和矫正视力更好[3]。此外，对于散光和像差引导的个性化切削治疗，现在广泛认为术中不能仅仅根据 X-Y 轴来定中心，还需要考虑眼球从垂直位置变为水平位置时候的旋转，因为患者行术前检查时为坐位，而手术时为仰卧位，从坐位到卧位，有些参数可能会产生变化[4]。由于篇幅有限，本章主要讲述激光矫正术的偏心处理及预防。

22.1.2　定中心的技巧

本章我们主要讨论激光矫正手术的中心定位，这适用于任何角膜或晶状体手术。对偏心激光治疗的最佳治疗方法仍然是预防，我们首先讨论术中定中心技巧。

激光视力矫正术中为了准确地定位，患者的头和眼应该处于与激光系统垂直正交位，患者注视目标，该目标与术者通过显微系统看到的光同轴[5]。为了确保术中患者从坐位到仰卧位发生旋转后仍能精确定位，术前应该在裂隙灯下让患者注视与医生目镜同轴的一个目标，然后标记于 3 点钟、9 点钟或者 6 点钟和 12 点钟位置。随着像差设备的改进、虹膜与角巩膜缘识别技术的出现，很多情况下已经不再需要手动做标记，因为这些设备可以把信息传入准分子激光设备的眼球 - 跟踪系统里，实现自动匹配定位。当没有这些功能的时候，手动做标记仍然是值得推荐的。

另外一个需要重点考虑的因素是瞳孔中心。随着光亮度的改变，瞳孔的中心随着瞳孔直径大小的改变会发生漂移[6]。如果像差捕获是在暗照明环境中，而手术是在亮照明环境中，则瞳孔中心可能会发生漂移，通常为鼻侧漂移。这一现象可能导致偏心切削，术后出现眩光、光晕和星芒等视觉症状。尽管目前仍然没有数据证明瞳孔中心漂移识别这一方法的临床意义，但是当眼球跟踪系统无法识别瞳孔中心漂移的时候，尽量保持手术与检查亮度的一致性尤为重要。

22.2　偏心或偏心样效应（假偏心）的原因

区别是真性偏心切削还是假性偏心切削是十分重要的，因为这决定了治疗方法的不同，引起偏心或假偏心的原因将在下文中具体讨论。

22.2.1　参考点对位不一致：静态还是动态

如上所述，不正确的瞳孔 / 视线对位、眼球旋转和瞳孔中心漂移均可导致偏心。重要的一点是手术医生不仅需要在手术开始时正确对位，在切削过程中仍然需要保持正确对位。术中头位、眼球发生偏离中心或者旋转是常见的，紧张或服用镇定剂的患者尤其容易在术中出现颏部靠向胸部和 Bell 现象。眼球跟踪系统功能并不能阻止偏心

133

的发生:它的跟踪功能作用于二维的 x-y 轴平面,而激光
与角膜平面视差的引入将导致激光能量的不均匀分布和
切削。目前,没有一种准分子激光设备能矫正这一现象,
因此术中密切监视患者的眼位并鼓励患者以获得最佳配
合是十分必要的。如果激光切削的过程中患者无法控制
眼球运动,可以用有齿的固定环或者设置低负压的微型角
膜刀吸引环重新控制眼球的位置。这不是最理想的方法,
但是效果优于无干预下继续激光切削。如果手术过程中
患者的眼球或者头位发生过度的移动而手术医生无法控
制眼球的位置,这种情况下,最好停止手术或者稍后再次
尝试手术。

22.2.2　激光能量吸收不均匀

　　不均匀的角膜表面水润状态可能会导致激光能量吸
收不均匀而出现偏心切削。角膜地形图在这种情况下往往
表现为不对称的半岛形区域(图 22.1),也可以出现中央岛。
这些都是很有特征性的表现,容易与偏心鉴别。为了避免
这种问题,尽可能减少手术区域的水分是十分必要的。对
于表层切削手术而言,这很容易实现,如果眼球表面水分过
多,只需在眼球表面放一个吸水海绵或类似的东西。如果
是用酒精去除角膜上皮,在去除角膜上皮前要充分地冲洗
眼球表面的酒精,在激光切削前用统一的方法均匀地拭干
切削面。Epi-LASIK 或 LASIK 采用微型角膜刀制瓣,有时
会使用大量的平衡盐溶液来冲洗角膜,这种情况下拭干角
膜基质床非常重要,可使激光快速均匀地切削。进行飞秒
LASIK 手术,比如 IntraLase 飞秒激光,不需要过分水润分
离角膜瓣。

　　激光能量吸收不均匀的另一个原因是角膜局部瘢痕,
或者表层切削术中切削区内有残留的角膜上皮。在角膜瘢
痕的位置,激光切削效率低于正常角膜区域,术后角膜地形
图表现为类似水润状态不均匀出现的假偏心。

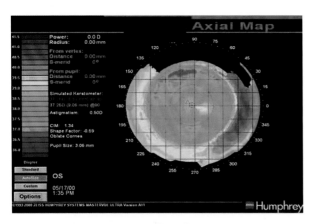

图 22.1　PRK 矫正近视后出现"半岛"形地形图改变。该轴向屈
光力图显示切削中心定位良好,但是切削区不均匀

22.2.3　激光能量释放不均匀

　　当激光能量释放不均匀时,术后也可以表现为假偏心。
飞点激光器采用小光束(1mm)通过多个重叠的激光脉冲模

式传递能量,具有相当均匀的能量分布;但是宽光束激光可
以产生能被校准装置检测到的不规则光束,术中使用的液
体溅到激光显微镜上最容易发生这种情况。对于这类激光
系统,每台手术之前要仔细检查激光设备的情况,必要的情
况下,应频繁对激光进行校准。

22.2.4　非对称或非正常的创伤愈合反应

　　如果术后显示偏心,要排除非正常的创伤愈合反应。
上皮植入通常会导致局部的角膜变平,使切削区域的位置
产生偏移(图 22.2)。角膜瓣或者更深的角膜基质融解会导
致局部角膜变平或变陡,且变平或变陡根据病变的部位而
定。如果术后地形图出现偏心的表现,临床医生一定要进
行仔细的检查,确定偏心是否由创伤愈合反应引起,因为偏
心原因不同,治疗方案也将有所不同。

　　角膜扩张可能产生偏心的表现,但是很罕见。为了排
除这一罕见但是严重的导致"假偏心"的病因,在进行后续
治疗前,通过 Orbscan(Bausch and Lomb,Rochester,NY,美
国)或 Pentacam(Oculus,Heidelberg,德国)分析角膜形态是
十分必要的。OCT 也有一定的作用,但是这一技术目前在
角膜膨隆定性检测方面的价值仍然有限。

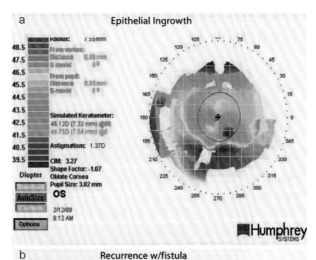

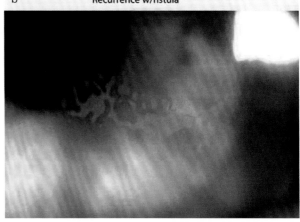

图 22.2　LASIK 术后上皮植入导致局部角膜变平坦。(a)LASIK
术后非对称性变平,但是激光切削定位良好,对称覆盖瞳孔区;
(b)这一局部变平的区域对应裂隙灯下相应角膜区域上皮植入

22.3　偏心的临床表现

22.3.1　症状

偏心最常见的症状包括：

- 视觉模糊
- 鬼影
- 暗环境中视力差
- 眩光或者光晕（通常表现为点光源旁不对称眩光或光晕）

由于偏心导致的症状通常随着瞳孔的变大而增加，患者的主诉通常也与环境亮度有关。在术后的数周或数个月内，这些症状可以被认为是正常的，但是如果 1 年后患者仍然有症状，应怀疑是否有偏心存在。

22.3.2　体征

- 偏心常见体征包括：UCVA 和 BCVA 下降
- 视力随着环境光亮度的改变而改变
- 验光或像差检测困难
- 检影发现特殊剪动现象，往往提示不规则散光
- 与术前相比，偏心术眼的高阶像差明显增加，尤其是水平彗差或者垂直彗差[7]（图 22.2 和图 22.4）
- 角膜地形图异常

分析角膜地形图时，正确区分真性偏心（图 22.3 和图 22.4）和假性偏心（图 22.2）十分重要，因为如果是异常的角膜创伤愈合导致的偏心，治疗将完全不同。最有效的鉴别工具是角膜地形图中的差异图功能，可以分析手术引起的角膜曲率的改变；如果没有差异图，很难定量分析偏心的程度。轴向屈光力图也很有用，但是有些学者认为切线图对于发现曲率的改变更为敏感[8]。激光治疗过程中会出现

四种情况，两个术语即位移（shift）和漂移（drift）被用来描述这些情况。其中，位移是指在定中心过程中由于不自主的眼球运动或由于没有进行视轴校正，最终导致偏心切削。漂移是指激光切削过程中偏心矫正，或手术医生发现偏心并试图纠正偏心。根据偏心量对视力的影响情况进行分组，轻度位移（≤ 0.4mm）和轻度漂移（≤ 1.0mm）（组 1），这种情况下视觉效果良好。Azar 等[8]报道这类患者术后平均 logMAR BCVA 为 0.91，明显优于重度位移和漂移患者的视力（$r = 0.64, P = 0.09$）。他们发现漂移指数与术后的 BCVA 成正相关（$r = 0.58, P < 0.001$）（图 22.5）。高度位移（> 0.4mm）和高度漂移（> 1.0mm）（组 4）视力最差。剩下的两组是：高度位移和轻度漂移（组 2），这种情况视力仍然良好；轻度位移和高度漂移（组 3），这种情况下视力介于中间。图 22.6 呈现了四组情况下的切线图，图 22.7 显示了应用切线图比较偏心量相同情况下，激光漂移对患者 BCVA 的影响。

由于角膜治疗区内表面能量分布不均匀引起术中漂移，最终引起 PRK 术后不规则散光和 BCVA 下降。可靠和重复性良好的患者固视对于地形图变化的分析很重要，因为即使不存在偏心，轻微的固视移位也有可能导致地形图表现为偏心。

常规球柱镜治疗后，地形图显示的偏心 ≥ 1mm 被认为有临床意义[9]，如果地形图显示偏心超过 0.5mm，BCVA 将会受影响[8]。Lee 等报道 PRK 术后，与小于 0.15mm 的偏心相比，大于 0.3mm 的偏心（与入瞳中心比较）会引起 PRK 术后总 HOA、彗差和球差的增加，偏心对彗差的诱导有更显著的影响[10]。Buhren 等利用真实的像差构建偏心模型，显示旋转对称治疗时偏心的不规则性。偏心引起的主要改变为彗差、散光、离焦[11]。然而，正如前面所提到的，如果患者角膜地形图中没有显示明显的偏心，但患者表现出偏心的症状，可能是 HOA 增加的缘故，因此像差分析对于明确屈光术后出现持续性或异常视觉症状的原因十分重要。

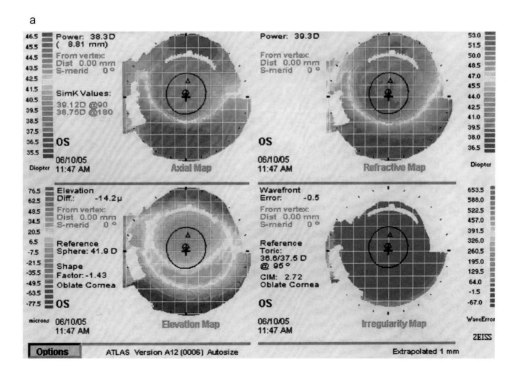

a

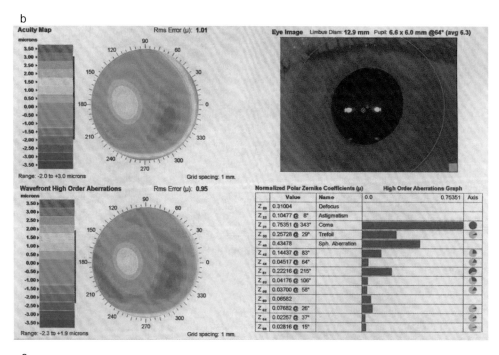

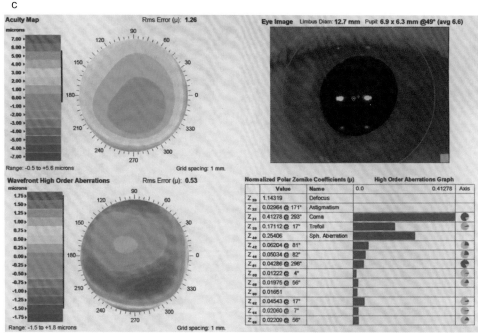

图 22.3 偏心切削后和像差引导的补矫手术术后的 HOA。这例患者表现为 LASIK 术后颞上方的偏心切削和过矫(a),患者主诉夜间垂直方向的光散射和鬼影。UCVA 为 20/60,主觉验光或睫状肌麻痹验光:+2.00 球镜,BCVA 20/25。个性化远视(散光)补矫后(c)与补矫前(b)比较,患者的总 HOA 下降 44%,彗差下降 44%,球差下降 42%。补矫后,UCVA 为 20/25,主觉验光 -0.25/-0.50×120,矫正视力 20/15

对于个性化切削,为了防止像差矫正效果下降,允许的 x-y 平面横向偏移误差范围较小,小瞳孔(< 3mm)为 0.2mm,大瞳孔(> 3mm)为 0.7mm[12]。激光切削过程很难控制横向偏移误差,造成大多数激光术后 HOA 增加,大瞳孔的患者即使有非常微小的偏心切削也会影响视觉质量。此外,如果打算采用像差引导进行补矫,需要确保患者处于最佳注视状态和术中最小的眼球运动。

22.4 偏心的预防

著名的政治学家、科学家——本杰明·富兰克林说过"预防为主,治疗为辅"(An ounce of prevention is worth a pound of cure),对于屈光手术偏心也是如此。虽然有药物和手术的方法可以处理偏心,但是显著偏心造成的物理效应难以完全逆转。手术团队可采取多种预防措施,降低严重偏心的发生率。

手术前应仔细检查核对数据,以确保患者、眼别和散光轴向等数据全部正确无误。此外,如果个性化切削正在进行中,则必须保证原始和处理后的像差或角膜地形图数据的质量和可重复性。如果因为干眼、眼球运动[12]或过度调节,导致输入机器的个性化数据不准确,可能会引起不对称的激光切削,即使手术定心再好,也会导致偏心的出现。

术前对患者教育的作用是不容低估的。患者提前了解术中的体验,在术中激光切削时更容易保持良好的固视和稳定的头位。一个不焦虑、能更好配合医生的患者才是合格的屈光手术患者,因此,手术医生和手术室工作人员应做好患者教育工作,确保患者在准备手术时一切就绪。许多手术医生在手术前使用小剂量的抗焦虑药物,如地西泮或阿普唑仑以帮助患者放松,低剂量时起效,但是过度镇静的患者由于会发生不自主的眼球 Bell 反射,反而更不合作。

激光定中心和跟踪设备的校准对于预防偏心的发生至关重要。如果准分子激光器未校准,即使是最合作的患者也可能得不到好的治疗效果。所有激光系统都有内部和外部手段来校准这些功能,在这方面,严格遵循制造商的说明进行规范操作非常重要。

a

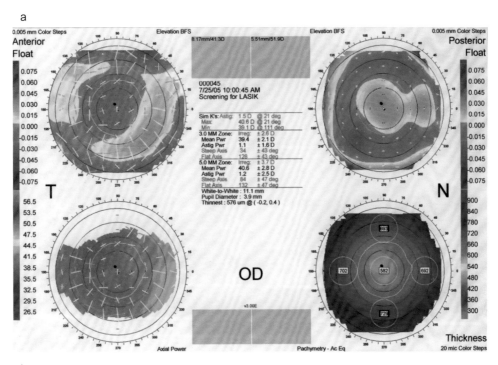

b

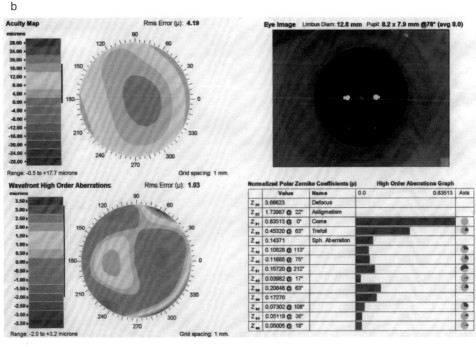

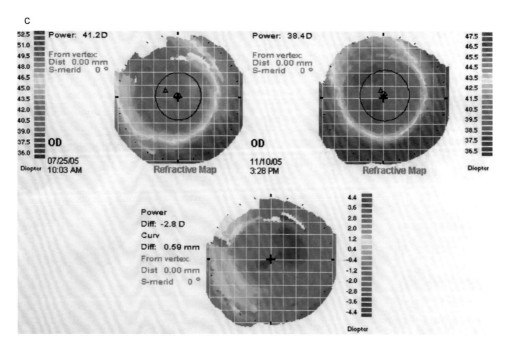

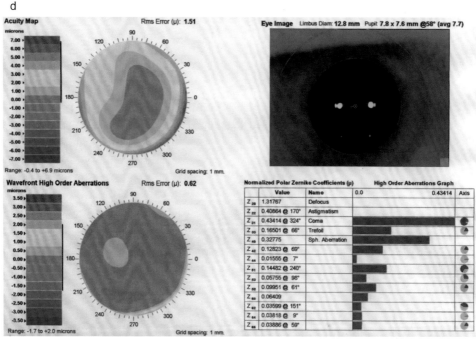

图 22.4　偏心切削地形图及像差引导的补矫后地形图。这位患者 LASIK 术后从 Orbscan 地形图中可以看到向颞侧偏心,患者抱怨严重的眩光症状和单眼重影。(a) UCVA 为 20/40,BCVA 为 20/25,主觉验光 −0.25/−0.75×94。(b)像差分析显示明显的水平彗差,像差引导的补矫术后 8 个月,UCVA 提高到 20/25,BCVA 20/20,主觉验光 0/−0.50×80,眩光(重影)症状完全消失。如预期所料,补矫后地形图显示的切削中心(c,右上)较补矫前(c,左上)明显改善。差异图中描绘了通过个性化的补矫,角膜鼻侧变平,光学区变平整、光滑(c,正下),像差数据显示水平彗差减少了 50%(d)

　　患者一旦进入手术室,身体、头、眼处于正确的位置对于激光切削至关重要。理想情况下,眼球的位置应是角膜顶点与激光束正交(或非常接近正交)。患者坐位时,应在上方的角巩膜缘位置做好标记,以免眼球旋转引起的散光[4]。如果是手动眼球跟踪,则应严格遵循制造商关于每个激光显微镜的使用说明,注意避免视差。如果使用自动眼球跟踪系统,在眼睛处于正确位置的情况下使用跟踪功能极为重要(即患者眼睛固视在激光显微镜内正确目标上)。

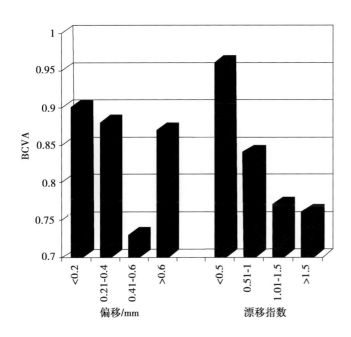

图 22.5　BCVA 与治疗偏移和漂移指数之间的关系。BCVA 与轴向或切向偏心之间未发现统计学上有相关性（$r = 0.23$，$P = 0.14$），然而，漂移量与 BCVA 之间存在正相关关系（$r = 0.58$，$P < 0.000\ 1$）。

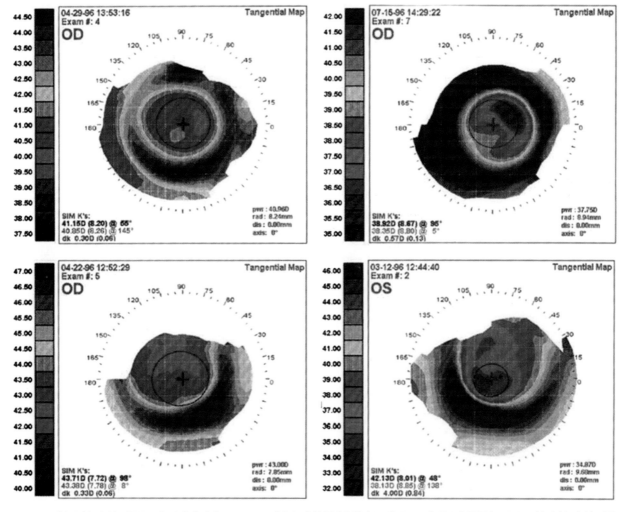

图 22.6　（左上）切向地形图显示轻度的位移（$r = 0.10$mm）和轻度的漂移指数（0.23），PRK 术后 1 个月视力 20/15；（右上）切向地形图显示轻度的位移（$r = 0.20$mm）和高漂移指数（1.30），术后视力 20/30；（左下）切向地形图显示高位移（$r = 0.67$mm）向颞上方向和低漂移指数（0.00），术后视力 20/20；（右下）切向地形图显示高位移（$r = 0.95$mm）向颞上方向和高漂移指数（3.27），术后视力 20/40；每幅图片中，黑圈表示瞳孔，黑色十字表示瞳孔中心

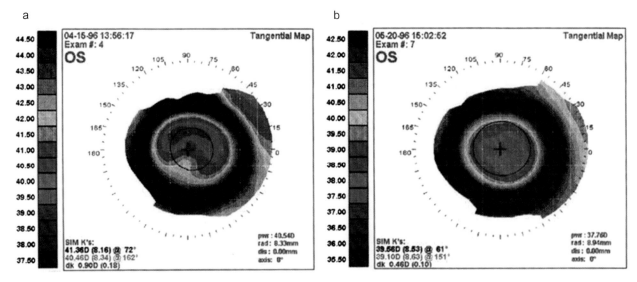

图22.7 对比两名位移量相似、漂移量不同的患者的地形图差异。黑圈表示瞳孔，黑色十字表示瞳孔中心。(a)切向地形图显示激光漂移作用在上方，患者屈光度为 −6.20D，轻度向颞下方位移(r = 0.31mm)。请注意，最大切削区域(蓝色)向上漂移，导致中央切削不均匀。在中央4mm² 区域相对于瞳孔中心的屈光度变化是3.00D，第二平坦的区域是半径3.07mm 的位置。从切削中心到最平坦区域的最短距离为1.00mm，漂移指数为0.98。PRK 术后1 个月BCVA 为20/40。(b)左眼的切向地形图，预期矫正 −5.50D 近视，具有与左图(0.31mm)相似的位移。与左图相比，角膜中央区屈光力更均匀，没有明显漂移效应(漂移指数为0.03)，术后视力20/20

22.5 偏心的药物治疗

偏心激光切削的症状通常可以通过药物或手术进行治疗。若症状轻微，通常框架眼镜或软性角膜接触镜矫正残余的屈光不正足以减少或消除昏暗环境下的重影和眩光。

缩瞳剂是有效的辅助手段，α 受体激动剂，如阿法根可引起短暂的轻度瞳孔缩小 1~2mm，持续时间为 2~3 小时，在夜间开车或看电影时，这足以使暗环境下的不适症状减到最轻。耐药作用是这些药物共同存在的问题，持续或频繁使用可使药物作用时间缩短，因此，应该鼓励患者在必要时使用以期获得良好的效果。症状明显者可能需要使用稀释的毛果芸香碱(0.5%~1%)，一种更有效的强毒蕈碱剂。然而，当瞳孔直径小于 2mm 时，患者可能会出现视力下降，正因如此，毛果芸香碱没有被广泛使用。当使用毛果芸香碱每天 3 次时，可维持永久性缩瞳效果，但长期使用这种药物会伴随着复杂的并发症，如过敏反应的高发病率及虹膜囊肿形成和视网膜脱离的风险增加。

严重的偏心(通常距离瞳孔中心大于 1mm)往往导致明显的不规则散光，伴随 BCVA 下降。RGP 在这种情况下可能会有所帮助，提高视力并最大限度地减少不规则散光及其症状。对于角膜厚度不足以允许进一步切削的患者，RGP 镜片可能是除了板层或穿透性角膜移植外患者的唯一选择。如果患者有 RGP 配戴史，往往很容易接受 RGP，但是对于没有 RGP 配戴史的患者，很难通过 RGP 矫正偏心症状。

22.6 偏心的手术治疗

术后偏心可以通过人工测量和激光视轴调整后进行Trans-PRK 和 PTK 治疗(通常基于角膜地形图形态)[13-15]，个性化切削从理论上来讲源于角膜地形图[15,16]、眼像差数据[17]或非像差引导算法用于保证光学区的居中性和有效光学区与预设光学区接近[18,19]。散光角膜切开术(AK)和单个 Intacs 植入也可用来矫正偏心，但结果可预测性较差(Jonathan H.Talamo，2006，会议发言)。随着越来越精准的眼像差测量仪器的诞生，除了最严重的偏心之外，手术治疗已大大简化。在美国，像差或地形图引导的偏心激光切削再治疗不包括在激光切削说明书所列及的治疗范围内，没有获得美国食品药品管理局(FDA)的批准，应向患者详细告知并签署知情同意书。

大多数要求激光再治疗的偏心是从瞳孔中心移位0.75mm 或更多。一般来说，相比较角膜地形图引导手术，像差引导二次手术治疗偏心通常是首选方法，因其治疗角膜切削偏心引起的 HOA，术后出现明显残余屈光不正的可能性更小。最近，Ang 等报道了一例 Supracor LASIK 远视合并老视的病例。该病例出现了偏心切削，患者术后有偏心的视觉症状。采用像差引导的非球面切削后，逆转了第一次手术的老视效应，仍然保留了远视矫正效应。患者视觉症状消失[20]。

若偏心严重或存在明显的角膜混浊，那么像差引导手术效果甚微，因此对这类患者，像差引导手术并不适用。对大多数病例来说，像差引导手术仍是首选方法(图 22.3 和图 22.4)。

在激光再治疗偏心切削之前，重要的是排除其他引起视觉症状的原因，并且屈光处于稳定状态。特别是要积极治疗干眼和睑缘炎引起的眼表功能障碍,因为这些症状可能会被放大,且像差数据会受到泪膜稳定性的影响。应进行仔细的裂隙灯检查,以排除早期白内障的存在,如果患者近期接受了眼内手术(如眼内人工晶状体植入或者双焦晶体屈光性白内障手术),也应排除黄斑囊样性水肿(CME)、后囊膜混浊或人工晶状体半脱位。此外,RGP 戴镜验光十分重要,如果戴镜后患者视觉症状减轻,就证明视觉症状的病因来自角膜。

像差测量必须具有良好的重复性和准确性,以便准确设计个性化治疗方案。如果使用一种类型的像差仪无法进行成像,可以尝试使用另一种类型的像差仪。在像差测量过程中瞳孔直径最大化是很重要的,因为个性化切削的直径应与像差采集范围相一致(通常 ≥ 6mm)。应用 Hartmann-Shack(VISX,Alcon,Bausch & Lomb)、Tserning(Wavelight)和 Scanning Slit-Skiascopy(Nidek)进行像差引导的激光系统在市场上均可寻到,如果数据难以获得,则可能需要使用多个系统进行数据采集。MEL 80 CRS-Master TOSCA II 软件是治疗偏心、扩大光学区、减少 HOA 的有效治疗模式[21]。在可能的情况下,在聚甲基丙烯酸甲酯(PMMA)中切割一个"测试镜片"非常有用,让患者戴镜验光,以确定症状是否有所改善以及目标等效球镜是否精确。

在像差引导的个性化手术设计时,需要注意组织切削深度。通常,像差引导的二次手术比传统的激光手术或者一次手术需要切削更多的角膜组织。为了避免 LASIK 患者的残余基质床厚度不足,通常用表面切削进行再次治疗。术中单次低剂量局部使用 MMC(浓度 0.01%~0.02%,12~15 秒)可以有效减小角膜 Haze 的发生(在美国,MMC 适应证未包括角膜屈光手术)。

对于不能够进行像差引导二次手术的异常情况,可以使用地形图引导进行二次手术(图 22.8)。如上所述,再次手术的目的是使等效球镜度与术后舒适的裸眼视觉相平衡。此外,对于像差检测设备不能提供精确测量数值的大像差患者,非像差引导的数字化算法对纠正偏心和用最少的角膜组织矫正屈光不正是一种经济且简易可行的治疗手段。在该方法中,基于在首次屈光手术上所获得切削重建来计算目标切削模式,二次切削具有精确的中心和足够的光学区覆盖目标切削范围。精确的中心有助于纠正彗差,扩大光学区有助于矫正球差。此外,这种方法切除的角膜组织最少,这有利于角膜残余基质床厚度偏薄的患者[20]。这一点很重要,特别是经过 LASIK 治疗的患者的中央角膜厚度已被证实与偏心显著相关[22]。

在过去的 22 年里,准分子激光已被广泛使用,偏心角膜激光切削的诊断和治疗已经取得显著进展,手术矫正仍存在着挑战;随着科学技术和医生技能的不断提高,或许偏心会变得更加罕见,治疗会变得更加简单。

要点总结

- 预防偏心比治疗偏心更重要。
- 手术尽可能节约角膜组织,以应对偏心需要二次手术等意外情况。对于很薄的角膜,很难实施二次手术矫正偏心。
- 不要忽视医疗选择的多样性。
- 二次手术前,确保角膜的屈光状态是稳定的且患者视觉症状的原因是源于角膜。
- 像差引导的切削是最简单有效的治疗偏心的方法。
- 对于超适应证的治疗,一定要重视患者知情同意。

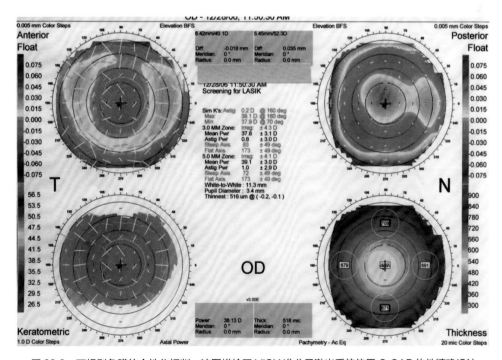

图 22.8　不规则角膜的个性化切削。该图描绘了 VISX 准分子激光系统使用 C-CAP 软件精确设计个性化偏心切削模式,通过特殊设计的切削纠正角膜的非对称状态

(李美燕　翻译)

参考文献

1. Uozato H, Guyton DL. Centering corneal and surgical procedures. Am J Ophthalmol. 1987;103:264–75.

2. Fry GA. Geometrical optics. Philadelphia: Chilton; 1969. p. 110.

3. Soler V, Benito A, Soler P, Triozon C, Arné JL, Madariaga V, Artal P, Malecaze F. A randomized comparison of pupil-centered versus vertex-centered ablation in LASIK correction of hyperopia. Am J Ophthalmol. 2011;152(4):591–599.e2.

4. Smith EM, Talamo JH. Evaluation of ocular cyclotorsion using a Madox double-rod technique. J Cataract Refract Surg. 1995;21:402–3.

5. Uozato H, Guyton DL, Waring GO. Centering corneal surgical procedures. In: Warning GO, editor. Refractive keratotomy for myopia and astigmatism. St. Louis: Mosby-Year Book; 1992. p. 491–505.

6. Porter J, Yoon G, Lozano D, et al. Aberrations induced in wavefront-guided laser refractive surgery due to shifts between natural and dilated pupil center locations. J Cataract Refract Surg. 2006;32:21–32.

7. Mrochen M, Kaemmerer M, Mierdel P, et al. Increased higher order aberrations after laser refractive surgery: a problem of subclinical decentration. J Cataract Refract Surg. 2001;27:362–9.

8. Azar DT, Yeh PC. Corneal topographic evaluation of decentration in photorefractive keratectomy: treatment displacement vs intraoperative drift. Am J Ophthalmol. 1997;124:312–20.

9. Doane JF, Cavanaugh TB, Durrie DS, et al. Relation of visual symptoms to topographic ablation zone decentration after excimer laser photorefractive keratectomy. Ophthalmology. 1995;102:42–7.

10. Lee SB, Hwang BS, Lee J. Effects of decentration of photorefractive keratectomy on the induction of higher order wavefront aberrations. J Refract Surg. 2010;26(10):731–43.

11. Bühren J, Yoon G, Kenner S, MacRae S, Huxlin K. The effect of optical zone decentration on lower- and higher-order aberrations after photorefractive keratectomy in a cat model. Invest Ophthalmol Vis Sci. 2007;48(12):5806–14.

12. Bueeler M, Mrochen M, Seiler T. Maximum permissible lateral decentration sensing and wavefront guided corneal ablation. J Cataract Refract Surg. 2003;29:257–63.

13. Talamo JH, Wagoner MD, Lee SY. Management of ablation decentration following excimer photorefractive keratectomy. Arch Ophthalmol. 1995;113:7066–707.

14. Lafond G, Bonnet S, Solomon L. Treatment of previous decentered excimer laser ablation with combined myopic and hyperopic ablations. J Refract Surg. 2004;20:139–48.

15. Tamayo GE, Serrano MG. Early clinical experience using custom excimer laser ablations to treat irregular astigmatism. J Cataract Refract Surg. 2000;26:1442–50.

16. Lin DY, Manche EE. Custom contoured ablation pattern method for the treatment of decentered laser ablations. J Cataract Refract Surg. 2004;30:1675–84.

17. Mrochen M, Krueger RR, Bueeler M, et al. Aberration sensing and wavefront-guided laser in situ keratomileusis: management of decentered ablation. J Refract Surg. 2002;18:418–29.

18. Arba Mosquera S, Verma S. Numerical nonwavefront-guided algorithm for expansion or recentration of the optical zone. J Biomed Opt. 2014;19(8):088001.

19. Luger MH, Ewering T, Arba-Mosquera S. Nonwavefront-guided presby reversal treatment targeting a monofocal cornea after biaspheric ablation profile in a patient intolerant to multifocality. J Refract Surg. 2014;30(3):214–6.

20. Ang RE, Reyes RM, Solis ML. Reversal of a presbyopic LASIK treatment. Clin Ophthalmol. 2015;9:115–9.

21. Reinstein DZ, Archer TJ, Gobbe M. Combined corneal topography and corneal wavefront data in the treatment of corneal irregularity and refractive error in LASIK or PRK using the Carl Zeiss Meditec MEL 80 and CRS-Master. J Refract Surg. 2009;25(6):503–15.

22. Ertan A, Karacal H. Factors influencing flap and INTACS decentration after femtosecond laser application in normal and keratoconic eyes. J Refract Surg. 2008;24(8):797–801.

第23章
屈光术后角膜不规则

Jorge L. Alió , Jorge L. Alió del Barrio

核心信息

- 角膜不规则是角膜屈光术后最常见的并发症之一。
- 角膜地形图和角膜像差仪是两种了解角膜不规则性的重要方法。
- 根据个体差异,角膜不规则程度可以非常严重或轻微。
- 利用综合的方法评价角膜不规则的临床表现特征及其对患者生活质量的影响,对处理每一个病例都十分重要。
- 大多数病例都可以通过持续的治疗获得较好的效果,而无须进行角膜移植。

23.1 定义

角膜不规则是最常见的角膜屈光术后并发症之一,常导致难以接受的视觉症状以及最佳矫正视力(best-corrected visual acuity,BCVA)的下降。角膜不规则对角膜屈光手术术后视觉质量的影响及其发生频率在以前常被低估。最近的几十年,由于角膜像差仪的广泛使用,人们发现绝大多数屈光术后角膜前表面形态发生改变,导致了角膜像差的变化[1],随之带来的后果是视觉知觉和视觉质量的变化。大脑的神经处理过程能够一定程度地补偿这些改变,但是当角膜光学功能严重障碍时,比如出现 BCVA 的下降,就会变成非常难解决的手术并发症。适当的临床检查和手术技术可以帮助改善角膜不规则,达到可接受或正常的术后视力[1,2]。

角膜不规则也被称为不规则散光,是指角膜前表面两条主子午线并非呈 90°,没有两条子午线之间连续的过渡。这种光学系统不能用传统的球面或者柱面透镜进行矫正,不同子午线上的折射符合非几何平面特点,即折射光线没有对称面[3]。角膜不规则可引起患者的多种不适症状,现代检查技术可以用于研究角膜不规则性并有助于获得合适的治疗决策,从而有利于患者康复。

23.2 症状

角膜不规则或者畸变导致视觉扭曲,伴随夜间或全天眩

光。患者主诉在夜间或白天出现光晕、眩光、单眼复视或复视,大多数患者存在 BCVA 的下降。临床症状在很大程度上取决于优势眼、角膜不规则的严重程度和角膜像差的类型。

23.3 临床检查和分类

对于角膜不规则散光患者,应该追问眼科疾病史和屈光手术史。例如角膜板层手术,医生应该尽可能了解术中制作角膜瓣的细节,有没有出现角膜瓣相关并发症,患者术前戴镜的 BCVA,以及生活质量的改变。在这个阶段,必须取得以前的医疗记录和准确的临床资料以明确患者的既往史。接下来应该进行完整的眼科检查,包括裸眼视力(uncorrected visual acuity, UCVA)、BCVA,针孔视力,散瞳验光,视网膜检影,角膜曲率计检查,超声角膜测厚检查,角膜像差分析和全眼像差分析,有条件的话,还应该检查明、暗环境下瞳孔的大小。对于合并其他问题,如存在可能导致视力下降的角膜混浊病例,配戴硬性角膜接触镜时的 BCVA 有助于判断角膜不规则对视力的影响程度。在临床检查中,应该重视其他有可能导致 BCVA 下降的问题,比如晶状体密度改变和黄斑疾病。

临床上,角膜不规则表现为检影镜检查时出现典型的纺锤形和不完整的瞳孔红光反射;角膜曲率计检查中,子午线和圆环出现扭曲;现代的角膜地形图检查(图 23.1 和图 23.2)显示了角膜不规则的某些类型和数值指标,可用于随访。然而,目前临床上最有价值的检查是角膜像差分析(图 23.3)。角膜像差分析是一种基于角膜地形图数据的数学模型转换,可以获得最大 8.5mm 直径的角膜前表面数据,与瞳孔大小无关;分析屈光手术对角膜前表面的影响,可以用不同的数学方法,如 Zernike 多项式、Seidel 方程或者傅里叶分析来计算[1,2,4,5]。

还可以散瞳后进行全眼波前像差分析(正常状态下测量结果受瞳孔大小和调节影响)。然而,在严重不规则散光的角膜中,通常最低质量的像差图也难以获得。此外,应该考虑到全眼像差会受到眼内像差(晶状体和角膜后表面像差)影响,并可能会受到残余调节的干扰,因此这项检查不适合评估此类病例[6]。一个重要的区别在于,在像差测量中,Zernike 项测量是以入射瞳孔为中心,而角膜地形图的测量以角膜顶点为中心,前者更接近视轴[7]。然而,最新的

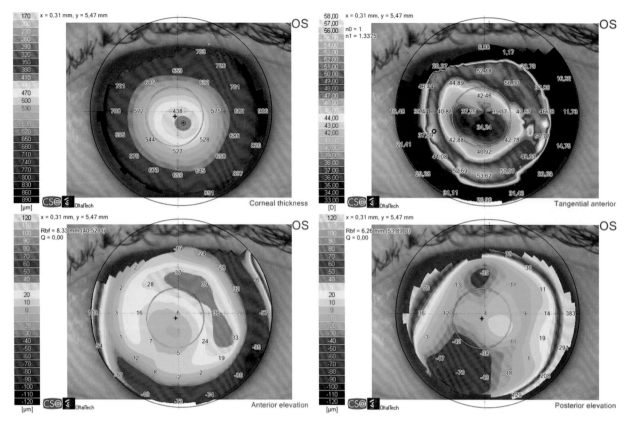

图 23.1 近视屈光不正患眼 LASIK 术后角膜地形图：偏中心切削，角膜前表面的不规则导致 UCVA 和 BCVA 下降

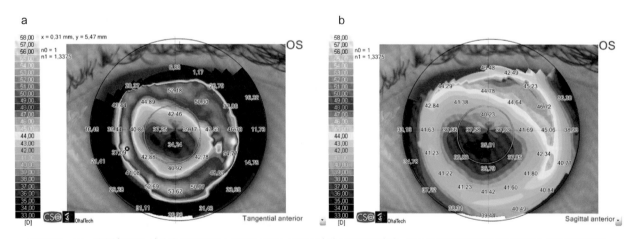

图 23.2 同一病例（图 23.1）在角膜地形图上的不同表现：切线图（A）与矢状图（B）。临床医生应该意识到这些差异，不要在临床上解释地形图时出现错误。切线图提供了关于角膜前表面形状的更精确的信息，尽管更容易受到检查技巧的影响

像差测量仪，比如 Osiris 测量仪（CSO-Costruzione Strumenti Oftalmici，意大利），使用金字塔型像差传感器，可以在非常不规则的眼角膜中进行精确的全眼像差检查，在治疗计划的制订和角膜不规则性方面的检测上提供非常有价值的信息，而这些结果无法在常用的切向和矢状地形图中得到（图 23.4）[8]。其他的检查技术也可以使用，如光线追迹技术[9]，将一束激光束平行视轴通过瞳孔的不同位置依次投射于视网膜，分别分析角膜、眼内和全眼像差。

其他的临床检查技术也可以提供有用的信息：AS-OCT、眼前节超高频（very high-frequency，VHF）超声生物成像和角膜共聚焦显微镜。目前，诊断成像技术，如 AS-OCT 和 VHF 超声，能够全面分析眼角膜形态，Artemis 高频数字超声电弧扫描仪（ArcScan Inc.，Morrison，CO，美国）可用于获得包括上皮厚度在内的角膜各层厚度。利用这些信息，可以通过从角膜前表面高度数据中减去上皮层厚度数据来计算基质高度，并可用于计算切削量[10-12]。这在复杂的病例中是很重要的，因为这些病例中缺乏关于患者术中并发症类型的数据。目前 AS-OCT（Visante，Carl Zeiss，德国）也能提供相似的数据，但是还不够精确。角膜共聚焦显微镜可用于测量光散射和分析角膜中央瘢痕的程度，在某一些病例的检查中很重要。

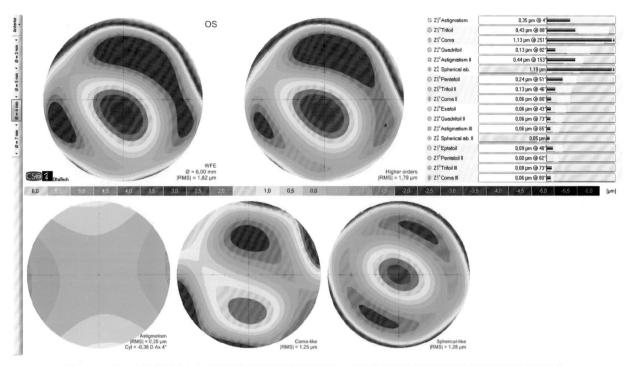

◎ Z_2^2 Astigmatism	0.35 μm @ 4°		
◎ Z_3^3 Trifoil	0.43 μm @ 88°		
◎ Z_3^1 Coma	1.13 μm @ 251°		
◎ Z_4^4 Quadrifoil	0.13 μm @ 82°		
◎ Z_4^2 Astigmatism II	0.44 μm @ 153°		
◎ Z_4^0 Spherical ab.	1.19 μm		
◎ Z_5^5 Pentafoil	0.24 μm @ 51°		
◎ Z_5^3 Trifoil II	0.13 μm @ 46°		
◎ Z_5^1 Coma II	0.06 μm @ 80°		
◎ Z_6^6 Esafoil	0.06 μm @ 43°		
◎ Z_6^4 Quadrifoil II	0.06 μm @ 73°		
◎ Z_6^2 Astigmatism III	0.06 μm @ 65°		
◎ Z_6^0 Spherical ab. II	0.05 μm		
◎ Z_7^7 Eptafoil	0.09 μm @ 48°		
◎ Z_7^5 Pentafoil II	0.00 μm @ 62°		
◎ Z_7^3 Trifoil III	0.08 μm @ 73°		
◎ Z_7^1 Coma III	0.06 μm @ 80°		

图 23.3　同一病例 (图 23.1 和图 23.2) 的角膜像差测量结果。角膜像差测量代表了角膜地形图的数学模型数值，是了解不规则散光最重要的检查工具

23.4　角膜不规则的临床分类

23.4.1　明显不规则和微小不规则

　　当视力障碍的主要原因是角膜较陡或较平的区域大于 2mm 时，可被称为明显不规则[1]。当一个分散的不规则没有造成明显的角膜变陡或扁平的区域时，可以称为微小不规则。这种初步的分类是根据角膜地形图所得的结果，在治疗决策过程中具有重要的临床意义。此外，明显不规则混合一定程度的微小不规则也经常出现。典型的明显不规则是偏中心切削引起的，微小不规则常见于出现了角膜瓣并发症的患眼。

23.4.2　HOA 分析测量角膜不规则

　　角膜不规则性分析和分级最好的方法可能是用角膜像差分析仪对角膜地形图数据进行数学变换。在正常的眼睛中，90% 以上的像差来自角膜，当存在角膜不规则时比例更大[7]，这使得角膜像差分析成为全面分析角膜前表面光学模型的一种非常精确和综合的方法。该分析中的 Zernike 分解式可以精确分析角膜前表面最大面积上从 3 阶到 8 阶的 HOA，为我们提供了全面的角膜不规则性的数据，这些信息对于决定治疗方案非常重要[5]。

23.4.3　临床分类

　　我们根据：①患者症状，② BCVA 下降行数，③生活质量变化和④客观数据如像差，将角膜不规则分为四级，表 23.1 显示了这种分类。用医学术语客观描述角膜不规则程度以及该问题对患者生活的影响程度是很重要的。

表 23.1　不规则散光分级

1 级	- 晚间或白天轻微视觉症状 -BCVA 下降 1~2 行 - 可以阅读、驾驶和行走 - 日常生活无影响，但有不适 - 无单眼复视 - 光线追迹异常：偏离 = 2~8μm - 像差分析：RMS = 2~3μm
2 级	- 中度视觉障碍 -BCVA 下降 3~4 行 - 阅读和驾驶部分受到影响，尤其是在昏暗环境下 - 部分患者不喜欢使用患眼 - 中度单眼复视 - 光线追迹受影响：偏离 = 8~14μm - 像差分析：RMS = 3~6μm
3 级	- 重度视觉障碍 -BCVA 下降 >5 行 - 患者不喜欢用患眼 - 所有光线条件下阅读和驾驶均受到影响 - 严重单眼复视或复视 - 光线追迹障碍：偏离 > 14μm - 像差分析：RMS > 6μm
4 级	- 法定盲 -BCVA 20/200 或更低 - 由于严重的角膜不规则无法进行像差分析、光线追迹和角膜地形图测量

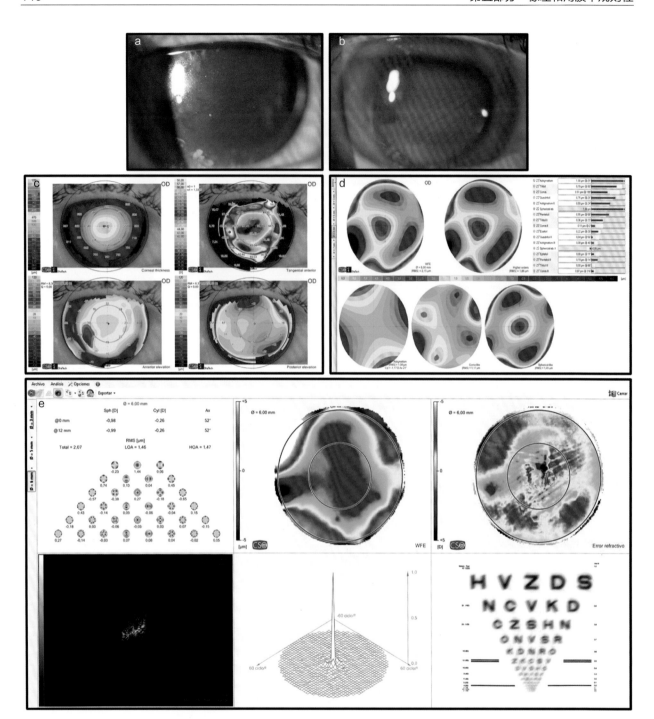

图 23.4　近视眼 LASIK 术后 10 年角膜瓣的巨大皱褶,裂隙灯下观察清晰可见(a),荧光素钠染色后更明显(b)。角膜地形图显示角膜中央近视切削区变平(c),但像差检查结果显示不存在明显的不规则(d)。Osiris 全眼像差分析系统很好地显示了角膜瓣褶皱所引起的严重角膜不规则,准确地描绘了其形状和位置,并提供了视觉质量概述,该病例的点扩散函数(point spread function,PSF)很低,提示视觉质量受到严重影响(e)

23.5　角膜不规则的矫正和治疗

在造成角膜不规则的初次手术术后 6 个月内,不应进行任何手术矫正。在许多轻度病例中,由于角膜上皮重塑的作用,角膜不规则随时间推移而改善。视觉症状在一定程度上可以通过神经修复得到改善,因此,一些病例随着时间的推移症状减轻。这个时间间隔很重要,因为与角膜创面愈合过程相关的一些变化可能需要时间来观察其是改善还是恶化,很多情况下,在这个时间点之前无法获得对于病例的充分认识。

23.5.1　角膜接触镜适应证

术后 6 个月内的随访期间,在患者接受临时配戴角膜接触镜的前提下,角膜接触镜对缓解患者的症状非常有帮助。以下一些情况中,角膜接触镜并不是很好的适应证:①患者缺乏意愿;②频繁出现与以往角膜手术相关的眼表并发症(特别是 LASIK 手术后);③角膜接触镜不耐受病史;④不能耐受角膜手术术中某些操作。患者可以使用各种类型的接触镜:硬性(聚甲基丙烯酸甲酯,PMMA),透气性(硅氟甲基丙烯酸酯和硅丙烯酸酯),混合性(Sinergicon Soft Perm Ciba Vision)和亲水性的接触镜。应根据术前角膜地形图、荧光素染色结果和角膜不规则的地形图表现来选择角膜接触镜进行试戴。一些公司可以为严重的角膜不规则患者根据角膜地形图定制接触镜,这些类型的接触镜在使用时非常有帮助,对于轻度病例更是如此。

使用角膜接触镜时,镜片的直径应该取决于角膜瓣的直径,接触镜应贴附在不受之前屈光手术影响的区域(或周边角膜)。在角膜切开手术后(如 RK),散光亲水镜片和软镜是首选,因为这些镜片直径较大,位于巩膜环上,避免角膜周边部因切口愈合反应和镜片稳定性差而受影响[13]。因为此种病例的高要求,角膜接触镜的验配应该由专业人员进行。对于配戴眼镜和角膜接触镜都无法达到正常生活质量的病例,在等待手术矫正期间必须进行密切随访。

23.5.2　像差引导的准分子激光手术:基于全眼像差或角膜像差

如前所述,全眼像差分析在理解和矫正角膜不规则方面的价值是有限的。这些限制的原因如下:

①大多数全眼像差传感器无法测量高度畸变的角膜;

②全眼像差分析受限于瞳孔大小;

③大多数全眼像差分析仅限于小于瞳孔直径 1mm 内的范围,这进一步限制了对角膜不规则性的认识;而在许多情况下,角膜不规则超出了这一范围而无法被正确测量。另一方面,角膜像差分析可以测量的角膜直径达 8mm 或 8.5mm(图 23.3),不受瞳孔大小的限制,测量的点数量要大得多,可以提供更准确的角膜不规则信息。

此外,角膜像差分析几乎可以在任何情况下进行,甚至是高度畸变的角膜,其通过对角膜地形图测量的角膜前表面异常情况进行数学分析。由于大多数屈光术后的角膜不规则来自角膜前表面,角膜像差分析比任何其他分析工具都更有效,也有助于制订不规则角膜的治疗计划[14]。

角膜像差分析不受调节或眼内像差的干扰,同时通过对角膜上大量位点的分析提供足够的、特异的和精确的角膜信息,为构建个性化矫正方案提供了更精确的资料。在此基础上可以对角膜明显不规则进行分析和处理,在一定程度上也可应用于微小不规则的病例。利用角膜地形图引导准分子激光手术已经应用于部分研究中,这些研究表明明显不规则可以通过地形图引导得到合适的治疗[7,15-17]。

利用角膜像差分析矫正不规则角膜,我们可测量并分析直到第 7 阶的 Zernike 像差,使用 Esiris-Schwind 软件(Frankfurt,德国)将角膜像差数据转换成合适的切削模式。为了更好地矫正不规则角膜,特别是严重的病例,该软件使手术医生能够积极参与决策过程,根据角膜厚度测量、中

间视觉环境瞳孔大小和总切削量为每个患者选择最佳的方案。为了在不影响角膜完整性的前提下调整合适的切削深度并达到最佳的视觉效果,制订切削方案时,可调整光学切削区,选择或放弃矫正特定的像差。一些特殊的手术标准,如选择光学区和过渡区、放弃特定像差的矫正,应该由手术医生来决定。

如前所述,Osiris 像差仪(CSO-Costruzione Strumenti Oftalmici,意大利)可以精确地检测严重不规则角膜的全眼球像差[8]。通过该平台可以模拟矫正 Zernike 多项式的各项像差后预期的视力和视觉质量的变化,从而协助细化治疗计划,以放弃矫正那些不相关的或可能矫正后反而使视觉质量恶化的像差,调整切削深度至最小需要量(图 23.5)。这一模拟结果仍然需要验证,其可靠性需要通过大量的前瞻性研究证明,但它开启了一种新的令人鼓舞的治疗方式,可以让患者知道“我们在做什么”“为什么这么做”和“我们能期待什么结果”。

采用这种角膜像差引导的手术方式,可以显著降低总 HOA,提高 BCVA 并减少患者的不良症状(图 23.6a~d)[7,18]。如本书其他章节所示,角膜像差引导方法最大的价值在于矫正远视和近视偏心切削,以及扩大光学区以解决患者因小光区出现的夜间视力问题。

代偿性上皮重塑可掩盖角膜前基质的不规则性,如圆锥角膜时,其圆锥部位之上的上皮变薄,部分掩盖了其不规则性。Reinstein 等人的研究发现了 Artemis(ArcScan Inc.,Morrison,CO,美国)上皮地形图在测量不规则角膜中的优势,它可以正确识别角膜前基质表面的不规则性,可以通过地形图引导进行基质表面切削,避免了传统地形图引导的手术因基质不规则被上皮掩盖导致切削不精确的问题[9-11]。研究者证明了在这些角膜中上皮厚度是高度不规则的,从角膜前表面掩盖了真正的基质不规则。在这种情况下,地形图引导(或像差引导)可导致明显不准确的切削,并可能使角膜不规则更严重。

23.5.3　耦合剂方案

在不规则角膜切削过程中使用粘弹剂作为耦合剂,目的是保护角膜不规则面的凹处,使凸处暴露在激光下。在各种耦合剂中,甲基纤维素是最常用的,并且可以使用不同浓度,但由于其沸点较低,切削过程中呈白色,所以不太适用于治疗[19]。Pallikaris 等人还尝试用新的耦合剂治疗不规则散光,用 PALM 技术使角膜表面变得平滑[20];然而,这种技术由于缺乏可重复性而被放弃。Alió 和他的同事们报道了使用 0.25% 玻璃酸钠作为耦合剂辅助准分子激光技术(ELASHY)[21]。玻璃酸钠的物理特性赋予该产品以流变性,光烧蚀率类似于角膜组织,在眼表形成一个稳定和均匀的涂层表面,在 PTK 中有效地填补了角膜表面的凹陷,保护组织不被激光脉冲切削。他们对 50 例(50 眼)伴有不规则散光的患者进行了前瞻性临床对照研究,其安全指数为 1.1,有效指数为 0.74。患者光线追迹参数得到改善,大多数患者(89.3%)主观反馈视敏度以及之前受损的视觉质量得到改善[21]。这一方法临床适应证包括 LASIK 术后因角膜瓣和基质床不规则引起的不规则散光。

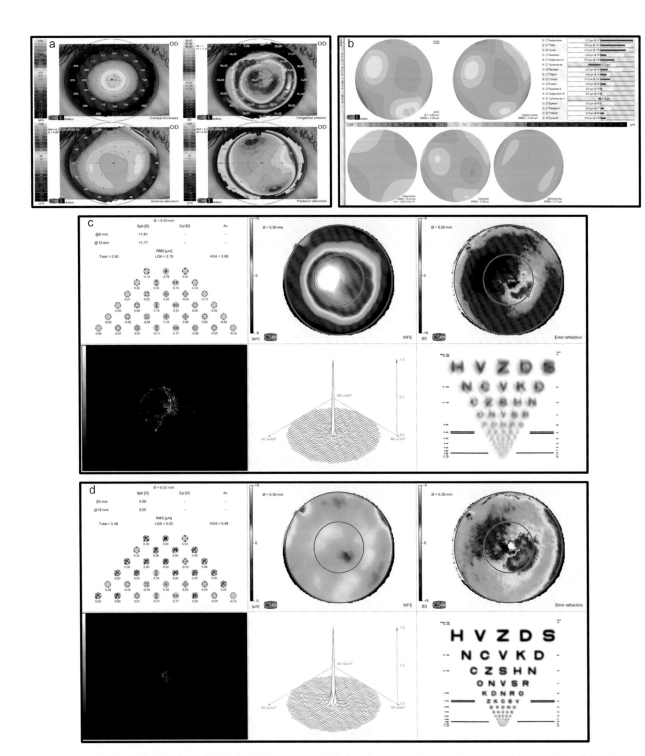

图 23.5　右眼行 SMILE 手术后 UVA 和 CDVA 降低而转诊的患者。治疗期间有不良反馈：裂隙灯检查角膜无异常。角膜地形图观察到预期的近视治疗后中央角膜平坦（a），但没有一个可以证明是角膜高度畸变的不规则区（b）。Osiris 全眼像差分析清楚显示一个引起视觉质量下降的局部旁中心不规则区，符合 SMILE 手术基质微透镜部分残留的表现（c）。模拟平台显示，进行基于 Zernike 多项式 7 阶像差的切削可以提高视觉质量（d），无关像差可以被轻松地检测出并排除在治疗计划之外

a

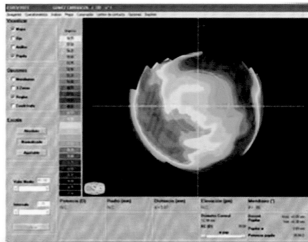

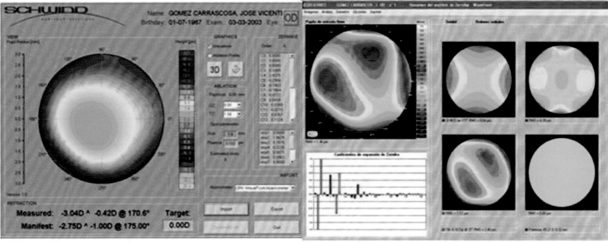

b

角膜地形图

术前

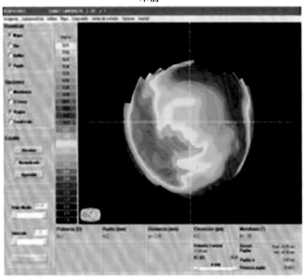

术后1个月

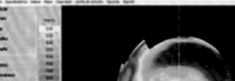
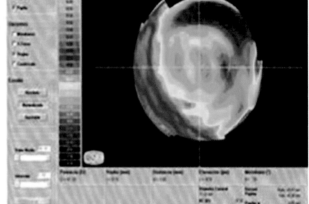

术后3个月

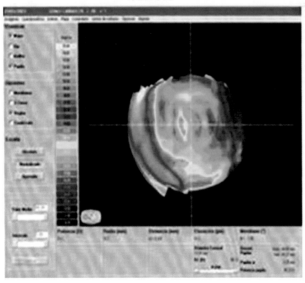

术后6个月

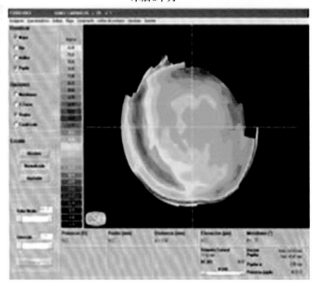

c

Zernike多项式分析

术前　　　　　　RMS sph **0.39**
　　　　　　　　RMS coma **1.12**

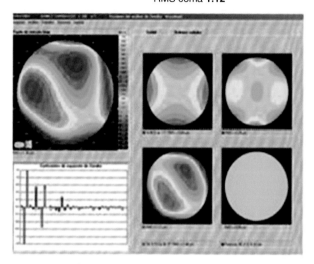

术后1个月　　　RMS sph **0.36**
　　　　　　　　RMS coma **0.83**

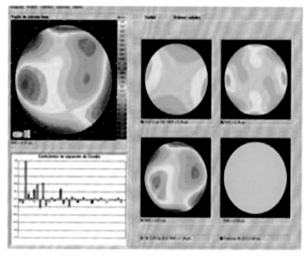

术后3个月　　　RMS sph **0.57**
　　　　　　　　RMS coma **0.9**

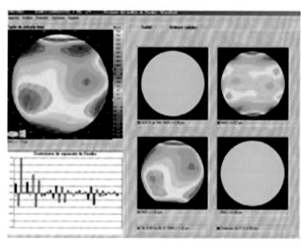

术后6个月　　　RMS sph **0.34**
　　　　　　　　RMS coma **0.63**

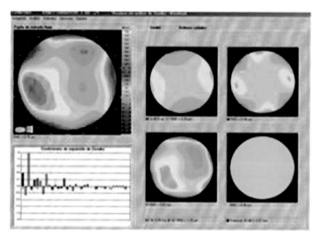

图 23.6　这张图展示了一个病例:(a)进行了地形图引导的准分子激光切削(Esiris-Schwind tech)后,角膜地形图演变(b)和角膜像差分析(c)

此图临床病案如下:
(a)病史:33 岁的白人男性,双眼屈光手术后主诉视力差,右眼出现重影和光晕,尤其是在夜间。第一次手术为 2000 年 3 月所行的 LASIK 手术。过去眼部病史如下:
BCVA OD:1.0
Rx OD:-3.75/+1.00 × 115
检查患者后,情况如下:
UCVA OD:0.6
BCVA OD:0.7
Rx OD:-1.75/+0.75 × 170
角膜厚度:482μm
裂隙灯检查:正常
(b,c):术后 1 个月评估:

患者诉右眼视力改善,重影消失。
UCVA OD:0.8
BCVA:0.8
Rx OD:-0.50 × 30
术后 3 个月评估:
UCVA OD:0.9
BCVA:1.0
Rx OD:-0.50 × 180°
术后 6 个月评估:
UCVA OD:1.0
BCVA:1.0
Rx OD:-0.50 × 180°

23.5.4 角膜切削术（表面板层角膜切削术）

角膜切削术可成功消除角膜瓣并发症或严重偏心切削导致的表层角膜不规则，自动板层角膜刀就可以进行这种角膜切削[22]。角膜切削术较为安全，可使角膜厚度降至320μm，而不造成角膜扩张[22]。机械显微角膜刀留下的粗糙表面可以利用耦合剂辅助下的准分子激光（ELASHY）进行 30~40μm 的角膜切削而变得光滑。近年来，利用飞秒激光技术可以更加精确地计算角膜切削量以获得更好的效果。到目前为止，角膜切削量的限度和 BCVA 合理恢复之间的关系还有待探究。所有病例均残留屈光不正，可以通过眼内人工晶状体（intraocular lens, IOL）植入术矫正，通常采用散光矫正型人工晶状体（toric intraocular lens, Toric IOL）。利用耦合剂进行准分子激光的 PTK（ELASHY）对角膜进行 30μm 的切削，使得角膜表面变得光滑是非常有效的方法。表面板层角膜切削术可以作为板层角膜移植之前最后的方法。

23.5.5 非激光角膜手术

23.5.5.1 前板层角膜移植术

这项技术源于治疗角膜浅基质层疾病，在治疗不规则散光复杂病例上也获得了满意结果[23]。医生可以利用 PTK、显微角膜刀或者飞秒激光板层切除 250~400μm 厚度的角膜基质，然后将同样大小、厚度的供体板层角膜片植入移植床。这对于薄角膜患者来说是一个很好的选择，由于保留了后弹力层，所以移植后排斥反应发生率明显降低。角膜板层厚度超过 300μm 时临床效果更佳，视力在术后 2~4 个月恢复，术后 3 个月可以拆线，残留散光可以再行 LASIK 或者其他更好的表面手术来矫正，手术相关并发症少，如果在薄的板层移植中缝合不当可能出现上皮植入。

23.5.5.2 深板层角膜移植术（deep anterior lamellar keratoplasty, DALK）

DALK 是用供体深板层角膜置换板层病变角膜同时保留患者后弹力层（Descemet's membrane, DM）和内皮细胞层的一种替代性手术技术，它可以大幅度降低免疫排斥风险[24]。不完全的基质分离和后弹力层的不完全暴露可形成创伤愈合界面和光学不规则性，从而影响视觉效果[25]。

这类患者大多需要使用 RGP 来提高矫正视力至 20/20，所以这种方法是针对那些其他方法无法解决的屈光术后不规则散光或者合并轴附近瘢痕的不规则散光。

23.5.5.3 穿透性角膜移植术（penetrating keratoplasty, PK）

PK 是治疗角膜全层混浊（包括后弹力层和内皮层）的不规则散光的首选方案。当 PK 成为最后唯一的解决方案时，虽是一个艰难的选择，但是可以避免医生和患者使用保守治疗进行无效尝试后带来的挫败感和精力的浪费。

要点总结

- 不规则散光的定义是两条主子午线并非成 90°，通常是由角膜曲率的不规则引起的，球柱镜不能完全矫正。
- 术源性不规则散光最常见的临床症状为 BCVA 下降和视觉扭曲，伴夜间和 / 或白天眩光。

- 临床上，不规则散光患者有典型的视网膜检影表现，最常见的是红光反射呈现纺锤形和剪刀形。
- 对屈光手术后引起的不规则散光的最佳分析系统是角膜像差分析仪。
- 角膜像差引导的准分子激光手术，机械刀、飞秒激光或者耦合剂辅助的角膜表面切削术，前板层角膜移植术或者穿透性角膜移植术可用于治疗中重度不规则角膜。

（邓应平　马　可　翻译）

参考文献

1. Alio JL, Belda JI, Patel S. Treating irregular astigmatism and keratoconus. Chapter 1. Miami: Highlights of Ophthalmology International; 2004. p. 1–14.
2. Alio JL, Belda JI. Practical guidelines for the correction of irregular astigmatism and keratoconus. In: Treating irregular astigmatism and keratoconus. Miami: Highlights of Ophthalmology International. p. 335, 342.
3. Goggin M, Alpins N, Schmid LM. Management of irregular astigmatism. Curr Opin Ophthalmol. 2000;11:260–6.
4. Alio JL, Shabayek MH. Corneal higher order aberrations: a method to grade keratoconnus. J Refract Surg. 2006;22:539–45.
5. Caliz A, Montes-Mico R, Belda JI, Alio JL. Corneal aberrometry as a guide for the correction of irregular astigmatism. Chapter 10. In: Treating irregular astigmatism and the keratoconus. Miami: Highlights of Ophthalmology; 2004. ISBN: 9962-613-28-0.
6. Boyd BF, Agarwal A, Alio JL, Krueger RR, Wilson SE. Wavefront analysis, aberrometers and corneal topography. Panama: Highlights of Ophthalmology; 2003.
7. Holland S, Lin DT, Tan JC. Topography-guided laser refractive surgery. Curr Opin Ophthalmol. 2013;24:302–9.
8. Plantet C, Meimon S, Conan JM, Fusco T. Revisiting the comparison between the Shack-Hartmann and the pyramid wavefront sensors via the Fisher information matrix. Opt Express. 2015;23:28619–33.
9. Berny F. Formation des images retienes: determination de l'aberration spherique due system de l'œil. PhD thesis, University of Paris, 1968.
10. Reinstein DZ, Archer TJ, Gobbe M. Refractive and topographic errors in topography-guided ablation produced by epithelial compensation predicted by 3D Artemis VHF digital ultrasound stromal and epithelial thickness mapping. J Refract Surg. 2012;28:657–63.
11. Reinstein DZ, Archer TJ, Gobbe M. Improved effectiveness of transepithelial PTK versus topography-guided ablation for stromal irregularities masked by epithelial compensation. J Refract Surg. 2013;29:526–33.
12. Reinstein DZ, Gobbe M, Archer TJ, Youssefi G, Sutton HF. Stromal surface topography-guided custom ablation as a repair tool for corneal irregular astigmatism. J Refract Surg. 2015;31:54–9.
13. Alio JL, Belda JI, Artola A, García-Lledó M, Osman A. Contact lens fitting in the correction of irregular astigmatism after corneal refractive surgery. J Cataract Refract Surg. 2002;28:1750–7.
14. Cáliz A, Montes-Micó R, Belda JI, Alió JL. Corneal aberrometry as a guide for the correction of irregular astigmatism. In: Alio JL, Belda JI, editors. Treating irregular astigmatism and keratoconus. Panama: Highlights of Ophthalmology; 2004. p. 121–33.
15. Alió JL, Belda JI, Osman AA, Shalaby AMM. Topography-guided laser in situ keratomileusis (TOPOLINK) to correct irregular astigmatism after previous refractive surgery. J Refract Surg. 2003;19:516–27.
16. Alió JL, Artola A, Rodríguez-Mier FA. Selective Zonal Ablations with excimer laser for correction of irregular astigmatism induced by refractive surgery. Ophthalmology. 2000;107:662–73.
17. Knorz MC, Jendiritza B. Topography guided laser in situ keratomileusis to treat corneal irregularities. Ophthalmology.

2000;107:1138–43.

18. Alio JL, Galal A, Montalban R, Piñero D. Corneal wavefront guided LASIK retreatments for correction of highly aberrated corneas following refractive surgery. J Refract Surg. 2007;23:760–73.

19. Thompson V, Durrie DS, Cavanaugh TB. Philosophy and technique for excimer laser phototherapeutic keratectomy. J Refract Corneal Surg. 1993;9:81–5.

20. Pallikaris IG, Katsanevaki VJ, Ginis HS. The PALM technique for the treatment of corneal irregular astigmatism. In: Alio JL, Belda JI, editors. Treating irregular astigmatism and keratoconus. Panama: Highlights of Ophthalmology; 2004. p. 97–101.

21. Alió JL, Belda JI, Shalaby AM. Correction of irregular astigmatism with excimer laser assisted by sodium hyaluronate. Ophthalmology. 2001;108:1246–60.

22. Alio JL, Javaloy J, Merayo J, Galal A. Automated superficial lamellar keratectomy augmented by excimer laser masked PTK in the management of severe superficial corneal opacities. Br J Ophthalmol. 2004;88:1289–94.

23. Alio JL, Uhah J, Barraquer C, Bilgihan K, Anwar M, Melles GRJ. New techniques in lamellar keratoplasty. Curr Opin Ophthalmol. 2002;13:224–9.

24. Melles GRJ, Lander F, Rietveld FJR, et al. A new surgical technique for deep stromal, anterior lamellar keratoplasty. Br J Ophthalmol. 1999;83:327–33.

25. Ardjomand N, et al. Quality of vision and graft thickness in deep anterior lamellar and penetrating corneal allografts. Am J Ophthalmol. 2007;143:228–35.

第六部分
视神经、视网膜疾病和双眼视觉

第 24 章
屈光术后视神经病变和视网膜并发症

Alice Yang Zhang, Reinaldo A. Garcia, Fernando A. Arevalo, J. Fernando Arevalo

核心信息

- 预防准分子激光原位角膜磨镶术（laser insitu keratomileusis, LASIK）术后视神经病变非常重要。
- LASIK 术后玻璃体后脱离过程中，对后玻璃体基底部产生玻璃体视网膜压力。
- 以下几种黄斑疾病可能是 LASIK 的相对禁忌证：
  - 伴有漆裂纹的高度近视患者；
  - 患有血管样条纹和外伤性脉络膜损伤的患者。
- LASIK 或准分子激光角膜表面切削术（photo refractive keratomileusis, PRK）术后近视患者的黄斑裂孔可能会进展。
- LASIK 可能与葡萄膜炎相关。
- 既往有视网膜脱离（retinal detachment, RD）手术史的患者，LASIK 可能是其矫治屈光不正安全有效的方法。
- 冷凝、激光视网膜光凝术、充气性视网膜固定术和未行巩膜带加压的玻璃体切割术往往不会改变眼球的形状和长度，应优先考虑用这些方法来修补孔源性 RD。
- LASIK 术前对玻璃体视网膜病变的预防性治疗并不能确保杜绝术后玻璃体视网膜并发症的发生。
- 有必要告知患者：LASIK 只是矫正近视的屈光状态，虽然术后不常发生玻璃体视网膜并发症，但其仍有可能出现。
- 孔源性 RD 引起 LASIK 术后视力不佳的原因包括未及时转诊至玻璃体视网膜专科医生。

24.1 简介

美国成年人近视患病率约为 25%~46.4%[1-3]，亚洲人群近视患病率更高，而非洲和太平洋岛国则可能稍低。在过去的 30 年中，全球近视的患病率和严重程度有了明显的增长，主要归因于环境因素，部分源于遗传易感性[3,4]。屈光手术市场有很大的发展潜力，因为大多数患者为低度（<5.00D）和中度（-5.01~-10.00D）近视。

屈光手术已成为矫正屈光不正的主流手术，然而可能会出现一些并发症。Hofman[5]，Sanders[6]，Feldman[7]等人报道了 RK 术后出现视网膜脱离（retinal detachment,

RD）的病例。Rodriguez 和 Camacho[8] 报道了 14 只眼（12 名患者）在角膜屈光术后出现无症状或有症状的视网膜裂孔、亚临床或临床孔源性 RD，或两种视网膜病变兼而有之。其中 7 只眼接受了自动板层角膜移植术（automated lamellar keratoplasty, ALK），另 7 只接受 RK。Rodriguez[9]，Barraquer[10]，Ripandelli[11]等人报道了透明晶状体置换矫正近视后出现的 RD。Ruiz-Moreno 及其同事[12]报道了一项临床对照研究，该研究调查了前房型 IOL 植入术后 RD 的发生率。这种 IOL 主要用来矫正高度近视，其术后 RD 发生率为 4.8%。

在全球范围内，准分子激光原位角膜磨镶术（laser insitu keratomileusis, LASIK）已经成为矫正中低度近视的最常用方法之一[13-15]，其术后并发症有视神经病变[16]、欠矫和过矫[17]、角膜瓣移位[18]、上皮内生[19]、角膜瓣融解[20]、角膜炎[21]、视网膜裂孔[22]、RD[23]、视网膜静脉炎[24]、角巩膜穿孔[25]、视网膜出血[25]、黄斑出血[15]、黄斑裂孔[26]、浆液性黄斑脱离[27]、脉络膜新生血管膜[25]、眼弓形虫病再激活[28]和不规则散光。本章目的是回顾屈光手术后，尤其是 LASIK 术后可能发生的视神经病变和视网膜并发症。

24.2 LASIK 术后视神经病变

24.2.1 视神经损伤的病史和机制

大多数前部缺血性视神经病变（anterior ischemic optic neuropathy, AION）是由动脉硬化或颞动脉炎引起的，多种全身、局部、血管和眼部疾病可导致 AION。Lee 等人首次提出了 AION 和 LASIK 之间的关系[29]，其报道了 4 例视神经病变，在手术日至术后 3 天出现视力下降。此后，还有一些研究报道了 LASIK 与睫状后动脉血供受损之间的关系（图 24.1）[30]，例如视神经缺血，与缺血性视神经病变相关的睫状视网膜动脉阻塞[31]，高眼压和正常眼压性青光眼[16,32]出现视野缺损或进展，以及脉络膜阻塞[33]。

所有疾病都可以用相同的病理生理学原理来解释吗？1975 年，Hayreh[34]详细解释了睫状后动脉的部分闭塞是发生 AION 的主要原因，因为睫状后动脉供应了视神经的筛板、筛板前和筛板后的区域。AION、青光眼和低眼压性青

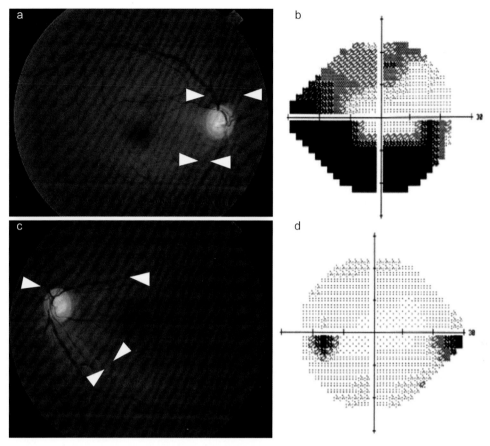

图 24.1　一名 39 岁男性患者在双眼 LASIK 术后第 1 天出现视力下降。患者主诉术后即刻出现双眼视力
模糊,其既往史无视神经病变的危险因素。检查结果显示双眼视力为 20/20,色觉正常,视盘凹陷加深扩大,
右眼相对性传入性瞳孔障碍。(a)右眼的 50° 眼底照片显示:视盘上方的视网膜神经纤维层(retinal nerve
fiber layer,RNFL)弥散性缺失,视盘下方 RNFL 早期楔形缺失(箭头所示)。(b)视野检查显示:下方致密
的神经纤维束型暗点对应右眼视盘和 RNFL 缺失的中上方的神经纤维束型暗点。(c)左眼(LE)50° 眼底
照片显示:视盘上方 RNFL 弥漫性缺失和颞下方楔形缺失对应下方视神经视网膜边缘的切迹(箭头所示)。
(d)视野检查显示:早期下方神经纤维束型暗点,对应左眼上方 RNFL 的缺失
(Modified and reprinted from Cameron et al.Laser in situ keratomileusis-induced optic neuropathy.Ophthalmology
2001 ;108 :660–665,with permission from the American Academy of Ophthalmology)

光眼是视乳头以及筛板后视神经缺血的表现,原因是睫状后动脉灌注压与眼内压不平衡干扰了睫状后动脉的正常血液循环。如果该过程是突发的,会导致伴视神经乳头和筛板后视神经梗塞的 AION。如果该过程是慢性的,就像在高眼压和低眼压性青光眼中一样,会出现视神经乳头和球后视神经组织缓慢变性,引起视盘凹陷加深扩大和筛板后视神经的海绵状变性。

眼内不同区域的血管对闭塞的敏感性变化很大,无论是灌注压降低还是眼压升高都会导致两者之间不平衡。视盘的血液循环首先受到损害,然后是视乳头周围脉络膜,最后是脉络膜的其余部分,这就解释了在没有脉络膜视网膜病变的情况下经常出现 AION 的原因。然而,由于脉络膜视网膜动脉起源于睫状后动脉,如 Ahmadieh 和 Javadi 报道的病例中所描述的,睫状视网膜动脉闭塞可能与 AION 有关[31]。另外,在 AION 中,视野缺损的类型是多变的,与许多眼部和神经系统疾病引起的变化相似。Weiss[32]和 Bushley[16]等人报道的病例指出,LASIK 术后的 AION 中

可以看到神经纤维束缺损伴有弓形暗点,与青光眼视野缺损类似。因此,睫状后动脉的某一分支闭塞可能波及视神经的筛板前、筛板或筛板后区域[34]。

在 LASIK 中,制作角膜瓣之前需要在眼前节放置一个负压吸引环,这会使眼内压(intraocular pressure,IOP)瞬间升高至超过 65mmHg[35]。动物实验发现,在微型角膜刀启动的负压阶段,眼内压可以增加到 80~230mmHg。其他研究表明,在板层切割过程中,眼内压甚至可能增加到 140~360mmHg[29]。最新技术应用飞秒激光替代微型机械角膜刀,同时用低压吸引环。飞秒激光发射 10^{-15} 秒的短时脉冲,利用光致破裂进行精确的角膜基质切开,使邻近组织损伤达到最小[36]。在猪眼的研究中,在吸引和飞秒激光切削时,眼内压最大达 135mmHg,低于传统微型角膜刀,但持续时间更长[36,37]。人眼研究中,眼压可达 195mmHg[38]。对于存在 AION 或青光眼危险因素的患者,使用飞秒激光 LASIK 可能更合适,尽管曾经有飞秒激光 LAISK 术后发生 AION 的报道[39]。

LASIK 术中的眼内压升高可能导致视网膜和视神经

乳头的灌注减少、筛板后移，以及睫状后动脉灌注压下降。尽管这种眼压升高是短暂的，但仍存在缺血或压力引起的视神经乳头和视网膜神经纤维层损伤的可能性[35]。因此，当眼内压大于动脉灌注压时，由于睫状后短动脉中血流的短暂中断，可能导致 LASIK 诱导的视神经缺血性损伤。LASIK 相关的视神经病变可能是由于气压性损伤，伴随对神经节细胞、神经纤维层和筛板的压迫，尽管该情况发生率较低。这将导致后发性视神经视盘凹陷加深扩大和神经纤维的损伤，进而出现视觉缺失。

Chan 及其同事研究了一组青光眼和疑似青光眼患者，将眼压瞬间升至 67mmHg 并持续 30 秒[40]，术前和术后视野检查显示平均偏差的下降没有显著统计学差异；术后平均偏差短暂下降，模式标准差无变化，主要是由于浅层角膜上皮病变[40]。这种阴性的发现可能是由于眼内压短时间内中度增加、视野检查的敏感性，以及视神经病变中视野损害的滞后效应。然而，这项研究确实说明，即使在视神经易受高眼压损害的患者中，LASIK 术后出现视神经病变也非常罕见。

对于有青光眼危险因素的患者，完整的术前眼科检查，包括房角镜检查、眼轴长度、眼压、视神经状态和视野的基线资料尤为重要[41]。应选择多种视神经和视网膜神经纤维层（retinal nerve fiber layer，RNFL）的成像模式，包括眼底照片，相干光断层成像（optical coherence tomography，OCT），偏振激光扫描 RNFL 分析仪和海德堡视网膜断层扫描（Heidelberg retinal tomography，HRT）[41]。值得注意的是，偏振激光扫描测量 RNFL 可能会受到角膜结构改变的影响[42]。术前获得的角膜资料，可能在术后的对比中发挥作用[43]。

24.2.2　视神经病变的危险因素

LASIK 术后，视神经病变是极为罕见的，同时也是危害视力的严重并发症，因为视力和视野的丢失可能是永久性的。此外，眼科医生应了解 LASIK 术后有发生急性前部或球后视神经病变的潜在风险，并应在 LASIK 手术前和术后即刻进行全面的眼科检查，以确定危险因素并及时治疗并发症。

缺血性视神经病变的危险因素包括青光眼的个人和家族史，既往视神经病变，严重的心血管疾病（如高血压或全身低动脉压的倾向、充血性心力衰竭、心肌缺血、麻醉、手术或非手术性休克），有眼内压升高趋势或可疑青光眼，以及视神经盘结构变化（例如小的"危险的视盘"和视神经头玻璃膜疣）。此外，风险因素还包括全身性疾病，如糖尿病、高脂血症和杂合性因子 V Leiden 突变[16,29,34,44]。

LASIK 术后可能出现急性类固醇反应，导致高眼压和角膜瓣层间液体积聚，称为压力诱发的角膜基质病变（pressure-induced stromal keratopathy，PISK）[45]。压平眼压计在角膜中央测量时常常低估了眼压，而在角膜周边测量时往往更准确[45]。如果早期未发现 PISK，可能会出现青光眼性视野缺损，并可能引起 LASIK 术后视神经缺血性病变[46-48]。

Hayreh 认为，夜间低动脉压是非动脉炎性前部缺血性视神经病变（nonarteritic anterior ischemic optic neuropathy，NA-AION）发生、发展的重要危险因素。当过度使用或睡前使用有效的抗高血压药物时，会出现夜间低血压，并且有证据表明某些患者发生的 NA-AION 可能是医源性的[49]。

24.2.3　临床表现

LASIK 术后视神经病变发作时，患者可出现视力和色觉下降、相对性传入性瞳孔障碍、不同程度的视盘肿胀和视神经相关性视野缺损。在 AION 发病后 6 周至 2~3 个月，临床检查可以发现视神经视盘进行性加深扩大，视盘盘沿局灶性改变，以及神经纤维层的厚度变薄[29,30,34]。

24.2.4　治疗

目前对 AION 没有有效的治疗方法，且均有争议，现提出了针对非动脉型 AION 的类固醇治疗。许多研究表明，在疾病的早期阶段，全身给予糖皮质激素治疗可能有助于改善某些患者的视功能[50,51]。Hayreh 在一个小样本人群的研究中明确发现，早期应用类固醇治疗初期非动脉炎性 AION 效果显著[34,50,51]。

手术干预，包括视神经开窗术，过去被提倡在完成缺血性视神经病变减压试验（ischemic optic neuropathy decompression trial，IONDT）之前用于 AION 的治疗，但该研究最终表明外科手术没有效果[52]。视神经切断术也曾经用于非动脉炎性 AION 的治疗[53]：该手术将整个视乳头全层径向切开，不仅切断视乳头中的数千根神经纤维，而且切断了血管供应，这不但没有任何临床效益，反而导致严重的视力下降[49]。

24.2.5　预防

由于缺乏有效的治疗手段，采取预防措施尤为重要。预防应包括：

①避免全身动脉血压突然下降（低血压麻醉和充血性心力衰竭）；

②通过药物治疗改善全身循环血流动力学；

③防止眼压突然升高（房角关闭和内眼手术，如白内障摘除）；

④局部药物治疗尽可能降低眼压[19,34,50,54]。

患有 AION 或有家族史、全身性疾病或眼科疾病风险高的患者，如小视神经乳头、青光眼、青光眼家族史或疑似青光眼，应在术前咨询与 LASIK 有关的视野缺损的可能性。对于这些患者，如果 PRK，角膜基质环或持续使用隐形眼镜、框架眼镜可以提供令人满意的视力，则无须承担视神经受压导致视野缺损的风险，尽管这个风险小，但仍然存在[32]。

24.2.6　视网膜裂孔和 RD

许多文献报道了 LASIK 术后发生 RD[22,55,56]。Ozdamar 等人报道了 1 例 LASIK 术后双侧 RD 伴巨大视网膜裂孔的病例[55]；Stulting 和同事报道了 1 例 LASIK 术后孔源性 RD[56]；Faghihi 等人统计发病率为 0.082%[57]；而 Ruiz-Moreno 及其同事统计 LASIK 术后 RD 的发病率为 0.25%，视网膜手术后平均 BCVA 为 20/45[23]；Aras 等人报道了 10 例 LASIK 术后 RD（发生率为 0.22%）[58]；Farah

及其同事报道了 4 例高度近视病例 LASIK 术后 3 个月内出现早期孔源性 RD[59];另一篇病例报告详细描述了一位 –13D 的高度近视患者由于 LASIK 术后 14 小时视网膜下方出现两个马蹄形裂孔被诊断为下方 RD[60]。从这些研究中可以得出 LASIK 与 RD 之间没有因果关系,但 LASIK 可能与 RD 有关,特别是在高度近视患者中。在近视患者中,RD 的年发病率估计在 0.015%~0.075%,被认为与早期的玻璃体液化和早期的玻璃体后脱离有关[61]。

我们先前报道过 LASIK 手术治疗屈光不正(近视和远视)的 2 年研究,共 29 916 只眼。24 个月内,玻璃体视网膜病变的发生率为 0.06%,包括 14 例孔源性 RD(图 24.2)[25]。在我们之前的研究中,LASIK 术后孔源性 RD 的发生率介于 0.04%~0.05%[62]。我们对 11 594 名 LASIK 患者进行为期 10 年的随访研究,22 眼(19 名患者)术后发生了孔源性 RD[63],患者术前近视度数为 –1.50D~ –10.00D(平均 –4.50D)。LASIK 术后孔源性 RD 发生在 1 个月 ~13 年(平均 31.6 个月),随着随访时间延长,发生率增加。孔源性 RD 的发生率在 1 年时为 0.05%,5 年为 0.15%,10 年增加至 0.19%[63]。随访时间为术后第 1 天、第 3 个月、第 12 个月,以及之后每年 1 次。研究指标包括临床表现、LASIK 术后孔源性 RD 的发生频率、特征(眼底图像的评估)和 22 只眼的手术结果。术前检查包括巩膜顶压下彻底的散瞳眼底镜检查,对任何易发生孔源性 RD 的视网膜病灶进行了预处理。

19 名患者平均年龄为 41.8 岁(22~70 岁),12 名(54.5%)为男性。在我们的系列研究中,1.5% 的患者需要在 LASIK 手术前进行视网膜病变的预处理,而先前已对视网膜周围病变进行预防性治疗的患者 LASIK 术后均未发生孔源性 RD。LASIK 术后所有患者均没有其他眼科手术史。RD 采用玻璃体切割术、冷冻固定术、巩膜扣带术、氩激光视网膜光凝和充气性视网膜固定术治疗。在视觉症状出现后平均 34.8~56 天(范围:7 天 ~3 个月)行玻璃体视网膜手术修复 LASIK 术后孔源性 RD。视网膜手术后的平均随访时间为 8.7 年(范围:1 个月 ~12 年)。57.1% 的病例术后 BCVA 提高了 2 行或更多,31.8% 的病例术后视力小于等于 20/200。视力差的原因包括视网膜前膜、近视性黄斑病变、增殖性玻璃体视网膜病变和视神经萎缩。术后视网膜复位的成功率为 100%。Ruiz 和 Alió 等人统计了 LASIK 术后 5 099 例连续病例共 9 239 只眼的视网膜疾病发病率[64],术后 11 只眼(0.36%)发生 RD,平均发生时间为(24.6 ± 20.4)个月。

24.2.7　RD 的特征和视网膜裂孔的分布

在一个 10 年随访研究中,我们对 22 只眼的眼底图进行了评估(图 24.2b)[63]。其中 2 只眼发生视网膜完全脱离,20 只眼发生不完全脱离。在 20 例不完全性孔源性 RD 中,11 只眼是波及黄斑区的孔源性 RD,9 只眼是未波及黄斑的孔源性 RD。11 只眼主要累及下方象限,9 只眼是主要累及上方象限的孔源性 RD。在 20 例不完全性孔源性 RD 中,有 15 只眼波及 1 个象限以上。有 11 例不全孔源性 RD 累及颞下象限,6 例鼻下象限,6 例颞上象限和 5 例鼻上象限。

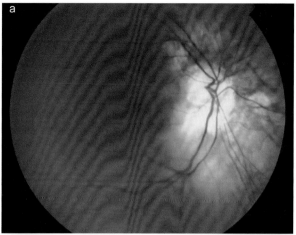

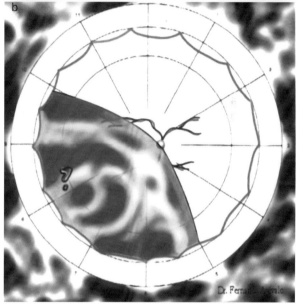

图 24.2　(a)LASIK 术后颞下方视网膜全部脱离的眼底照片(波及黄斑区);(b)同一病例玻璃体部分后脱离的眼底图,8 点钟方向可见 1 个视网膜的马蹄孔,相同位置还可见 1 个视网膜圆孔

每个孔源性 RD 的平均视网膜裂孔数为 3(范围:1~9),包括 43 个圆孔,22 个马蹄孔,1 个视网膜离断。48 个(71.6%)视网膜裂孔位于颞侧(颞下 31 个),19 个(28.4%)位于鼻侧(鼻下 10 个)。我们观察到 11 只眼玻璃体的情况:7 例(63.6%)有玻璃体后脱离(posterior vitreous detachment,PVD),4 例(36.4%)没有发现玻璃体后脱离。所有病例中,仅有 2 例(9%)发现视网膜裂孔伴格子样变性。4 例(18%)患有 C 级增殖性玻璃体视网膜病变(proliferative vitreoretinopathy,PVR)(图 24.3)。RD 的分布和视网膜裂孔的位置与 24 个月研究的数据结果类似[25]。

症状出现和 RRD 手术相隔时间长可能是导致超过 30% 的病例最终视力较差(包括 18% 的 PVR 发生率)的原因。由于认为一些患者的视力症状可能与 LASIK 术后屈光或角膜问题有关,所以转诊到玻璃体视网膜专家的时间会被延误。此外,无论我们的视网膜解剖学复位率多高,与高度近视相关的其他因素(包括近视性变性和弱视)也可能影响最终的视功能结果。

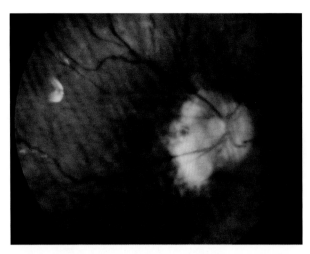

图 24.3　眼底照片显示:近视眼 LASIK 术后发生 RRD 伴 PVR,该眼成功进行了玻璃体切割术和硅油填充

Chan 和他的同事[65]针对高度近视眼(60 例)的特征,开展了大样本的研究,平均近视度数为(-9.5±5.8)D,对这些样本进行了 LASIK 术前视网膜检查、术后视网膜裂孔和孔源性 RD 特征的描述,发现 14 只眼睛有格子样变性和小的视网膜裂孔。许多病例出现了复杂的玻璃体视网膜并发症(53.3% 有 2 个及以上破裂,26.7% 有 3 个及以上裂孔,30% 双眼均有裂孔,8.3% 为完全性 RD,8.3% 为 PVR,6.7% 出现巨大视网膜裂孔,以及 5.0% 出现广泛视网膜离断)。40% 的眼在 LASIK 术后 6 个月内出现玻璃体视网膜并发症。与未做 LASIK 的年轻成年人近视眼相比,本研究中视网膜裂孔的分布与之相似。作者通过这项研究发现,视网膜裂孔、撕裂和圆孔在上下象限分布相对均匀,原因尚不清楚。然而,在玻璃体后脱离时,后玻璃体基底部引起的玻璃体视网膜应力,更可能导致颞侧视网膜而不是鼻侧的视网膜发生裂孔和脱离。

最近的几项研究提出,近视患者发生 RD 的最危险因素是近视的程度和早期玻璃体后脱离,而不一定与屈光手术有关。Kang 及其同事[66]最近的一项研究比较了 LASIK[57]、LASEK[67]和未接受屈光手术的近视患者 RD 的发生率[64],其中值得一提的是 LASEK 不需要使用负压吸引环。比较这些眼睛的特征可以发现,除了 LASIK 术后的 RD 病例,其他被研究眼的特征之间无明显的差异,和那些接受过 LASEK 手术的眼睛相比,有其他屈光手术史的眼睛有更多的视网膜圆孔。在所有的分组里面,视网膜的圆孔和裂孔主要在颞侧。Lee 及其同事[68]在新加坡进行的一项研究报道,12 760 只眼在 LASIK 和 PRK 术后有 10 例发生 RD;在这些病例中,RD 患者比没有发生 RD 的患者平均年龄大 11 岁,且术前有较高近视屈光度。作者认为,RD 是近视自然发展过程的一部分,而年纪较大的高度近视患者本身就具有较高患 PVD 和随之而来的 RD 的风险。

24.2.8　严重的黄斑脱离

Singhvi 等人[27]报道了 1 例 LASIK 术后双眼浆液性黄斑脱离的病例。他们认为,LASIK 术后中心性浆液性脉络膜视网膜病变(central serous chorioretinopathy,CSCR)发生

的机制可能包括:微型角膜环吸引的机械力产生的冲击波,引起黄斑下血管脆性和 RPE 的改变。先前存在的黄斑病变,如 RPE 萎缩,可能是 LASIK 治疗远视的禁忌证,有可能会导致 CSCR 的发生。

24.2.9　黄斑出血、漆裂纹和脉络膜新生血管膜

Kim 和 Jung[69]报道,由于黄斑出血,1 只眼 BCVA 比术前下降 2 行。Luna 等人[70]报道了 1 例 LASIK 术后双眼黄斑出血,术后第 1 天,患者的裸眼视力为 20/50 左右,手术 17 天后,他的视力下降到 20/200。眼底检查显示多灶性黄斑区视网膜下和后极部出血。眼底荧光血管造影显示一些黄斑病变与漆裂纹并存。Principe 等人[71]报道了第一例非复杂性、双眼同步飞秒 LASIK 的近视眼患者,出现术后单眼黄斑出血,患者术前无黄斑病变。总之,即使术前没有确定的危险因素,例如高度近视、先前存在的 CNV、漆裂纹,以及与微型角膜刀制作角膜瓣相关的眼压突然变化,也可能在 LASIK 术后发生黄斑出血。

迄今为止,文献报道了 27 例 28 眼 LASIK 术后脉络膜新生血管膜(choroidal neovascular membrane,CNVM)[72],我们第一个报道了 LASIK 术后 CNV[22]。一名 48 岁的西班牙裔男性远视患者(右眼 +3.50 D,左眼 +4.00 D)LASIK 术后 2 年左眼视力下降,视力为 20/400,裂隙灯检查没有明显异常,散瞳眼底镜检查和荧光血管造影显示旁中心凹 CNVM 伴视网膜下积液。使用经睫状体平坦部玻璃体切割术和颞侧视网膜切开术从视网膜下移除 CNVM,并进行了玻璃体腔空气填充,术后局部使用类固醇和睫状肌麻痹剂。8 个月后,左眼视力为眼前指数,眼底镜检查显示旁中心凹视网膜色素上皮缺损。

据 Ruiz 和 Alió 等人[73,74]报道,LASIK 术后 CNV 发生率为 0.1%,PRK 术后发生 1 例(1/5 936)。Saeed 等人[75]报道了 1 例低度近视患者 LASIK 术后发生 CNV。CNV 的发病率似乎很低但临床表现和治疗效果欠佳,常常伴有视力的显著下降。最近 Maturi 等人[76]和其他研究人员[77]报道了 LASIK 矫正近视后黄斑漆裂纹的特征和潜在机制(其中 1 例继发了黄斑中心凹下 CNV)。病理性近视的黄斑漆裂纹经常因为 CNV 和黄斑萎缩导致视力较差,LASIK 矫正高度近视后出现漆裂纹虽然不常见但也值得关注。

Scupola[78]和 Arevalo 等人[79]报道称病理性近视 LASIK 术后运用维替泊芬光动力疗法(photodynamic therapy,PDT)治疗黄斑中心凹下 CNV,成功稳定并提高了患者视力。Scupola 等人[78]报道了 1 例穿透性角膜移植术(penetrating keratoplasty,PK)后行 LASIK 术的患者出现 CNV 的病例,PDT 治疗 1 年后,视力稳定在 20/200。Arevalo 等人[79]报道了用 PDT 治疗高度近视 LASIK 术后中心凹下 CNV,5 例 LASIK 近视矫正术后的患者(平均屈光度 -13.3D,-8.00~-16.25D)用单次或多次 PDT 与维替泊芬治疗(图 24.4),2 名患者在 PDT 后视力提高(2~5 行),2 例视力保持稳定,1 例视力下降 4 行。80% 的病例(4/5 只眼)视力提高或保持不变。短期随访高度近视眼 LASIK 术后中心凹下 CNV 的患者,使用 PDT 似乎增加了视力稳定或改善的机会(平均 9.4 个月,3~13 个月)。

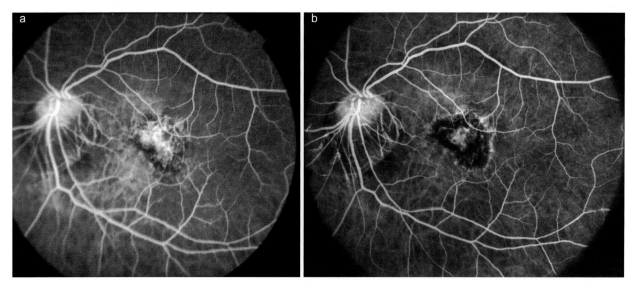

图 24.4　(a)LASIK 术后通过荧光血管造影诊断为 CNV。(b)间隔 6 个月 2 次接受维替泊芬联合 PDT 治疗。最后一次 PDT 治疗后，荧光造影显示 CNV 完全闭合，中心区少量染色，没有荧光素渗漏

最近，Neo 等人报道了 3 例近视眼 LASIK 术后 CNV 患者联合使用玻璃体内注射抗血管内皮生长因子(anti-vascular endothelial growth factor, antiVEGF) 和维替泊芬 PDT 联合治疗[72]。从 LASIK 到出现 CNV 的时间间隔为 1~18 周，3 名患者荧光血管造影证明为典型的 CNV。其中 1 名患者 10 年前曾用激光光凝术治疗过近中心凹 CNV，并且在光凝瘢的边缘形成了新的黄斑中心凹旁 CNV，另外 2 名患者没有 CNV 病史。患者接受 1~3 次玻璃体腔内注射雷珠单抗以及 1~2 次 PDT，直至 CNV 消退，最终视力为 0~0.3(相当于 20/20~20/40)。目前，单独使用抗 VEGF 药物是治疗 CNV 的选择之一。

脉络膜新生血管的形成与近视本身有关，在高度近视患者中，发病率为 4%~11%。此外发现，高达 82% 的近视患者中漆裂纹与 CNV 有关[77]。理论上讲，Bruch 膜的破裂会使视网膜下新生血管复合体进一步发展。当微型角膜刀吸引环吸附在角膜缘后 4mm 处时，眼压上升至 60mmHg 以上，随后产生牵引和压缩。此外，我们必须考虑准分子激光器产生冲击波可能传递到眼睛。如果已经有漆裂纹，这个过程可能会进一步增加 Bruch 膜的间隙。我们认为，对于有漆裂纹的高度近视患者，LASIK 应被视为禁忌，宜选择其他方式的屈光手术。

24.2.10　黄斑裂孔

Chan 和 Lawrence[26] 最近报道了 3 名近视患者的 3 只眼，在双眼 LASIK 或 PRK 术后，其中 1 只眼出现了黄斑裂孔。病例 1(48 岁女性) LASIK 术后 4~7 周形成黄斑裂孔；病例 2(36 岁女性) LASIK 术后 2 个月内形成黄斑裂孔；病例 3(45 岁男性) 在 PRK 术后 9 个月发现黄斑裂孔。玻璃体切割术封闭了黄斑裂孔，病例 1 最终矫正视力为 20/25，病例 2 为 20/30，而病例 3 拒绝进一步手术。作者认为 LASIK 或 PRK 术后可能出现黄斑裂孔，玻璃体视网

膜界面的改变可能在发病过程中起到了重要的作用。Ruiz-Moreno[80] 和 Bikbova[67] 各自报道了 1 例 LASIK 术后黄斑裂孔形成的病例，Garcia-Fernandez 报道了 1 例 LASIK 术后 10 年发生双侧黄斑裂孔的病例[81]。

我们组[82] 报道了 20 只眼(19 名患者)在双眼 LASIK 术后出现黄斑裂孔(图 24.5)，形成时间为 1~83 个月(平均 12.1 个月)。18% 的患者为女性，年龄在 25~65 岁，所有患者均为近视性屈光不正，术前没有玻璃体后脱离，但 LASIK 术后 55% 的病例出现玻璃体后脱离，14 只眼通过玻璃体切割术封闭了黄斑裂孔。该组黄斑裂孔的发病率为 0.02%(20/83 938)，是迄今为止最大样本量的 LASIK 术后黄斑裂孔的报道。

准分子激光或微型角膜刀如何导致黄斑裂孔？其中的病理生理学机制是什么？负压吸环导致眼压持续增加，然后突然下降。眼前节迅速被负压吸引，引起形状的变化，解除吸引环之后的所有眼结构也发生了压迫和去压迫，这种类型的"创伤"某种程度上类似于闭合性眼外伤。周边视网膜撕裂和黄斑裂孔的机制可能是前节-后节的压缩和扩张。眼睛沿前后轴伸长，且球体的直径可能增加。同时，由于眼睛是一个闭合系统，其在赤道平面内收缩(图 24.6a)。当前节被负压吸引时，晶状体可以伴随前玻璃体向前移位，这可能加速玻璃体脱离和引起玻璃体基底部牵引。当吸引环突然释放时，减压会导致过度调节，伴随着球体赤道部的膨胀和前后方向缩短(图 24.6b)，这些可能导致玻璃体基底部和后极部的急性玻璃体视网膜牵拉。

此外，当准分子激光切削组织时，能量在前节被释放出来，角膜组织像羽毛一样被切削并被抛向角膜前的空气中。可以肯定的是，这样巨大的力量可能伴随着玻璃体向内的反向作用力。随后，能量以冲击波的形式传播(图 24.6c)。冲击波和随后的辐射能量对玻璃体完整性的影响尚不清楚。

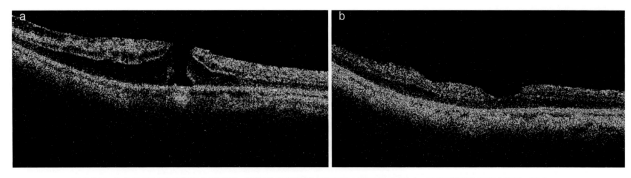

图 24.5 （a）OCT 显示黄斑全层裂孔，周围伴有明显的视网膜水肿和囊样改变，OCT 测量圆孔直径为 390μm。
（b）OCT 显示玻璃体切割术后 1 周，黄斑裂孔闭合

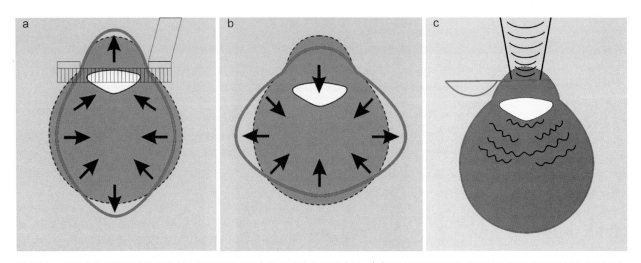

图 24.6 以下变化可能导致玻璃体基底部和后极部的急性玻璃体视网膜牵拉。（a）当放置吸引环时，眼球的形状沿前后轴变形，且球体的直径可能增加。同时，由于眼睛是闭合的系统，眼球沿着水平轴收缩，赤道直径变小。（b）当停止吸引去除吸引环时，减压会导致赤道直径伸长和前后方向收缩的过度调节。（c）准分子激光诱导的冲击波可能在玻璃体后脱离的发生中起作用
（Reprinted from Arevalo et al.Rhegmatogenous retinal detachment in myopic eyes after laser in situ keratomileusis.Frequency,characteristics,and mechanism.J Cataract Refract Surg 2001；27：674–80，with permission from ASCRS & ESCRS）

24.2.11 葡萄膜炎

根据 Suarez 等人的报道，LASIK 矫正屈光不正后不常出现前葡萄膜炎，发病率为 0.18%，年发病率为 0.06%（每 100 000 只眼 60 例）[83]。这个数字远远高于一般人群中前葡萄膜炎的年发病率（0.008% 或每 100 000 人中 8 例）。作者推测，葡萄膜炎可能是由于手术期间损伤葡萄膜，破坏了正常的前房相关免疫偏离，抗炎细胞因子减少，促炎细胞因子增加。

LASIK 术后发生前葡萄膜炎少见但可能很严重，包括前房纤维蛋白的渗出[84]。治疗方法是局部冲击和口服类固醇激素，炎症可在 2 周内消退。第二个病例报道了一名患有溃疡性结肠炎、人白细胞抗原（HLA）-B27 阳性的患者，在双眼 LASIK 术后 15 天出现单眼前葡萄膜炎伴前房积脓[85]。通过局部冲击和口服类固醇药物，同时局部使用抗生素点眼，该患者的葡萄膜炎得到有效控制。Moshirfar 及其同事[86]评估了 46 只眼（23 例 HLA-B27 阳性患者）急性前葡萄膜炎的发生率，对比了 LASIK 手术（0.200/ 眼·年）

与无 LASIK 手术的患者（0.246/ 眼·年）急性前葡萄膜炎的发病率，结果没有统计学意义。既往的葡萄膜炎病因研究表明 LASIK 没有增加葡萄膜炎的风险[86]。

Lin 和 Tsai[24]报道了 1 例 LASIK 术后 8 周出现双眼黄斑囊样水肿伴视网膜静脉炎。患者视物模糊，并且在旁中心凹和近中心凹区域出现局灶性白斑，双眼黄斑中心凹反射消失。在患者接受口服糖皮质激素治疗后，视力恢复正常，双眼眼底白斑数量和大小均减少。他们认为 LASIK 产生的冲击波会对视网膜产生机械作用力，导致结构损伤和眼内炎症。

Barbara 等人[28]报道了一例接受双侧 LASIK 手术后眼部弓形虫病再激活的病例，眼后节检查显示右眼视网膜周边有一个陈旧的弓形虫病瘢痕。患者对术后裸眼视力提高表示满意，然而在术后第 52 天，患者抱怨右眼视力下降。检查发现有前葡萄膜炎、玻璃体炎和陈旧弓形虫病灶旁的活动性视网膜脉络膜卫星灶。经多药联合治疗之后，玻璃体炎和活动性病灶得到了控制。作者认为 LASIK 术后可能发生弓形虫病的再激活。

对于葡萄膜炎患者,应在炎症静止时进行 LASIK 手术以避免发生严重的术后炎症,但是患者和临床医生也应知晓 LASIK 术后发生眼内炎症的症状和体征[83]。

24.2.12　RD 术后的 LASIK

Belda[87],Sforza 和 Saffra[88],Sinha[89] 和 Favardin[90] 等人报道了共 23 名既往行巩膜环扎术治疗 RD 的患者再行 LASIK 矫正近视。所有患者的裸眼视力均改善,近视等效球镜下降,但是在某些病例中结膜瘢痕(8.7%,2/23)可能会妨碍微型角膜刀产生最佳的吸引力。Holopainen 等人[91] 报道了 10 名一次或多次行 RD 手术治疗的患者,再接受 PRK 或 LASIK 矫正巩膜兜带术产生的屈光不正,屈光手术后随访 67 个月。所有的患者在制作角膜瓣的环节都产生足够的负压吸引,且 60% 的患者术后屈光度在目标屈光度的 1D 误差范围内。

Barequet 等人[17] 报道了 9 眼既往 RD 术后再行 LASIK 手术的病例,评估了 LASIK 手术矫正近视的安全性和有效性。在 RD 术后(130 ± 123)个月施行 LASIK 手术,术后随访时间为(14.8 ± 12.5)个月,所有患者未观察到明显的术中或术后视网膜并发症。术前平均等效球镜为(-9.00 ± 3.00)D,裸眼视力为 0.06 ± 0.02,BCVA 为 0.64 ± 0.16。随访结束时,平均等效球镜为(0.65 ± 0.88)D,平均裸眼视力为 0.57 ± 0.14,平均 BCVA 为 0.72 ± 0.19。因此,对于既往有 RD 手术史的患者,LASIK 是一种安全有效的矫正屈光不正的选择。

24.2.13　角巩膜穿孔

在我们的病例中[25],有 2 只眼在制作角膜瓣时,角膜刀造成角巩膜穿孔:其中一例发生玻璃体出血,另一例发生 RD。

一名 24 岁的西班牙裔女性近视患者(右眼 -5.00D,左眼 -4.25D)因为 LASIK 术后右眼视力即刻下降来我院就诊。根据手术医生的介绍,他在制作角膜瓣时没有将间隔距板放入微型角膜刀中,随后出现眼球角膜穿通伤、虹膜损伤、晶状体损伤、玻璃体损伤和玻璃体出血。我们对患者进行了彻底的前部玻璃体切割术,用 10-0 尼龙线缝合角膜伤口,口服和外用类固醇药物。13 个月后,她配戴隐形眼镜的 BCVA 为 20/25[-1]。

在我们的第二个案例中,一名 38 岁的西班牙裔女性近视患者(右眼 -20.00D,左眼 -15.00D)因 LASIK 术后左眼视力下降来我院就诊。手术医生介绍,在制作角膜瓣时,发生了角膜穿孔。患者在 1 周后接受了残余晶状体摘除和前部玻璃体切割术。在裂隙灯检查发现角膜伤口,用 10-0 尼龙线缝合,并伴后弹力层皱褶。由于屈光介质混浊,散瞳眼底镜检查没有观察到详细的视网膜情况,诊断性 B 超检查显示下方 RD。我们对其施行了玻璃体切割术联合巩膜环扎术,眼内激光光凝,SF6 气体填充,局部使用类固醇和睫状肌麻痹剂。3 个月后,她的对侧眼(也接受过 LASIK 术)出现 RD,我们用氩激光视网膜固定术治疗。6 个月后,她的左眼视力为眼前手动,这是由于角膜瘢痕和下方复发性孔源性 RD。

一些由 LASIK 引起的角膜穿孔病例通过应用治疗性软性角膜接触镜、局部使用抗生素、口服碳酸酐酶抑制剂和包眼治疗。我们应该意识到 LASIK 引起的角膜穿孔可能非常严重,有的时候必须进行缝合。此外,如我们的报告[25]所示,严重的病例可能与眼后节损伤有关。在我们的研究中,LASIK 术后出现玻璃体视网膜并发症(玻璃体出血和角巩膜穿孔后 RD)的发生率为 0.006%(2/29 916)。

我们建议屈光手术医生在 LASIK 术中正确组装微型角膜刀,制作角膜瓣时要一丝不苟。未来使用一次性微型角膜刀可能有助于避免出现这种并发症。

24.2.14　玻璃体切割术中角膜瓣移位

我们有一个病例,LASIK 术后 69 个月行玻璃体切割术,去除角膜上皮时出现角膜瓣移位。Chaudhry 和 Smiddy 报道过类似的病例[92],该患者 LASIK 术后仅 4 个月施行了玻璃体手术。Tosi 及其同事报道了一例 LASIK 术后 24 个月行玻璃体切割术中角膜瓣移位的病例,最近报道了 LASIK 术后 10 年发生外伤性角膜瓣移位的病例,这表明少数患者发生这种并发症的时间是没有限期的[93-94]。

LASIK 术后角膜瓣移位是一种严重的并发症,包括角膜瓣的丢失、上皮内生、层间颗粒和角膜瓣皱褶,以上情况都可能影响最终的屈光结果。在巩膜扣带和玻璃体切割术中,去上皮时出现角膜瓣移位也有报道。

我们建议玻璃体视网膜手术的医生在治疗 RD 时应明确 LASIK 和其他屈光手术史,包括角膜瓣蒂部的位置。如果可能,应该避免去除角膜上皮。Lopez-Guajardo 等人发明了一种技术,平衡盐溶液冲洗表面后,将干海绵覆盖于水肿的角膜上皮上几秒钟,以改善术中可视性,而无须去上皮[95]。如果一定要去上皮,应局限于角膜瓣中央,保护角膜瓣外周的纤维粘连[96]。角膜去上皮应该从角膜瓣的蒂部(鼻侧或上方)开始,再向角膜瓣的其他部位扩展(颞侧或下方)。此外,我们建议尽可能使用非接触式观察系统,避免在玻璃体切割术中使用角膜接触镜。如果发生角膜瓣移位,首先要使用钝性手术器械抹平角膜瓣[93]。建议冲洗基质床以去除残余的碎屑,可以使用湿海绵抹平角膜瓣,然后用干海绵轻轻在角膜瓣边缘吸水 5 分钟[93]。角膜瓣处理之后,局部使用类固醇并包眼。难治的病例可能需要缝线固定。如果出现角膜瓣皱褶,可以使用绷带镜,持续的角膜皱褶提示我们要重新评估并进行角膜瓣复位。理想的情况是,让屈光手术医生和角膜专科医生来处理角膜瓣并发症。

24.2.15　最终考虑因素

在我们的研究中,LASIK 术后玻璃体视网膜病变的发生率为 0.05%~0.19%(年发病率 0.02%)[63],这个数字远远低于近视患者的孔源性 RD 发病率[6]。这可能是因为屈光手术患者基本都接受了术前检查,包括非常彻底的巩膜顶压下的扩瞳间接眼底镜检查,以及对可能发生 RD 的周边视网膜病变的预处理。在这项研究中,无论有无症状,都会预防性处理广泛的格子样变性、视网膜盖样撕裂、萎缩性圆孔和视网膜簇绒。以上处理指征是基于玻璃体视网膜手术引起角膜形状的改变，从而影响屈光手术的效果的事实。我们建议适时行冷冻固定、氪激光视网膜光凝术、充气性视网膜固定术和没有巩膜加压的玻璃体切割术，因为这些处理方式往往不会改变眼球的形状和长度。正如 Rodriguez 和 Camacho[8] 所建议的那样，如果曾经做过巩膜扣带术，在确保所有视网膜裂孔已经愈合且目前没有 RD 后，可以去除巩膜外加压体。

Lin 和 Tseng[22] 最近发表了一项研究，评估近视患者 LASIK 手术前，预防性使用视网膜光凝术对视网膜裂孔治疗的有效性和安全性。在 32 名患者(3.2%)的 39 只眼(2.02%)中诊断和治疗了视网膜裂孔。在平均 19 个月的随访期间，排除了 1 例 LASIK 术后 19 个月时发生眼外伤但没有视网膜裂孔的患者，没有患者发生孔源性 RD。Chan 等人[97] 提出 LASIK 术前视网膜检查，可以预测 LASIK 术后视网膜病变的位置(裂孔和 RD)，尤其是在术前玻璃体视网膜病变(格子样变性和裂孔)的高度近视眼中，但预防性治疗玻璃体视网膜病变不能保证术后不发生玻璃体视网膜并发症。

根据已有文献，我们无法确定是否需要进行预防性治疗。目前，还不能科学地确定对于 LASIK 患者和非 LASIK 患者的周边视网膜病变治疗是否应区别对待。大多数专家建议，在 LASIK 手术之前，应对患者在散瞳和巩膜顶压下使用间接检眼镜仔细检查，以发现需要治疗的周边视网膜病变。有人认为，无论患者是否要做 LASIK，都应谨慎对待；另一部分人认为，鉴于 LASIK 可能会加重先前的视网膜病变，因此应更积极地治疗。

当在某个领域评估我们所认知的状态时，要考虑的另一个重要因素是随访的持续时间。在我们的 10 年随访研究中，孔源性 RD 的发病率随时间增加，年发病率为 0.02%。LASIK 引起的创伤可在多年以后导致玻璃体液化加速，这些患者的 RD 和其他玻璃体视网膜疾病的发生率可能更高。在当前的短期随访医疗模式中，眼科医生并未意识到这一点。

黄斑疾病可能是 LASIK 的相对禁忌证。高度近视和黄斑漆裂纹的患者在手术期间用负压吸引环升高眼压后发生黄斑出血和 CNV 的风险很高，患有血管样条纹和创伤性脉络膜破裂的患者面临相似的风险。在 LASIK 术中，由于后极部牵引，1 期黄斑裂孔可能会进展。此外，将来有可能需要进行玻璃体视网膜手术的近视患者是 LASIK 的相对禁忌证。另一方面，在稳定的黄斑疾病(瘢痕)中，如果患者意识到并接受视力不能完全矫正，则屈光医生可以根据自己的标准施行 LASIK 手术。

总之，LASIK 术后很少发生严重的并发症。告知患者 LASIK 仅矫正近视的屈光状态是非常重要的。这些患者将来可能会出现玻璃体视网膜并发症，有必要进行仔细的、大规模的前瞻性研究，包括明确玻璃体视网膜病变的危险因素，玻璃体的影像检查，巩膜顶压下的间接眼底镜检查，黄斑区血管造影去明确 LASIK 手术是否会加重近视的病理性改变。此外，我们的最新研究表明，孔源性 RD 手术的结果可能不如预期。尽管一次手术视网膜复位成功率很高，但视力不佳的原因还有视网膜前膜、增殖性玻璃体视网膜病变、近视黄斑病变和视神经萎缩。最终视力可能受到高度近视视网膜病变、弱视和延迟转诊至玻璃体视网膜专家等条件的限制。

要点总结

- 由于 LASIK 术后视神经病变没有有效的治疗方法，采取预防措施极为重要。
- LASIK 术后玻璃体后脱离引起玻璃体基底部产生玻璃体视网膜应力可能导致视网膜裂孔和孔源性 RD。
- 远视中存在的黄斑病变，如 RPE 萎缩，可能与 LASIK 术后 CSCR 或视网膜下液的积聚有关。
- 黄斑疾病可能是 LASIK 的相对禁忌证：
  - 在手术过程中，负压吸引环使眼压增高，引起高度近视和黄斑漆裂纹患者发生黄斑出血和 CNV 的风险更高。
  - 患有血管样条纹和创伤性脉络膜破裂的患者处于同一风险状态。
- 近视眼在 LASIK 或 PRK 术后可能出现黄斑裂孔。玻璃体切割术能成功地将黄斑裂孔闭合。
- 葡萄膜炎患者应在炎症静止时行 LASIK 手术，以避免术后严重的炎症。
- 有既往 RD 手术史的近视患者，LASIK 是矫正屈光不正安全有效的选择。然而，少数情况下结膜瘢痕可能会影响微型角膜刀产生最佳吸力。
- 为了避免角巩膜穿孔，我们建议屈光医生在 LASIK 手术期间要一丝不苟地正确组装微型角膜刀并制作角膜瓣，或使用一次性微型角膜刀。
- 玻璃体视网膜专科医生在治疗有 LASIK 手术史的患者时应避免去除角膜上皮。
- 冷冻固定、激光视网膜光凝术、充气性视网膜固定术和无巩膜条带的玻璃体切割术往往不会改变眼球的形状和长度，应优先考虑用上述方法治疗孔源性 RD。
- LASIK 术前玻璃体视网膜病变的预防性治疗并不能保证术后不发生玻璃体视网膜并发症。
- 目前，还不能科学地确定对于 LASIK 患者和非 LASIK 患者的周边视网膜病变治疗是否应区别对待。鉴于 LASIK 可能会加重先前的视网膜病变，因此应更积极地治疗。
- 告知患者 LASIK 仅矫正近视的屈光状态，LASIK 术后的玻璃体视网膜并发症尽管不常见，但也可能发生。
- LASIK 术后孔源性 RD 术后视力不佳的原因包括延迟转诊至玻璃体视网膜专科医生。

利益声明
作者与本文所述材料无相关经济利益。
经济支持：无

(周激波 车丹阳 翻译)

参考文献

1. McCarty CA, Livingston PM, Taylor HR. Prevalence of myopia in adults: implications for refractive surgeons. J Refract Surg. 1997;13(3):229–34.
2. Sperduto RD, et al. Prevalence of myopia in the United States. Arch Ophthalmol. 1983;101(3):405–7.
3. Vitale S, Sperduto RD, Ferris FL 3rd. Increased prevalence of myopia in the United States between 1971-1972 and 1999-2004. Arch Ophthalmol. 2009;127(12):1632–9.
4. Holden BA, et al. Global prevalence of myopia and high myopia and temporal trends from 2000 through 2050. Ophthalmology. 2016;123(5):1036–42.
5. Hofman R, Starling JC, Hovland KR. Case report: retinal detachment after radial keratotomy surgery. J Refract Surg. 1985;1:226.
6. Sanders DR, Hofmann RF, Salz JJ. Refractive corneal surgery. Thorofare, NJ: Slack; 1986.
7. Feldman RM, et al. Retinal detachment following radial and astigmatic keratotomy. Refract Corneal Surg. 1991;7(3):252–3.
8. Rodriguez A, Camacho H. Retinal detachment after refractive surgery for myopia. Retina. 1992;12(3 Suppl):S46–50.
9. Rodriguez A, Gutierrez E, Alvira G. Complications of clear lens extraction in axial myopia. Arch Ophthalmol. 1987;105(11):1522–3.
10. Barraquer C, Cavelier C, Mejia LF. Incidence of retinal detachment following clear-lens extraction in myopic patients. Retrospective analysis. Arch Ophthalmol. 1994;112(3):336–9.
11. Ripandelli G, et al. Retinal detachment after clear lens extraction in 41 eyes with high axial myopia. Retina. 1996;16(1):3–6.
12. Ruiz JM, et al. Retinal detachment in phakic eyes with anterior chamber intraocular lenses to correct severe myopia. Am J Ophthalmol. 1999;127(3):270–5.
13. Pallikaris IG, et al. A corneal flap technique for laser in situ keratomileusis. Human studies. Arch Ophthalmol. 1991;109(12):1699–702.
14. Pallikaris IG, Siganos DS. Excimer laser in situ keratomileusis and photorefractive keratectomy for correction of high myopia. J Refract Corneal Surg. 1994;10(5):498–510.
15. Zaldivar R, Davidorf JM, Oscherow S. Laser in situ keratomileusis for myopia from -5.50 to -11.50 diopters with astigmatism. J Refract Surg. 1998;14(1):19–25.
16. Bushley DM, Parmley VC, Paglen P. Visual field defect associated with laser in situ keratomileusis. Am J Ophthalmol. 2000;129(5):668–71.
17. Barequet IS, et al. Laser in situ keratomileusis for correction of myopia in eyes after retinal detachment surgery. J Refract Surg. 2005;21(2):191–3.
18. Lee AG. LASIK-induced optic neuropathy. Ophthalmology. 2002;109(5):817. author reply 817
19. Najman-Vainer J, Smith RJ, Maloney RK. Interface fluid after LASIK: misleading tonometry can lead to end-stage glaucoma. J Cataract Refract Surg. 2000;26(4):471–2.
20. Arevalo JF, et al. Rhegmatogenous retinal detachment in myopic eyes after laser in situ keratomileusis. Frequency, characteristics, and mechanism. J Cataract Refract Surg. 2001;27(5):674–80.
21. Perez JJ, et al. Nocardial keratitis after laser in situ keratomileusis. J Refract Surg. 1997;13(3):314–7.
22. Lin SC, Tseng SH. Prophylactic laser photocoagulation for retinal breaks before laser in situ keratomileusis. J Refract Surg. 2003;19(6):661–5.
23. Ruiz-Moreno JM, Pérez-Santonja JJ, Alió JL. Retinal detachment in myopic eyes after laser in situ keratomileusis. Am J Ophthalmol. 1999;128(5):588–94.
24. Lin JM, Tsai YY. Retinal phlebitis after LASIK. J Refract Surg. 2005;21(5):501–4.
25. Arevalo JF, et al. Incidence of vitreoretinal pathologic conditions within 24 months after laser in situ keratomileusis. Ophthalmology. 2000;107(2):258–62.
26. Chan CK, Lawrence FC. Macular hole after laser in situ keratomileusis and photorefractive keratectomy. Am J Ophthalmol. 2001;131(5):666–7.
27. Singhvi A, et al. Bilateral serous macular detachment following laser in situ keratomileusis. Am J Ophthalmol. 2004;138(6):1069–71.
28. Barbara A, et al. Reactivation of ocular toxoplasmosis after LASIK. J Refract Surg. 2005;21(6):759–61.
29. Lee AG, et al. Optic neuropathy associated with laser in situ keratomileusis. J Cataract Refract Surg. 2000;26(11):1581–4.
30. Cameron BD, Saffra NA, Strominger MB. Laser in situ keratomileusis-induced optic neuropathy. Ophthalmology. 2001;108(4):660–5.
31. Ahmadieh H, Javadi MA. Cilioretinal artery occlusion following laser in situ keratomileusis. Retina. 2005;25(4):533–7.
32. Weiss HS, Rubinfeld RS, Anderschat JF. Case reports and small case series: LASIK-associated visual field loss in a glaucoma suspect. Arch Ophthalmol. 2001;119(5):774–5.
33. Jain RB, Chopdar A. LASIK induced choroidal infarcts. Br J Ophthalmol. 2003;87(5):649–50.
34. Hayreh SS. Anterior ischemic optic neuropathy. Berlin, New York: Springer-Verlag; 1975. p. 145.
35. Whitson JT, et al. Effect of laser in situ keratomileusis on optic nerve head topography and retinal nerve fiber layer thickness. J Cataract Refract Surg. 2003;29(12):2302–5.
36. Vetter JM, et al. Comparison of intraocular pressure during corneal flap preparation between a femtosecond laser and a mechanical microkeratome in porcine eyes. Cornea. 2011;30(10):1150–4.
37. Hernandez-Verdejo JL, et al. Porcine model to compare real-time intraocular pressure during LASIK with a mechanical microkeratome and femtosecond laser. Invest Ophthalmol Vis Sci. 2007;48(1):68–72.
38. Vetter JM, et al. Intraocular pressure measurements during flap preparation using 2 femtosecond lasers and 1 microkeratome in human donor eyes. J Cataract Refract Surg. 2012;38(11):2011–8.
39. Maden A, Yilmaz S, Yurdakul NS. Nonarteritic ischemic optic neuropathy after LASIK with femtosecond laser flap creation. J Neuroophthalmol. 2008;28(3):242–3.
40. Chan KC, et al. Visual field changes after transient elevation of intraocular pressure in eyes with and without glaucoma. Ophthalmology. 2008;115(4):667–72.
41. Shrivastava A, Madu A, Schultz J. Refractive surgery and the glaucoma patient. Curr Opin Ophthalmol. 2011;22(4):215–21.
42. Roberts TV, et al. The effect of laser-assisted in situ keratomileusis on retinal nerve fiber layer measurements obtained with scanning laser polarimetry. J Glaucoma. 2002;11(3):173–6.
43. Halkiadakis I, et al. Assessment of nerve fiber layer thickness before and after laser in situ keratomileusis using scanning laser polarimetry with variable corneal compensation. J Cataract Refract Surg. 2005;31(5):1035–41.
44. Mulhern MG, Condon PI, O'Keefe M. Endophthalmitis after astigmatic myopic laser in situ keratomileusis. J Cataract Refract Surg. 1997;23(6):948–50.
45. Randleman JB, Shah RD. LASIK interface complications: etiology, management, and outcomes. J Refract Surg. 2012;28(8):575–86.
46. Hamilton DR, et al. Steroid-induced glaucoma after laser in situ keratomileusis associated with interface fluid. Ophthalmology. 2002;109(4):659–65.
47. Nordlund ML, et al. Pressure-induced interface keratitis: a late complication following LASIK. Cornea. 2004;23(3):225–34.
48. Pham MT, Peck RE, Dobbins KR. Nonarteritic ischemic optic neuropathy secondary to severe ocular hypertension masked by interface fluid in a post-LASIK eye. J Cataract Refract Surg. 2013;39(6):955–7.
49. Hayreh SS. Ischaemic optic neuropathy. Indian J Ophthalmol. 2000;48(3):171–94.
50. Hayreh S. Acute ischemic disorders of the optic nerve: pathogenesis, clinical manifestations and management. Ophthalmol Clin N Am. 1996;9:407–42.
51. Hayreh SS. Anterior ischaemic optic neuropathy. III. Treatment, prophylaxis, and differential diagnosis. Br J Ophthalmol. 1974;58(12):981–9.
52. Group, O.N.D. Ischemic optic neuropathy decompression trial: twenty-four-month update. Arch Ophthalmol. 2000;118(6):793–8.
53. Soheilian M, et al. Transvitreal optic neurotomy for nonarteritic anterior ischemic optic neuropathy. Retina. 2003;23(5):692–7.
54. Shaikh NM, et al. Progression to end-stage glaucoma after laser in

situ keratomileusis. J Cataract Refract Surg. 2002;28(2):356–9.

55. Ozdamar A, et al. Bilateral retinal detachment associated with giant retinal tear after laser-assisted in situ keratomileusis. Retina. 1998;18(2):176–7.

56. Stulting RD, et al. Complications of laser in situ keratomileusis for the correction of myopia. Ophthalmology. 1999;106(1):13–20.

57. Faghihi H, et al. Rhegmatogenous retinal detachment after LASIK for myopia. J Refract Surg. 2006;22(5):448–52.

58. Aras C, et al. Retinal detachment following laser in situ keratomileusis. Ophthalmic Surg Lasers. 2000;31(2):121–5.

59. Farah ME, Hofling-Lima AL, Nascimento E. Early rhegmatogenous retinal detachment following laser in situ keratomileusis for high myopia. J Refract Surg. 2000;16(6):739–43.

60. Reviglio VE, et al. Acute rhegmatogenous retinal detachment immediately following laser in situ keratomileusis. J Cataract Refract Surg. 2007;33(3):536–9.

61. Michels RG, et al. Retinal detachment. St. Louis: Mosby; 1990. p. 1138.

62. Arevalo JF, et al. Rhegmatogenous retinal detachment after laser-assisted in situ keratomileusis (LASIK) for the correction of myopia. Retina. 2000;20(4):338–41.

63. Arevalo JF, et al. Rhegmatogenous retinal detachment after LASIK for myopia of up to -10 diopters: 10 years of follow-up. Graefes Arch Clin Exp Ophthalmol. 2012;250(7):963–70.

64. Ruiz JM, Alio JL. Incidence of retinal disease following refractive surgery in 9,239 eyes. J Refract Surg. 2003;19(5):534–47.

65. Chan CK, et al. Characteristics of sixty myopic eyes with pre-laser in situ keratomileusis retinal examination and post-laser in situ keratomileusis retinal lesions. Retina. 2004;24(5):706–13.

66. Kang HM, et al. Characteristics of rhegmatogenous retinal detachment after refractive surgery: comparison with myopic eyes with retinal detachment. Am J Ophthalmol. 2014;157(3):666–72 e1-2.

67. Bikbova G, et al. Macular hole after laser in situ keratomileusis in a 26-year-old patient. Case Rep Ophthalmol Med. 2013;2013:739474.

68. Lee SY, et al. Retinal detachment after laser refractive surgery at the Singapore National Eye Centre. J Cataract Refract Surg. 2006;32(3):536–8.

69. Kim HM, Jung HR. Laser assisted in situ keratomileusis for high myopia. Ophthalmic Surg Lasers. 1996;27(5 Suppl):S508–11.

70. Luna JD, Reviglio VE, Juarez CP. Bilateral macular hemorrhage after laser in situ keratomileusis. Graefes Arch Clin Exp Ophthalmol. 1999;237(7):611–3.

71. Principe AH, et al. Macular hemorrhage after laser in situ keratomileusis (LASIK) with femtosecond laser flap creation. Am J Ophthalmol. 2004;138(4):657–9.

72. Neo HY, et al. Choroidal neovascularization following laser in situ keratomileusis for high myopia: a case series. Int Ophthalmol. 2013;33(1):27–34.

73. Ruiz JM, et al. Choroidal neovascularization in myopic eyes after photorefractive keratectomy. J Cataract Refract Surg. 2000;26(10):1492–5.

74. Ruiz JM, Perez JJ, Alio JL. Choroidal neovascularization in myopic eyes after laser-assisted in situ keratomileusis. Retina. 2001;21(2):115–20.

75. Saeed M, et al. Choroidal neovascularization after laser in situ keratomileusis in a patient with low myopia. J Cataract Refract Surg.

2004;30(12):2632–5.

76. Maturi RK, et al. Choroidal neovascularization after LASIK. J Refract Surg. 2003;19(4):463–4.

77. Ruiz JM, Montero J, Alio JL. Lacquer crack formation after LASIK. Ophthalmology. 2003;110(8):1669–71.

78. Scupola A, et al. Choroidal neovascularization after laser-assisted in situ keratomileusis following penetrating keratoplasty. Graefes Arch Clin Exp Ophthalmol. 2003;241(8):682–4.

79. Arevalo JF, et al. Photodynamic therapy with verteporfin for sub-foveal choroidal neovascular membranes in highly myopic eyes after laser in situ keratomileusis. Ophthalmic Surg Lasers Imaging. 2004;35(1):58–62.

80. Ruiz JM, et al. Macular hole in a myopic eye after laser in situ keratomileusis. J Refract Surg. 2002;18(6):746–9.

81. Garcia-Fernandez M, Castro-Navarro J, Bajo-Fuente A. Vitreoretinal surgery for bilateral macular holes after laser-assisted in situ keratomileusis for the correction of myopia: a case report. J Med Case Rep. 2012;6:381.

82. Arevalo JF, et al. Full-thickness macular hole after LASIK for the correction of myopia. Ophthalmology. 2005;112(7):1207–12.

83. Suarez E, et al. Anterior uveitis after laser in situ keratomileusis. J Cataract Refract Surg. 2002;28(10):1793–8.

84. Parmar P, et al. Fibrinous anterior uveitis following laser in situ keratomileusis. Indian J Ophthalmol. 2009;57(4):320–2.

85. Liu MP, et al. Hypopyon uveitis following LASIK in a patient with ulcerative colitis. J Refract Surg. 2012;28(8):589–91.

86. Moshirfar M, et al. Risk for uveitis after laser in situ keratomileusis in patients positive for human leukocyte antigen-B27. J Cataract Refract Surg. 2008;34(7):1110–3.

87. Belda JI, et al. Laser in situ keratomileusis to correct myopia after scleral buckling for retinal detachment. J Cataract Refract Surg. 2003;29(6):1231–5.

88. Sforza PD, Saffra NA. Laser in situ keratomileusis as treatment for anisometropia after scleral buckling surgery. J Cataract Refract Surg. 2003;29(5):1042–4.

89. Sinha R, et al. LASIK after retinal detachment surgery. Br J Ophthalmol. 2003;87(5):551–3.

90. Farvardin M, Farvardin M, Hosseini H. LASIK after retinal detachment surgery. Acta Ophthalmol Scand. 2006;84(3):411–4.

91. Holopainen JM, et al. Excimer laser refractive correction of myopia after episcleral buckling for rhegmatogenous retinal detachment. J Cataract Refract Surg. 2007;33(10):1744–9.

92. Chaudhry NA, Smiddy WE. Displacement of corneal cap during vitrectomy in a post-LASIK eye. Retina. 1998;18(6):554–5.

93. Tosi GM, et al. Flap displacement during vitrectomy 24 months after laser in situ keratomileusis. Retina. 2005;25(8):1101–3.

94. Khoueir Z, et al. Traumatic flap dislocation 10 years after LASIK. Case report and literature review. J Fr Ophtalmol. 2013;36(1):82–6.

95. Lopez-Guajardo L, et al. Possibility of flap displacement during retinal surgery. Retina. 2007;27(3):393–4. author reply 394

96. Iskander NG, et al. Late traumatic flap dislocation after laser in situ keratomileusis. J Cataract Refract Surg. 2001;27(7):1111–4.

97. Chan CK, Tarasewicz DG, Lin SG. Relation of pre-LASIK and post-LASIK retinal lesions and retinal examination for LASIK eyes. Br J Ophthalmol. 2005;89(3):299–301.

第 25 章
屈光手术对斜视及双眼视觉的影响

Bhairavi Kharod-Dholakia，Natalie A. Afshari

核心信息

- 屈光手术后，复视或斜视的发生率非常低；本章讨论屈光手术后斜视和双眼视觉障碍的病因、预防和治疗。

25.1 背景

1948 年，Jose Barraquer 率先通过改变角膜的形态与曲率来矫正屈光不正，他所开展的手术方式为切除部分角膜，将其冷冻和重塑后再把它缝合到原位。他的工作驱动了现代屈光手术的发展。20 世纪 60 年代，俄罗斯学者 Svyatoslav Fyodorov 提出了放射状角膜切开术（radial keratotomy，RK），然而，许多并发症的存在使得眼科医生认为该手术的效果并不理想。20 世纪 70 年代，准分子激光技术的出现为屈光手术带来了革命性的变化，受困于框架眼镜或角膜接触镜的患者现在可以整日获得"矫正"视力，数以百万的患者受益于激光手术带来的视力提高，进而提高了生活质量。鉴于屈光手术能够使患者摆脱眼镜并明显提高生活质量，屈光手术及其技术的发展十分受医生和患者欢迎。由于手术过程简便又能提高生活质量，自 20 世纪 90 年代引入以来，屈光手术已经成为最受欢迎的眼科手术之一。

然而，屈光手术仍存在一些缺陷，众所周知且有文献报道的最常见的术后并发症如眩光、光晕和星芒等，尤其在早期的屈光手术后更为突出；术后感染、上皮植入、角膜瓣制作不全及纽扣型角膜瓣等并发症同样在文献中有所报道。视功能失代偿所导致的隐性或显性斜视是少见的屈光手术并发症之一，屈光手术后复视或斜视的发生率很低，根据一项研究发现，其发生率仅为 0.12%，但更深入的研究表明其实际的发生率甚至更低。这些患者主诉双眼视功能障碍，有明显的复视或眼位不正等不适症状。本章将讨论屈光手术后此类并发症发生的原因、预防和治疗。

25.2 屈光手术后斜视和双眼视功能损害的病因

许多早期研究发现，部分术前有斜视的患者在屈光手术后眼位变正，然而，随着时间的流逝，这些患者的斜视症状又会逐渐浮现出来；另有一部分术前眼位可用眼镜控制为正位的隐斜患者，在术后立即出现重影或复视。最终，这些患者在屈光手术后出现斜视或双眼视觉损害。这些患者给眼科医生提出一个难以理解的问题——是什么导致了这种失代偿？现在我们已经知道有几种原因，其中之一是屈光手术后双眼视觉功能的破坏导致了失代偿，使术前的隐性斜视发展成为显性斜视。在表面切削手术（与 LASIK 相比）、单眼手术或单眼视手术设计时，患者更容易出现双眼视觉功能的失代偿，因此，术前应与这类患者沟通并着重介绍手术后的此种风险。

25.3 屈光术后迟发性斜视失代偿患者

在屈光术后早期，许多术前斜视的患者在术后变为正位眼，然而随着时间的流逝，斜视失代偿开始出现。是什么导致了这种迟发性失代偿呢？屈光回退是主要原因，尤其是高度近视和远视在屈光手术后容易出现回退。其中，绝大部分的患者不会产生斜视，只出现视力下降。然而，对于术前已经存在斜视的患者来说，即使小幅度的屈光回退也会对双眼视功能产生影响。因此，这种失代偿是屈光手术后的一种感觉运动功能的改变。

25.4 术前眼镜矫正的斜视患者

另一种情况是术前用眼镜能够完全矫正的斜视患者在屈光手术后出现了显性斜视。是什么原因引起这些患者的术后眼位不正呢？虽然屈光手术本身并不会导致这种眼部失调，但在某些情况下，会引起已存在的斜视显现出来。

镜片对双眼产生一定的棱镜效应，习惯配戴框架眼镜的患者通常已经适应了该效应。屈光手术虽然消除了这种棱镜效应，却诱发了"反向棱镜效应"，这打破了双眼正常的视网膜对应关系并发生了异常的视网膜对应（abnormal retinal correspondence，ARC），导致非生理性复视，这些问题常见于高度近视、远视和屈光参差术后的患者。这些患者如果配戴隐形眼镜也会产生类似的效果,因为配戴隐形眼镜同样会消除镜片的棱镜效应。

25.5   术前隐性或显性斜视的患者

许多患者在屈光手术后出现了"新生的"斜视,但进一步的研究和回顾之前的检查显示这些患者在术前就已经存在内隐斜或外隐斜。在另一种情况下,术前就已存在显性或隐性斜视的患者在术后出现显性复视或斜视。其中原因之一是屈光度矫正不精确,无论欠矫或过矫多么微不足道,都会对这类患者引起与斜视相关的问题。因为隐性或显性斜视患者的双眼融合储备太过脆弱,因此,扰乱了他们的屈光平衡,抵消了融合储备并最终导致先前存在的斜视的失代偿。此外,欠矫或过矫还改变了眼睛的结点位置,这也是损害双眼视觉功能的因素之一。

制作角膜瓣和/或激光治疗的偏心是导致术后眼位偏斜的术中因素,以垂直方向偏心的影响最大。此外,术中偏心还会导致术后夜间眩光、图像重影、倾斜或变形,以及规则散光和不规则散光,使最佳矫正视力下降。当一只眼的治疗中心在视轴上,而另一眼偏中心治疗时,偏心治疗的眼睛会偏离最佳治疗区的方向。例如,术眼在制瓣或激光治疗时发生了向颞侧的偏中心,特别是术前已经存在外斜视或外隐斜的患者,在屈光手术后就会出现外斜视。如果制瓣或激光治疗中心向上方或下方偏心,那么患者就会出现垂直方向的斜视,这种情况可能是患者在治疗过程中向上或向下看,或者眼睛存在垂直方向的 Kappa 角,或者由于瞳孔散大引起瞳孔中心偏位,医生因而无法精确定位。对于术前存在水平方向的隐性斜视或显性斜视患者,如果术中发生垂直方向的治疗偏心,那么术后通常会出现 AV 型斜视。此外,先天性上斜肌麻痹的患者如果发生制瓣或激光治疗偏心,同样会出现眼位偏斜并伴随复视症状。

虽然屈光手术能引起某些患者斜视的显现,但对于存在屈光调节性内斜视伴弱视的患者,屈光手术能够治疗潜在的远视,改善眼位,提高视力和立体视觉,屈光手术后调节性和非调节性斜视都能获得正常眼位或轻微的斜视。因此,屈光手术还被用于治疗一些接触镜和框架眼镜矫正效果不佳的斜视与弱视儿童。

25.6   单眼视和斜视

对于术前已存在斜视的患者,进行单眼视设计时需要进行特别的评估,这些患者的双眼融合功能非常脆弱,需要双眼眼位呈正位、视力接近才能维持融合状态,因此,手术造成的部分或完全单眼视会破坏融合,进而产生双眼视觉损害的高风险。特别是主导眼矫正后用于看近,非主导眼矫正后用于看远,这种融合功能被破坏的影响更为明显,当患者用非主导眼注视时更容易出现复视。然而,部分轻度的隐斜或显斜患者能够耐受部分单眼视,因此,在决定给隐斜或显斜的患者做单眼视手术前,必须要做接触镜或单眼视框架眼镜的试戴,以确定患者是否是单眼视的合适人选。如果试戴时出现复视,那么术后发生复视的风险非常高。此外,即使试戴时没有复视出现也不能排除术后复视发生的可能,部分人群的复视在单眼视手术后几年才会出现。因此,单眼视手术前针对有隐斜或显斜的患者说明术后发生复视的可能性是至关重要的。

如果为这些患者选择单眼视手术,不建议两眼屈光度的差值超过 1.25D,这种程度的屈光参差可以保证患者视近、视远时均可获得较好的立体视。研究认为,屈光参差超过 1.25D 会导致离焦眼被抑制,因双眼无法融合比这个更大的屈光参差,进而造成双眼视功能下降。

25.7   屈光手术患者斜视和双眼视功能损害的预防

术前的斜视程度可能是患者在屈光手术后是否出现斜视相关问题的决定因素,预防屈光手术后斜视或双眼视功能障碍的最重要措施是对接受屈光手术的患者进行全面的术前评估。详细询问眼部病史,包括是否做过眼肌的手术,是否在一天结束的时段或疲劳的时候出现视物重影现象,家人是否注意到患者出现过"错乱"的眼位(尤其是在患者感觉疲劳之后),配戴接触镜时是否出现双眼视物困难,这些问题对考虑做单眼视手术的患者尤为重要。全面的检查也是同样重要的,包括遮盖 - 去遮盖试验、交替遮盖试验、散瞳验光与显然验光,有时甚至需要马氏杆检查评估。

一项重要的研究介绍了将患者分为低、中、高风险度的重要性。近视、屈光参差不超过 4D,没有斜视或复视的病史,框架镜片没有棱镜效应,交替遮盖或遮盖 - 去遮盖测试和棱镜测试最多有轻微的隐斜视,以及当前配戴的眼镜、显然验光、散瞳验光之间差别小于 0.5D,这些患者被认为是低风险人群。这些患者在手术时出现技术问题,例如术后的角膜瘢痕或不合适的屈光度,同样会出现复视。没有满足这些条件的患者被认为是中度风险人群,因此有必要做进一步的测试:融合与发散功能以及会聚发散幅度的检查、术前单眼视的测试、中和棱镜测试、单眼和双眼散光轴位的测试。当患者没有通过这些补充测试时,他/她将被视为术后发生复视的高风险患者。中度或高度复视风险并不一定是屈光手术的绝对禁忌证,然而,这些患者应该在经历屈光手术之前接受斜视专科的慎重会诊,并向其彻底解释手术的风险。对于已经确诊为斜视的患者,最好是让他们试戴隐形眼镜来评估框架镜片的棱镜效应对其产生的影响。斜视患者在考虑接受单眼视手术前,通过配戴隐形眼镜来模拟屈光手术后单眼视的效果是必不可少的。最后,手术过程中要确保制作角膜瓣和激光治疗不发生偏心。此外,欠矫或过矫会引起患者双眼视觉功能的损害,使隐斜视失代偿发展为显性斜视,导致持续性的显斜或垂直斜视。

总之,术前耐心地识别出融合功能脆弱的、有隐斜或显斜病史的患者是至关重要的,屈光度平衡的轻微改变就有破坏眼位和融合功能的风险,有必要就这些问题在手术前与患者进行充分的沟通。

25.8　失代偿性斜视的治疗

屈光手术导致斜视失代偿的治疗方法要取决于潜在诱因。通常,大多数患者在感官状态尚可的前提下,可以用棱镜(64%)或斜视手术(19%)矫正。如果失代偿是由欠矫或回退导致,那么增效手术会是一个合适的选择。如果原因是过矫,则眼镜矫正可能是有效的。此时,我们希望患者逐渐屈光回退并最终恢复到正视状态。如果失代偿状态继发于治疗的偏心,则处理方法就更具有挑战性。一些专家建议在测定手术后屈光误差的情况下,以中央视轴为中心治疗屈光误差。然而,通常情况下,这些患者需要通过镜片来矫正。如果发生垂直方向的斜视,患者时常需要用棱镜来维持融合功能。还有少数患者会出现持续性复视,则需要进行遮盖疗法治疗复视。

要点总结

- 为了避免屈光手术后与斜视相关并发症的发生,仔细选择合适的屈光手术患者是非常重要的。
- 手术前,针对隐斜视或潜在斜视风险的患者进行彻底的评估,能够减少术后显性斜视的发生率。
- 术前已存在斜视,是屈光手术后发生双眼性复视最常见的原因。
- 预防发生与欠矫或过矫相关联的斜视,术前精确的主观和散瞳验光是非常必要的。
- 制作角膜瓣和激光治疗时保持中心对称,是屈光手术后减少斜视发生的重要手术因素。
- 术前隐斜视或显斜视的患者,应该谨慎地选择单眼视手术。
- 手术前已经存在斜视的患者具有非常脆弱的双眼融合功能,最低限度地改变他们的屈光度平衡就有破坏眼位和融合功能的风险。
- 治疗术后斜视或残余复视的方法多种多样(配戴眼镜、屈光手术干预、棱镜矫正、注射肉毒杆菌毒素、斜视手术),但毫无疑问,预防才是最佳的策略。

(常　征　徐洋涛　翻译)

推荐阅读

Fecarotta CM, Kim M, Wasserman BN. Refractive surgery in children. Curr Opin Ophthalmol. 2010;21(5):350–5.

Godts D, Tassignon MJ, Gobin L. Binocular vision impairment after refractive surgery. J Cataract Refract Surg. 2004;30:101–9.

Godts D, Trau R, Tassignon MJ. Effect of refractive surgery on binocular vision and ocular alignment in patients with manifest or intermittent strabismus. Br J Ophthalmol. 2006;90:1410–3.

Gomez de Liano-Sanchez R. Strabismus and diplopia after refractive surgery. Arch Soc Esp Oftalmol. 2012;87(11):363–7.

Gunton KB, Armstrong B. Diplopia in adult patients following cataract extraction and refractive surgery. Curr Opin Ophthalmol. 2010;21(5):341–4.

Guo S. Diplopia and strabismus following ocular surgeries. Surv Ophthalmol. 2010;55(4):335–58.

Heinmiller LJ, Wasserman BN. Diplopia after laser in situ keratomileusis (LASIK) in a patient with a history of strabismus. J AAPOS. 2013;17(1):108–9.

Kirwan C, O'Keefe M, O'Mullane GM, Sheehan C. Refractive surgery in patients with accommodative and non-accommodative strabismus: 1-year prospective follow-up. Br J Ophthalmol. 2010;94(7):898–902.

Kowal L, Battu R, Kushner B. Refractive surgery and strabismus. Clin Experiment Ophthalmol. 2005;33:90–6.

Krasny J, Brunnerova R, Kuchynka P, Novak P, Cyprichova J, Modlingerova E. Indications for refractive procedures in adult patients with strabismus and results of the subsequent therapeutic procedures. Cesk Slov Oftalmol. 2003;59:402–14.

Kushner BJ, Kowal L. Diplopia after refractive surgery: occurrence and prevention. Arch Ophthalmol. 2003;121(3):315–21.

Mandava N, Donnenfeld ED, Owens PL, et al. Ocular deviation following excimer laser photorefractive keratectomy. J Cataract Refract Surg. 1996;22:504–5.

Marmer RH. Ocular deviation induced by radial keratotomy. Ann Ophthalmol. 1987;19:451–2.

Minnal VR, Rosenberg JB. Refractive surgery: a treatment for and a cause of strabismus. Curr Opin Ophthalmol. 2011;22(4):222–5.

Nemet P, Levenger S, Nemet A. Refractive surgery for refractive errors which cause strabismus: a report of 8 cases. Binocul Vis Strabismus Q. 2002;17:187–90.

Polat S, Can C, Ilhan B, Mutluay AH, Zelilioglu O. Laser in situ keratomileusis for treatment of fully or partially refractive accommodative esotropia. Eur J Ophthalmol. 2009;19(5):733–7.

Pollard ZF. Strabismus precipitated by monovision. Am J Ophthalmol. 2011;152(3):479–82.

Rainey M (2003) Strabismus management: what you should know before you perform lasik on a strabismus (or any) patient, A report by the Cataract and Refractive Surgery Today.

Sabetti L, Spadea L, D'Alessandri L, Balestrazzi E. Photorefractive keratectomy and laser in situ keratomileusis in refractive accommodative esotropia. J Cataract Refract Surg. 2005;31:1899–903.

Shi M. Hyperopic corneal refractive surgery in patients with accommodative esotropia and amblyopia. J AAPOS. 2014;18(4):316–20.

Snir M, Kremer I, Weinberger D, Sherf I, Axer-Siegel R. Decompensation of exodeviation after corneal refractive surgery for moderate to high myopia. Ophthalmic Surg Lasers Imaging. 2003;34:363–70.

Stidham DB, Borissova O, Borissov V, Prager TC. Effect of hyperopic laser in situ keratomileusis on ocular alignment and stereopsis in patients with accommodative esotropia. Ophthalmology. 2002;109:1148–53.

Sugar A, Rapuano CJ, Culberston WW. Laser in situ keratomileusis for myopia and astigmatism safety and efficacy (ophthalmic technologies assessment), a report by the American Academy of Ophthalmology. Ophthalmology. 2002;109:175–87.

Tibrewal S, Ganesh S, Gupta R, Mathur U, Mehta R. Hyperopic corneal refractive surgery in patients with accommodative esotropia and amblyopia: comment. J AAPOS. 2015;19(1):95.

Yap EY. Diplopia as a complication of laser in situ keratomileusis surgery. Clin Experiment Ophthalmol. 2001;29(4):268–71.

第 26 章 微小切口角膜基质透镜取出术（SMILE）并发症

26

Jorge L. Alió，Felipe Soria，Juan Carlos Serna-Ojeda，Enrique O. Graue-Hernández

核心信息

- 微小切口角膜基质透镜取出术（small incision lenticule extraction，SMILE）是一种矫正低、中、高度近视及伴或不伴散光的新型屈光手术。
- 本章主要讨论与 SMILE 手术相关的术中及术后并发症。

26.1 简介

每个专科的手术都是充满挑战的，屈光手术医生的主要目标是：

①微创；

②恢复快且损伤小。

准分子激光原位角膜磨镶术（laser insitu keratomileusis，LASIK）已经成为过去 20 年里最主流的角膜手术，美国每年大约要完成 100 万例 LASIK 手术[1]，因其安全性高、有效性及可预测性好，LASIK 手术已成为屈光手术的"金标准"。尽管报道的满意度很高，其制作角膜瓣的过程仍可能导致并发症和术后干眼。此外，术后角膜生物力学的减弱可能导致一些有潜在风险的术眼发生术后角膜扩张。

自从飞秒激光技术应用于角膜屈光手术以来，其脉冲时间短、瞬时功率高、重复率高、单脉冲能量低和热效应小一系列技术上的进步，使手术有效性得以提升[2]。1996 年，人们首次采用皮秒激光而非准分子激光实现了角膜屈光透镜取出（refractive lenticule extraction，ReLEx）[3,4]。尽管这种方法非常新颖，但大量的手工分离操作会造成光学平面的不规则。然而，使用飞秒激光进行角膜手术[5]已经显示出更高的有效性、可预测性和安全性[2]。

2007 年，随着 VisuMax 飞秒激光系统（Carl Zeiss Meditec，Jena，德国）的引入，飞秒激光角膜基质透镜取出术（femtosecond lenticule extraction，FLEx）再次被提出[6,7]。随之是微小切口角膜基质透镜取出术（small incision lenticule extraction，SMILE）的出现，这并不是本章所阐述的重点，但希望读者知道 SMILE 被认为是第三代的角膜屈光手术（继 PRK 和 LASIK 之后）。SMILE 是一种新的用于矫正低、中、高度近视伴或不伴散光的屈光手术方式，其有效性、安全性及可预测性已经在多项研究中阐述[7-19]。

SMILE 技术已成为屈光手术新的发展方向，术后眼表情况的改变也越来越受到关注。有关 SMILE 并发症的文献鲜有发表，在本章里，读者可以学习到 SMILE 手术最常见的并发症和处理方法。我们把 SMILE 手术的并发症分为两类以便于理解，即术中和术后并发症。

26.2 术中并发症

1. 飞秒激光使用锥形角膜接触镜进行负压吸引以及光学中心的校准。

在 SMILE 手术中制作透镜时，需通过负压吸引将患者眼睛固定在一个正确的位置。眼睛在术中是一定需要固定的，如患者在术中因紧张而突然剧烈转动眼球，则会在手术的不同阶段产生不同并发症。正如文献[20]中所述，如果眼球转动发生在制作切口的阶段，切口可能呈现放射状撕裂，当切口撕裂足够长时，则会将角膜帽撕裂成两半，不过此时仍可继续取出透镜，术后必须配戴绷带型角膜接触镜。如果在扫描基质透镜的阶段发生眼球转动，则会造成透镜的不规则和偏心，此时必须终止手术。

术眼与飞秒激光的角膜接触镜对接时，锥形耦合装置与眼表面之间不能有水渍和／或碎屑存在，否则可能导致扫描区域出现黑斑（图 26.1）。这个黑斑区域使飞秒激光与角膜组织之间无法产生正常的相互作用，造成基质透镜及角膜帽之间的分离困难。正如文献[21]报道，黑斑的形成是与负压吸引过程相关的并发症，但是可以避免。

负压脱失同样是手术医生必须警惕的并发症，文献报道其术中发生率为 0.8%[20]~11%[21]，负压脱失可导致飞秒激光治疗程序突然终止，无法进一步完成手术（图 26.2）。假如负压脱失发生在基质透镜底部以及边缘的切割完成之前，可以尝试重新手术。否则，可能要考虑更换为另一种手术方式，比如 PRK 或 LASIK。有研究显示这一类并发症是非常罕见的。

图 26.1　负压吸引时及之后发生的黑斑

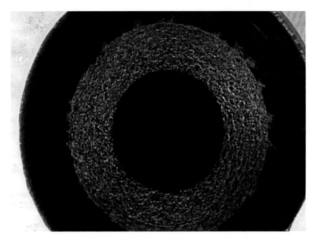

图 26.2　基质透镜后表面制作过程中的负压脱失

瞳孔中心与正常角膜顶点之间的差异导致的光学区偏中心，可能是 SMILE 治疗近视和散光的手术后视觉质量下降的原因。一项研究表明，当透镜中心越接近正常的角膜顶点时，术后的屈光矫正效果越好[22]。

2. 切口与透镜分离，透镜取出以及激光能量设定。

切口部位轻微的上皮擦伤和撕裂是最常见的并发症[20,21]，通常并不严重，局部滴用 1~2 天的人工泪液即可修复，对视力也没有影响（图 26.3）。主要是由于手术医生的经验不足，在切口处进行过度操作以及再分离透镜时分层错误，从而导致切口的擦伤和撕裂。

基质透镜取出困难（图 26.4）同样是一种常见的术中并发症。手术医生缺乏对基质透镜前、后表面识别的经验，激光能量的设置欠佳，以及过多地使用表面麻醉剂，都是导致透镜取出困难的原因。手术医生必须确保将基质透镜完整取出，并置于角膜前表面以确认其完整性，发生透镜取出困难的患者与普通患者在术前的眼部特征上并没有显著差异[21]。

基质透镜取出困难可能导致角膜帽穿孔（图 26.5a）或角膜帽边缘破裂（图 26.5b），该情况发生后，建议术后第 1 天配戴绷带型角膜接触镜。穿孔范围的大小决定了术后瘢

痕轻微或严重的程度。另一项研究显示，发生该类型并发症的术后 3 个月仅能观察到轻微的角膜瘢痕，最佳矫正远视力（corrected distance visual acuity，CDVA）并没有显著的下降且无不良的视觉症状[21]。

还有一种非常罕见的并发症，是在负压吸附固定时，球结膜被吸入锥形接触镜的下方，导致基质透镜的前表面制作不完整。另一种并发症是角膜层间气泡现象［称为不透明气泡层（opaque bubble layer，OBL）］[21-23]，这些气泡的确切来源尚不明确，严重的 OBL 可能导致前房气泡生成。一些理论认为它们来源于进入前房的偏离激光脉冲[24]，或者气泡通过 Schlemm 氏管逆行进入前房。通常情况下，OBL 会在几分钟内逐渐消失。

一项研究表明[21]，在 16.2% 发生并发症的病例中，1 例 OBL 阻断了飞秒激光的治疗，导致小切口无法制作完成。为了解决这个手术并发症，作者使用新月形手术刀或改进的角膜刀来手工完成微切口的制作。

我们推荐将 SMILE 手术的激光频率设置为 500kHz，飞秒激光脉冲的切割能量设置为 170nJ，点间距设置为 4.5μm。这样的能量参数设置不会对术后光学质量包括眼内散射产生显著影响。

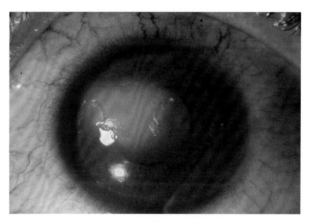

图 26.3　SMILE 术后第 1 天角膜上皮缺损

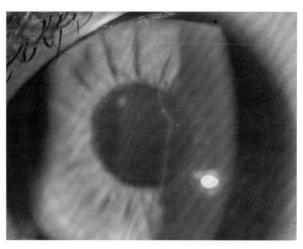

图 26.4　基质透镜取出困难导致透镜取出不完整

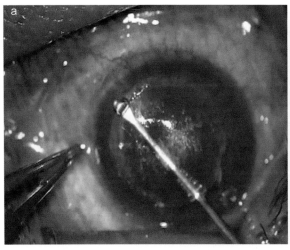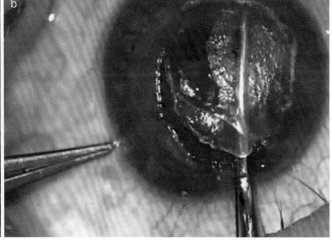

图 26.5　(a)基质透镜分离与取出过程中角膜帽穿孔;(b)角膜帽边缘破裂

26.3　术后并发症

　　术后最常见的并发症是 Haze(54%)和角膜表面干燥(32%),这些并发症与后期的视觉症状无关[20]。Haze(图26.6)常发生在切口撕裂或基质透镜取出困难的术眼,与激光能量设置和手术医生的经验有直接关系。我们研究发现,局部应用类固醇药物对 Haze 有一定疗效,包括术后 3 个月出现的迟发性 Haze 患者在内,仅有 1 例出现矫正视力下降 2 行,术后 1 年时,该患者的 CDVA 已完全恢复[21]。另外我们发现,患者在 SMILE 术后前 3 个月会有干眼症状。一项研究报道,手术 3 个月后无须对干眼症状行进一步的治疗,在为期 5 年的随访期中也未发生干眼相关问题[17]。

　　通过比较 SMILE 和飞秒激光 LASIK(FS-LASIK)两种手术方式术后干眼和角膜敏感度的症状与体征,发现 SMILE 术后会出现短期干眼症、泪膜不稳定和角膜敏感度下降。然而,与 FS-LASIK 相比,SMILE 手术后发生角膜

上皮着色和角膜知觉敏感性下降的风险更低[25]。同时,SMILE 术后干眼症的发生率也比 FS-LASIK 更低[26-27]。之前针对正常眼睛的研究显示了同样的结果。在一项对术前患有眼表疾病行角膜屈光手术病例的综述中,明确了术后干眼症增加的风险,患者可以在 SMILE 和 FS-LASIK 手术方式的选择上获益[28]。

　　SMILE 与 LASIK 的比较结果显示,术后 1 个月两组的轻、中度干眼症的发生率均较高。术后 6 个月时,LASIK 组的干眼发生率仍明显高于 SMILE 组。与 LASIK 相比,SMILE 手术对眼表和角膜神经的影响更小,这进一步降低了干眼症的发生率,同时也减少了术后远期生活质量下降的概率。临床上常用 OSDI、TBUT、Schirmer Ⅰ 泪液分泌试验、角膜染色和泪液渗透压测定对眼表环境进行综合评价,角膜神经的功能与形态常用角膜触觉测量法和活体共聚焦显微镜(in vivo confocal microscopy,IVCM)的基底膜下神经纤维成像来进行评估。

　　术后第 1 天如果在角膜层间发现细小的纤维[21],则有必要及时进行角膜层间的冲洗。在切口附近可出现角膜上皮细胞植入[20,21](图 26.7),在已报告的病例中并没有观察

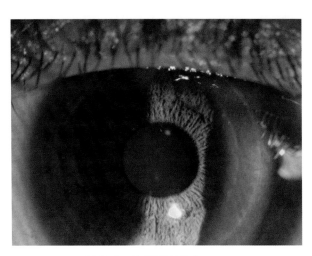

图 26.6　基质透镜边缘的 Haze

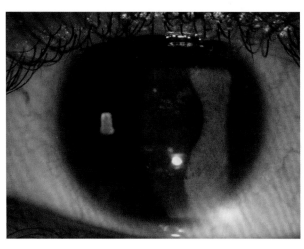

图 26.7　角膜层间上皮细胞植入

到植入范围的进展，且所有患者都会自行分解与吸收；其中一部分患者随访了 1 年，以上问题才逐渐解决。

一些患者在手术后出现了单眼鬼影（重影）[21]，并在术后前 3 个月内无明显改善。在这些罕见的病例中，Pentacam HR 检测到不规则的角膜地形图，很可能是上文提及的一些并发症导致了这些不规则的形态，可能是包括角膜形态与上皮细胞的重塑、泪膜状态的异常等在内的视觉代偿机能下降促进了这类情况的发生。

与其他屈光手术方式相比，SMILE 术后不会引入新的像差。在当前的对比性研究中发现[29]，SMILE 组在术后 1 个月和 3 个月时的 HOA 和球差明显小于 FS-LASIK 组，在另一项研究中也有类似的结论[30]，SMILE 在矫正中度至高度近视方面具有良好的安全性、有效性和稳定性，患者满意度非常高。SMILE 手术后 HOA 的增加，主要是由于彗差的增加，而视网膜的图像质量和眼内散射几乎不会发生改变。与 LASIK 或 PRK 相比，SMILE 手术对角膜生物力学的影响更小，对角膜神经的损伤更轻微[31]。有趣的是，因为 SMILE 术后的角膜生物力学更稳定，Graue 等学者提出[32]，将 SMILE 和 CXL 联合进行的手术方式将为那些传统角膜激光手术有禁忌证的患者提供一种新的治疗选择。

第一例关于 SMILE 术后角膜扩张的报道，提示患者在手术前就显现出顿挫型圆锥角膜或早期圆锥角膜的体征，SMILE 手术后发展为明显的进行性角膜扩张，显示出该手术过程可能影响了角膜生物力学的稳定性[33]。另一例病例报道[34]了一名 19 岁的顿挫型圆锥角膜患者在 SMILE 术后 6.5 个月，基于角膜前、后表面的地形图检查被确诊为角膜扩张。这一报道将角膜扩张记载为 SMILE 的术后并发症，并强调了术前评估的重要性以及长期随访的必要性。研究显示，FLEx 和 SMILE 术后第 1 周内的角膜生物力学参数变化最大[35]，随后的角膜生物力学逐渐趋于稳定，这种手术方式可能会进行更深层的基质矫正，但并不会额外增加术后角膜扩张的风险[36]，SMILE 手术应该与 LASIK 手术一样，需要严格的术前筛查。

文献中也有关于 SMILE 术后 DLK 的报道[37]。在一项纳入了 1 112 眼（590 人）的研究中，18 眼（1.6%）（11 人）术后发生了 DLK，这些患者在术后 1~3 天内出现了轻度到中度的炎症反应。虽然发生率较低，但 DLK 仍然是 SMILE 术后的一个潜在并发症，其危险因素必须作进一步阐明。众所周知，DLK 是白细胞渗透并聚集到角膜层间所致[38]，这种非特异性的层间炎症反应与术中角膜上皮的损伤密切有关[39]，所有的病例通过局部应用糖皮质激素（最长 3 个月的周期内）均得以治愈。

关于基质平面的分离错位：在早期学习曲线中，如果采用的激光能量非常低，可能导致基质透镜的前、后平面难以区分。在这种情况下，如果分离了一个错误的平面，由于该新平面不能与飞秒激光的透镜边切线相连接，从而导致透镜不能取出。此时应该暂停手术，并在 1 个月后选择 PRK 或 IOL 植入手术来完成治疗。

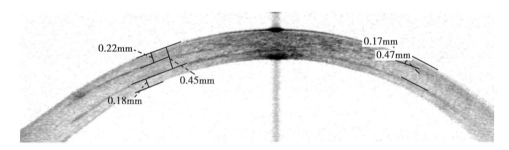

要点总结

- 尽管 SMILE 手术的有效性、可预测性和安全性与其他屈光手术方式一致，但仍需在风险与受益之间慎重地权衡利弊。新的屈光手术医生必须充分地了解手术风险和并发症的处理方法，在进行 SMILE 手术时做好充分准备并作出最佳选择。

（常　征　尹心恺　翻译）

参考文献

1. Eye health statistics at a glance. Compiled by American Academy of Ophthalmology. Available at: http://www.aao.org/newsroom/upload/Eye-Health-Statistics-April-2011.pdf. Updated April 2011. Accessed 15 May 2016.
2. Alio JL, Vega-Estrada A, Soria F, Abdou A. Femtosecond laser-assisted anterior lamellar keratoplasty (Flalk) with IntraLase technology (use of the different technologies, surgical practical pearls, outcomes). In: Alio JL, Vega-Estrada A, Soria F, editors. Femtosecond laser-assisted keratoplasty. 1st ed. New Delhi, India: Jaypee Brothers Medical Publishers; 2013. p. 75–6.
3. Ito M, Quantock AJ, Malhan S, Schanzlin DJ, Krueger RR. Picosecond laser in situ keratomileusis with a 1053-nm Nd:YLF laser. J Refract Surg. 1996;12:721–8.
4. Krueger RR, Juhasz T, Gualano A, Marchi V. The picosecond laser for nonmechanical laser in situ keratomileusis. J Refract Surg. 1998;14:467–9.
5. Heisterkamp A, Mamom T, Kermani O, Drommer W, Welling H, Ertmer W, Lubatschowski H. Intrastromal refractive surgery with ultrashort laser pulses: in vivo study on the rabbit eye. Graefes Arch Clin Exp Ophthalmol. 2003;241:511–7.
6. Reinstein DZ, Archer TJ, Gobbe M. Small incision lenticule extraction (SMILE) history, fundamentals of a new refractive surgery technique and clinical outcomes. Eye Vis (Lond). 2014;16:1–3.
7. Reinstein DZ, Archer TJ, Gobbe M, Johnson N. Accuracy and reproducibility of Artemis central flap thickness and visual outcomes of LASIK with the Carl zeiss meditec VisuMax femtosecond laser and MEL 80 excimer laser platforms. J Refract Surg. 2010;26:107–19.
8. Sekundo W, Kunert KS, Blum M. Small incision corneal refractive surgery using the small incision lenticule extraction (SMILE)

procedure for the correction of myopia and myopic astigmatism: results of a 6 month prospective study. Br J Ophthalmol. 2011;95:335–9.

9. Shah R, Shah S, Sengupta S. Results of small incision lenticule extraction: all-in-one femtosecond laser refractive surgery. J Cataract Refract Surg. 2011;37:127–37. doi:10.1016/j.jcrs.2010.07.033.

10. Hjortdal JO, Vestergaard AH, Ivarsen A, Ragunathan S, Asp S. Predictors for the outcome of small-incision lenticule extraction for myopia. J Refract Surg. 2012;28:865–71. doi:10.3928/10815 97X-20121115-01.

11. Ang M, Mehta JS, Chan C, Htoon HM, Koh JC, Tan DT. Refractive lenticule extraction: transition and comparison of 3 surgical techniques. J Cataract Refract Surg. 2014;40:1415–24.

12. Kunert KS, Melle J, Sekundo W, Dawczynski J, Blum M. One-year results of small incision lenticule extraction (SMILE) in myopia. Klin Monatsbl Augenheilkd. 2015;232:67–71.

13. Kim JR, Hwang HB, Mun SJ, Chung YT, Kim HS. Efficacy, predictability, and safety of small incision lenticule extraction: 6-months prospective cohort study. BMC Ophthalmol. 2014;14:117.

14. Reinstein DZ, Carp GI, Archer TJ, Gobbe M. Outcomes of small incision lenticule extraction (SMILE) in low myopia. J Refract Surg. 2014;30:812–8.

15. Denoyer A, Landman E, Trinh L, Faure JF, Auclin F, Baudouin C. Dry eye disease after refractive surgery: comparative outcomes of small incision lenticule extraction versus LASIK. Ophthalmology. 2015;122:669–76.

16. Chansue E, Tanehsakdi M, Swasdibutra S, McAlinden C. Efficacy, predictability and safety of small incision lenticule extraction (SMILE). Eye Vis (Lond). 2015;2:14.

17. Blum M, Täubig K, Gruhn C, Sekundo W, Kunert KS. Five-year results of small incision lenticule extraction (ReLEx SMILE). Br J Ophthalmol. 2016;pii:bjophthalmol-2015-306822.

18. Liu M, Chen Y, Wang D, Zhou Y, Zhang X, He J, Zhang T, Sun Y, Liu Q. Clinical outcomes after SMILE and femtosecond laser-assisted LASIK for myopia and myopic astigmatism: a prospective randomized comparative study. Cornea. 2016;35:2106.

19. Hansen RS, Lyhne N, Grauslund J, Vestergaard AH. Small-incision lenticule extraction (SMILE): outcomes of 722 eyes treated for myopia and myopic astigmatism. Graefes Arch Clin Exp Ophthalmol. 2016;254:399–405.

20. Ivarsen A, Asp S, Hjortdal J. Safety and complications of more than 1500 small-incision lenticule extraction procedures. Ophthalmology. 2014;121:822–8.

21. Ramirez-Miranda A, Ramirez-Luquin T, Navas A, Graue-Hernandez EO. Refractive Lenticule extraction complications. Cornea. 2015;34(Suppl 10):S65–7.

22. Sharma R, Vaddavalli PK. Implications and management of suction loss during refractive lenticule extraction (ReLEx). J Refract Surg. 2013;29:502–3.

23. Liu M, Sun Y, Wang D, Zhang T, Zhou Y, Zheng H, Liu Q. Decentration of optical zone center and its impact on visual outcomes following SMILE. Cornea. 2015;34:392–7.

24. Aristeidou A, Taniguchi EV, Tsatsos M, Muller R, McAlinden C, Pineda R, Paschalis EI. The evolution of corneal and refractive surgery with the femtosecond laser. Eye Vis (Lond). 2015;2:12.

25. Utine CA, Altunsoy M, Basar D. Visante anterior segment OCT in a patient with gas bubbles in the anterior chamber after femtosecond laser corneal flap formation. Int Ophthalmol. 2010;30:81–4.

26. Li M, Zhao J, Shen Y, Li T, He L, Xu H, Yu Y, Zhou X. Comparison of dry eye and corneal sensitivity between small incision lenticule extraction and femtosecond LASIK for myopia. PLoS One. 2013;8:e77797.

27. Lee JK, Chuck RS, Park CY. Femtosecond laser refractive surgery: small-incision lenticule extraction vs. femtosecond laser-assisted LASIK. Curr Opin Ophthalmol. 2015;26:260–4.

28. Wang B, Naidu RK, Chu R, Dai J, Qu X, Zhou H. Dry eye disease following refractive surgery: a 12-month follow-up of SMILE versus FS-LASIK in high myopia. J Ophthalmol. 2015;2015: 132417.

29. Denoyer A, Landman E, Trinh L, Faure JF, Auclin F, Baudouin C. Dry eye disease after refractive surgery: comparative outcomes of small incision lenticule extraction versus LASIK. Ophthalmology. 2015;122:669–76.

30. Lin F, Xu Y, Yang Y. Comparison of the visual results after SMILE and femtosecond laser-assisted LASIK for myopia. J Refract Surg. 2014;30:248–54.

31. Miao H, Tian M, Xu Y, Chen Y, Zhou X. Visual outcomes and optical quality after femtosecond laser small incision lenticule extraction: an 18-month prospective study. J Refract Surg. 2015;31:726–31.

32. Lee JK, Chuck RS, Park CY. Femtosecond laser refractive surgery: small-incision lenticule extraction vs. femtosecond laser-assisted LASIK. Curr Opin Ophthalmol. 2015;26:260–4.

33. Graue-Hernandez EO, Pagano GL, Garcia-De la Rosa G, Ramirez-Miranda A, Cabral-Macias J, Lichtinger A, Abdala-Figuerola A, Navas A. Combined small-incision lenticule extraction and intrastromal corneal collagen crosslinking to treat mild keratoconus: long-term follow-up. J Cataract Refract Surg. 2015;41(11):2524–32.

34. El-Naggar MT. Bilateral ectasia after femtosecond laser–assisted small-incision lenticule extraction. J Cataract Refract Surg. 2015;41:884–8.

35. Wang Y, Cui C, Li Z, Tao X, Zhang C, Zhang X, Mu G. Corneal ectasia 6.5 months after small-incision lenticule extraction. J Cataract Refract Surg. 2015;41:1100–6.

36. Kamiya K, Shimizu K, Igarashi A, Kobashi H, Sato N, Ishii R. Intraindividual comparison of changes in corneal biomechanical parameters after femtosecond lenticule extraction and small incision lenticule extraction. J Cataract Refract Surg. 2014;40:963–70.

37. Sinha Roy A, Dupps WJ Jr, Roberts CJ. Comparison of biomechanical effects of small-incision lenticule extraction and laser in situ keratomileusis: finite-element analysis. J Cataract Refract Surg. 2014;40:971–80.

38. Zhao J, He L, Yao P, Shen Y, Zhou Z, Miao H, Wang X, Zhou X. Diffuse lamellar keratitis after small-incision lenticule extraction. J Cataract Refract Surg. 2015;41:400–7.

39. Randleman JB, Shah RD. LASIK interface complications: etiology, management, and outcomes. J Refract Surg. 2012;28:575–86.

第 27 章
飞秒激光辅助 LASIK 相关并发症

Renan F. Oliveira, Karl G. Stonecipher, Teresa S. Ignacio, Ramon C. Ghanem, Vinicius C. Ghanem, Jose de la Cruz, Dimitri T. Azar

27

核心信息

- 在制作角膜瓣的精确性、安全性和预测性等方面，飞秒激光显著优于微型角膜板层刀。
- 本章主要描述飞秒激光技术制瓣在手术中和手术后的相关并发症及其处理方法。

27.1 简介

微型角膜板层刀和飞秒激光均广泛用于准分子激光原位角膜磨镶术（laser insitu keratomileusis，LASIK）角膜瓣的制作，两种方法疗效相当，而且并发症的发生率均较低。研究显示，与微型角膜板层刀相比，飞秒激光制瓣表现出更好的安全性和角膜瓣相关参数的预测性[1-12]。然而，飞秒激光制瓣也有其特有的术中或术后并发症[7-11]（表 27.1）。

表 27.1 飞秒激光辅助 LASIK 手术中和手术后的并发症

手术中	手术后
负压丢失	角膜瓣移位
掀瓣困难	角膜瓣皱褶
角膜瓣撕裂	角膜瓣水肿
垂直 / 上皮气体突破[a]	弥漫性层间角膜炎
上皮缺损 / 上皮松弛	压力诱发的角膜基质炎
前房气泡[a]	中央毒性角膜病变
出血	上皮植入
不透明气泡层[a]	层间雾状混浊
偏中心瓣	干眼 /LASIK 诱发的神经营养性角膜上皮病变
层间异物	短暂光敏感综合征[a]
玻璃体视网膜并发症	彩虹样炫光[a] 感染性角膜炎 术后角膜扩张 增强手术需要

a 飞秒激光特有的并发症

在本章中，我们将详细描述与飞秒激光技术使用有关的并发症及其处理，对新一代飞秒激光器相关并发症的最新研究作全面的综述，并全面比较飞秒激光和微型角膜板层刀两种制瓣的方法，结果来自 2006 年的一篇纳入了 19 852 例手术（13 721 例眼机械角膜板层刀病例和 6 131 例眼飞秒激光病例）的比较性研究，其作者之一 Karl G.Stonecipher 着重强调了屈光手术后的并发症。随着机械角膜板层刀在临床上的使用愈加普及，两种制瓣技术的比较也越来越受到关注。

27.2 术中并发症

27.2.1 负压丢失（失吸）

飞秒激光制瓣术中发生负压丢失而导致不完全瓣是罕见的，其危险因素包括：使用负压环的方法不正确、平均曲率小于 42D 的较平坦角膜、睑裂过窄、深眼窝、患者移动、眼球旋转和患者头位倾斜[7-10]。负压丢失的显著标志通常为角膜压平区周边的不对称和不完全的半月形非接触区，一经发现，应立即停止激光治疗（图 27.1）。

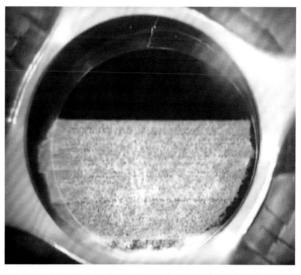

图 27.1 飞秒激光辅助制瓣期间发生负压丢失，注意角膜周边的不对称半月形非压平区和不规则的格栅样激光扫描

使用机械角膜板层刀制瓣时发生负压丢失并不常见，但后果较为严重。在 13 721 例机械角膜板层刀制瓣的研究中，不完全瓣的发生率为 0.11%。一旦发生，此类并发症的处理措施为：必须立即终止手术并复位角膜瓣（Karl G.Stonecipher），平均 6 个月后再采用准分子激光角膜表面切削术（photorefractive keratectomy，PRK）或使用机械角膜板层刀制作一个新的、更厚的角膜瓣以完成手术。另一方面，在 6 131 例飞秒激光制瓣的病例中，没有发生不完全瓣。因为在飞秒激光制瓣发生负压丢失后，无须更换压平锥，保持治疗参数不变，重新放置负压环再次匹配压平锥即可完成手术（除非检查出压平锥和负压环有制造缺陷）[2,7,8]。

飞秒激光制瓣时，在角膜瓣蒂部的位置会制作一个囊袋以储存吸收飞秒激光扫描产生的气泡，当术中负压丢失发生在囊袋制作完成后，此囊袋的功能就不复存在了（译者注：IntraLase 系列飞秒激光器在手术中制作囊袋，其他品牌的飞秒激光器不同）。如果边切时发生负压丢失，手术医生必须确保再次制瓣采用相同的形状并切削在同一层间，角膜瓣的直径需缩小 0.5mm 并避免二次边切交叉[7,8]。

Shah 和 Melki[7] 报道多次飞秒激光扫描并不会引起角膜基质床不平整或角膜瓣的错层，但当重复制瓣导致了不完全瓣且不能再继续飞秒激光治疗时，谨慎的做法是暂时中止手术，至少等待 2 个月后，在不完全瓣的表面采用联合 MMC 的表层手术。如在制瓣不成功的情况下立即进行表层切削，角膜组织的过度愈合反应可能会引起基质层的雾状混浊[8]。

27.2.2　掀瓣困难和角膜瓣撕裂

与机械角膜板层刀相比，通常掀起飞秒激光制作的角膜瓣会困难一些；另外，由于角膜瓣较薄，发生角膜瓣撕裂的风险也更大[13]。掀瓣困难的原因是飞秒激光的原始格栅模式扫描没有充分的分离角膜基质，飞秒激光爆破产生气泡之间的桥接，使瓣和基质床粘连。使用低能量高频率的飞秒激光器制瓣时，因为桥接较少从而容易掀瓣。小区域的粘连可以仔细地进行钝性分离，但尝试分离大面积或紧密的粘连可能会导致瓣的撕裂[7-9]。

如果角膜瓣撕裂的面积较小或靠近周边，角膜瓣下的准分子激光切削仍然可以继续进行。角膜瓣的蒂部发生严重的撕裂，则可能会导致游离瓣。角膜瓣的撕裂发生在视轴区，应终止手术，仔细复位角膜瓣，择期（最好在几个月后）施行 PRK 或 PTK 一类的表层切削，在完成屈光手术的同时也治疗了撕裂导致的角膜瘢痕[7,8]。

27.2.3　垂直 / 上皮气体突破

飞秒激光爆破产生的空化气泡可以向角膜表面方向穿行，可能聚集在前弹力层下，也可能穿破上皮组织造成纽扣孔。这种并发症通常发生在制作薄瓣时（设置角膜瓣厚度 90μm），在既往有放射状角膜切开术（radial keratotomy，RK）手术史，角膜瘢痕和显微镜下可见的前弹力层缺失等情况下也可能发生[7,8]。

如果在压平锥镜和角膜上皮之间可以看到明显的垂直气体突破，必须在边切之前立即停止手术，不要掀瓣，以免形成纽扣孔而导致角膜瘢痕和上皮植入[8]。一旦边切完成，更不能掀瓣，几个月后可以采用联合 MMC 的 PRK 治疗或

者使用飞秒激光制作超过原有设定厚度至少 40μm 的角膜瓣。发生这种并发症后，应进行一个全面的调查，包括将用过的压平锥镜返回生产厂家检查，请工程师检查校准飞秒激光器的厚度设定等。在我们回顾分析的 6 131 例飞秒激光制瓣的病例中，仅有 1 例出现垂直气体突破，发生在角膜瓣的周边部，并与之前的角膜瘢痕有关。我们正常掀瓣完成了治疗，术后没有发生其他并发症（图 27.2）。

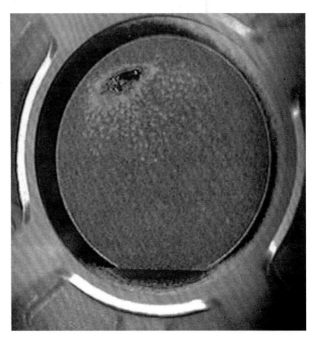

图 27.2　在角膜瓣边缘 10~11 点钟位置，可观察到周边部压平锥镜和角膜上皮表面之间气泡局限，显示发生了垂直气体突破（纽扣孔）

27.2.4　上皮缺损或上皮松弛

与飞秒激光制瓣相比，上皮缺损或上皮松弛在机械角膜板层刀辅助 LASIK 中更常见[4,7-10]。一项比较 IntraLase 飞秒激光和机械角膜板层刀的大样本研究发现，上皮缺损的发生率分别是 8.65% 和 0[4]。上皮完整与否是影响愈后的主要因素，因为术后的一系列并发症与其相关，例如弥漫性层间角膜炎（diffuse lamellar keratitis，DLK），上皮植入和增强手术需求[6-8]。当上皮组织损伤严重时，会产生大量的细胞因子，例如白细胞介素 -1α，其刺激角膜基质细胞产生吸收炎症细胞的趋化因子，从而诱发 DLK[14]（图 27.3）。大面积上皮缺损的危险因素包括年长患者、基底膜营养不良、复发性上皮糜烂综合征的病史、制作较大直径的角膜瓣和术中使用过多的表面麻醉药[4,7,8]。

飞秒激光制瓣的主要优势是没有机械角膜板层刀在角膜表面的转动或移动，这种移动可能会引起角膜上皮组织的撕裂或剪切[4]。尽管如此，飞秒激光制作囊袋和其产生的振动波仍可能会损伤上皮组织，手术医生在角膜瓣的边缘启瓣困难时也会造成损伤[7,8]。这项研究报道，机械角膜板层刀制瓣术中上皮松弛损伤的发生率为 0.45%，而飞秒激光制瓣仅为 0.16%。

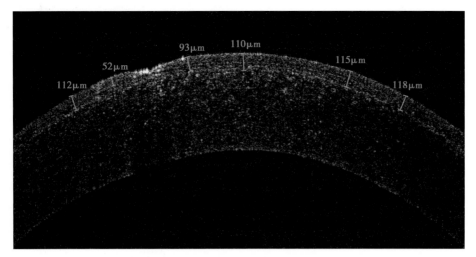

图 27.3 AS-OCT 检查显示飞秒激光制瓣术后发生上皮损伤和其下方的局灶性 DLK，可看到从上皮损伤区域开始，角膜瓣沿层间逐渐变厚

上皮组织相关并发症的围手术期处理措施包括：①当上皮损伤严重时，停止手术；②使用绷带型角膜接触镜；③局部预防性使用抗生素；④处理相关的其他并发症，例如上皮植入和 DLK（在术后的前 24~48 小时局部使用糖皮质激素，每 2 小时 1 次，每周递减）。

27.2.5 前房气泡

前房气泡是飞秒激光制瓣手术中另一种特有的并发症，发生率为 0.2%（图 27.4），但目前为止，我们随访的 6 131 例前瞻性系列病例没有因此而中断治疗。造成前房气泡的原因似乎与飞秒激光分离层间结构时靠近角膜缘有关。

在某些情况下，飞秒激光爆破产生的气泡可能沿角膜层间接近 Schwalbe 线，通过小梁网和 Schlemm 管逆行进入前房[15-17]。有报道前房气泡会影响某些准分子激光器的眼球跟踪，但是即使造成了手术中断，也仅需 1 天时间，待气泡吸收后完成剩余治疗，并不会影响术后的屈光结果，也不会造成进一步的术中或术后的并发症[15-17]。亦可在掀开角膜瓣前尝试准分子激光的跟踪，或者等待气泡吸收后再尝试，同时向患者说明只是暂时性中断且不会影响手术的疗效，应避免引起其不必要的焦虑和不适[8,15]。

27.2.6 术中出血

结膜下出血发生在负压吸引期间，特别是由于术中发生负压丢失或偏中心吸引而多次尝试建立负压[7-9]。一项 IntraLase 和 VisuMax 飞秒激光比较性研究显示，术后轻度结膜下出血的发生率分别是 68.9% 和 0[18]，两种品牌的飞秒激光存在显著差异的原因在于术中建立负压的机制不同：IntraLase 飞秒激光吸引结膜和巩膜，而 VisuMax 吸引角膜，减慢和控制负压的建立和释放可以预防发生该并发症[7]。结膜下出血通常 1~2 周就可以完全吸收且不会影响手术的疗效，但是应告知患者，以免引起不必要的担心。

角膜瓣缘出血通常是因为角膜缘的新生血管（与酒渣鼻、特异反应、显著的角膜缘血管化或长期角膜接触镜配戴有关），偏中心制瓣或设置角膜瓣直径过大[18]。在角膜瓣掀开后，使用纤维素棉签或环状的 Chayet 海绵很容易控制出血，在进行准分子激光切削时，应预防血液进入激光切削区，否则可能引起术后的不规则散光。角膜瓣复位后必须充分进行层间冲洗，血液残留是术后发生 DLK 的高风险因素（图 27.5）。对于角膜周边有新生血管的患者，应该设计较小的角膜瓣，以避免伤及血管引起出血[7,8]。

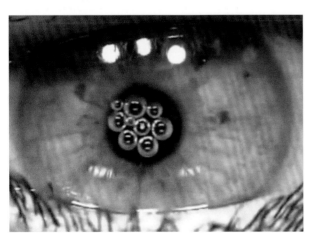

图 27.4 飞秒激光辅助制瓣后立即出现前房气泡

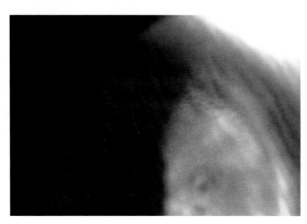

图 27.5 角膜层间的 2 级 DLK 与层间周边的出血残留有关

27.2.7　不透明气泡层（opaque bubble layer, OBL）

OBL 是飞秒激光制瓣术中众所周知的特有并发症，术中飞秒激光爆破产生的气泡集聚在瓣下层间并扩散进周围的角膜基质。OBL 通常用来描述气泡聚集在角膜瓣层间的上下方，推测其形成原因是：当激光能量过高时产生过大的气泡，或能量太低时制作的储存气泡的囊袋功能不良，微等离子体气泡未按照设计的方向前进，而进入了周边的角膜胶原纤维[7]。在某些情况下，OBL 会干扰准分子激光的眼球跟踪或虹膜的匹配，应等待其消散后才能继续手术。

27.2.7.1　初期的或"硬性"的不透明气泡层

当飞秒激光初始在角膜层间扫描时，激光爆破产生的水和二氧化碳如果没有空间存放或不能排出，OBL 就会出现在飞秒激光格栅样扫描行进的前方。初期或"硬性"的 OBL 可能阻碍随后的激光脉冲，导致组织不能分离或分离不良，引起掀瓣困难并增加角膜瓣撕裂的风险。改变飞秒激光的参数设置可以减少此类 OBL 的发生（图 27.6）。

27.2.7.2　迟发性不透明气泡层

飞秒激光爆破产生的气体也能进入角膜瓣下基质，这种类型的 OBL 产生的主要原因是飞秒激光对角膜基质的分离不良，激光扫描区呈现为斑驳、较"硬性"OBL 稍透明的表现，此后掀瓣相对困难，预防的方法也是改变飞秒激光的参数设置（图 27.7）。

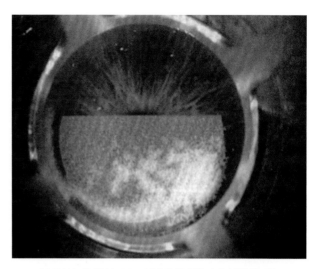

图 27.7　迟发性 OBL 显著弥散并发生在制瓣的后期

27.2.9　层间异物

不管在飞秒激光辅助制瓣还是机械角膜板层刀制瓣术后，层间异物均是常见的并发症。异物通常包括睑板腺分泌物、手术棉签的纤维、睫毛和手套的滑石粉等。一定要将异物与炎症反应或感染相鉴别，异物通常是惰性的且容易被观察到，不会引起炎症反应和视觉症状[7]。当异物位于瞳孔区时，仍然有可能引起视觉质量下降或 BCVA 下降，应重新掀起角膜瓣并充分地冲洗层间以去除异物（图 27.8）。

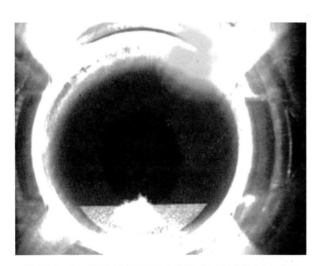

图 27.6　在飞秒激光制瓣初始时，初期或"硬性"的 OBL 先于正常格栅样扫描出现在透明角膜区域

27.2.8　偏中心瓣

在纳入 19 582 例病例的研究报告中，飞秒激光和机械角膜板层刀制瓣均没有出现显著影响准分子激光切削的偏中心。如果飞秒激光的负压环没有正确放置，仍然有可能发生该并发症，此时就不能掀开角膜瓣，或者必须将已掀开的角膜瓣重新复位，并立即终止手术，直到屈光稳定和创伤愈合，通常在初次手术后 3~6 个月才能再次治疗。

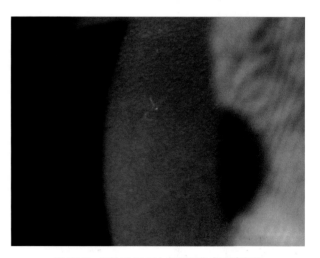

图 27.8　视轴区 DLK 与层间异物（纤维）有关

27.2.10　玻璃体视网膜并发症

LASIK 术后的玻璃体视网膜并发症（例如玻璃体后脱离、视网膜裂孔和视网膜脱离）尽管罕见，但仍有报道[19]。高度近视眼手术中的负压吸引可能是一个危险因素，但是这个推测极具争议且并没有研究可以证实。我们随访飞秒激光术后的病例中没有发生该并发症，在使用飞秒激光治疗的 100 多万病例中也仅有 1 例发生了黄斑出血[20]。

27.3　手术后并发症

27.3.1　角膜瓣移位

角膜瓣移位是指角膜瓣显著移位并且影响了术后的 BCVA,一般与外伤有关,其他的诱因包括医源性和术后干眼。角膜瓣移位通常出现在手术后早期 12~24 小时,此时角膜瓣的黏附性还不强,揉眼和挤眼都可以使其移位[21](图27.9)。术后任何时间都可能发生继发于外伤的角膜瓣移位,通常引起剧痛和视力下降。

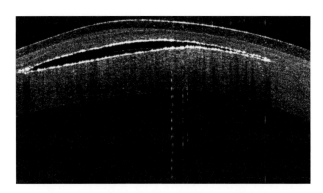

图 27.9　术后即刻 AS-OCT 检查显示层间集聚的气体导致了角膜瓣移位

研究表明,与机械角膜板层刀相比,飞秒激光制瓣术后角膜瓣移位的发生率显著下降,显示出良好的稳定性,这可能与飞秒激光边切角度的设置增强了术后角膜瓣的黏附性有关[7,8,22]。据报道,机械角膜板层刀术后,角膜瓣移位的发生率高达 1.1%~2.0%[19,23]。在我们回顾的病例中,采用飞秒激光制瓣使该并发症的发生率下降了 50%。Clare 等[21]报道了一项包含 81 238 眼的研究,其中使用 Moria One 机械角膜板层刀制瓣的病例 23 997 眼,使用 60kHz IntraLase 飞秒激光制瓣 57 241 眼,在术后早期的 48 小时内,发生角膜瓣移位的病例分别是 8 眼(0.033%)和 2 眼(0.003%)。作者还发现角膜瓣移位在远视术后的发生率较高,而混合散光和近视术后发生率较低。

发现角膜瓣移位后应立即重新复位,角膜瓣基质面和层间基质床的上皮植入应仔细刮除。任何角膜瓣的皱褶都应通过掀瓣、水合作用和使用钝性器械反复按摩等方法展平,顽固的皱褶可能需要刮除角膜表面的上皮,需要缝合角膜瓣的情况非常罕见。在手术后早期,预防此并发症的一些措施包括:术后使用绷带镜,睡觉时戴硬质眼罩,术后当天每 1~2 小时滴润滑眼液和 / 或使用暂时性泪道栓子,嘱咐患者尽量直视,眨眼时轻睁、轻闭等。

27.3.2　角膜瓣皱褶

角膜瓣的条纹或皱褶是 LASIK 术后常见的并发症,可引起一些视觉症状,如光晕、单眼复视、眩光和星芒等。角膜瓣的皱褶可分为两类,即明显的和轻微的。

明显皱褶是指影响了手术后 BCVA 的角膜瓣皱褶,BCVA 下降通常由涉及视轴区域的角膜瓣移位造成的不规则散光引起。术后早期的明显皱褶容易被观察到,处理起来也相对容易,因为此时皱褶条纹之间还没有被增生的上皮填充而固定。处理时掀开角膜瓣后应充分水化并按摩抚平皱褶,然后用湿润的棉签从角膜瓣的蒂部平行或放射状地刷平角膜瓣,也可以使用 Pineda 或 Caro LASIK 瓣复位器。顽固的皱褶可能需要抗扭力的缝合才能复位,但是可能会导致散光[7]。当角膜瓣发生脱水时,使用低渗溶液使角膜瓣水肿有助于消除皱褶。对一些顽固的、经过多次治疗仍不能恢复的病例,还可以考虑采用准分子激光表层切削[24]和使用黏性阻滞剂的 PTK 治疗。

看起来不明显的皱褶或微皱褶(visually insignificant striae or microstriae,VIMS)是指裂隙灯检查可客观发现但不明显的皱褶(采用后照法能观察到),不会造成 BCVA 下降。这种情况起因于角膜瓣的基质面与准分子激光切削变平的角膜基质床贴合不佳,通常发生在高度近视 LASIK 治疗术后。微皱褶是否需要处理取决于其对视觉质量的影响,皱褶的程度与患者的主观抱怨常常是一致的。飞秒激光比机械角膜板层刀制作的角膜瓣术后黏附力更好,因此术后皱褶的发生率较低(图 27.10)[10,25]。

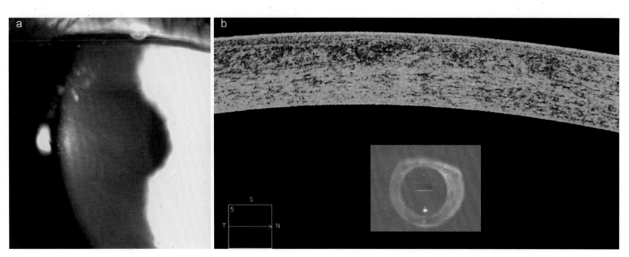

图 27.10　(a)视轴区域的明显皱褶;(b)AS-OCT 检查显示的角膜瓣皱褶

27.3.3　角膜瓣水肿

角膜瓣水肿是指手术创伤引起的角膜瓣局限性的水肿,通常发生在手术后24~72小时内,一般局部点用糖皮质激素和抗生素眼液可以预防。如果持续水肿,则应排除中毒性的可能并妥善处理,同时应与角膜瓣层间积液综合征或压力诱发的角膜基质炎相鉴别(本章后续会讨论)。

27.3.4　DLK

DLK是一种不常见、非特异性的无菌炎性反应,典型的病例发生在LASIK术后1周内,累及角膜瓣下层间和基质床。患者可以无症状也可能发生视力下降和疼痛,机械角膜板层刀和飞秒激光制瓣术后均有报道[26],但飞秒激光制瓣术后发生率更高。文献总结其病因为多因素的[19,26-30],Smith和Maloney于1998年首先报道了该并发症[31]。

DLK通常分为四级[26](图27.11):

- 1级:通常在手术后第1天发现,白色的颗粒状细胞分布在角膜瓣下的周边部,没有累及视轴区域。
- 2级:通常在手术后1~3天发现,白色的颗粒状细胞累及视轴区域。
- 3级:白色的颗粒状细胞集聚并密集分布在视轴区域,伴随混浊和视力下降,而周边部层间相对清亮。

- 4级:伴随角膜基质融解和瘢痕形成的严重层间角膜炎,通常导致继发性远视和不规则散光。

据报道,飞秒激光制瓣术后1~7天更容易发生角膜层间周边部的DLK,具体原因尚不清,可能与角膜瓣缘过多的操作以及边切时采用高能量设置有关。与机械角膜板层刀制瓣相比,采用早期飞秒激光设备制瓣术后1周内,1~2级DLK的发生率更高[9,33-35]。飞秒激光的脉冲频率从早期的60kHz提高到现在的150kHz或200kHz,相应制瓣时的激光能量输出显著降低,从而使术后角膜基质细胞的凋亡大幅减少。角膜炎性反应程度与机械角膜板层刀制瓣相比,已没有明显的差别[13,32]。

DLK的诱因是多方面的,寻找具体原因是预防和处理的关键。角膜瓣上皮的缺损和层间的积血是最常见的原因,灭菌消毒锅中的细菌内毒素或外毒素、睑板腺的分泌物和感染性角膜炎也可诱发DLK[1,33],应通过细菌培养与角膜感染相鉴别,严重的病例应进行瓣下冲洗[8]。

在一项6 131例飞秒激光制瓣LASIK的回顾性研究中,1~2级DLK的发生率是0.08%,没有3级或4级的病例报道。局部抗生素和糖皮质激素滴眼剂的预防性使用使DLK的发生率由0.08%降低到0.04%。采用预防措施的病例术后没有发生相关并发症,因为泪液当中的致炎成分减少了。当术后发生1~2级DLK时,有必要在术后前48小

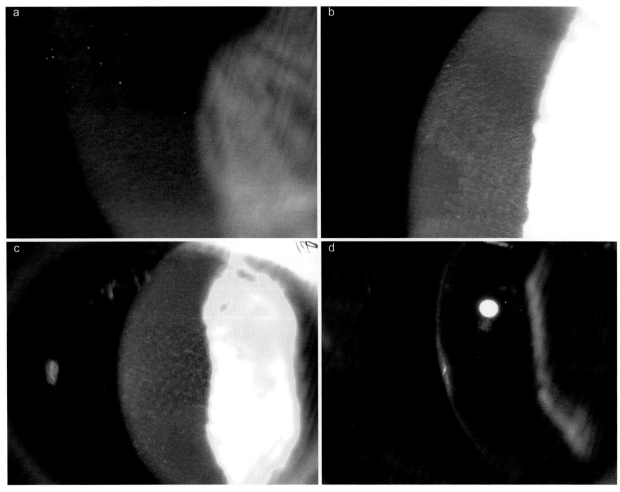

图27.11　(a)1级DLK;(b)2级DLK;(c)3级DLK;(d)伴基质融解的4级DLK导致基质的混浊

时增加局部糖皮质激素眼液的使用频率,以预防进一步加重;3~4 级 DLK 应掀开角膜瓣冲洗并加强局部点眼及口服糖皮质激素药物的合理使用。

27.3.5　压力诱发的角膜基质炎

压力诱发的角膜基质炎由糖皮质激素药物的副作用急性发作引起,其导致眼压升高和随之而来的角膜层间积液[34-36],常常被误诊为 DLK 或角膜瓣水肿。层间积液的存在使眼压被错误地低估而延误了诊断和治疗,处理措施包括停止使用糖皮质激素药物和降低眼压。

27.3.6　中央毒性角膜病变(central toxic kerato-pathy,CTK)

CTK 是一种急性、罕见、自限的非炎性病理过程,可导致角膜中央或旁中央区致密的局灶性基质混浊,通常发生在激光角膜屈光手术后的 3~9 天。典型病例表现为组织丢失、基质进行性变薄和"漆裂样"皱褶,同时瘢痕化引起远视改变[37,38]。在我们报道的 6 131 例飞秒激光制瓣的 LASIK 病例中,CTK 的发生率为 0.016%。从治疗初始的角膜基质混浊到病程结束,通常在 18 个月以内,期间应密切观察和定期随访。CTK 与 4 级 DLK 表现相似,但不同的是其通常发生在术后的早期和非炎性的表现(图 27.12);DLK 倾向于弥漫性,开始于角膜周边部并逐渐向中央光学区集聚[8,34]。

27.3.7　上皮植入

在 LASIK 术后 2~3 个月,借助裂隙灯检查即可明确上皮植入的诊断,其表现为角膜瓣下层间岛状的细胞聚集,伴或不伴有纤维化的界限。早期通常无症状,但随着上皮细胞移行进入视轴区域和对应部位的角膜瓣融解,产生的不规则散光会导致视力下降[1,39-42],患者偶尔会抱怨眼干、异物感和畏光。

既往报道提出了多种机制,以试图解释上皮细胞是如何进入角膜层间的:一是上皮细胞通过角膜瓣的纽扣孔或局部不规则的角膜瓣缘(导致角膜瓣缘与瓣下基质贴合不

良)进入层间;二是上皮细胞通过板层刀的刀片及操作的器械植入层间(图 27.13);三是上皮细胞随着层间冲洗液回流进入层间。发生上皮植入的风险因素包括:①术前任何原因造成的角膜上皮缺损(上皮基底膜营养不良、复发性上皮糜烂病史、年长患者、糖尿病史、LASIK、角膜移植及 RK 等手术史);②手术当中的上皮缺损、准分子激光切削超出角膜瓣的范围、不规则瓣、薄瓣、纽扣瓣、游离瓣、手术后层间角膜炎、重新掀瓣、增强手术、角膜瓣水肿、角膜瓣手术中对合不良和术后角膜瓣移位等一系列围手术期并发症。因此,当手术中发生上皮缺损时,强烈推荐使用角膜绷带镜。

飞秒激光制作了更规整和黏附力更强的角膜瓣,垂直成角的边切使角膜瓣复位后对合更加严密,同时减少了上皮缺损或角膜瓣的创伤,因此与机械角膜板层刀制瓣相比,飞秒激光辅助 LASIK 术后上皮植入的发生率显著降低。Kamburoglu 等报道,在使用 IntraLase 飞秒激光制瓣的 6 415 眼手术中,初始和增效术后上皮植入的发生率分别是 0.03% 和 1.8%[40]。

上皮植入的分类可以使用以下 Probst/Machat 分类规则[41]:

● 1 级:薄的上皮植入,1~2 个细胞厚度,局限在角膜瓣缘 2mm 以内,相对透明,较难发现,沿上皮植入的前缘有清晰的白线,没有相关的角膜的改变,不会进展(不需要治疗)(图 27.14a)。

● 2 级:较厚的上皮植入,巢样聚集区有明显的离散细胞,从角膜瓣缘起至少 2mm,单个细胞呈半透明状,裂隙灯检查容易观察到,沿着巢样聚集区没有清晰的白线,角膜瓣边缘卷曲或呈灰白色,无融解,通常是进展性的,需要在 2~3 周内进行非紧急的治疗(图 27.14b)。

● 3 级:显著的上皮植入,数个细胞的厚度,从角膜瓣缘起超过 2mm,上皮植入区域不透明,裂隙灯下明显可见,白色区域的坏死上皮细胞没有分界线,角膜瓣边缘卷曲增厚呈灰白色,其进展导致坏死的上皮组织中胶原酶释放使大面积角膜瓣融解。当角膜瓣基质完全融解后,瓣下的基质床与瓣表面的上皮直接接触,致融解区域的上皮下混浊(应及时治疗,易复发,应密切随访)(图 27.14c,d)。

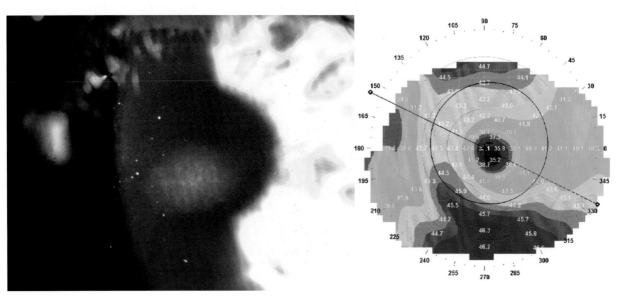

图 27.12　CTK 表现为角膜中央致密的局灶性混浊,角膜前表面曲率相应变平

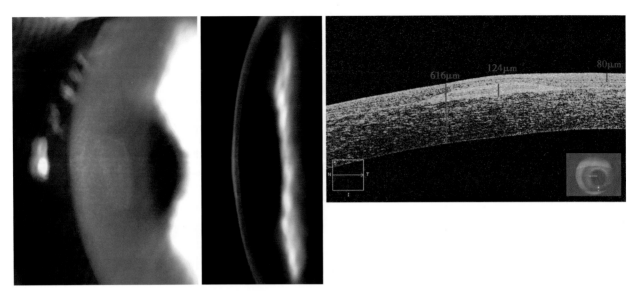

图 27.13　飞秒激光辅助制瓣术后第 6 天,巢状上皮细胞在角膜层间中央部植入,其没有通过角膜瓣缘或纽扣孔与角膜表面的上皮连接,考虑植入的上皮细胞是随掀瓣器或冲洗液回流植入角膜的层间

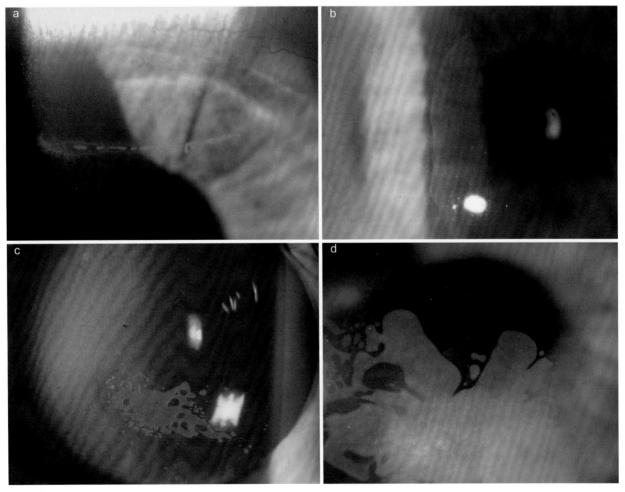

图 27.14　(a)角膜瓣蒂部附近的 1 级上皮植入;(b)2 级上皮植入;(c,d)3 级上皮植入

上皮植入的治疗原则是将侵入的上皮细胞从角膜层间彻底清除,具体方法为:掀开角膜瓣并使用刮刀将上皮细胞从基质床和瓣下基质表面刮除;大量冲洗液冲洗层间,仔细清除角膜瓣缘的各个表面,防止上皮组织残留;术后戴绷带接触镜使角膜瓣边缘闭合。一些辅助治疗,如乙醇、MMC、PTK 和 Nd:YAG 激光均已被报道用于预防复发,但这些措施也可能会造成不良影响,而且通常并非必要,多次复发病例可考虑缝合角膜瓣或使用纤维蛋白胶封闭层间[39-44]。

27.3.8　层间混浊

LASIK 术后层间雾状混浊的发病率显著低于 PRK 一类的表层手术,归因于手术没有损伤上皮基底膜[1,7,45]。层间雾状混浊的发生明显与年龄较小、角膜瓣和上皮基底膜较薄相关[46,47]。任何类似纽扣瓣等损伤上皮基底膜的并发症,都可能激活角膜成纤维细胞并导致局限性的混浊[45,49]。

在 19 852 眼 LASIK 手术的报道中,不管是飞秒激光还是机械板层刀制瓣均没有显著的层间混浊表现。作者也报道了两组中个别的病例在术后 2~3 个月时发生不影响视觉质量的网状上皮下混浊,患者没有主观症状和其他客观的阳性体征。这些罕见的个案,通过局部使用 2~3 周糖皮质激素药物就可治愈。

27.3.9　干眼和 LASIK 诱发的神经营养性角膜上皮病变

干眼或 LASIK 诱发的神经营养性角膜上皮病变是手术后最常见的并发症,其发病机制包括:角膜神经末梢的损伤导致眨眼频率下降,泪液分泌减少,泪膜稳定性下降和涂布不均,泪液蒸发增加和角膜缘杯状细胞丢失[7,25,48,50]。

Salomao 等[50]报道机械角膜板层刀和飞秒激光制瓣术后干眼的发生率分别是 46% 和 8%($P<0.000\,1$),飞秒激光制瓣术后发生率较低,而且只需要较少的治疗。其认为除了角膜神经离断导致的神经营养因素外,其他致病因素也很重要,因为在他们的研究中发现角膜瓣的厚度(或切削深度)与 LASIK 诱发的干眼发病率之间没有相关性。相反,Golas 和 Manche[51]报道了一项前瞻性的研究,51 个患者的双眼分别随机选择了飞秒激光和机械角膜板层刀制瓣,结果两组间的数据没有统计学差异。Huang 等[52]发现,飞秒激光制作角膜瓣蒂的位置对术后角膜的敏感性和干眼的指标也没有显著的影响。

在 LASIK 术后 6~8 个月角膜神经再生之前,大多数干眼患者使用无防腐剂润滑性眼液的治疗效果良好。对于较严重的病例,可以局部使用环孢素治疗潜在的炎症[50,53]。短效的胶原泪道栓塞或长效的硅树脂泪道栓塞以及联合短期使用糖皮质激素药物,均已在临床上用于控制术后干眼症[7,8,53,54]。对于疗效不佳的慢性病例,推荐使用自体血清或富血小板血浆(platelet-rich plasma,PRP)滴眼液等血液衍生物。

27.3.10　短暂光敏感综合征(transient light-sensitivity syndrome,TLSS)

TLSS 是指发生在飞秒激光制瓣 LASIK 术后,视力和裂隙灯检查均正常,患者主诉对光强烈敏感的一种综合征[55]。通常发生在术后 2~6 周内,偶尔出现在术后数个月,是一种飞秒激光手术独有的少见的并发症。在早年的高能量 6kHz 和 15kHz IntraLase 手术平台上发生率偏高,在应用 30kHz 和 60kHz 或之后的设备,手术后发生率明显降低[55]。两个独立的研究分别报道,TLSS 的发生率分别为 0.17% 和 0.4%[6,55],缩短激光爆破的点线间距和降低边切的能量可以使发病率显著下降。

尽管病因不清且缺乏具体的阳性客观检查结果,但角膜共聚焦显微镜检查显示基质细胞的活化增加(图 27.15)。有人认为可能是激光能量影响了角膜基质细胞或神经末梢[7],也有人提出是层间爆破排出的气体损伤了睫状体并引起局部的炎症[55]。顾名思义,它是短暂的,通过 2~3 周糖皮质激素药物短期治疗即可治愈。

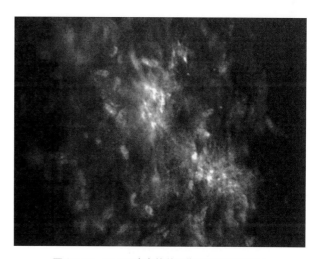

图 27.15　TLSS 患者的共聚焦显微镜检查显示活化的角膜基质细胞

27.3.11　彩虹样眩光

彩虹样眩光是一种飞秒激光辅助 LASIK 术后少见的光学并发症,由 Krueger 等学者在 2008 年首次报道[56]。患者描述当看一个白色光源时,在其周围能看到 4~12 个彩色辐条样的光谱,特别是在黑暗的环境中,如在夜间或黑暗的房间中[56-59](图 27.16)。究其原因,可能是由于飞秒激光制作角膜瓣时的层间格栅样扫描产生了光的衍射[56]。迄今为止,该并发症在使用 IntraLase FS60 飞秒激光(Abbott Medical Optics,Inc.,Santa Ana,CA,美国)时的发生率是 5.8%,而使用 WaveLight FS200 飞秒激光(Alcon Laboratories,Inc.,Fort Worth,TX,美国)时只有 1 例个案报道[57,58]。该并发症一般只需要随访和观察,通常症状随时间推移而消失。对于持久存在并影响视力的个案,可以在角膜瓣的基质面采用 PTK 治疗[59]。

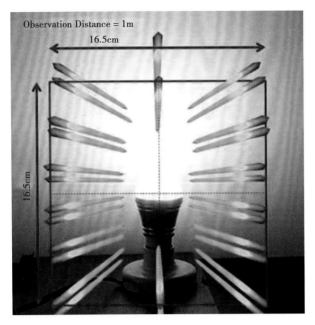

图 27.16　一位主诉彩虹样眩光症状的患者提供的插图,在一个白色光源的每一侧都可以看到 6 道色带
(Image courtesy of Damien Gatinel,MD)

27.3.12　感染性角膜炎

感染性角膜炎虽然罕见,但却是 LASIK 术后最可怕的并发症,其症状包括眼红、视力下降、畏光和疼痛,几天或几周内出现急性或渐进性症状。细菌性角膜炎一般发生在术后 3~5 天,而非典型分枝杆菌或真菌感染则可在术后数周出现[7]。我们回顾 6 131 例飞秒激光辅助 LASIK 手术,没有发生术后感染的情况。此外,在 Binder 等报道的 1 000 例前瞻性研究随访的病例中,也没有发现角膜感染[60]。

角膜周边部的感染性浸润局部使用广谱抗生素治疗即可,而角膜层间的感染则需要更积极的处理,包括掀瓣、培养、冲洗和重新复瓣。如果角膜瓣坏死,则需要弃瓣。术前眼睑的卫生和眼表的准备、术中无菌技术和术后 2 周预防性广谱抗生素的使用是重要的预防方法[7]。

27.3.13　术后角膜扩张

医源性角膜扩张是一种罕见的 LASIK 术后并发症,通常在术前就具有诱发因素,例如顿挫型圆锥角膜。据推测使用飞秒激光制作更薄、预测性更好的角膜瓣可以提高术后角膜生物力学的稳定性,降低术后扩张的风险[10,61,62]。为评估 LASIK 术后扩张的风险因素,一种新的被称为角膜组织变化百分比(percentage of tissue altered,PTA)的指标最近被提出,其定义了角膜中央厚度(central corneal thickness,CCT),角膜瓣厚度(flap thickness,FT),准分子激光切削深度(ablation depth,AD)和剩余角膜基质床厚度之间的关系,计算公式为 $PTA = (FT + AD)/CCT$。近来的研究显示,在术前角膜地形图正常的情况下,$PTA \geq 40\%$ 与术后角膜扩张显著相关。飞秒激光和现代的机械显微角膜板层刀可以制作 90μm 的角膜瓣,因此,在矫正相同屈光度的情况下,PTA 的值更低一些[61,62]。

27.3.14　增强手术的需要

如果需要,通常在术后 3~6 个月屈光状态稳定后可以进行增强手术。对于先前制作了角膜瓣的术眼,只要瓣下基质床的厚度足够,大部分医生会选择掀开角膜瓣来完成增强手术。飞秒激光制瓣术后角膜瓣的黏附性增加是预防角膜瓣移位和其他并发症的一个优势,但是对于增强手术来讲,特别是术后 1 年以上的患者,角膜瓣边缘的粘连对启瓣和掀瓣带来了困难[10]。对于这些病例,应该采用联合 MMC 的 PRK 手术,或者使用飞秒激光制作新的边切以便掀瓣(边切的界限应小于原来角膜瓣的边缘)[64-66]。采用新型的飞秒激光设备制瓣,角膜瓣愈合反应增强和后期掀瓣困难并不常见。当瓣下的基质床厚度不够时,大多数医生则会选择表层激光角膜屈光手术,同时全身口服维生素 C 和局部使用 MMC 以降低术后发生角膜上皮下雾状混浊和瘢痕的风险。

由同一位医生完成的 13 721 例机械角膜板层刀制瓣和 6 131 例飞秒激光制瓣的病例,经 1 年以上随访发现,增效率分别为 4.2% 和 1.6%,增强手术需求随着准分子激光技术的不断进步而逐渐降低。

结论

自 2002 年飞秒激光用于临床以来,一些技术的进步已经减少了角膜瓣的制作时间,并降低了术中使用的能量。飞秒激光在以下几方面显示了比机械板层刀制瓣更大的优势:角膜瓣更规则和形态可预测;更好的层间黏附性降低了角膜瓣移位和上皮植入的风险;上皮损伤和诸如游离瓣等严重并发症的风险更低。另一方面,飞秒激光辅助手术的一些并发症,如 DLK 和 TLSS 均与更强烈的炎性反应有关;而飞秒激光手术一些特有并发症,如 OBL、前房气泡、垂直气体突破则可能会导致纽扣瓣、彩虹样眩光以及难掀开的薄角膜瓣发生撕裂。

新一代的飞秒激光设备术中使用了更低的能量,与机械角膜板层刀制瓣相比,术后角膜的炎性反应已没有显著的差异[10]。随着设备技术的进步,许多报告的并发症已不会发生或发生率更低。不过,大部分飞秒激光辅助 LASIK 手术的并发症并不会对视力造成威胁。

要点总结

- LASIK 术中采用飞秒激光制瓣比机械板层刀更精确,重复性和均一性更好。
- 飞秒激光辅助 LASIK 术后角膜瓣和角膜基质床的黏附性更好,瓣缘愈合更牢固,因此发生角膜瓣移位、上皮植入以及其他更严重的并发症(如游离瓣等)的风险更低。
- 与飞秒激光技术相关的并发症,例如 DLK、OBL、TLSS、前房气泡、垂直气体突破和彩虹样眩光等,在采用较低能量和较高频率脉冲的最新设备平台手术时已较少见。
- 如果处理恰当,与飞秒激光相关的并发症通常不会对术后视力造成威胁。

(米生健　李仲倍　翻译)

参考文献

1. Melki SA, Azar DT. Major review. LASIK complications: etiology, management, and prevention. Surv Ophthalmol. 2001;46(2):95–116.
2. Stonecipher K, Ignacio TS, Stonecipher M. Advances in refractive surgery: microkeratome and femtosecond laser flap creation in relation to safety, efficacy, predictability, and biomechanical stability. Curr Opin Ophthalmol. 2006;17:368–72.
3. Binder PS. Flap dimensions created with the IntraLase FS laser. J Cataract Refract Surg. 2004;30:26–32.
4. Kezirian GM, Stonecipher KG. Comparison of the IntraLase femtosecond laser and mechanical keratome for laser in situ keratomileusis. J Cataract Refract Surg. 2004;30:804–11.
5. Durrie DS, Kezirian GM. Femtosecond laser versus mechanical keratome flaps in wavefront guided laser in situ keratomileusis: prospective contralateral eye study. J Cataract Refract Surg. 2005;31:120–6.
6. Montes-Mico R, Rodriguez-Galietero A, Alio JL. Femtosecond laser versus mechanical keratome LASIK for myopia. Ophthalmology. 2007;114:62–8.
7. Shah DN, Melki S. Complications of femtosecond-assisted laser in-situ keratomileusis flaps. Semin Ophthalmol. 2014;29:363–75.
8. dos Santos AM, Torricelli AA, Marino GK, Garcia R, Netto MV, Bechara SJ, Wilson SE. Femtosecond-laser assisted LASIK flap complications. J Refract Surg. 2016;32:52–9.
9. Farjo AA, Sugar A, Schallhorn SC, Majmudar PA, Tanzer DJ, Trattler WB, Cason JB, Donaldson KE, Kymionis GD. Femtosecond lasers for LASIK flap creation: a report by the American Academy of Ophthalmology. Ophthalmology. 2013;120(3):e5–20.
10. Santhiago MR, Kara-Junior N, Waring GO 4th. Microkeratome versus femtosecond flaps: accuracy and complications. Curr Opin Ophthalmol. 2014;25(4):270–4.
11. Chen S, Feng Y, Stojanovic A, Jankov MR 2nd, Weng Q. IntraLase femtosecond laser vs mechanical microkeratomes in LASIK for myopia: a systematic review and meta-analysis. J Refract Surg. 2012;28:15–24.
12. Zhang Y, Chen YG, Xia YJ. Comparison of corneal flap morphology using AS-OCT in LASIK with the WaveLight FS200 femtosecond laser versus a mechanical microkeratome. J Refract Surg. 2013;29:320–4.
13. Salomão MQ, Wilson SE. Femtosecond laser in laser in situ keratomileusis. J Cataract Refract Surg. 2010;36:1024–32.
14. Hong JW, Liu JJ, Lee JS, et al. Proinflammatory chemokine induction in keratocytes and inflammatory cell infiltration into the cornea. Invest Ophthalmol Vis Sci. 2001;42:2795–803.
15. Rush SW, Cofoid P, Rush RB. Incidence and outcomes of anterior chamber gas bubble during femtosecond flap creation for laser-assisted in situ keratomileusis. J Ophthalmol. 2015;2015:1–4.
16. Kim A, Myrowitz E, Pettinelli D, Stark W, Chuck R. Appearance of gas bubbles in the anterior chamber after femtosecond laser flap creation. Invest Ophthalmol Vis Sci. 2006;47:543. Data presented at the 2006 ARVO Meeting, Fort Lauderdale, Fla
17. Lifshitz T, Levy J, Klemperer I, Levinger S. Anterior chamber gas bubbles after corneal flap creation with a femtosecond laser. J Cataract Refract Surg. 2005;31:2227–9.
18. Ang M, Mehta JS, Rosman M, et al. Visual outcomes comparison of 2 femtosecond laser platforms for laser in situ keratomileusis. J Cataract Refract Surg. 2013;39:1647–52.
19. Knorz M. Flap and interface complications in LASIK. Curr Opin Ophthalmol. 2002;13:242–5.
20. Principe A, Lin D, Small K, Aldave A. Macular hemorrhage after LASIK with femtosecond laser flap creation. Am J Ophthalmol. 2004;138:657–9.
21. Clare G, Moore TC, Grills C, Leccisotti A, Moore JE, Schallhorn S. Early flap displacement after LASIK. Ophthalmology. 2011;118:1760–5.
22. Sutton G, Hodge C. Accuracy and precision of LASIK flap thickness using the IntraLase femtosecond laser in 1000 consecutive cases. J Refract Surg. 2008;24:802–6.
23. Lichter H, Russell G, Waring GO. Repositioning the laser in situ keratomileusis flap at the slit lamp. J Refract Surg. 2004;20:166–9.
24. Kuo IC, Jabbur NS, O'Brien TP. Photorefractive keratectomy for refractory laser in situ keratomileusis flap striae. J Cataract Refract Surg. 2008;34:330–3.
25. Xie W, Zhang D, Chen J, Liu J, Yu Y, Hu L. Tear menisci after laser in situ keratomileusis with mechanical microkeratome and femtosecond laser. Invest Ophthalmol Vis Sci. 2014;55:5806–12.
26. Linebarger EJ, Hardten DR, Lindstrom RL. Diffuse lamellar keratitis: diagnosis and management. J Cataract Refract Surg. 2000;26:1072–7.
27. Lazaro C, Perea J, Aria A. Surgical-glove-related diffuse lamellar keratitis alter LASIK: long-term outcomes. J Cataract Refract Surg. 2006;32:1702–9.
28. Holland J, Mathias R, Morck D, Chiu J, Slade S. Diffuse lamellar keratitis related to endotoxins released from sterilizer reservoir biofilms. Ophthalmology. 2000;107:1227–34.
29. Whitby JL, Hitchins V. Endotoxin levels in steam and reservoirs of tabletop steam sterilizers. J Refract Surg. 2002;18:51–7.
30. Yuhan K, Nguyen L, Boxer-Wachier B. Role of instrument cleaning and maintenance in the development of DLK. Ophthalmology. 2002;109:400–4.
31. Smith R, Maloney R. Diffuse lamellar keratitis: a new syndrome in lamellar refractive surgery. Ophthalmology. 1998;105:1721–6.
32. Mayer WJ, Grueterich M, Wolf AH, et al. Corneal cell response after flap creation using a mechanical microkeratome or a 200 kHz femtosecond laser. J Cataract Refract Surg. 2013;39:1088–92.
33. Chan A, Ou J, Manche EE. Comparison of the femtosecond laser and mechanical keratome for laser in situ keratomileusis. Arch Ophthalmol. 2008;126:1484–90.
34. Randleman JB, Shah RD. LASIK interface complications: etiology, management, and outcomes. J Refract Surg. 2012;28:575–86.
35. Tourtas T, Kopsachilis N, Meiller R, Kruse FE, Cursiefen C. Pressure-induced interlamellar stromal keratitis after laser in situ keratomileusis. Cornea. 2011;30:920–3.
36. Belin MW, Hannush SB, Yau CW, Schultze RL. Elevated intraocular pressure-induced interlamellar stromal keratitis. Ophthalmology. 2002;109:1929–33.
37. Frankel GE, Cohen PR, Sutton GL, Lawless MA, Rogers CM. Central focal interface opacity after laser in situ keratomileusis. J Refract Surg. 1998;14:571–6.
38. Parolini B, Marcon G, Panozzo GA. Central necrotic lamellar inflammation after laser in situ keratomileusis. J Refract Surg. 2001;17:110–2.
39. Wang MY, Maloney RK. Epithelial ingrowth after laser in situ keratomileusis. Am J Ophthalmol. 2000;129:746–51.
40. Kamburoglu G, Ertan A. Epithelial ingrowth after femtosecond laser-assisted in situ keratomileusis. Cornea. 2008;27(10):1122–5.
41. Machat JJ, Slate S, Probst SE. The art of LASIK. 2nd ed. Thorofare, NJ: SLACK; 1999. p. 427–33.
42. Rapuano CJ. Management of epithelial ingrowth after laser in situ keratomileusis on a tertiary care cornea service. Cornea. 2010;29:307–13.
43. Lahners WJ, Hardten DR, Lindstrom RL. Alcohol and mechanical scraping for epithelial ingrowth following laser in situ keratomileusis. J Refract Surg. 2005;21:148–51.
44. Ayala MJ, Alió JL, Mulet ME, De La Hoz F. Treatment of laser in situ keratomileusis interface epithelial ingrowth with neodymium:yyttrium-aluminum-garnet laser. Am J Ophthalmol. 2008;145:630–4.
45. Torricelli AA, Singh V, Santhiago MR, Wilson SE. The corneal epithelial basement membrane: structure, function, and disease. Invest Ophthalmol Vis Sci. 2013;54:6390–400.
46. Hafezi F, Seiler T. Persistent subepithelial haze in thin-flap LASIK. J Refract Surg. 2010;26(3):222–5.
47. Rocha KM, Kagan R, Smith SD, Krueger RR. Thresholds for interface haze formation after thin-flap femtosecond laser in situ keratomileusis for myopia. Am J Ophthalmol. 2009;147(6):966–72.
48. Ambrósio R Jr, Tervo T, Wilson SE. LASIK-associated dry eye and neurotrophic epitheliopathy: pathophysiology and strategies for prevention and treatment. J Refract Surg. 2008;24:396–407.

49. Azar DT, Chang JH, Han KY. Wound healing after keratorefractive surgery: review of biological and optical considerations. Cornea. 2012;31(suppl 1):S9–S19.

50. Salomão MQ, Ambrósio R Jr, Wilson SE. Dry eye associated with laser in situ keratomileusis: mechanical microkeratome versus femtosecond laser. J Cataract Refract Surg. 2009;35:1756–60.

51. Golas L, Manche EE. Dry eye after laser in situ keratomileusis with femtosecond laser and mechanical keratome. J Cataract Refract Surg. 2011;37(8):1476–80.

52. Huang JC, Sun CC, Chank CK, Ma DH, Lin YF. Effect of hinge position on corneal sensation and dry eye parameters after femtosecond laser-assisted LASIK. J Refract Surg. 2012;28(9):625–31.

53. Torricelli AA, Santhiago MR, Wilson SE. Topical cyclosporine a treatment in corneal refractive surgery eye. J Refract Surg. 2014;30:558–64.

54. Raoof D, Pineda R. Dry eye after laser in-situ keratomileusis. Semin Ophthalmol. 2014;29:358–62.

55. Stonecipher KG, Dishler JG, Ignacio TS, Binder PS. Transient light sensitivity after femtosecond laser flap creation: clinical findings and management. J Cataract Refract Surg. 2006;32:91–4.

56. Krueger RR, Thornton IL, Xu M, et al. Rainbow glare as an optical side effect IntraLASIK. Ophthalmology. 2008;115:1187–95.

57. Bamba S, Rocha KM, Ramos-Esteban JC, Krueger RR. Incidence of rainbow glare after laser in situ keratomileusis flap creation with a 60 kHz femtosecond laser. J Cataract Refract Surg. 2009;35:1082–6.

58. Gatinel D, Saad A, Guilbert E, Rouger H. Unilateral rainbow glare after uncomplicated femto-LASIK using the FS-200 femtosecond laser. J Refract Surg. 2013;29:498–501.

59. Gatinel D, Saad A, Guilbert E, Rouger H. Simultaneous correction of unilateral rainbow glare and residual astigmatism by undersurface flap photoablation after femtosecond laser-sssisted LASIK. J Refract Surg. 2015;31:406–10.

60. Binder PS. 1,000 LASIK flaps created with the IntraLase FS laser. J Cataract Refract Surg. 2006;32:962–9.

61. Santhiago MR, Wilson SE, Hallahan KM, et al. Changes in custom biomechanical variables after femtosecond laser in situ keratomileusis and photorefractive keratectomy for myopia. J Cataract Refract Surg. 2014;40:918–28.

62. Santhiago MR, Smadja D, Gomes BF, et al. Association between the percent tissue altered and post-laser in situ keratomileusis ectasia in eyes with normal preoperative topography. Am J Ophthalmol. 2014;158:87–95.

63. Moshirfar M, Gardiner JP, Schliesser JA, et al. Laser in situ keratomileusis flap complications using mechanical microkeratome versus femtosecond laser: retrospective comparison. J Cataract Refract Surg. 2010;36:1925–33.

64. Tran DB, Binder PS, Brame CL. LASIK flap revision using the IntraLase femtosecond laser. Int Ophthalmol Clin. 2008;48(1):51–63.

65. Guell JL, Elies D, Gris O, Manero F, Morral M. Femtosecond laser-assisted enhancements after laser in situ keratomileusis. J Cataract Refract Surg. 2011;37:1928–31.

66. Vaddavalli PK, Yoo SH, Diakonis VF, et al. Femtosecond laser-assisted retreatment for residual refractive errors after laser in situ keratomileusis. J Cataract Refract Surg. 2013;39:1241–7.

第七部分
表面切削术并发症

第28章
准分子激光上皮下角膜磨镶术（LASEK）并发症

28

David P.S. O'Brart

核心信息

- 准分子激光上皮下角膜磨镶术（laser-assisted subepithelial keratomileusis，LASEK）具有良好的视觉和屈光矫治效果，并在多项对比性研究中显示其治疗效果与准分子激光原位角膜磨镶术（laser insitu keratomileusis，LASIK）类似，一些影响或不影响视觉功能的并发症虽然罕见，但仍有发生。

- 并发症有可能在术后数小时、数天、数月，甚至数年内发生。

- 仔细的术前检查是十分必要的，它可以发现激光屈光手术的禁忌证，例如术前就已经存在的角膜扩张。

- 复发性角膜糜烂综合征的症状在 LASEK 等表层切削手术后的头几个月很常见，这些症状通常在使用人工泪液后可以得到缓解，但对于极少数病例，进一步的门诊手术干预可能是必要的（在 200 例患者中大概有 1 例需要接受门诊手术处理）。

- 在术前签署手术同意书的时候，患者需要被充分告知 LASEK 手术并发症的发病率和自然病程。

28.1 简介

在 10 多年前，Camellin[1]，Azar[2] 和 Shah[3] 分别介绍了准分子激光上皮下角膜磨镶术（laser epithelial keratomileusis，LASEK）。与准分子激光角膜表面切削术（photorefractive keratectomy，PRK）术中中央角膜上皮完全被刀片或刷子清除不同，以前的 LASEK 使用稀释的酒精溶液来制作上方带蒂的角膜上皮瓣，这样就可以把角膜上皮基底膜的透明层和致密层分开[4]。在准分子激光切削后，完整的角膜上皮瓣通常被重新复位于切削后的角膜基质上。为了使角膜上皮薄瓣固定在原位，在手术后的最初几天内需要使用绷带镜。据报道，复位角膜上皮薄瓣的目的是减少术后疼痛，加速视力恢复，减少医源性角膜上皮下雾状混浊（Haze）的风险。Haze 有时候会在 PRK 术后出现，它会削弱术后早期角膜上皮和角膜基质在切口愈合中的相互作用[1-3]。这种角膜上皮薄瓣和准分子激光原位角膜磨

镶术（laser insitu keratomileusis，LASIK）中制作的更厚的角膜基质瓣不同，它不会产生角膜基质瓣相关并发症，例如弥漫性层间角膜炎（diffuse lamellar keratitis，DLK），持久性角膜瓣皱褶，角膜瓣融解和角膜上皮植入等。虽然这种角膜基质瓣并发症发生的概率极低，但是仍然有可能在 LASIK 术后严重影响视力[5]。

虽然 LASIK 在术后快速恢复方面具有明显的优势，但使用现代激光平台进行的多项对比研究表明，LASEK 和 LASIK 在低度远视和低度、中度甚至高度近视矫正方面具有类似的中长期视觉和屈光效果[6-15]。事实上，Kirwan 和 O'Keefe 最近的一项研究表明，相对于 LASIK，LASEK 术后增加的 HOA 更少[14]，Wallau 和 Campos 以及 Moshirfar 等人最近发表的两篇前瞻性研究中也报道了类似的发现。他们还对比了 PRK 和 LASIK，发现 PRK 术后增加的 HOA 比 LASIK 更少[16,17]。在最近的一篇 meta 分析中，Zhao 等人分析了 12 个对照试验，这些试验对比了 LASEK（780 只眼睛）和 LASIK（915 只眼睛），发现两种手术在治疗低到中度近视的视力和屈光效果上没有显著差异。然而，在高度近视人群的中长期随访研究中，相对于 LASIK 术后的患者，LASEK 术后患者矫正视力下降大于等于 1 行的发生率显著增高，其原因是 LASEK 术后 Haze 的发病率更高[18]。然而值得注意的是，在以上研究中，行 LASEK 的高度近视患者都没有使用 MMC 来作为他们的辅助治疗药物[18]。

在 LASEK 和 PRK 的对比研究中，关于两者的临床结果是否有显著性差异的结论，学术界尚未达成共识。在术后早期恢复方面，Leccisotti 等人[19]认为两种手术无显著性差异，Autrata，Rehurek[20] 和 Lee 等人在前瞻性对照研究中发现 LASEK 术后疼痛更少，视力恢复更快。与他们的结论恰恰相反，Litwak 等人发现在 LASEK 术后患者更加疼痛且上皮愈合更慢，美中不足的是，他们将上皮细胞暴露于 20% 的酒精中 45 秒，这将导致角膜瓣中几乎所有的细胞死亡[23]。在唯一报道出来的 Autrata 和 Rehurek[24] 的关于远视矫正的对比研究中，与 PRK 术后的患者相比，LASEK 术后患者的疼痛更轻，视力恢复更快，屈光更稳定。Einollahi[25] 等人最近发表了一项随机对照临床研究，使用共聚焦显微镜比较了 PRK 中采用机械角膜上皮清除术和酒精辅助上皮清除术，结果显示用机械清除角膜上皮时，角

膜上皮愈合时间更长,切削后的角质基质细胞密度降低。

就视力和屈光的结果而言,Zhao 和 Cui[26,27]等人最近发表了一些关于 LASEK 和 PRK 治疗近视的临床结果的 meta 分析,虽然显示 LASEK 术后第 1 个月和第 3 个月 Haze 更少,但是不能表明在特定的时间点测量的主要指标(裸眼视力、等效球镜)和次要指标(角膜上皮愈合、疼痛、Haze)有任何的不同。Ghoreishi[28]等人在一项随机对照试验中比较了行 PRK 的 1 250 只眼睛分别使用酒精辅助去除角膜上皮和机械去除角膜上皮的结果,发现两种技术有完全类似的结果。

还有其他一些表层准分子激光切削的方法,Teus[29]等人在一项随机前瞻性试验中比较了 LASEK 和 Epi-LASEK,认为 LASEK 在治疗低中度近视方面,视力恢复更快,更安全和有效。Hondur[30]等人在一项前瞻性对照研究中比较了 Epi-LASIK 和 LASEK 在治疗近视方面的效果,发现两种方法在 1 年时的结果相似。Reilly[31]在一项回顾性随访综述中报告,Epi-LASIK 手术疼痛更轻并且 Haze 有减轻的趋势。Whilst Aslanides[32]等人在一项随机的前瞻性对照研究中得出类似的结论,在各种激光平台上,Trans-PRK 比酒精辅助的 PRK(LASEK)疼痛反应更轻、角膜上皮愈合更快,术后 6 个月 Haze 更少。Luger[33]等人在一项随机对照研究中发现,上述两种技术的疗效和安全性没有差异。

在过去的 10 年里,LASEK 手术的效果令人鼓舞[6-34]。在 Teneri[34]等人的一篇综述中,11 篇同行评议的论文累计报道的安全指数为 1.0,在将近 1 500 只受试眼睛中,只有 1 只眼睛因为黄斑囊样水肿 BCVA 下降 2 行或 2 行以上,而黄斑囊样水肿与 LASEK 手术无关。该文报道的可预测性非常好,术后 6 个月的时候,83% 的眼睛屈光度与术前预期矫正的屈光度差距在 +0.50D 以内,有效指数为 0.947。同样,术者在这项技术上的丰富经验在大幅度增加手术的有效性和安全性方面扮演着积极的作用,这不仅体现在中低度近视方面,而且在矫正高度近视(-6.00~-12.00D)及远视中也有体现[35,36]。

20 多年来,不断增加的知识成果促成了 LASEK 手术的蓬勃发展,这些知识成果有:激光与角膜组织之间的相互作用和角膜伤口愈合反应,先进技术的发展和应用,以及在术前患者教育和咨询、术前评估、术中及术后护理方面一丝不苟的态度。详细了解可能出现的或轻或重的并发症(某些并发症甚至有可能威胁视力),避免这些并发症并及时处理是非常重要的,可以减少术后不良事件,优化视觉质量和屈光结果,提高患者满意度。尤其重要的是,应该考虑到部分患者并不适合做角膜屈光手术,另外部分患者对手术的期望过高。

28.2　术中并发症

28.2.1　酒精扩散和围手术期疼痛

LASEK 手术过程相对容易,只需几分钟就可以完成,而且一般没有痛苦。然而,如果酒精正好从 LASEK 术中制作的角膜瓣下扩散到球结膜表面,就会产生明显的眼部疼痛和不适。应该避免酒精扩散,因为这样不仅可以减少术中疼痛,而且酒精扩散可能导致角膜缘上皮干细胞损伤,进而有可能延缓角膜上皮愈合并损伤结膜上皮,术后不适和炎症的发生概率也会增加。为了避免这种并发症,术中局部应用 2~3 滴 1% 盐酸丁卡因,可以达到最大的局部麻醉效果(这也有助于酒精去除上皮)。应该向患者反复强调在酒精去除角膜上皮的时候不要移动,还要告诉他们当酒精槽放到眼球上的时候,他们会有一种压迫感,当酒精进入酒精槽时,他们会看不清楚。当酒精槽移动到眼球上预定的位置时,施加适当的压力,但是不要过度。如果发生酒精扩散,应立即用平衡盐溶液冲洗眼表,擦干结膜和角膜表面,然后继续用酒精去除角膜上皮,注意不要超时。

28.2.2　角膜上皮瓣缺损

使用浓度为 15%~20% 的酒精去除角膜上皮,持续时间 25~40 秒,通常可以直接形成一个上方带蒂的完整角膜上皮瓣[1-3,23,24,34-37]。然而,在少数案例中,角膜上皮黏附性特别强,根据笔者的经验,长期配戴隐形眼镜的人更容易发生这种情况。Claringbold[36]同样注意到了这一点,他还发现年轻男性和绝经后女性的角膜上皮黏附性更强。在这种情况下,笔者将酒精作用时间从 25 秒提高到 30 秒,有 12% 的眼睛不能制造出完整的角膜上皮瓣[1,38],4% 的高度近视眼睛[35]会出现黏附性强的和不完整的角膜上皮瓣,而在高度远视眼睛[36]中,这个比例是 6%。如果遇到黏附性特别强的角膜上皮,复位角膜上皮瓣和延长 10 秒的酒精作用时间通常可以解决这个问题。然而,如果难以制成一个完整的角膜上皮瓣,可以把手术方式换成 PRK,也就是机械清除角膜上皮,不过一些患者[21,24,25]术后疼痛时间和视力恢复会延长,而有些患者[22]不会有上述情况出现,长期临床结果也一样[26-28]。

28.2.3　游离瓣

笔者观察到,上方的角膜上皮黏附性较下方的角膜上皮差,所以更适合制作上方带蒂的角膜瓣。然而,有时因没有足够的材料形成瓣蒂,所以偶尔也会出现游离上皮瓣,这在远视眼的矫正手术中更为常见,因为需要制作角膜瓣的直径更大(9.00~10.00mm)。在这种情况下,仍然可以把游离的角膜瓣置于切削过的角膜基质表面,但是角膜瓣靠近角膜基质的那一面一定要朝下。复位游离瓣之后,需要数分钟的时间来让其干燥,然后就可以和平常一样,小心地给患者戴上绷带镜以固定游离瓣,术后护理无殊。然而值得注意的是,大部分术者经常会在放置绷带镜之前丢弃角膜上皮瓣。Liu[39]等人在分析了 582 例患者的系列报道中指出,将角膜上皮瓣去除后,术后疼痛更少,视力恢复更快,而 Taneri[40]等人在一项系列对比研究中指出,在术后疼痛、上皮愈合时间和 Haze 发展方面,保留角膜上皮瓣和去除角膜上皮瓣没有区别。同样,Kalyvainaki[41]等人在一项关于 Epi-LASIK 的双盲随机对照研究中发现,丢弃或保留角膜上皮没有区别。因此,在角膜上皮瓣游离或缺损的情况下,直接丢弃角膜上皮瓣并非不合理,因为最终的屈光和视觉结果仍然令人满意。

28.3　术后早期并发症(数小时或数天)

28.3.1　疼痛

虽然一些对比研究[19]显示 LASEK 和 PRK 术后疼痛没有差异,但也有报道[20,21]称 LASEK 术后疼痛比 PRK 小。Camellin[38]报告称,超过 60% 的人在 LASEK 术后只有轻微疼痛甚至没有疼痛。然而,笔者根据经验[35,36]得出以下的结论:大部分人在 LASEK 术后 1~24 小时内有疼痛或不适,一些人甚至可能有剧烈疼痛,大多数术者会在术后 2~3 天内使用阿片类和非阿片类口服镇痛药,局部滴用非甾体消炎药可以有效地减轻 LASEK 和其他眼表切削术后的疼痛[42-44]。一些局部应用药物的疗效已得到证实,分别是 0.1% 吲哚美辛、0.5% 双氯芬酸、0.1% 奈帕酚胺和 0.4% 酮咯酸[42-44]。从理论上来说,必须谨慎地使用这些药物,不过在有关部门的有效监管下,药源性角膜融解已经非常罕见[45-47]。只能在术后的数天内使用上述药物,不可超量使用,而且必须充分告知患者正确的用法和用量。

Verma[48,49]等人也证实了 PRK 术后在医师指导下少量使用局麻药强效镇痛对视力和屈光恢复没有任何不良影响。笔者在临床工作中发现,术后短期使用不含防腐剂的局麻药(0.4% 奥布卡因)有很多好处,并且没有不利影响,其具体的使用方法是:在术后 18 小时内,每 2 小时滴 1 次(最大剂量是 10 滴),这样就可以控制 LASEK 术后的剧烈疼痛[35,36],但是必须充分告知患者过度使用局麻药的危害,因为据报道[50],LASEK 术后过度使用局麻药会导致相关的角膜疾病。

28.3.2　角膜上皮延迟愈合

根据笔者的经验,角膜上皮通常在 LASEK 近视矫正术后 3~4 天愈合[35],而在 LASEK 远视矫正术后,角膜上皮愈合需要 3~7 天,因为远视需要更大的切削直径[36]。在 LASEK 近视矫正术中,Kornilovsky[51]报道角膜上皮需要 4 天愈合,Camellin[1,38]等人认为需要 4~5 天,Lee[21]等人认为需要(3.68 ± 0.69)天。Taneri[34]等人在一篇综述中报道,术后 3 天有 78% 的角膜上皮愈合,术后 1 周有 99% 的角膜上皮愈合。大部分术者在术后 3~5 天或角膜上皮完全愈合时去除绷带镜,5~7 天后角膜上皮仍不愈合并不常见,需要仔细检查这些患者,并且要定期随访,因为他们角膜基质融解的潜在风险会增加,感染的风险也会越来越大,并且可能会使晚期角膜上皮下混浊和角膜瘢痕进一步发展。术者应该警惕基质浸润的迹象,因为这有可能导致潜在威胁视力的并发症,例如感染或角膜融解。以下因素容易导致角膜上皮延迟愈合:干眼症、防腐剂、药物过敏反应(局部抗生素)、滥用和过度使用局部药物(非甾体抗炎药和局麻药),以及角膜缘干细胞异常。

在手术前,排除干眼症患者至关重要,因为这可能导致术后角膜上皮愈合不良。有明显干眼症的患者不适合做激光屈光手术,而且严重的干眼症是手术禁忌证。有轻度干眼症状和体征的患者可以在术前使用人工泪液、泪小点栓

塞、积极治疗眼睑原发病,以及口服 ω-3 脂肪酸来缓解干眼症状[52,53]。如果能很好地解决干眼症的问题,只要没有明显的结缔组织疾病就可以进行角膜屈光手术。虽然表面激光切削通常很少导致术后干眼问题[54],但是如果干眼症患者术后发生角膜上皮延迟愈合,应当立即给予人工泪液、泪小点栓塞和口服 ω-3 脂肪酸对症处理[52,53]。

如果发生角膜上皮延迟愈合,应该考虑到防腐剂的毒性和药物过敏反应,也应该考虑到既往有不耐受隐形眼镜、持续结膜下注射和点状角膜上皮糜烂的病史。如果超过 4~5 天角膜上皮仍不愈合,建议使用不含防腐剂的药物。有结膜瘢痕化和角膜缘干细胞不足的患者不适合进行角膜屈光手术,所以术前应通过仔细的裂隙灯生物显微镜检查排除以上疾病。

28.3.3　视力恢复延迟

LASEK 术后,由于成功制作并复位了一个完整的角膜上皮瓣,患者通常会感觉到术后的裸眼视力立即改善。患者在术后 12~24 小时内出现视力下降的情况并不少见,因为酒精的作用使得角膜上皮瓣内的上皮细胞肿胀,甚至死亡[23],有时角膜上皮瓣也会脱落。应该在术前告知患者,眼睛痛、红肿会在术后 12~24 小时改善,也有可能出现早期视力下降,但是并不会影响最终的手术效果。在角膜上皮愈合后数天,视力开始恢复,甚至在高度近视(-6.0D 以上)的矫正中,在术后 1 周时[35],90% 眼睛的裸眼视力大于或等于 20/40,70% 眼睛的裸眼视力大于或等于 20/30。对于低度近视和年轻患者,视力恢复要快得多。在矫正远视眼的 LASEK 手术中,需要更长的时间来恢复视力[36]。在接受远视矫正 LASEK 手术的患者中,只有不到 50% 的患者术后 1 周的裸眼视力大于或等于 20/40,因为当角膜上皮瓣直径较大且患者年龄较大时,角膜上皮细胞再生速度较慢,在术后数周和数个月也经常出现过矫的现象[36]。术前必须充分告知高度近视患者,虽然可以在术后数周获得功能性的裸眼近视力,但是需要数周甚至数个月才能获得令人满意的裸眼远视力[36]。

术后早期视力恢复较慢,除了上面提到的几个原因,通常还有角膜上皮愈合延迟或角膜上皮愈合不规则。综上所述,预先处理影响视力恢复的因素是很重要的,这些影响因素有:干眼症、防腐剂、药物过敏反应、滥用局麻药和非甾体抗炎药、感染和原先存在的眼表不适。预防总是比治疗重要,一个熟练掌握眼前节疾病的医师必须给所有患者进行全面的术前眼科检查,并耐心地解答他们的疑惑,这样就可以在术前充分治疗原有的疾病,并且可以排除那些有不可治愈的和 / 或广泛眼表疾病的患者,因为这些患者不适合做手术。当出现角膜上皮延迟愈合的时候,首先必须排除感染性和非感染性角膜炎(如果确诊角膜炎,应当研究角膜炎的病因,并给予适当的治疗),其次应该治疗干眼症[52,53]并且让患者遵医嘱使用滴眼液[45-47,50]。

28.3.4　无菌性角膜上皮浸润

在 LASEK 手术后的最初几周内,可能会出现不浸润角膜基质的点状无菌角膜上皮浸润。其可能的原因包括干眼

症、防腐剂毒性作用和药物过敏反应,可以通过改善眼表环境和频繁滴用不含防腐剂的糖皮质激素眼药水进行治疗。偶尔会发生前基质浸润。一旦发生这种情况,首先应该排除感染性角膜炎。如果发现表面角膜上皮缺损,应该考虑到感染的可能性,找出感染源并给予适当的治疗。当角膜表层上皮愈合,前房反应消失时,可以频繁滴用糖皮质激素眼药水,同时保持抗生素覆盖角膜,直到角膜浸润消退[55]。然而,必须密切观察患者病情,对感染性角膜炎保持高度警惕,如果有感染性角膜炎的迹象,必须做微生物培养。

28.3.5　早期感染性角膜炎

在 LASEK 术后和其他表层激光切削术后发生感染性角膜炎非常罕见,根据一项多中心研究的报告(18 651 只眼),其发病率为 0.2%[56]。据推测,在 LASEK/PRK 手术中,感染是从角膜上皮细胞开始,而不是像 LASIK 手术那样从角膜基质内开始,因此更容易获取微生物标本,抗生素也更容易到达病灶[57]。由于很有可能严重威胁视力,因此术者需要对其保持高度的警惕。一旦发现疑似感染性角膜炎的病例,必须立即采取积极措施,做微生物培养,明确病原体后使用敏感性的抗生素眼药水治疗,经过治疗之后,视力通常可以提高[56,58,59]。在 de Rojas[56] 关于角膜表面切削手术(包括 LASEK 手术在内)的多中心研究中,72% 的患者在 7 天内治愈,约 50% 的患者微生物培养呈阳性,葡萄球菌是最常见的致病菌,超过 90% 的患者的矫正远视力大于等于 20/40。

为了将感染性角膜炎的潜在发生率降到最低,必须在术前仔细检查患者,以便发现急性睑缘疾病,一旦确诊,在考虑做激光屈光手术之前应该全身应用四环素。在激光屈光手术后,医生通常会推荐使用广谱抗生素眼药水来预防感染,直到角膜上皮完全愈合。常见的治疗方法包括使用氨基糖苷类抗生素,例如妥布霉素,它对包括假单胞菌的革兰氏阴性微生物有效,也可以同时使用或者换成氟喹诺酮类抗生素,它对革兰氏阳性和革兰氏阴性微生物均有效。首选药物包括氧氟沙星和第四代氟喹诺酮药物,如加替沙星和莫西沙星。

28.4　术后早期并发症(数小时或数天)

28.4.1　视觉恢复缓慢

LASEK 术后 1 个月,有超过 80% 的近视眼术后 UCVA 可达到 20/20 或以上[6-9,11-15,19-22,24,26,27,29-40],有时视力恢复需要更长的时间,可能为 3~4 个月;也有可能出现残留的屈光不正,这可能与上皮愈合延迟(如上所述)造成上皮细胞不规则有关。这些患者需要仔细检查,以避免出现晚期感染性角膜炎、非感染性角膜炎/融解和激素性高眼压等危及视力的并发症。

在 LASEK 矫正远视中,视力恢复通常较慢,只有不到 40% 的眼睛在 1 个月内 UCVA 能达到 20/20 或更好,这可能由于过矫需要几个月恢复,尤其是矫正大于 +3.00D 以上的远视[36]。

28.4.2　类固醇性眼压反应

尽管随机临床研究表明在角膜表层准分子激光手术后局部类固醇给药几乎没有什么益处[60],但绝大多数医生仍予局部激素治疗,因为局部类固醇治疗在 LASEK/PRK 术后的前几周,可使 Haze 的发生率最小化。0.1% 氟米龙(fluorometholone,FML)通常是首选药,因为其低的角膜穿透率降低了眼内相关并发症的风险,如眼压升高、增加感染性角膜炎和白内障形成的风险[60-62]。如果这类药物使用超过 10 天,就必须对患者进行眼内压(intraocular pressure,IOP)监测。理论上,患者在进行激素药物治疗的同时,应该每 2 周进行 1 次眼压测量[63]。随着氟米龙的使用,高达 3% 的病例报告存在糖皮质激素性高眼压[61]。如果高眼压反应发生,应该尽可能地停止使用类固醇药物。可使用局部抗青光眼药物,首先选用无防腐剂的 0.25% 噻吗洛尔,每天 2 次(无禁忌);如果眼压大于 30mmHg,则可以使用无防腐剂的 1% 阿可乐定,每天 3 次;很少使用全身性乙酰唑胺治疗。停药后 1~2 周,眼压通常恢复到正常水平。使用新的糖皮质激素药物可减少眼压问题,例如在激光屈光手术中,推荐用 0.5% 氯替泼诺碳酸乙酯(loteprednol etabonate)[64]。Thanathanee 等人在最近进行的一项前瞻性临床试验中比较了使用 0.5% 氯替泼诺碳酸乙酯和 0.1% 地塞米松,发现术后视力和 Haze 没有差别,但使用氯替泼诺碳酸乙酯时,高眼压发生率降低[64]。

28.4.3　复发性上皮剥脱综合征

在接受 LASEK 和 PRK 手术的患者中,有 15%~20% 在清晨或半夜醒来第一次睁开眼睛时会感到"干燥"和不适[65],这些症状是轻度复发性上皮剥脱综合征的表现。其发生在术后的前几个月,通常可以恢复。在持续性病例或症状反复发生且未明确诊断时,使用外用润滑剂软膏,如夜间使用润滑剂在 8~10 周可以缓解和改善症状。对于已经存在的眼睑疾病,全身使用四环素是一种有用的辅助治疗方法,其可能抑制了金属蛋白酶 -9(metalloproteinase-9,MMP-9)[66]。此外,使用眼润滑剂、泪点栓塞并补充 ω-3 对泪膜进行优化通常是有效的[52,53]。

对于药物治疗 9~12 个月后无效的持续性病例,可能需要进行外周前基质穿刺术,使用 25G 针头在局部麻醉下进行,这可以作为一种快速门诊治疗方法。基质穿刺的部位是位于中央光学区以外的 3.0mm 旁中心/周围的 360° 角膜区域,既可以避免在视轴形成瘢痕,也可以避免覆盖在切削区域的上皮细胞与下面的基质层紧密粘连(图 28.1)。在作者 12 年的 LASEK 手术经验中,6 例患者在 9 个月后症状持续,其中 10 眼(< 0.5%)需要进行前基质穿刺术。在所有病例中,症状得到改善和缓解,只有 1 例需要重复治疗。

表层切削术后发生复发性上皮剥脱综合征较 LASIK 更为常见[65]。根据作者的经验,低度近视矫正(通常小于 -4.00D)时由于基质切削的宽度发生复发性上皮剥脱综合征较远视矫正时更为常见,应该在术前对患者就此类症状的发生给予提醒和忠告,因为其可能对患者的满意度产生显著的负面影响[65]。在 LASEK 使用酒精前,用海绵测试上皮细胞的黏附性是有用的。如果上皮细胞移动并产生褶皱,很可能是有一个潜在的上皮基底层营养不良,该测试可以在不使用酒精和早期药物治疗的情况下进行,同时建议在手术后立即使用局部润滑剂(睡前使用)。有上皮基底膜营养不良症状的术眼(裂隙灯检查可见上皮囊肿和轮纹),术者不仅要在术前提醒患者复发性上皮剥脱风险增加,而且需将 LASEK 与周围前基质穿刺技术相结合(图 28.1)。

28.4.4　角膜融解

LASEK/PRK 术后角膜融解是非常少见的,有报告其出现在胶原血管性疾病的病例当中,如系统性红斑狼疮[67],术前排除这些患者是很重要的。一些人认为胶原血管性疾病只是屈光激光矫正手术的相对禁忌证,在完全控制全身性疾病,且无眼部的表现、无临床体征或干眼病史的情况下,手术是可以进行的[68];然而,存在活动性全身性疾病、既往眼睛受累和干眼是绝对的禁忌证。

除胶原血管性疾病外,LASEK 术后角膜融解的其他诱发因素还包括干眼、麻醉药[49]和非类固醇滴眼液滥用[45,47]、感染和已存在的眼表异常。该并发症与非甾体滴眼剂的使用尤其有关,这类药物已被证明可以诱导产生胶原酶和基质金属蛋白酶[45,47]。因此,作者在角膜屈光手术后不使用这类药物,而更倾向于在术后的前 18 小时使用局部麻醉。

如果发生角膜融解,那么必须立即积极治疗相关的干眼症,并排除感染性角膜炎。如果使用局麻药和非甾体类固醇药物,应停止使用。眼科专家需要强化局部无防腐剂皮质醇类激素的使用和全身免疫抑制治疗,进一步的手术

干预,如羊膜移植和角膜移植可能是必要的[45-47,50,68]。

28.4.5　单纯疱疹性角膜炎

复发性单纯疱疹性角膜炎患者不能进行常规的角膜屈光手术。PTK 在某些病例中是有用的,但可能会发生再活化[69],这类患者需要预防性使用全身性抗病毒药物(无环鸟苷 400mg,每天 2 次,在手术前 2 周至手术后 6 个月)。术前有任何不明原因的角膜瘢痕都应该视为可疑单纯疱疹性角膜炎病例,并且要求完整地记录病史。对于在术后早期或中期出现单纯疱疹性角膜炎的患者,建议全身使用预防性药物无环鸟苷。

28.4.6　晚期感染性角膜炎

晚期感染性角膜炎是 LASEK 术后少见的病例。如上所述,表层激光切削术后感染性角膜炎的发生率为 0.2%,大多数病例发生在术后第 1 周[56]。LASEK 术后第 1 周出现的感染与 LASIK 术后出现的感染相似,往往发生在非典型生物存在的情况下,如分枝杆菌[70]和真菌[71,72]。

手术医生必须意识到这种晚期感染发生的存在,这样才能得到充分适当的管理。患者应被告知,他们在手术后的前几个月出现疼痛,红肿和突然视力下降等任何症状都必须返回医院及时就诊,尤其是发现有角膜浸润/融解迹象时,应高度怀疑晚期感染性角膜炎。应采集微生物标本,特别是非典型生物标本,并进行适当的抗菌治疗。在体征、症状恶化和培养阴性的情况下,可能需要进行角膜活检,甚至是治疗性角膜移植。在这种情况下,角膜交联术的作用尚未确定,需要进一步评估,但可能会有益处[73]。

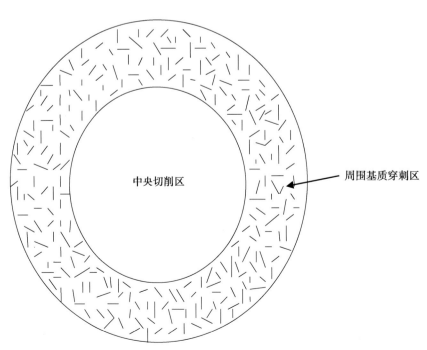

中央切削区

周围基质穿刺区

图 28.1　基质穿刺区位于中心光学区域外 360°,3.0mm 的中心 / 周围角膜区域

28.5 术后中期并发症(数周或数月)

28.5.1 过矫 / 欠矫

对于远视 +4.00D 至近视 –8.00D 以及散光 –5.00D 以内,经 LASEK 矫正后其公开发表的研究表明,有 80%~90% 的术眼实际矫正的屈光度与预期矫正的屈光度相差在 0.50D 的范围内[6-9,11-15,19-22,24,26,27,29-40],且术后 1~3 个月近视能达到屈光状态稳定[35],远视眼则需要 3~6 个月才能达到屈光稳定[36]。不同的是,过矫或欠矫通常发生于高度数术眼的矫正中[19,25,26]。不同报道中需要再次手术的比例各不相同,从 0~7% 不等[6-9,11-15,19-22,24,26,27,29-40]。在出现早期屈光回退的患者中,尤其是合并有 Haze 的情况下,虽然糖皮质激素并非对所有的患者有效,而且部分患者可能需要再次手术,但是医生还是提倡局部使用激素[62,74]。

再次手术治疗的最佳时机至今尚未确定,但在间隔 3 个月且获得至少 2 次稳定的屈光测量值,才能决定再次手术。由于其存在复发的风险,建议近视患者不要在 6~9 个月以内,远视患者不要在 12 个月以内再次进行表层准分子激光切削术。对于这类已经接受过角膜手术的眼睛,建议术中使用 MMC 从而减少 Haze 的发生[75]。术前通过角膜地形图和 OCT 进行仔细的评估对于确认屈光回退,特别是在近视以及散光屈光不正增加的情况下,不是由角膜扩张引起,这点至关重要。

28.5.2 Haze

由于准分子激光屈光手术是在健康的眼睛上进行的,因此任何术后角膜透明度下降和视觉情况的恶化都是非常值得关注的。PRK 术后 3~4 周可在切削区域内出现 Haze,病情严重者病程最长可达 3~6 个月。Haze 的进展与角膜基质切削深度增加和光学区较小有关[76-79]。

LASEK 手术中,激光切削的基质区域有 252 例上皮层覆盖完整,其中 28 例被认定有并发症,推测上皮完整覆盖在术后伤口愈合的初始阶段减少上皮基质细胞炎症因子的干扰,可降低 Haze 的发生率[1-3]。在 LASEK 与 PRK 的前瞻性双向对比研究中,Haze 的发生率显示出了完全相反的结果。Hashemi 等人报道两者没有差异[80],而 Autrata、Rehurek[20] 和 Lee[21] 等人发现 LASEK 术后 Haze 发生率较低。在笔者出版的系列书中,现代激光技术光学区直径一般为 6.50mm 甚至更大,即使在高度近视和远视矫正后出现明显的 Haze 也是极为罕见的,术后 90% 的角膜完全透明或只是在术后 6~12 个月内形成少量的 Haze[35,36]。由于高度数矫正时,小的切削直径以及增加角膜基质切削深度均会引起明显 Haze 风险的增加,所以作者建议采用 LASEK(没有辅助 MMC)治疗眼睛时,球镜矫正度数应控制在 –6.00~+2.00D 内,柱镜矫正度数不超过 –2.5DC,近视眼使用 6.5mm 的光学治疗区域,远视眼使用 7.0mm 的光学治疗区域,并且限制基质切削的最大深度为 $100\mu m$。

对于包括 LASEK 在内的表层切削术,尤其是矫正高

度屈光不正时,许多外科医生提倡使用 MMC。MMC 是一种 DNA 烷基化剂,来源于头状链霉菌。它抑制 DNA/RNA 的复制,特别是通过抑制快速分裂细胞的复制,如纤维细胞,从而抑制伤口愈合。Talamo 在 20 年前首次提出用它作为 PRK 激光切削术后的辅助用药[81]。在过去 10 年中,由于表层切削术的回归促使 MMC 的重新使用并演变为常规用药,特别是在一些高度屈光不正的矫正和有 Haze 进行性发展风险的病例中,比如曾经接受过角膜手术的患者。Leccisotti 在一项前瞻性、随机双盲、匹配性的研究报告中指出 PRK 在矫正 –6.5~–10D 时,术中使用 0.2mg/ml MMC,时间为 45 秒,术后 Haze 发生率下降,但是 6% 的病例出现过矫[82]。同样,Wallau 和 Campos 称,与 LASIK 相比较,PRK 使用 MMC 会得到更好的效果,其报道称 PRK 术中使用 MMC,术后将不会发生 Haze[16]。最近一项临床结果的汇总分析提示,表层切削术中相较于未使用 0.02%MMC 的病例,术中使用 MMC 确实能降低 Haze 的发生率,但在 LASEK 术中使用 MMC 能否降低 Haze 的发生率目前尚无定论[75]。

然而,关于角膜屈光手术中是否使用 MMC 仍存在一些争议。有报道关于 MMC 在翼状胬肉手术中的围手术期应用,早期(几个月内)和晚期(多年后)均有出现角巩膜融解症状的病例[83]。当然,人们亦担心其潜在未知的长期并发症,虽然其他研究并未有所发现[84],但据报道 MMC 可能导致上皮伤口愈合延迟[83]。在最近发表的 1 篇评论文章中提及了其关于内皮细胞损伤的可能性,Roh 和 Funderburgh 在查阅文献评议同行 5 篇临床研究中,发现其中 3 篇报道没有出现角膜内皮密度的改变,而其余 2 篇发现表层切削术使用 MMC 后出现了具有统计学意义的内皮细胞数量减少[85]。最近的一项前瞻性研究表明,0.02%MMC 应用 40 秒后,其术后 6 个月中央内皮细胞计数是没有发生改变的[86]。同样,Gambato 等人历时 5 年在一项随机对照研究中,通过活体共聚焦显微镜随访术中使用 0.02%MMC 的病例,均未发现内皮细胞计数、上皮厚度、角膜细胞密度、角膜神经纤维数量、神经丛、神经分支和弯曲度出现变化[87,88]。

虽然这些研究为 MMC 的围手术期使用提供了支持,但仍需要进行大量的随访研究,以确定 LASEK/PRK 术中使用 MMC 是否影响未来几十年角膜及其内皮的健康和功能。与此同时,在术前患者应该了解和同意有关 MMC 使用的罕见和尚未确定并有可能发生的长期并发症。笔者个人偏向在 LASEK 手术中,存在以下情况下时使用 MMC:近视眼矫正度数大于 6.0D,远视矫正度数大于 2D 和散光矫正大于 2.5DC 的术眼以及既往有角膜手术史[如角膜移植,放射状角膜切开术(radial keratotomy,RK)和角膜表层切削术]。

虽然有证据表明,局部糖皮质激素只能延缓而不能防止 Haze 形成[60],大于 1 级的 Haze 常发生于术后前 3 个月(在裂隙灯下易见)。建议局部使用糖皮质激素(不含防腐剂的 0.1% 地塞米松)时可联用不含防腐剂的 0.25% 噻吗洛尔每天 2 次(假设没有使用禁忌证),以消除类固醇眼内压反应[62]。局部类固醇药物应在 6~12 周内逐量减少,每 2 周

仔细监测 1 次眼压。值得注意的是,长期研究表明,无论是否使用局部类固醇,绝大多数术眼不同程度的 Haze 都会逐渐消退,并伴有 BCVA 的恢复[89,90]。

针对持续且显著的 Haze(小于 2 级,术后超过 9~12 个月),类固醇药物的作用是有限的[61]。虽然随着时间的推移,Haze 可逐渐减轻[89,90],但可能仍需要进一步的手术干预,这取决于 BCVA 的下降和屈光度数的回退程度以及患者个人主观意愿,一些手术治疗手段对于 PRK/LASEK 术后持续性 Haze 的病例是可行的。Vigo 等人报道 PRK 术后 30 例中 35 眼出现严重的 Haze 反应和屈光回退,术后 6~12 个月进行上皮去除及基质表层刮除术,术中局部应用 0.02%MMC 30~45 秒。术后所有病例在角膜透明度和屈光不正方面都有显著改善,只有 2 例需要进一步的清除治疗[91]。Porges 等人报道了 PRK 术后 7 例重度 Haze 患者的 8 只眼睛,他们接受了 PTK,去除了 Haze 层组织,术中使用了 0.02%MMC,术后视觉效果均改善[92]。采用角膜地形图引导的准分子激光切削,术中加用 0.02%MMC 是笔者的首选做法[93]。手术最佳时机是当屈光状态和角膜情况稳定至少 6 个月,理想情况下,最好是首次手术后 12 个月进行。使用激光去除上皮细胞时,跨上皮方法是最有益的,角膜混浊的大部分原因是因为上皮增生(发育不良)导致角膜上皮的不规则生长引起,并且上皮通常是黏附性强的,侵袭性 Haze 常覆盖在此区域。当使用 MMC 时,需要将预期屈光矫正的球镜和柱镜度数分别欠矫约 10%。极少数情况下,严重的 Haze 病例已不能通过再次准分子激光术控制,可能需要深板层角膜移植手术来治疗。

28.5.3　夜视障碍 / 光晕

在准分子激光角膜屈光手术的早期,使用直径小(4~6mm)的光学区治疗,在中等和暗视条件下的夜视障碍和光晕现象并不罕见[76,79,94],这是由于光学区大小和中等 / 暗视瞳孔直径以及矫正后的非球面形态之间的不匹配造成的。这种现象导致相当一部分患者对手术效果不满意,在某些情况下,超过 12 年的随访报告显示该现象仍然存在[90,94]。随着对评估术前瞳孔直径的更深入地了解,术中采用了更大的光学区域治疗(> 6mm);像差技术的出现和非球面切削技术的发展,减少了术后四阶球面像差,此类问题的发生率显著降低[35,95]。

患者在术前了解罕见的夜视障碍是必要的,特别是职业司机,这可能会妨碍其在没有照明的高速公路上行驶[96];术前仔细评估中等 / 暗视瞳孔直径是必要的[96]。在现代角膜屈光手术中,应尝试将光学区与瞳孔直径匹配,尤其是近视矫正手术中针对中等 / 暗视瞳孔直径大于 6.5mm 的患者,使用非球面切削(像差优化或全眼像差引导)是必要的[94,96]。

如果发生夜视障碍,使用 0.2% 酒石酸溴莫尼定或 1% 毛果芸香碱滴眼液诱导瞳孔缩小,症状可能会有所改善,在没有照明的道路上开车应提前半小时使用[96,97]。在有严重问题的情况下,利用像差引导下扩大光学区进行二次治疗,可能是有效果的[96]。

28.5.4　复发性上皮糜烂

LASEK 术后 9~12 个月持续出现该症状可采用 360°角膜周边前基质穿刺术治疗,如图 28.1 所述。笔者对过去 12 年中的 10 例病例的经验总结表明,采取上述治疗可使症状得到改善(消除),只有 1 例需要再次手术。然而,如果前基质穿刺不能解决问题,则可能需要进行上皮清创、激光切削 15~20μm 深度以及在 10mm 直径范围行 PTK 手术,以上已被证明是有效控制复发角膜糜烂综合征的方法[98]。笔者倾向于将这种"有限的"PTK 与周边前基质穿刺术相结合。

28.6　术后晚期并发症(数个月 / 数年)

28.6.1　过矫 / 欠矫

见上文。

28.6.2　Haze

LASEK 术后 17 个月发生晚期 Haze,需要 PTK 和 MMC 进行人工清创,这是一个罕见的病例,已被作为单个案例报道[99]。在 PRK 术后,外伤和玻璃体视网膜手术中硅油填充可引起迟发角膜瘢痕[100],但没有上皮清创术的报道[101]。应遵循表层切削手术的流程,谨慎地提醒患者在进行玻璃体视网膜手术时或者外伤情况下可能发生罕见的迟发性 Haze,尤其既往接受过表层激光切削术且局部使用糖皮质激素治疗的患者,需要进行仔细的随访观察。

28.6.3　复发性角膜糜烂综合征

见上文。

28.6.4　角膜扩张

虽然 PRK/LASEK 术后发生扩张的概率低于 LASIK[102],因为 LASIK 独特的制瓣方式使角膜生物力学性能相比表层手术方式下降更多[103],但即使是低度数近视矫正也有报道 PRK 术后出现了角膜扩张[102,104];这类病例通常发生在地形图异常的患者中,例如顿挫型圆锥角膜或早期圆锥角膜[102,104]的患者。虽然 PRK 治疗轻度圆锥角膜[105,106]有一系列成功和稳定的案例,但这类患者是否可以进行表层切削术是有争议的,根据现有的证据,因为存在术后角膜扩张的风险,不推荐这类患者接受角膜屈光手术。

术前对所有术眼进行角膜地形图、像差和 OCT 检查并仔细评估是必不可少的,以便识别出异常的患者。现在,大多数设备都有识别高危病例的统计软件包,术前角膜厚度测量在表层切削手术之前是必不可少的,任何中心厚度小于 500μm 的眼睛,尽管在许多情况下适合手术[107],但仍应谨慎。笔者建议保留所有术眼的剩余基质床最薄点角膜厚度不小于 400μm,以预防长期角膜生物力学性能不稳定的问题,并在必要时进行角膜胶原蛋白交联术(collagen cross-linking,CXL),以防发展为角膜扩张。

角膜屈光术后扩张的眼睛通常表现为近视,尤其伴有斜轴或逆规散光。这类病例的特点是散光不规则,通常在角膜地形图显示下方更陡,角膜 OCT 显示角膜前后凸出。角膜扩张一旦发生,应尽早治疗[108]。局部使用抗青光眼药物可能减缓或逆转角膜扩张的进展,核黄素(维生素 B_2)/紫外线 -A(370nm)轻度角膜 CXL 可以阻止角膜扩张的进展,但应该考虑在角膜中央厚度为 400μm 或以上时实施交联[109,110]。在视力恢复方面,硬性角膜接触镜是治疗的主要手段;角膜基质环(Intacs)植入适应于轻中度角膜扩张的治疗,有助于改善 UCVA 和 BCVA,并且可以增加角膜接触镜的效果[111];对于轻中度角膜扩张的患者,笔者更倾向于使用单个下方角膜基质环植入[111](图 28.2);对于角膜接触镜不能耐受的晚期扩张症患者,前部深板层角膜成形术可能是唯一的选择。

近年来,CXL 已与其他手术方式相结合,如地形图引导的 PRK,可以提高圆锥角膜甚至 LASIK 术后角膜扩张患者的视力并改善屈光效果[112-114]。CXL 和地形图引导的 PRK 联合手术,在切削深度小于 50μm 的情况下,已被证明可以有效提高中度圆锥角膜和 LASIK 术后角膜扩张患者的视力,在这些患者中,绝大多数的视力、屈光度数和地形图参数以及扩张过程的稳定性都有明显改善[112-114]。Labiris 等人认为,这种联合治疗可以显著提高患者的生活质量[115]。然而,在对 CXL 和地形图引导的 PRK 联合手术治疗角膜扩张的研究中,仅针对了慢性进展的病例,且随访时间只有 1~3 年,所以长期生物力学稳定性还没有完全阐明。众所周知,PRK 本身降低了角膜的生物力学强度[104],已有研究报道 PRK 手术联合 CXL 术后出现角膜扩张继续进展的情况[112],以及偶尔发生引起视力严重下降的 Haze 和角膜瘢痕[116]。尽管是经过如下精心筛选的病例,如角膜接触镜不能耐受、术中限制了激光切削深度、有充足的角膜厚度和低度角膜扩张的患者,但仍然需要告知患者术后发生角膜继续扩张的风险,并签署知情同意书。根据最近发表的文献,研究者认为 CXL 联合地形图引导的 PRK 治疗圆锥角膜和角膜屈光术后的角膜扩张是可行的。

要点总结

- 在 LASEK 过程中,如有酒精溢出,应立即用平衡盐溶液冲洗眼球表面,擦干结膜和角膜表面,并在剩余的时间内重新使用酒精浸泡。

- 如果遇到黏附性特别强的角膜上皮,复位上皮瓣时,再延长酒精作用 10 秒,通常有助于改善上皮瓣的形成。

- 当出现上皮瓣的游离或缺损的时候,直接丢弃角膜上皮瓣并不是不合理的,因为最终的屈光和视觉结果可能并不会受到影响。

- 必须充分告知患者术后使用局部麻药来缓解疼痛的合理剂量,以及过度使用局部麻药可能导致角膜病的风险。

- 有结膜瘢痕形成和角膜缘干细胞缺乏的患者不适合进行角膜屈光手术。

- 对于术前上皮基底膜营养不良的患者,眼科医生不仅要告知患者复发性糜烂综合征的风险增加,还应告知患者有可能在 LASEK 术中联合行外周基质穿刺术。

- 如果发生角膜融解,需要加强局部使用不含防腐剂的糖

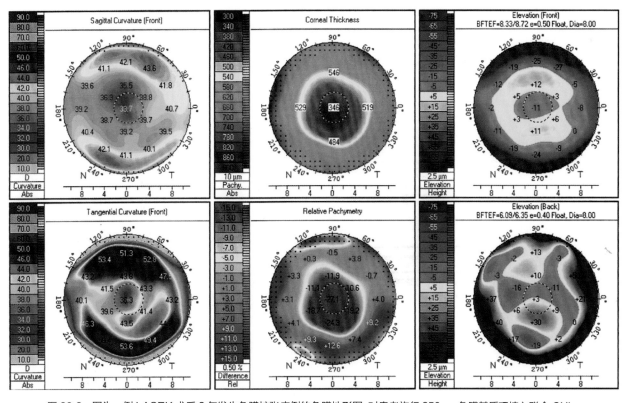

图 28.2　图为一例 LASEK 术后 2 年发生角膜扩张病例的角膜地形图,对患者施行 250μm 角膜基质环植入联合 CXL,术后 10 年随访期间病情稳定,裸眼视力保持 20/20

皮质激素和全身免疫抑制治疗。此外,诸如羊膜移植和角膜移植等手术干预也是必要的。

- 对于在术后早期/中期发生唇部单纯疱疹的患者,建议全身使用阿昔洛韦预防。
- 使用 MMC 时,需要对待矫正的球镜和柱镜预留 10% 的欠矫度数。
- 对于角膜接触镜不能耐受、有限制的切削深度、有足够的角膜厚度、扩张程度低的患者,可考虑进行 CXL 和角膜地形图引导的 PRK 联合治疗,但必须告知患者术后角膜扩张仍然有可能继续进展的风险,并应让患者签署知情同意书。

(王　华　翻译)

参考文献

1. Ciberle M. LASEK may offer the advantages of both LASIK and PRK. Ocular Surgery News, International edition, 28 March 1999.
2. Azar DET, Ang RT, Lee JB, Kato T, Chen CC, Jain S, Gabison E, Abad JC. Laser subepithelial keratomileusis: electron microscopy and visual outcomes of flap photorefractive keratectomy. Curr Opin Ophthalmol. 2001;12:323–8.
3. Shah S, Sebai Sarhan AR, Doyle SJ, Pillia CT, Dua HS. The epithelial flap for photorefractive keratectomy. Br J Ophthalmol. 2001;85:393–6.
4. Espana EM, Grueterich M, Mateo A, Romano AC, Yee SB, Yee RW, Tseng SC. Cleavage of corneal basement membrane components by ethanol exposure in laser-assisted subepithelial keratectomy. J Cataract Refract Surg. 2003;29(6):1192–7.
5. Melki SA, Azar DT. LASIK complications: etiology, management and prevention. Surv Ophthalmol. 2001;46:95–116.
6. Scerrati E. Laser in situ keratomileusis vs. laser epithelial keratomileusis (LASIK vs. LASEK). J Refract Surg. 2001;17:S219–S21.
7. Kaya V, Oncel B, Sivrikaya H, Yilmaz OF. Prospective paired comparison of laser in situ keratomileusis and laser epithelial keratomileusis for myopia less than -6.00 diopters. J Refract Surg. 2004;20(3):233–8.
8. Tobaigy FM, Ghanem RC, Sayegh RR, Hallak JA, Azar DT. A control-match comparison of laser epithelial keratomileusis and laser in situ keratomileusis for low to moderate myopia. Am J Ophthalmol. 2006;142(6):901–8.
9. Huang P, Liu J, Xia YJ, Zhong YY, Chen YG. Comparison of laser in situ keratomileusis and laser-assisted subepithelial keratomy for myopia more than -10.00 diopters. Beijing Da Xue Xue Bao. 2007;39(5):498–502.
10. Ghadhfan F, Al-Rajhi A, Wagoner MD. Laser in situ keratomileusis versus surface ablation: visual outcomes and complications. J Cataract Refract Surg. 2007;33(12):2041–8.
11. Teus MA, de Bentio-Llopis L, Sanchez-Pina JM. LASEK versus LASIK for the correction of moderate myopia. Optom Vis Sci. 2007;84(7):605–10.
12. Tietjen A, Muller C, Sekundo W. A prospective individual comparison between laser in situ keratomileusis and laser subepithelial keratectomy for myopia. 1-year follow-up results. Ophthalmologe. 2008;105(10):921–6.
13. de Benito-Llopis L, Teus MA, Sanchez-Pina JM. Comparison between LASEK with mitomycin C and LASIK for the correction of myopia of -7.00 to -13.75. J Refract Surg. 2008;24(5):516–23.
14. Kirwan C, O'Keefe M. Comparative study of higher-order aberrations after conventional laser in situ keratomileusis and laser epithelial keratomileusis for myopia using the technolas 217z laser platform. Am J Ophthalmol. 2009;147(910):77–83.
15. Townley D, Kirwan C, O'Keefe M. One year follow-up of contrast sensitivity following conventional laser in situ keratomileusis and laser epithelial keratomileusis. Acta Ophthalmol. 2012;90(1):81–5.
16. Wallau AD, Campos M. One-year outcomes of a bilateral randomised prospective clinical trial comparing PRK with mitomycin C and LASIK. Br J Ophthalmol. 2009;93(12):1634–8.
17. Moshirfar M, Schliesser JA, Chang JC, Oberg TJ, Mifflin MD, Townley R, Livingston MK, Kurz CJ. Visual outcomes after wavefront-guided photorefractive keratectomy and wavefront-guided laser in situ keratomileusis: prospective comparison. J Cataract Refract Surg. 2010;36(8):1336–43.
18. Zhao LQ, Zhu H, Li LM. Laser-assisted Subepithelial keratomy versus laser in situ Keratomileusis in myopia: a systematic review and meta-analysis. ISRN Ophthalmol. 2014;2014:672146.
19. Leccisotti A. Laser-assisted subepithelial keratectomy (LASEK) without alcohol versus photorefractive keratectomy (PRK). Eur J Ophthalmol. 2003;13:676–80.
20. Autrata R, Rehurek J. Laser-assisted subepithelial keratectomy for myopia: two-year follow-up. J Cataract Refract Surg. 2003;29:661–8.
21. Lee JB, Seong GJ, Lee JH, Seo KY, Lee YG, Kim EK. Comparison of laser epithelial keratomileusis and photorefractive keratectomy for low to moderate myopia. J Cataract Refract Surg. 2001;27:565–70.
22. Litwak S, Zadok D, Garcia-de Quevedo V, Robledo N, Chayet AS. Laser-assisted subepithelial keratectomy versus photorefractive keratectomy for the correction of myopia. A prospective comparative study. J Cataract Refract Surg. 2002;28:1330–3.
23. Gabler B, Winkler von Mohrenfels C, Dreiss AK, Marshall J, Lohmann CP. Vitality of epithelial cells after alcohol exposure during laser-assisted subepithelial keratectomy flap preparation. J Cataract Refract Surg. 2002;28:1841–6.
24. Autrata R, Rehurek J. Laser-assisted subepithelial keratectomy for the correction of hyperopia: results of a 2-year follow-up. J Cataract Refract Surg. 2003;29:2105–14.
25. Einollahi B, Baradaran-Rafii A, Rezaei-Kanavi M, Eslani M, Parchegani MR, Zare M, Feizi S, Karimian F. Mechanical versus alcohol-assisted epithelial debridement during photorefractive keratectomy: a confocal microscopic clinical trial. J Refract Surg. 2011;27(12):887–93.
26. Zhao LQ, Wei RL, Cheng JW, Li Y, Cai JP, Ma XY. Meta-analysis: clinical outcomes of laser-assisted subepithelial keratectomy and photorefractive keratectomy in myopia. Ophthalmology. 2010;117(10):1912–22.
27. Cui M, Chen XM, Lu P. Comparison of laser epithelial keratomileusis and photorefractive keratectomy for the correction of myopia: a meta-analysis. Chin Med J (Engl). 2008;121(22):2331–5.
28. Ghoreishi M, Attarzadeh H, Tavakoli M, Moini HA, Zandi A, Masjedi A, Rismanchian A. Alcohol-assisted versus mechanical epithelium removal in photorefractive keratectomy. J Ophthalmic Vis Res. 2010;5(4):223–7.
29. Teus MA, de Benito-Llopis L, García-González M. Comparison of visual results between laser-assisted subepithelial keratectomy and epipolis laser in situ keratomileusis to correct myopia and myopic astigmatism. Am J Ophthalmol. 2008;146(3):357–62.
30. Hondur A, Bilgihan K, Hasanreisoglu B. A prospective bilateral comparison of epi-LASIK and LASEK for myopia. J Refract Surg. 2008;24(9):928–34.
31. Reilly CD, Panday V, Lazos V, Mittlestaedt BR. PRK vs LASEK vs Epi-LASIK: a comparison of corneal haze, postoperative pain and visual recovery in moderate to high myopia. Nepal J Ophthalmol. 2010;2(4):97–104.
32. Aslanides IM, Padroni S, Arba Mosquera S, Ioannides A, Mukherjee A. Comparison of single-step reverse transepithelial all-surface laser ablation (ASLA) to alcohol-assisted photorefractive keratectomy. Clin Ophthalmol. 2012;6:973–80.
33. Luger MH, Ewering T, Arba-Mosquera S. Consecutive myopia correction with transepithelial versus alcohol-assisted photorefractive keratectomy in contralateral eyes: one-year results. J Cataract Refract Surg. 2012;38(8):1414–23.
34. Taneri S, Zieske JD, Azar DT. Evolution techniques, clinical outcomes and pathophysiology of LASEK: review of literature. Surv Ophthalmol. 2004;49:576–602.

35. O'Brart DPS, Attar M, Hussien B, Marshall J. Laser epithelial keratomileusis (LASEK) for the correction of high myopia with the Schwind ESIRIS flying-spot laser. J Refract Surg. 2006;22(3):253–62.

36. O'Brart DP, Mellington F, Jones S, Marshall J. Laser epithelial keratomileusis for the correction of hyperopia using a 7.0-mm optical zone with the Schwind ESIRIS laser. J Refract Surg. 2007;23:343–54.

37. Claringbold TV II. Laser-assisted subepithelial keratectomy for the correction of myopia. J Cataract Refract Surg. 2002;28(1):18–22.

38. Camellin M. Laser epithelial keratomileusis for myopia. J Refract Surg. 2003;19(6):666–70.

39. Liu XQ, Xu L, Yi CJ. Flap removal or flap preservation during LASEK surgery. Cell Biochem Biophys. 2010;57(1):45–8.

40. Taneri S, Oehler S, Koch J, Azar D. Effect of repositioning or discarding the epithelial flap in laser-assisted subepithelial keratectomy and epithelial laser in situ keratomileusis. J Cataract Refract Surg. 2011;37(10):1832–46.

41. Kalyvianaki MI, Kymionis GD, Kounis GA, Panagopoulou SI, Grentzelos MA, Pallikaris IG. Comparison of Epi-LASIK and off-flap Epi-LASIK for the treatment of low and moderate myopia. Ophthalmology. 2008;115(12):2174–80.

42. Badala F, Fioretto M, Macri A. Effect of topical 0.1% indomethacin solution versus 0.1% fluorometholone acetate on the ocular surface and pain control following laser subepithelial keratomileusis (LASEK). Cornea. 2004;23:550–443.

43. Caldwell M, Reilly C. Effects of topical nepafenac on corneal epithelial healing time and postoperative pain after PRK: a bilateral, prospective, randomized, masked trial. J Refract Surg. 2008;24(4):377–82.

44. Solomon KD, Donnenfeld ED, Raizman M, Sandoval HP, Stern K, VanDenburgh A, Cheetham JK, Schiffman R, Ketorolac Reformulation Study Groups 1 and 2. Safety and efficacy of ketorolac tromethamine 0.4% ophthalmic solution in post-photorefractive keratectomy patients. J Cataract Refract Surg. 2004;30(8):1653–60.

45. Zanini M, Savini G, Barboni P. Corneal melting associated with topical diclofenac use after laser-assisted subepithelial keratectomy. J Cataract Refract Surg. 2006;32(9):1570–2.

46. Mian SI, Gupta A, Pineda R II. Corneal ulceration and perforation with ketorolac tromethamine (Acular) use after PRK. Cornea. 2006;25(2):232–4.

47. Guidera AC, Luchs JI, Udell IJ. Keratitis, ulceration, and perforation associated with topical nonsteroidal anti-inflammatory drugs. Ophthalmology. 2001;108(5):936–44.

48. Verma S, Corbett MC, Marshall J. A prospective, randomized, double-masked trial to evaluate the role of topical anesthetics in controlling pain after photorefractive keratectomy. Ophthalmology. 1995;102(12):1918–24.

49. Verma S, Corbett MC, Heacock G, Patmore A, Marshall J. A comparative study of the duration and efficacy of Tetracaine 1% and bupivacaine 0.75% in controlling pain following photorefractive keratectomy (PRK). Eur J Ophthalmol. 1997;7:327–33.

50. Rao SK, Wong VW, Cheng AC, Lam PT, Lam DS. Topical anaesthesia-induced keratopathy after laser-assisted subepithelial keratectomy. J Cataract Refract Surg. 2007;33(8):1482–4.

51. Komilovsky IM. Clinical results after subepithelial photorefractive keratectomy (LASEK). J Refract Surg. 2001;17:S222–3.

52. Albietz JM, McLennan SG, Lenton LM. Ocular surface management of photorefractive keratectomy and laser in situ keratomileusis. J Refract Surg. 2003;19(6):636–44.

53. Ong NH, Purcell TL, Roch-Levecq AC, Wang D, Isidro MA, Bottos KM, Heichel CW, Schanzlin DJ. Epithelial healing and visual outcomes of patients using Omega-3 oral nutritional supplements before and after photorefractive keratectomy: a pilot study. Cornea. 2012;32(6):761–5.

54. Lee JB, Ryu CH, Kim J, Kim EK, Kim HB. Comparison of tear secretion and tear film instability after photorefractive keratectomy and laser in situ keratomileusis. J Cataract Refract Surg. 2000;26(9):1326–31.

55. Lifshitz T, Levy J, Mahler O, Levinger S. Peripheral sterile corneal infiltrates after refractive surgery. J Cataract Refract Surg. 2005;31(7):1392–5.

56. De Rojas V, Llovet F, Martinez M, Cobo-Soriano R, Orteega-Usobiaga J, Beltran J, Baviera J. Infectious keratitis in 18,651 laser surface ablation procedures. J Cataract Refract Surg. 2011;37(10):1822–31.

57. Rouweyha RM, Chuang AZ, Mitra S, Phillips CB, Yee RW. Laser epithelial keratomileusis for myopia with the autonomous laser. J Refract Surg. 2002;18:217–24.

58. Laplace O, Bolurcier T, Chaumeil C, Cardine S, Nordmann JP. Early bacterial keratitis after laser-assisted subepithelial keratectomy. J Cataract Refract Surg. 2004;30:2638–40.

59. Parthasarathy A, Theng J, Ti SE, Tan DT. Infectious keratitis after laser epithelial keratomileusis. J Refract Surg. 2007;23(8):832–5.

60. O'Brart DPS, Lohmann CP, Klonos G, Corbett MC, Pollock WST, Kerr Muir MG, Marshall J. The effects of topical corticosteroids and plasmin inhibitors on refractive outcome, haze and visual performance after excimer laser photorefractive keratectomy: a prospective, randomised, observer-masked study. Ophthalmology. 1994;101:1565–74.

61. Li C, Zhang J, Huang C. The clinical analysis of corticosteroid ocular hypertension and corticosteroid glaucoma after photorefractive keratectomy. Zhonghua Yan Ke Za Zhi. 1999;35:179–82.

62. Arshinoff SA, Opalinski Y. The pharmacotherapy of photorefractive keratectomy. Compr Ophthalmol Update. 2003;4:225–33.

63. Nagy ZZ, Szabó A, Krueger RR, Süveges I. Treatment of intraocular pressure elevation after photorefractive keratectomy. J Cataract Refract Surg. 2001;27(7):1018–24.

64. Thanathanee O, Sriphon P, Anutarapongpan O, Athikulwongse R, Thongphiew P, Rangsin R, Suwan-apichon O. A randomized controlled trial comparing dexamethasone with loteprednol etabonate on postoperative photorefractive keratectomy. J Ocul Pharmacol Ther. 2015;31(3):165–8.

65. Hovanesian JA, Shah SS, Maloney RK. Symptoms of dry eye and recurrent erosion syndrome after refractive surgery. J Cataract Refract Surg. 2001;27:577–84.

66. Dursun D, Kim MC, Solomom A, Pflugfelder SC. Treatment of recalcitrant recurrent erosions with inhibitors of matrix metalloproteinases-9, doxycycline and corticosteroids. Am J Ophthalmol. 2001;132:8–13.

67. Seiler T, Wollensak J. Complications of laser keratomileusis with the excimer laser. Klin Monatsbl Augenheilkd. 1991;200:648–563.

68. Simpson RG, Moshirfar M, Edmonds JN, Christiansen SM, Behunin N. Laser in situ keratomileusis in patients with collagen vascular disease: a review of the literature. Clin Ophthalmol. 2012;6:1827–37.

69. Fagerholm P, Ohman L, Orndahl M. Phototherapeutic keratectomy in herpes simplex: clinical results in 20 patients. Acta Ophthalmol. 2004;72:457–60.

70. Rodriquez B, Holzinger KA, Le LH, Winkle RK, Allen RD. Mycobacterium chelonae keratitis after laser-assisted subepithelial keratectomy. J Cataract Refract Surg. 2006;32:1059–61.

71. Maverick KJ, Conners MS. Aureobasidium pullulans fungal keratitis following LASEK. J Refract Surg. 2007;23(70):727–9.

72. Jung SW, Kwon YA, Lee MK, Song SW. Epidermophyton fungal keratitis following laser-assisted subepithelial keratectomy. J Cataract Refract Surg. 2009;35(12):2157–60.

73. Iseli HP, Thiel MA, Hafezi F, Kampmeier J, Seiler T. Ultraviolet A/riboflavin corneal cross-linking for infectious keratitis associated with corneal melts. Cornea. 2008;27(5):590–4.

74. Lee RW, Lee SB. Update on laser subepithelial keratectomy (LASEK). Curr Opin Ophthalmol. 2004;15:333–41.

75. Chen SH, Feng YF, Stojanovic A, Wang QM. Meta-analysis of clinical outcomes comparing surface ablation for correction of myopia with and without 0.02% mitomycin C. J Refract Surg. 2011;27(7):530–41.

76. Garty DS, Kerr Muir MG, Marshall J. Photorefractive keratectomy with an argon fluoride excimer laser: a clinical study. Refract Corneal Surg. 1991;7:420–35.

77. Salz JJ, Maguen E, Nesburn AB, et al. A two-year experience with excimer laser photorefractive keratectomy for myopia. Ophthalmology. 1993;100:873–82.

78. Lohmann CP, Patmore A, O'Brart DPS, Reischl U, Winkler von Mohrenfels C, Marshall J. Regression and wound healing after

excimer laser PRK: a histopathological study on human corneas. Eur J Ophthalmol. 1997;7:130–8.

79. O'Brart DPS, Corbett MC, Lohmann CP, Kerr Muir MG, Marshall J. The effects of the ablation diameter on the outcome of photorefractive keratectomy: a prospective, randomised, double-blind study. Arch Ophthaolmol. 1995;113:438–43.

80. Hashemi H, Fotouhi A, Foudazi H, Sadeghi N, Payvar S. Prospective, randomized, paired comparison of laser epithelial keratomileusis and photorefractive keratectomy for myopia less than −6.50 diopters. J Refract Surg. 2004;20(3):217–22.

81. Talamo JH, Gollamudi S, Green WR, De La Cruz Z, Filatov V, Stark WJ. Modulation of corneal wound healing after excimer laser keratomileusis using topical mitomycin C and steroids. Arch Ophthalmol. 1991;109(8):1141–6.

82. Leccisotti A. Mitomycin C in photorefractive keratectomy: effect on epithelialization and predictability. Cornea. 2008;27(3):288–91.

83. Ti SE, Tan DT. Tectonic corneal lamellar grafting for severe scleral melting after pterygium surgery. Ophthalmology. 2003;110(6):1126–36.

84. Kremer I, Ehrenberg M, Levinger S. Delayed epithelial healing following photorefractive keratectomy with mitomycin C treatment. Acta Ophthalmol. 2012;90(3):271–6.

85. Roh DS, Funderburgh JL. Impact on the corneal endothelium of mitomycin C during photorefractive keratectomy. J Refract Surg. 2009;25(10):894–7.

86. Zare M, Jafarinasab MR, Feizi S, Zamani M. The effect of mitomycin-C on corneal endothelial cells after photorefractive keratectomy. J Ophthalmic Vis Res. 2011;6(1):8–12.

87. Gambato C, Miotto S, Cortese M, Ghirlando A, Lazzarini D, Midena E. Mitomycin C-assisted photorefractive keratectomy in high myopia: a long-term safety study. Cornea. 2011;30(6):641.

88. Midena E, Gambato C, Miotto S, Cortese M, Salvi R, Ghirlando A. Long-term effects on corneal keratocytes of mitomycin C during photorefractive keratectomy: a randomized contralateral eye confocal microscopy study. J Refract Surg. 2007;23(9 Suppl):S1011–4.

89. O'Brart DPS, Patsoura E, Jaycock PD, Raan MS, Marshall J. Excimer laser photorefractive keratectomy for hyperopia: 7.5 year follow-up. J Cataract Refract Surg. 2005;31:1104–13.

90. Rajan M, Jaycock P, O'Brart DPS, Marshall J. A long-term study of photorefractive keratectomy: 12 year follow-up. Ophthalmology. 2004;111:1813–24.

91. Vigo L, Scandola E, Carones F. Scraping and Mitomycin C to treat haze and regression after photorefractive keratectomy for myopia. J Refract Surg. 2003;19:449–54.

92. Proges Y, Ben-Haim O, Hirsh A, Levinger S. Phototherapeutic keratectomy with Mitomycin C for corneal haze following photorefractive keratectomy for myopia. J Refract Surg. 2003;19:40–3.

93. Rajan M, O'Brart DPS, Parel P, Falcon M, Marshall J. Topography-guided customized laser-assisted subepithelial keratectomy for the treatment of postkeratoplasty astigmatism. J Cataract Refract Surg. 2006;32:949–57.

94. Rajan M, O'Brart DPS, Jaycock P, Marshall J. Effects of ablation diameter on long-term refractive stability and corneal transparency after photorefractive keratectomy. Ophthalmology. 2006;113:1798–806.

95. Mastropasqua L, Toto L, Zuppardi E, Nubile M, Carpineto P, Di Nicola M, Ballone E. Photorefractive keratectomy with aspheric profile of ablation versus conventional photorefractive keratectomy for myopia correction: six-month controlled clinical trial. J Cataract Refract Surg. 2006;32(1):109–16.

96. Salz JJ, Trattler W. Pupil size and corneal laser surgery. Curr Opin Ophthalmol. 2006;17:373–9.

97. Kesler A, Shemesh G, Rothkoff L, Lazar M. Effect of brimonidine tartrate 0.2% ophthalmic solution on pupil size. J Cataract Refract Surg. 2004;30:1707–10.

98. O'Brart DPS, Kerr Muir MG, Marshall J. Excimer laser phototherapeutic keratectomy for recurrent erosions. Eye. 1994;8:378–83.

99. Qazi MA, Johnson TW, Pepose JS. Development of late-onset subepithelial corneal haze after laser-assisted subepithelial keratectomy with prophylactic intraoperative mitomycin-C case report and literature review. J Cataract Refract Surg. 2006;32(9):1573–8.

100. Gomes BA, Smadja D, Espana EM, Ahn ES, Netto MV, Santhiago MR. Very late-onset corneal scar triggered by trauma after photorefractive keratectomy. J Cataract Refract Surg. 2012;38(9):1694–7.

101. Tosi GM, Baiocchi S, Balestrazzi A, Martone G, Marigliani D, Neri G, Caporossi T. Corneal complications during and after Vitrectomy for retinal detachment in photorefractive keratectomy treated eyes. Medicine (Baltimore). 2015;94(50):e2215.

102. Randleman JB, Woodward M, Lynn MJ, Stulting RD. Risk assessment for ectasia after corneal refractive surgery. Ophthalmology. 2008;115(1):37–50.

103. Kamiya K, Shimizu K, Ohmoto F. Comparison of the changes in corneal biomechanical properties after photorefractive keratectomy and laser in situ keratomileusis. Cornea. 2009;28(7):765–9.

104. Reznik J, Salz JJ, Klimava A. Development of unilateral corneal ectasia after PRK with ipsilateral preoperative forme fruste keratoconus. J Refract Surg. 2008;24(8):843–7.

105. Cennamo G, Intravaja A, Boccuzzi D, Marotta G, Cennamo G. Treatment of keratoconus by topography-guided customized photorefractive keratectomy: two-year follow-up study. J Refract Surg. 2008;24(2):145–9.

106. Koller T, Iseli HP, Donitzky C, Ing D, Papadopoulos N, Seiler T. Topography-guided surface ablation for forme fruste keratoconus. Ophthalmology. 2006;113(12):2198–202.

107. de Benito-Llopis L, Teus MA, Sánchez-Pina JM, Fuentes I. Stability of laser epithelial keratomileusis with and without mitomycin C performed to correct myopia in thin corneas: a 15-month follow-up. Am J Ophthalmol. 2008;145(5):807–12.

108. Hiatt JA, Wachler BS, Grant C. Reversal of laser in situ keratomileusis-induced ectasia with intraocular pressure reduction. J Cataract Refract Surg. 2005;31:1652–5.

109. Wollensak G, Spörl E, Seiler T. Riboflavin/ultraviolet-A-induced collagen cross linking for the treatment of Keratoconus. Am J Ophthalmol. 2003;135:620–7.

110. Hafezi F, Kanellopoulos J, Wiltfang R, Seiler T. Corneal collagen crosslinking with riboflavin and ultraviolet A to treat induced keratectasia after laser in situ keratomileusis. J Cataract Refract Surg. 2007;33(12):2035–40.

111. Sharma M, Boxer Wachler BS. Comparison of single segment and double segment Intacs for Keratoconus and post-LASIK ectasia. Am J Ophthalmol. 2006;141:891–5.

112. Kanellopoulos AJ, Binder PS. Management of corneal ectasia after LASIK with combined, same-day, topography-guided partial transepithelial PRK and collagen cross-linking: the athens protocol. J Refract Surg. 2011;27(5):323–31.

113. Kymionis GD, Portaliou DM, Kounis GA, Limnopoulou AN, Kontadakis GA, Grentzelos MA. Simultaneous topography-guided photorefractive keratectomy followed by corneal collagen cross-linking for keratoconus. Am J Ophthalmol. 2011;152(5):748–55.

114. Tuwairqi WS, Sinjab MM. Safety and efficacy of simultaneous corneal collagen cross-linking with topography-guided PRK in managing low-grade keratoconus: 1-year follow-up. J Refract Surg. 2012;28(5):341–5.

115. Labiris G, Giarmoukakis A, Sideroudi H, Gkika M, Fanariotis M, Kozobolis V. Impact of keratoconus, cross-linking and cross-linking combined with photorefractive keratectomy on self-reported quality of life. Cornea. 2012;32(9):e186–8.

116. Kymionis GD, Portaliou DM, Diakonis VF, Kontadakis GA, Krasia MS, Papadiamantis AG, Coskunseven E, Pallikaris AI. Posterior linear stromal haze formation after simultaneous photorefractive keratectomy followed by corneal collagen cross-linking. Invest Ophthalmol Vis Sci. 2010;51(10):5030–3.

第 29 章
屈光手术后的角膜混浊（Haze）

29

David Fahd，Jose de la Cruz，Sandeep Jain，Dimitri Azar

核心信息

- 屈光手术后角膜 Haze 可能会导致视力下降、近视回退和不规则散光。

- Haze 是由于胶原蛋白沉积异常和角膜折射率降低所致。

- 准分子激光角膜表面切削术（photorefractive keratectomy，PRK）术后 Haze 的大多数病例在临床上无症状且可自我修复。

- 准分子激光原位角膜磨镶术（laser insitu keratomileusis，LASIK），机械法准分子激光上皮瓣下角膜磨镶术（epipolis laser in situ keratomileusis，Epi-LASIK）和准分子激光上皮瓣下角膜磨镶术（laser epithelial keratomileusis，LASEK）术后也会出现 Haze。

- 术后适当的随访可以发现并阻止 Haze 的进展。

- MMC 可以有效预防和治疗屈光手术后的 Haze。

29.1 简介

激光视力矫正（laser vision correction，LVC）手术在现今非常普遍，人群普及率约为 3%[1]。在过去的 20 年中，LVC 手术的种类越来越多。准分子激光角膜表面切削术（photorefractive keratectomy，PRK）是首次采用眼科准分子激光矫正屈光不正的技术，通过表层切削有效矫正中度近视、远视和散光。随后该技术进行了进一步的改进，包括乙醇法准分子激光上皮瓣下角膜磨镶术（laser epithelial keratomileusis，LASEK），机械法准分子激光上皮瓣下角膜磨镶术（epipolis laser in situ keratomileusis，Epi-LASIK）和经上皮准分子激光角膜表层切削术（transepithelial PRK，TPRK），以上都是表层切削的激光手术。此外，准分子激光原位角膜磨镶术（laser insitu keratomileusis，LASIK）和飞秒 LASIK 术中采用了基质内切削的方式，是目前最常见的屈光手术。LASIK 能让视力更快地恢复，并且与 PRK 相比 Haze 的发生率相当低。尽管 LASIK 较为流行，但表层 LVC 随着 TPRK 的出现又开始受到关注。角膜表层准分子激光切削的常见副作用之一是 Haze，然而，只有不到 5% 的病例 Haze 较为明显[2]。

29.2 Haze 的定义

Haze 的定义包括：①组织透明度降低；②角膜清晰度轻度下降；③上皮下基质不透明[3]。Haze 大多数情况下可以完全无症状，然而，它可能引起星芒和视力下降，更严重的是产生基质反应，导致屈光回退、角膜表面不规则程度和散光增加。

临床研究中裂隙灯对 Haze 的评估是主观的。不同的研究报告了 PRK 术后的不同发病率，这将在后面讨论。简而言之，临床上 PRK 术后大多数眼睛均存在轻微的 Haze，并且可能在手术后持续 1~2 年。临床上严重的 Haze 仅发生在一小部分眼睛中，通常小于 0.5%~4%，取决于切削度数和其他因素。1992 年，Lohmann 等人开发了一种客观的 Haze 评估方法，发现在 6 个月时总发病率为 4%[2]。1998 年，Moller-Pedersen 等人使用共聚焦显微镜评估 Haze，发现在 12 个月时发生率为 3%[4]。表 29.1 总结了以上这些研究和其他研究的结果。

表 29.1 PRK 治疗后 6~12 个月的上皮下 Haze（根据 Fantes 等[5]的分级）

研究	研究时间/月	0/%	0.5~1/%	2/%	3/%	4/%
el Danasoury，1999	6	41.7	54.2	4.2	0	0
el Danasoury，1999	12	54.2	37.5	4.2	0	0
el Maghraby，1999	12	83	83	13	0	3
SUMMIT	6	45.6	44.1	5.9	4.4	0

29.3 分级系统

Fantes 等人[5]描述了 Haze 的五个阶段，范围从 0 级（无

199

Haze)至 4 级(完全遮蔽前房)。有关分级的完整描述,见表 29.2。PRK 术后可观察到两种类型的 Haze,即典型的短暂 Haze 和晚期迟发性 Haze[6,7]:

表 29.2　Haze 分级(根据 Fantes 等[5]的分级)

阶段	裂隙灯的图像描述
0	无 Haze,完全透明的角膜
0.5	通过仔细侧照法观察到轻度点状 Haze
1	Haze 不会干扰虹膜细节的可见性
2	轻微遮挡虹膜细节
3	中度遮挡虹膜和晶状体
4	瘢痕区域的基质完全混浊,看不清虹膜纹理

典型的短暂 Haze:这种情况比较常见,然而很少有临床症状。在术后 1~3 个月内可被观察到,并在术后第 1 年内消失。它与切削深度和激光切削质量相关。

晚期迟发性 Haze:术后初期角膜透明,但术后 2~5 个月出现的一种 Haze。虽然不常见,但这种类型的 Haze 可能严重影响视力,最终导致角膜透明度下降和近视回退。它通常随着时间的推移而消失;但是,它可能会持续更长时间,甚至长达 3 年。

29.4　过程

短暂性 Haze 通常发生在手术后几周,平稳期后缓慢恢复,随着时间的推移而消失[8]。不同的作者报告了不同的时间进程,其中有许多干预因素影响其发病率和进展:Winkler von Mohrenfels 等人首次观察到,术后 3~4 周出现的上皮下 Haze 为光反射改变的漫反射区,并逐渐进展,在 3 个月时最明显,然后缓慢恢复[9]。Mohan 等人报道,在 PRK 术后 6~9 个月 Haze 最严重,随着时间的推移慢慢减轻,部分患者可能需要几年时间恢复[10]。Rajan 等人在 2006 年发表的一项研究中称,Haze 在手术后的最初几个月内增加,在术后 3~6 个月最严重,之后缓解[11]。在 2006 年 Netto 等人的研究发现,Haze 在 PRK 术后 2 周开始并在术后 4 周达到峰值[12]。Fadlallah 等人报告,TPRK 术后仅 3% 的患者在 3 个月后持续存在 1 级或更严重的 Haze[13]。

29.5　病理生理学

Haze 继发于角膜上皮和基质损伤的级联反应的最后阶段(图 29.1)。许多不同的分子生长因子,细胞因子和趋化因子(白细胞介素 -1 肿瘤坏死因子 -α,硫酸软骨素蛋白多糖等)在创伤后相互作用促进组织增生以代替纤维化[7]。手术创伤导致基底膜破裂和周围角膜细胞的凋亡(坏死)。这将导致角膜细胞活化,并进一步转化为成纤维细胞,然后

这些成纤维细胞向心迁移到损伤部位。它们的作用是多重的,包括:①沉积在细胞外基质(ECM);②转化为肌成纤维细胞;③引起基质水肿;④导致基质层间的不规则。

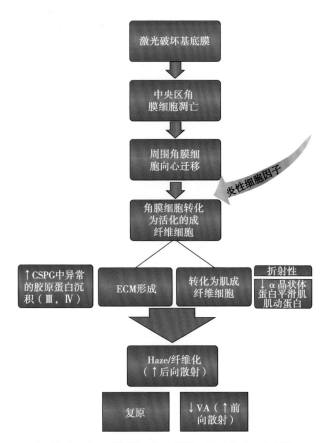

图 29.1　Haze 发展的病理生理学。CSPG:硫酸软骨素蛋白多糖;ECM:细胞外基质;VA:视功能;Col:胶原

在正常的透明角膜中,Ⅰ 型和 Ⅵ 型胶原以重复的正交序列排列[14]。纤维 Ⅳ 型胶原通常不存在于角膜基质区,但是术后角膜基质区内数目却增加。另外,Ⅰ 型和 Ⅲ 型纤维状胶原分子以非正交序列排列。这两种变化被认为是导致临床上发生术后角膜上皮下 Haze 的原因。肌成纤维细胞是一种具有高度收缩性的细胞,由于细胞内晶体蛋白的产生减少而导致透明度降低[15],肌成纤维细胞侵入基质,细胞外基质也在前基质中发生改变。上皮细胞膜的完整性是伤口愈合和防止 Haze 进展所必需的;因此,激光切削后立即恢复完整的上皮屏障对于抑制上皮下 Haze 和肌成纤维细胞分化具有重要作用[3]。当光线通过高反射性肌成纤维细胞时,在切削区随机地向前和向后散射,可以观察到 Haze[4,16]。随着时间的推移,晚期细胞凋亡可能对肌成纤维细胞的消失和 Haze 起作用[12]。Haze 的消失、肌成纤维细胞的消失均与基质胶原紊乱的重塑有关。

29.6　危险因素

为了防止屈光手术后出现 Haze,已有许多研究评估可能的危险因素。这些危险因素包括:切削深度[17]、切削直

径[11,18]、整个切削区域的伤口表面的斜率[19]、去除基质组织的体积[20]、待矫正的屈光度[12]、角膜愈合所需的时间、术后基质表面的不规则性[12]、基底膜完整性、Bowman 层切削和泪液 TGF-β 水平[21]。

切削深度:切削深度、切削直径和待矫正的屈光度数是影响切削组织体积的因素。Braunstein 等人对 34 名患者进行了研究,发现与切削深度 <80μm 的案例相比,切削深度 >80μm 时,患者术后光散射和 Haze 显著增加[17]。然而,O'Brart 等人在一项对 33 名患者的研究中发现,增加切削深度对 Haze 没有显著影响[22]。

整个切削区域的表面坡度:Corbett 等人在一项纳入100 名患者的研究中发现,整个切削区域的斜率对 Haze 的发生和消退有明显影响。陡峭的切口边缘没有额外的益处,且导致夜间视力问题[19]。然而,激光的切削范围包含过渡区,可减少切削和未切削基质之间的差异,从而减小切口表面的斜度。

切削直径和切削组织的体积:如前所述,许多研究都试图关联 Haze 与切削直径和切削基质的体积。与 4.0mm 和 5.0mm 直径的处理组相比,切削直径为 6.0mm 时,Haze 的客观测量值较低(P<0.001)[11,18]。根据 Moller-Pedersen 等人的观点,术后 Haze 的一个重要调节因素是切削基质体积的增加[20]。对散光眼切削时,最大切削区域中也可以观察到 Haze。

高度屈光不正的矫正:众所周知,在 PRK 治疗低度屈光不正(-6~0D)时,Haze 很少发生[12]。随着屈光度数的增加,屈光不正超过 -6.00D 时,PRK 术后有临床影响的 Haze 发生率增加[23-27]。这与居住地至赤道部的距离和紫外线照射有关:居住地越接近赤道部,越容易产生 Haze。

术后基质层间的不规则性:随着切削深度的增加,切削表层的不规则性增加[28]。表层切削破坏基质结构并增加其不规则性。PRK 术后 Haze 与切削后基质层间不规则性有关[12]。对兔子的研究表明,基质表层光滑可降低 PRK 术后的 Haze,Haze 和肌成纤维细胞密度与基质层间的不规则性成正相关[10]。在一项纳入了 80 只受试眼的研究中,Vinciguerra 等人观察到,PRK 术后基质的不规则性与 Haze 的发生率之间存在临床相关性;当 PRK 包括基质治疗性角膜切削(phothotherapeutic keratectomy,PTK)这一步骤使基质表面更光滑,Haze 发生率下降[29,30]。

泪液 TGF-β 水平:Long 等人在一项预测患者术后出现 Haze 的方法研究中发现,术后第 1 天泪液中 TGF-β1 水平较高的患者,1 个月后 Haze 发病率较高[21]。

其他因素:上皮基底膜的去除,Bowman 层的切削以及上皮缺损愈合所需的时间也是发生 Haze 的危险因素。另外,使用的手术方法和激光类型也影响 Haze 的发生率。PRK 术后 Haze 的发生率高于其他手术类型。与使用旧的宽光束激光器相比,使用小光斑飞点激光器时 Haze 发生率更低[31]。

29.7　临床评估

Haze 可以通过不同的方法测量,表 29.3 总结了使用过的不同技术。可分为主观和客观评估方法。

表 29.3　测量 Haze 的客观方法

机制	方法	优点	缺点
裂隙灯生物显微镜	主观评分	简单,无需特殊工具	主观,重复性低
晶状体密度测量计	双色散射响应	优于裂隙灯	低度 Haze 分辨率较差
Scheimpflug-EAS1000	后向散射光	主观测量	放大倍数小
TSPC-3 Haze 测量仪	后向散射光	可以客观地测量细微变化,更大的放大倍数,广泛的覆盖范围	不反射前向散射光
van den Berg 杂散光光度计	前向散射光	更能反映视网膜图像质量	不实用
共焦显微镜	后向散射光	高倍率、高分辨率	临床上无法使用

主观评估可通过裂隙灯生物显微镜进行。如表 29.2 所述,它分为 1~4 级。图 29.2 显示了裂隙灯下观察 Haze 的不同分级。虽然这种方法很简单,并且不需要任何额外的设备,但非常主观且重复性差,同一时间段变异性(4%)和日变化均较大(7%)[32]。

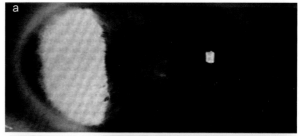

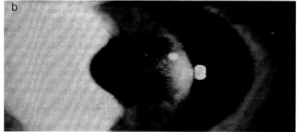

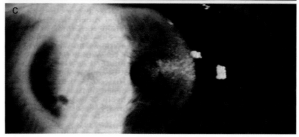

图 29.2　Haze 的不同分级。(a)微量 Haze;(b)轻度 Haze;(c)中度 Haze

(From Thompson V,Seiler T,Hardten DR [2007]Photorefractive keratectomy(PRK).In:Azar DT(ed),Gatinel D and Hoang-Xuan T (associate eds) Refractive Surgery,2nd edition.Elsevier,Dordrecht,pp.223223re)

客观检查使用附加设备,安装在裂隙灯上或作为独立机器测量 Haze。这些方法可以进一步细分为测量前向散射和测量后向散射的"反射光方法"(后向散射定义为光线向入射光的原点方向散射,前向散射是指光线向视网膜方向散射)。近期,OCT 已用于测量角膜的反射率,得到 Haze 数据(因为肌成纤维细胞和成纤维细胞具有比常规角膜细胞更高的反射率)。

利用能量守恒定律和基础物理学,可以生成以下公式(该公式构成了散射光测量原理的基础):入射白光 = 反射光 + Haze 吸收的光 + 散射光 + 透射光。

入射白光的值是已知且恒定的。角膜的反射光是恒定的,并且测得等于 2%[33]。Haze 呈现白色,从基本物理学看,当所有入射白光被反射时呈现白色,然后通过 Haze 吸收的光可以被认为等于 0。透射的光线会进入视网膜。简化上述等式将得出结论,只要入射白光是恒定的,散射 + 透射光应保持恒定。Haze 与后向散射成反比,与前向散射成正比。

以下是对已应用的不同机器的描述:

● **反射光**

–Scheimpflug 眼前节分析系统 EAS-1000[34]

Scheimpflug 眼前节分析系统 EAS-1000 是第一种被应用的仪器。它使用安装在裂隙灯上的电荷耦合器件相机来测量反射光并评估 Haze,可以很好地测量轻至中度的 Haze,但严重的 Haze 不能被充分量化[33]。这种技术的局限性包括:只覆盖了一小部分角膜区域,测量低度 Haze 缺乏敏感性;需要图像处理(这可能会增加结果的变异性);可能存在镜头污染导致的背景散射光;在单个图像中不能聚焦角膜的整个深度;放大倍数太小,无法对角膜上皮下区域进行详细分析;在背景区域中无零点校准[33]。

–TSPC-3 Haze 测量仪[33]

TSPC-3 Haze 测量仪是对 EAS-1000 系统的改进,可以客观地测量 Haze 的细微变化。它可以良好地评估细节,放大倍数是 EAS-1000 系统的 6.25 倍。TSPC-3 Haze 测量仪由氙气手电筒光源和电荷耦合器件相机组成,该光源产生 7mm × 0.08mm 的垂直裂隙光束,垂直投射到角膜上。电荷耦合器件相机与裂隙光平面成 45° 角,并使用 Scheimpflug 原理聚焦角膜全层。通过改变电流可以将手电筒功率设置为 50W、100W 或 200 W,从而通过简单地改变光照度就能够覆盖非常宽范围的散射(Haze)强度,然后捕获图像并将其数字化。乳胶微球溶液用于仪器的校准。其优点包括能够覆盖广泛的角膜区域并能够在不需要图像处理的情况下获得结果。

– 共焦显微镜

该方法可以定量和客观地测量 Haze,并且被认为是评估 Haze 的"金标准",然而在临床上没有被广泛使用。共焦显微镜的基础是照明和观察系统在同一点上聚焦,大大提高了显微镜的轴向和横向分辨率,使其达到 ×600 的放大倍率[35]。反向散射光的量用强度单位或强度厚度单位表示,可用于评估和监测角膜基质的相对透明度并评估 Haze[36-40]。角膜基质、角膜细胞和角膜神经的外观变化可以在高分辨率显微镜下随时间显现。该方法还可用于表述与伤口愈合反应相关的细胞形态变化。此外,共焦显微镜还可以测量层间厚度,允许 PRK 术后活体监测上皮下 Haze 深度。

● **前向散射光**(Van den Berg 杂散光光度计)

虽然更准确、更能反映实际的 Haze,但由于不实用,该技术在临床上并未得到广泛应用。眼睛的前向散射会降低视网膜图像的对比度,从而影响对比敏感度,更可能影响视网膜图像质量和视力的测量。

29.8　预防措施

29.8.1　MMC

MMC 是源自链霉菌的抗生素。其烷基化特性使其能够在腺嘌呤和鸟嘌呤之间交联 DNA,从而抑制 DNA 和 RNA 的复制及蛋白质合成。尽管其作用主要发生在 G1 期和 S 期后期,但具有非细胞周期特异性。快速分裂的细胞对其作用更加敏感,因此,它可以抑制角膜上皮细胞、基质细胞、内皮细胞、结膜细胞和 Tenon 囊成纤维细胞的增殖[41-43]。它还可诱导角膜细胞凋亡,并可能通过诱导细胞凋亡和坏死导致肌成纤维细胞死亡,造成肌成纤维细胞分化阻滞[44]。它在体外直接引发角膜细胞凋亡和 / 或坏死。前基质中一些角膜细胞的死亡通常导致剩余角膜细胞的增殖和活化。该化学药剂抑制成纤维细胞的增殖和分化,已被用于调控眼科不同领域的瘢痕形成。局部应用 MMC 改善了青光眼手术、翼状胬肉切除术、结膜和角膜上皮内瘤变的治疗效果。Talamo 于 1991 年首次提出使用 MMC 调控伤口愈合[45];随后,在 PRK 术中使用 MMC 用于预防高度近视术后出现 Haze[46-48]。Majmudar 及其同事对角膜表层 LVC 术中 MMC 的使用进行了总结分析,得出的结论是,大多数文章都支持 MMC 作为表层切削术中的辅助治疗,并且均认为它降低了 Haze 的发生率[49]。

通常 MMC 的浓度为 0.02%,术中将其覆盖于角膜表面不超过 2 分钟,然后用大量平衡盐溶液进行冲洗[50]。最初使用圆形海绵盘进行涂敷,但因周边 Haze 的复发率更高,Azar 和 Jain[51] 提出使用环形海绵代替圆盘(图 29.3)。MMC 用于预防 Haze 形成的效果优于 Haze 形成后的疗效[50,52],这在矫正等效球镜为 −6.00∼−10.00D 的 PRK 患者中更为明显[44]。MMC 的浓度是恒定的,但是其应用的时间可根据需要而改变。

MMC 的使用效果并不是完美的。在某些情况下,Haze 可能在其应用后复发,并可能导致继发性散光。此外,角膜细胞密度可能逐渐降低,胶原蛋白产生减少,导致晚期角膜融解和角膜扩张。在已存在 Haze 的情况下,因持续存在肌成纤维细胞,MMC 可能无法完全消除 Haze。

29.8.2　维生素 C

维生素 C(抗坏血酸)可预防准分子激光产生的紫外线

伤害,并减少角膜细胞的活化。术前口服维生素 C 可预防 PRK 术后的 Haze[53]。然而,由于术后用药效果不同,因此未被广泛应用。

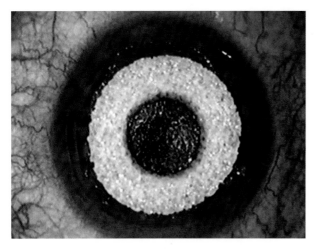

图 29.3　使用环形海绵涂敷的 MMC

29.9　控制和治疗

已经有多种治疗方案用于预防 PRK 术后的 Haze,包括局部使用糖皮质激素、非甾体抗炎药、纤溶酶抑制剂、抗代谢药物、α 干扰素和生长因子。然而,在 PRK 术后使用这些药物减少 Haze 的效果非常有限[54,55]。

将切削区直径从 4mm 增加到 6mm,术中使用 MMC 可改善 PRK 术后屈光效果,减少 Haze[11,18,56,57]。

不同的研究报道表明,MMC 治疗与角膜表层切削术相结合,可有效预防纤维化复发,改善角膜透明度[56,57]。Epstein 等人报道,大多数 PRK 术后的 Haze 可通过二次手术结合 MMC 或 PTK 成功治愈[58]。Raviv 等人描述了一种通过使用 64 号刀片去除上皮下 Haze 的方法[57]。将浸泡 MMC 的海绵置于角膜上 2 分钟,用平衡盐溶液充分冲洗角膜和结膜,然后使用压力眼罩或绷带隐形眼镜,同时给予患者抗生素和类固醇激素治疗,每天 4 次,持续 1 周。类固醇激素使用疗程为 1~3 个月,且逐渐减量。Horgan[59],Serrao[60],Ma[61] 和 Choi[62] 等人报道了 PTK 用于治疗 PRK 术后基质层间不规则。

29.10　其他类型 LVC 术后的 Haze(见表 29.3)

在以上讨论中,我们把重点放在 PRK 上。然而,其他屈光手术术后也可能出现 Haze。

PRK:PRK 术后角膜伤口的愈合反应通常比相同屈光度数下 LASIK 的术后反应更强烈,因此 Haze 在 PRK 术后更常见,并且通常位于上皮下前基质。

LASIK:LASIK 手术期间制作的上皮瓣位置在上皮和基质床之间保持稳定,可减少活化的基质细胞和上皮细胞之间的相互作用,从而较少生成肌成纤维细胞。因此,LASIK 术后 Haze 的发生率较低。角膜上皮完整地覆盖于切削的基质层,起到一定的保护作用。LASIK 术后可观察到中央交界区出现 Haze:DLK、环形上皮瓣和交界区残留上皮碎片。以上情况可能都与 TGF-β 和其他细胞因子有关,其从上皮细胞进入活化的角膜细胞的数量增加。由于基质中正常和活化的角膜细胞与切口部位的上皮细胞直接接触,在角膜瓣的边缘可观察到周边 Haze。在散光切削的最大切削区域也可见 Haze。

LASEK:LASEK 是一种改良的 PRK 技术,通过乙醇来制作角膜瓣。在准分子激光切削后,重新复位角膜瓣。据报道,与 PRK 相比[63],LASEK 术后视觉恢复更快,Haze 更少,且 Haze 发生率低于 Epi-LASIK[21]。

Epi-LASIK:使用机械法制作角膜瓣。在 Epi-LASIK 治疗的部分案例中,可以观察到基底膜致密层的细微损伤[64]。

TPRK:TPRK 是一种全激光技术,基质和上皮切削均由激光完成。据报道,与传统的 PRK 相比,它可以减少 Haze 的形成[13]。

29.11　一种可以判断患者 Haze 的算法

图 29.4 显示了一种算法,用于判断屈光手术后 Haze 大于 1 个月的患者。如果实施的手术是 LASIK,则检查 Haze 部位在中央或周边。如果 Haze 位于中央区,则应排除 DLK、环形角膜瓣和交界区残留碎屑,然后进行有效治疗。如果 Haze 在周边区,则治疗方法类似于 PRK 术后:对 Haze 进行分级,如果 Haze 小于等于 2 级,则需要观察和随访,因为 Haze 会随着时间的推移而消失;如果 Haze 大于 2 级,则局部使用类固醇并评估疗效;如果没有改善,则应尝试用 MMC 治疗。

尽管屈光手术是安全且非常普遍的,但并非没有并发症。PRK 最常见的并发症是 Haze。尽管轻度 Haze 的发生率很高,但不到 5% 的病例具有临床意义,并且可以自行消退。最普遍的评估方法是裂隙灯主观评估;然而,“金标准”是共焦显微镜。在选择患者和为其选择不同的屈光手术方式时应该谨慎。在 PRK 治疗高度近视和 / 或高散光患者的情况下,应在手术完成前给予 MMC。如果出现临床上显著的 Haze 和视觉损害,重复 MMC 步骤或重复 PTK/PRK 是可行的方法。

要点总结

- 术后应进行 Haze 分级。
- Fantes 等级小于等于 2 则仅需观察。
- 对于更高的等级,需要更积极的治疗。
- 有效使用类固醇,局部使用类固醇治疗 1 周,是 Haze 2 级或者屈光手术后更严重 Haze 的一线治疗方法。
- MMC 可以充分预防和治疗屈光手术后的 Haze。虽然它作为预防措施更有效,但通过二次手术使用 MMC 可以治疗大多数病例。

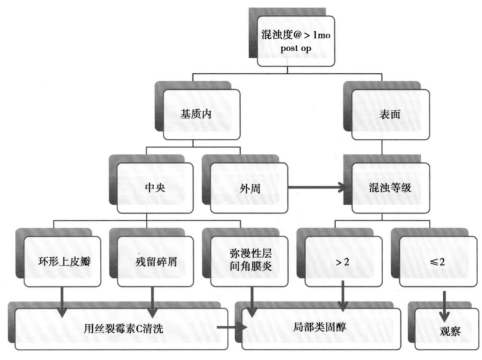

图 29.4　判断患者是否存在 Haze 的算法

（叶宇峰　　陈思思　　翻译）

参考文献

1. Cumberland PM, et al. Laser refractive surgery in the UK Biobank study: frequency, distribution by sociodemographic factors, and general health, happiness, and social participation outcomes. J Cataract Refract Surg. 2015;41(11):2466–75.
2. Lohmann CP, et al. Corneal light scattering after excimer laser photorefractive keratectomy: the objective measurements of haze. Refract Corneal Surg. 1992;8(2):114–21.
3. Hayashida Y, et al. Transplantation of tissue-engineered epithelial cell sheets after excimer laser photoablation reduces postoperative corneal haze. Invest Ophthalmol Vis Sci. 2006;47(2):552–7.
4. Moller-Pedersen T, et al. Confocal microscopic characterization of wound repair after photorefractive keratectomy. Invest Ophthalmol Vis Sci. 1998;39(3):487–501.
5. Fantes FE, et al. Wound healing after excimer laser keratomileusis (photorefractive keratectomy) in monkeys. Arch Ophthalmol. 1990;108(5):665–75.
6. El-Maghraby A, et al. Randomized bilateral comparison of excimer laser in situ keratomileusis and photorefractive keratectomy for 2.50 to 8.00 diopters of myopia. Ophthalmology. 1999;106(3):447–57.
7. Netto MV, et al. Wound healing in the cornea: a review of refractive surgery complications and new prospects for therapy. Cornea. 2005;24(5):509–22.
8. Stephenson CG, et al. Photorefractive keratectomy. A 6-year follow-up study. Ophthalmology. 1998;105(2):273–81.
9. Winkler von Mohrenfels C, Reischl U, Lohmann CP. Corneal haze after photorefractive keratectomy for myopia: role of collagen IV mRNA typing as a predictor of haze. J Cataract Refract Surg. 2002;28(8):1446–51.
10. Mohan RR, et al. Apoptosis, necrosis, proliferation, and myofibroblast generation in the stroma following LASIK and PRK. Exp Eye Res. 2003;76(1):71–87.
11. Rajan MS, et al. Effects of ablation diameter on long-term refractive stability and corneal transparency after photorefractive keratectomy. Ophthalmology. 2006;113(10):1798–806.
12. Netto MV, et al. Stromal haze, myofibroblasts, and surface irregularity after PRK. Exp Eye Res. 2006;82(5):788–97.
13. Fadlallah A, et al. Transepithelial photorefractive keratectomy: clinical results. J Cataract Refract Surg. 2011;37(10):1852–7.
14. Chen C, et al. Measurement of mRNAs for TGFss and extracellular matrix proteins in corneas of rats after PRK. Invest Ophthalmol Vis Sci. 2000;41(13):4108–16.
15. Jester JV, et al. The cellular basis of corneal transparency: evidence for 'corneal crystallins'. J Cell Sci. 1999;112(Pt 5):613–22.
16. Moller-Pedersen T, et al. Neutralizing antibody to TGFbeta modulates stromal fibrosis but not regression of photoablative effect following PRK. Curr Eye Res. 1998;17(7):736–47.
17. Braunstein RE, et al. Objective measurement of corneal light scattering after excimer laser keratectomy. Ophthalmology. 1996;103(3):439–43.
18. O'Brart DP, et al. The effects of ablation diameter on the outcome of excimer laser photorefractive keratectomy. A prospective, randomized, double-blind study. Arch Ophthalmol. 1995;113(4):438–43.
19. Corbett MC, et al. Effect of ablation profile on wound healing and visual performance 1 year after excimer laser photorefractive keratectomy. Br J Ophthalmol. 1996;80(3):224–34.
20. Moller-Pedersen T, et al. Corneal haze development after PRK is regulated by volume of stromal tissue removal. Cornea. 1998;17(6):627–39.
21. Long Q, et al. Correlation between TGF-beta1 in tears and corneal haze following LASEK and epi-LASIK. J Refract Surg. 2006;22(7):708–12.
22. O'Brart DP, et al. Excimer laser photorefractive keratectomy for myopia: comparison of 4.00- and 5.00-millimeter ablation zones. J Refract Corneal Surg. 1994;10(2):87–94.
23. Lipshitz I, et al. Late onset corneal haze after photorefractive keratectomy for moderate and high myopia. Ophthalmology. 1997;104(3):369–73. discussion 373-4
24. Hersh PS, et al. Results of phase III excimer laser photorefractive keratectomy for myopia. The Summit PRK Study Group. Ophthalmology. 1997;104(10):1535–53.
25. Shah S, Chatterjee A, Smith RJ. Predictability of spherical photorefractive keratectomy for myopia. Ophthalmology. 1998;105(12):2178–84. discussion 2184-5

26. Siganos DS, Katsanevaki VJ, Pallikaris IG. Correlation of subepithelial haze and refractive regression 1 month after photorefractive keratectomy for myopia. J Refract Surg. 1999;15(3):338–42.

27. Kuo IC, Lee SM, Hwang DG. Late-onset corneal haze and myopic regression after photorefractive keratectomy (PRK). Cornea. 2004;23(4):350–5.

28. Taylor SM, et al. Effect of depth upon the smoothness of excimer laser corneal ablation. Optom Vis Sci. 1994;71(2):104–8.

29. Vinciguerra P, et al. A method for examining surface and interface irregularities after photorefractive keratectomy and laser in situ keratomileusis: predictor of optical and functional outcomes. J Refract Surg. 1998;14(2 Suppl):S204–6.

30. Vinciguerra P, et al. Effect of decreasing surface and interface irregularities after photorefractive keratectomy and laser in situ keratomileusis on optical and functional outcomes. J Refract Surg. 1998;14(2 Suppl):S199–203.

31. Pallikaris IG, et al. Photorefractive keratectomy with a small spot laser and tracker. J Refract Surg. 1999;15(2):137–44.

32. Olsen T. Light scattering from the human cornea. Invest Ophthalmol Vis Sci. 1982;23(1):81–6.

33. Soya K, Amano S, Oshika T. Quantification of simulated corneal haze by measuring back-scattered light. Ophthalmic Res. 2002;34(6):380–8.

34. Sasaki K, et al. The multi-purpose camera: a new anterior eye segment analysis system. Ophthalmic Res. 1990;22(Suppl 1):3–8.

35. Jalbert I, et al. In vivo confocal microscopy of the human cornea. Br J Ophthalmol. 2003;87(2):225–36.

36. Nagel S, Wiegand W, Thaer AA. Corneal changes and corneal healing after keratomileusis in situ. In vivo studies using confocal slit-scanning microscopy. Ophthalmologe. 1995;92(4):397–401.

37. Nagel S, et al. Light scattering study of the cornea in contact lens patients. In vivo studies using confocal slit scanning microscopy. Ophthalmologe. 1996;93(3):252–6.

38. Slowik C, et al. Assessment of corneal alterations following laser in situ keratomileusis by confocal slit scanning microscopy. Ger J Ophthalmol. 1996;5(6):526–31.

39. Moller-Pedersen T, et al. Quantification of stromal thinning, epithelial thickness, and corneal haze after photorefractive keratectomy using in vivo confocal microscopy. Ophthalmology. 1997;104(3):360–8.

40. Ciancaglini M, et al. Morphological evaluation of Schnyder's central crystalline dystrophy by confocal microscopy before and after phototherapeutic keratectomy. J Cataract Refract Surg. 2001;27(11):1892–5.

41. Lee JS, Oum BS, Lee SH. Mitomycin c influence on inhibition of cellular proliferation and subsequent synthesis of type I collagen and laminin in primary and recurrent pterygia. Ophthalmic Res. 2001;33(3):140–6.

42. Watanabe J, et al. Effects of mitomycin C on the expression of proliferating cell nuclear antigen after filtering surgery in rabbits. Graefes Arch Clin Exp Ophthalmol. 1997;235(4):234–40.

43. Pinilla I, et al. Subconjunctival injection of low doses of mitomycin C: effects on fibroblast proliferation. Ophthalmologica. 1998;212(5):306–9.

44. Carones F, et al. Evaluation of the prophylactic use of mitomycin-C to inhibit haze formation after photorefractive keratectomy. J Cataract Refract Surg. 2002;28(12):2088–95.

45. Talamo JH, et al. Modulation of corneal wound healing after excimer laser keratomileusis using topical mitomycin C and ste-

roids. Arch Ophthalmol. 1991;109(8):1141–6.

46. Akarsu C, Onol M, Hasanreisoglu B. Effects of thick Tenon's capsule on primary trabeculectomy with mitomycin-C. Acta Ophthalmol Scand. 2003;81(3):237–41.

47. Oguz H. Mitomycin C and pterygium excision. Ophthalmology. 2003;110(11):2257–8. author reply 2258

48. Gambato C, et al. Mitomycin C modulation of corneal wound healing after photorefractive keratectomy in highly myopic eyes. Ophthalmology. 2005;112(2):208–18. discussion 219

49. Majmudar PA, et al. Mitomycin-C in corneal surface excimer laser ablation techniques: a report by the American Academy of Ophthalmology. Ophthalmology. 2015;122(6):1085–95.

50. Netto MV, Chalita MR, Krueger RR. Corneal haze following PRK with mitomycin C as a retreatment versus prophylactic use in the contralateral eye. J Refract Surg. 2007;23(1):96–8.

51. Azar DT, Jain S. Topical MMC for subepithelial fibrosis after refractive corneal surgery. Ophthalmology. 2001;108(2): 239–40.

52. Bedei A, et al. Photorefractive keratectomy in high myopic defects with or without intraoperative mitomycin C: 1-year results. Eur J Ophthalmol. 2006;16(2):229–34.

53. Stojanovic A, Ringvold A, Nitter T. Ascorbate prophylaxis for corneal haze after photorefractive keratectomy. J Refract Surg. 2003;19(3):338–43.

54. O'Brart DP, et al. The effects of topical corticosteroids and plasmin inhibitors on refractive outcome, haze, and visual performance after photorefractive keratectomy. A prospective, randomized, observer-masked study. Ophthalmology. 1994;101(9):1565–74.

55. Rajan MS, et al. Effect of exogenous keratinocyte growth factor on corneal epithelial migration after photorefractive keratectomy. J Cataract Refract Surg. 2004;30(10):2200–6.

56. Majmudar PA, et al. Topical mitomycin-C for subepithelial fibrosis after refractive corneal surgery. Ophthalmology. 2000;107(1):89–94.

57. Raviv T, et al. Mytomycin-C for post-PRK corneal haze. J Cataract Refract Surg. 2000;26(8):1105–6.

58. Epstein D, et al. Excimer retreatment of regression after photorefractive keratectomy. Am J Ophthalmol. 1994;117(4):456–61.

59. Horgan SE, et al. Phototherapeutic smoothing as an adjunct to photorefractive keratectomy in porcine corneas. J Refract Surg. 1999;15(3):331–3.

60. Serrao S, Lombardo M, Mondini F. Photorefractive keratectomy with and without smoothing: a bilateral study. J Refract Surg. 2003;19(1):58–64.

61. Ma JJ, Tseng SS, Yarascavitch BA. Anterior segment optical coherence tomography for transepithelial phototherapeutic keratectomy in central corneal stromal scarring. Cornea. 2009;28(8):927–9.

62. Choi H, et al. Successful treatment with combined PTK/PRK guided by intraoperative skiascopy of patients with corneal haze after surface ablation. Korean J Ophthalmol. 2015;29(1):74–6.

63. Vinciguerra P, Camesasca FI, Randazzo A. One-year results of butterfly laser epithelial keratomileusis. J Refract Surg. 2003;19(2 Suppl):S223–6.

64. Dai J, et al. One-year outcomes of epi-LASIK for myopia. J Refract Surg. 2006;22(6):589–95.

第 30 章

前房角支撑型有晶状体眼人工晶状体相关并发症

30

Antonio Renna, Jorge L. Alió

核心信息

本章主要针对前房角支撑型有晶状体眼人工晶状体(anterior chamber angle-supported phakic intraocular lenses, AS-PIOL)相关并发症进行阐述：

- 术中及术后早期并发症；
- 术后晚期并发症及其处理；
- 需要取出 AS-PIOL 的并发症；
- AS-PIOL 取出技巧；
- 理想的有晶状体眼人工晶状体(phakic intraocular lenses, PIOL)的设计；
- AS-OCT 的应用与年龄。

作为第一种被应用于临床的有晶状体眼人工晶状体(phakic intraocular lenses, PIOL)，前房角支撑型有晶状体眼人工晶状体(anterior chamber angle-supported intraocular lenses, AS-PIOL)在过去的很长一段时间里被广泛应用，因其术后远期安全性不佳而成为第一种被大部分临床医生舍弃的 PIOL[1-5]；但由于手术操作简单，AS-PIOL 并未完全从临床应用中退出。前房是眼前节中空间最大的部分，近视患者的前房空间更大，因此手术前后便于检查和观察。此外，只要选择得当，AS-PIOL 不会诱发青光眼。由于 AS-PIOL 不接触自身晶状体，所以也不会导致白内障[6-20]。尽管如此，所有型号的 AS-PIOL，无论是早期的还是较新型号的，都有导致中央角膜内皮细胞数目减少的风险[21-35]。正是由于此并发症，除 Kelman Duet 晶状体外，所有的 AS-PIOL 均已被淘汰。房角支撑型人工晶状体有很多种类，Charles Kelman 和 Jorge Alió 共同开发了 DuetIOL（图 30.1）。该晶体由一个 PMMA 材料制作的支撑三角、晶状体襻和硅胶材料制作的光学区组成，可以通过 <2.75mm 切口植入前房。这是一个非常具有代表性的最小切口 AS-PIOL，并且患者术后拥有较好的早期及远期效果，但目前已经不再使用[36]。在此之后，Alcon Cachat 问世，是一款可折叠 IOL，和所有小切口手术一样可以通过 2.6mm 切口植入前房，并且拥有 Acrysof 材料的优点。然而，所有型号的 AS-PIOL 安全性均不佳，术后并发症可以发生在术后早期、术后 1~3 年，甚至术后远期。AS-PIOL 植入改变了眼

前节结构，并且由于患者揉眼、睡眠姿势等因素也对眼部其他组织造成影响。随着时间的推移，前房越来越浅，在术后 15~20 年更加严重[28]。因此，对于已经植入此类 IOL 的患者，并发症的预防和治疗至关重要。

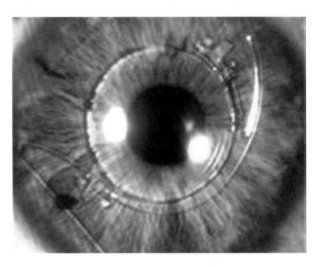

图 30.1 Kelman Duet 房角支撑型 PIOL

30.1 术中及术后早期并发症

术中并发症包括低眼压（虹膜脱出、脉络膜出血）和晶状体、角膜内皮或虹膜损伤。这些并发症通常由于手术操作不当或 IOL 大小及设计不合适等原因引起[25]。

术后早期并发症包括：

- 高眼压：主要原因有术中黏弹剂冲洗不充分、术后激素类滴眼液的应用、瞳孔阻滞和虹膜周切口不畅等[9,12-16]。

- 葡萄膜炎：主要原因有手术创伤、IOL 接触小梁网或虹膜根部导致局部损伤、色素播散和粘连，进一步发展导致青光眼、虹膜睫状体炎以及血 - 房水屏障的破坏[12-16]。

- IOL 偏心、移位和旋转：主要与手术操作不当或者选择的 IOL 大小有关。

- 眼内炎：所有内眼手术都具有此风险，发生率低[16]。

- 角膜水肿：通常是暂时的，常与手术操作过度、炎症

和高眼压等有关。

－残余屈光不正需要更换 IOL 或通过角膜手术矫正（PRK，LASIK 或角膜基质环植入术等）。

30.2　术后晚期并发症及处理

AS-PIOL 植入术后最常见的并发症有白内障（图 30.2）、角膜内皮细胞丢失和瞳孔变形（椭圆形瞳孔）。其他较少见的并发症有前房炎症、光晕、夜间眩光、高眼压、晶状体偏心或旋转、角膜水肿和虹膜囊肿形成等[7-9,16,28-36]。

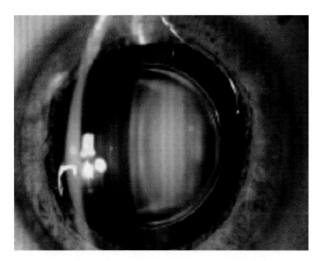

图 30.2　Baikoff ZB5M AS-PIOL 植入术后核性白内障

30.3　需要取出 AS-PIOL 的并发症

需要取出 PIOL 意味着术后出现了明显的并发症，这可能与 IOL 的设计、生物相容性、解剖学位置以及植入引起眼前节改变等因素有关。通过分析 PIOL 取出原因，评估取出后效果以及 PIOL 植入眼中数年后的眼部情况，为明确取出 PIOL 的合适时机提供依据。

最近，Alió 等研究了 240 只 PIOL 取出眼，其中 140 只眼为 AS-PIOL。取出的 AS-PIOL 包括 Baikoff ZB 和 ZB5M（Domilens，Lyon，法国），Kelman Duet IOL（Tekia，Inc.，Irvine，CA，美国），ZSAL-4（Morcher，Stuttgart，德国），Phakic 6 IOL（Ophthalmic Innovations International，Ontario，CA，美国）和 AcrySof Cachet PIOL（Alcon Laboratories，Inc.）[34]。

白内障是 AS-PIOL 取出的主要原因（51.39%），此外还包括角膜内皮细胞数量下降（23 只眼，15.97%），角膜内皮失代偿（图 30.3）（15 只眼，10.42%），PIOL 脱位（11 只眼，64%）和瞳孔椭圆形改变（9 只眼，6.25%）。其他原因如视网膜脱离、光晕和眩光、屈光度不正确等较少见。从 AS-PIOL 植入到取出的平均时间间隔为 7.89 年 ±5.62 年（0.06~29.76 年），患者取出 PIOL 时的平均年龄为 49.02 岁 ±11.71 岁（25~80 岁），PIOL 植入到引起白内障的平均时间为 8.56

年 ±4.89 年。对于 PIOL 植入术后晶状体硬化或白内障引起 CDVA 较术后下降 2 行及以上的患者，行 PIOL 取出，这些患者白内障核分级几乎都为 LOCS Ⅲ。

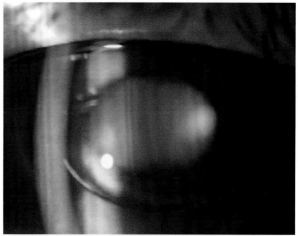

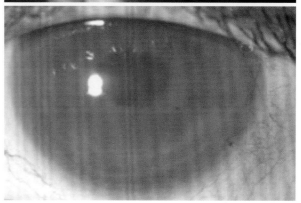

图 30.3　Phakic 6 IOL 植入后角膜内皮失代偿，下方图是 PIOL 取出术后 1 周

到目前为止，没有研究显示 AS-PIOL 植入与白内障发展有关，但是在 40 岁以上、眼轴长度超过 30mm 的患者植入 AS-PIOL 后的 2 年内，可能发生核性白内障的进展[24]。由于手术创伤、术后炎症、术后局部使用激素滴眼液等原因，AS-PIOL 植入术也可能会加快核性白内障的发展[10,12]。对于晶状体核发生早期改变的患者，PIOL 植入术可能会加速其进展，成为具有临床意义的核性白内障[24]。因此，对高度近视眼的术前检查应该特别注意其近期屈光度及晶状体密度的变化情况[34]。

角膜内皮细胞丢失是 AS-PIOL 取出的第二大原因，这与 PIOL 设计、前房解剖结构以及患者行为习惯有关（图 30.4）。如果患者的角膜内皮细胞显著减少至 1 500 个 /mm² 及以下，并且在最近 6 个月有进行性下降的迹象，均应对其行 PIOL 取出。PIOL 偏心（移位）可能是由于尺寸过小引起的。PIOL 偏离视轴引起临床症状，或者对前房结构如角膜、前房、房角或虹膜等造成影响时应行 PIOL 取出。瞳孔椭圆形改变是由于 PIOL 接触虹膜根部造成压迫引起局部缺血导致，其范围可能超出 PIOL 边缘（图 30.5 和图 30.6）。由于 PIOL 与虹膜、前房之间的粘连，其中一些病例在 PIOL 取出术中可能导致与此有关的并发症的发生。

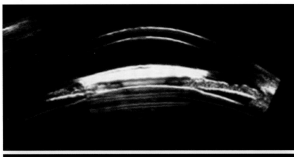

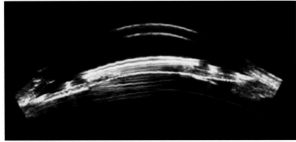

图 30.4　2 例植入 Phakic 6 IOL 后严重角膜内
皮细胞丢失的 Artemis 照片

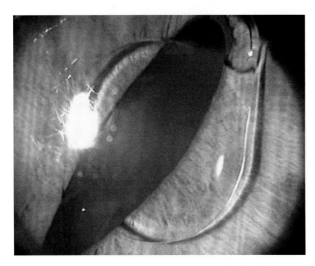

图 30.5　Baikoff ZB5M AS-PIOL 植入术后严重的
瞳孔椭圆形变形

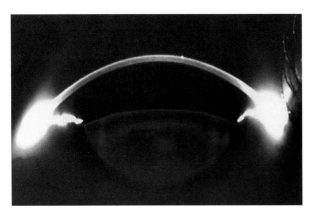

图 30.6　前房 Scheimpflug 图像,由于巩膜组织局部缺血变白,
角膜 - 巩膜连接区域过度曝光

30.4　AS-PIOL 取出手术技术

30.4.1　晶状体摘除术

当出现由晶状体硬化或白内障引发的 BCVA 较 AS-PIOL 植入术后下降 2 行及以上时,建议行 Bilensectomy 手术。此外,当角膜内皮细胞计数明显减少至接近 1 500 个 /mm² 时,并且患者不愿意配戴眼镜、隐形眼镜,或者患者年龄大于 45 岁并出现严重的瞳孔椭圆形变形,即使没有白内障,也建议行 Bilensectomy 手术。

晶状体摘除可以采用同轴超声乳化术或小切口白内障手术(micro incision cataract surgery,MICS)[37,38]。手术通过 6mm 切口取出 AS-PIOL,然后缝合切口。之后,可以通过两个相隔 90° 的 1.5mm 切口进行 MICS。在超声乳化将晶状体核和皮质去除之后,重新打开最初的 6mm 切口,在囊袋内植入 PIOL。在之前的一项研究中,Alió 等发现,MICS 在晶状体摘除术中的应用增强了眼内液流的控制,前房更稳定,虹膜脱出发生率更低[39]。

30.4.2　PIOL 置换

当发生 PIOL 大小不合适、屈光度不正确、出现主观的视觉症状(例如光晕和眩光)或与 PIOL 有关的显著的角膜内皮细胞丢失时,可以行 PIOL 置换。该手术通常首选球周局部麻醉,与先前描述晶状体摘除术步骤类似,但是只需要做 1 个侧切口,取出 PIOL,植入新的 PIOL[39]。

30.4.3　晶状体摘除联合角膜移植术

当出现角膜内皮严重失代偿时行该手术。PIOL 取出后,做鼻上方透明角膜切口行同轴超声乳化术,囊袋内植入 PIOL。最后,行穿透性角膜移植术[34]。

30.4.4　单纯 PIOL 取出术

当出现与 PIOL 有关的显著的角膜内皮细胞数量下降,不具有 PIOL 置换术的指征,患者不愿接受 PIOL 置换术,或为了在视网膜手术时有更清晰的手术视野,可以行该手术。单纯的 PIOL 取出一般比较安全[39]。

30.5　IOL 设计:探寻完美的 PIOL

即使到现在,大多数 PIOL 所需要的切口大小均无法避免术源性散光的产生。此外,PIOL 植入术中有时会损伤角膜内皮和虹膜,并且有报道表明手术操作有导致晶状体混浊的风险,由此引起的房水循环长期改变及其临床意义尚未明确。如果 IOL 必须取出,那么需要进行的手术操作创伤较大,更有可能会损伤角膜内皮和晶状体。

Charles Kelman 定义理想的 PIOL 应具有以下特点[35]:
①不对房角产生压力;
②不在前房内移动;

③不损伤周边角膜内皮；

④不与虹膜摩擦；

⑤植入时不损伤自身晶状体；

⑥所需切口不超过 1.5~2mm；

⑦易于植入；

⑧易于取出；

⑨易于置换。

30.6　AS-OCT 和年龄

AS-OCT 可以进行所有必需的前房检查（前房直径、前房深度、角膜厚度、晶状体厚度和前房角开放度等）。AS-OCT 检查结果准确且具有良好的可重复性。由于红外光束被虹膜色素阻挡，因此 AS-OCT 不能检查虹膜后方结构。AS-OCT 的优点是检查方便、非接触、可诱导调节，是用于 AS-PIOL 检查前房时最方便的设备[40]。

在选择植入 AS-PIOL 时，三个方面至关重要：合适的前房内径、PIOL 距离角膜内皮的最小距离、不接触虹膜和晶状体。尽管术前这些参数结果良好，由年龄相关导致的眼前节解剖学变化从而需要取出 PIOL 仍是无法避免的问题[27]。

30.6.1　前房深度（ACD）

角膜内皮与 AS-PIOL 之间的间隙至关重要，因此，应准确测量前房深度（anterior chamber depth，ACD），而测量晶状体到角膜内皮层的距离比晶状体到角膜上皮层的距离更重要。IOL 与内皮之间的距离不是沿着眼轴从光学区中心到角膜内皮的距离，而是 PIOL 光学区与角膜内皮之间的最小距离（图 30.7）。有证据表明，为避免损伤角膜，AS-PIOL 光学区边缘与角膜内皮之间的距离至少应为 1.50mm。如果该距离小于 1.50mm，在揉眼时可能导致角膜与 IOL 边缘接触从而引起角膜内皮改变。如果该距离小于 1.0mm，则需要取出 PIOL[40-48]。一项关于 ACD 减少与角膜内皮细胞计数间关系的预测模型统计研究，为 AS-PIOL 取出的时机提供了非常有用的意见[27]。晶状体的前极与沿水平角膜直径方向连接两个前房角直线之间的距离称为晶状体高度（图 30.8），而每增加 1D 调节，将导致晶状体的前极向前移动 30μm，并且晶状体随着年龄变厚，其前极每年向前移动 18~20μm，对应于前房每年减少约 18.3μm。这意味着在 20 年后，晶状体的前极向前移动了 400μm。选择植入 PIOL 的年轻患者其平均安全晶状体高度约为 300μm，这意味着 PIOL 与自身晶状体间隙的安全阈值为 700μm（300μm 晶状体高度 +20 年 400μm 前移 =700μm）。建议术前等效球镜 -25D 的患者在 AS-PIOL 植入术后 30 年内将其取出（图 30.9），否则角膜内皮细胞计数将少于 600 个 /mm²，而术前等效球镜 -20D 的患者应在 AS-PIOL 植入术后 40 年内取出。

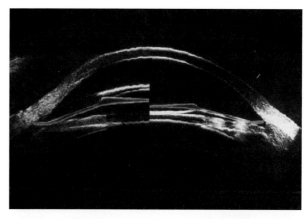

图 30.7　四幅叠加的 VHF 超声图像（Artemis 2）提示不同型号 AS-PIOL 植入后"安全距离"的不同，"安全距离"即 AS-PIOL 光学区边缘与中周边部角膜内皮之间的距离。与以往的 ZB（左上）和 ZB5MF（左下）相比，Nuvita（右上）和可折叠的 GBR/Vivarte（右下）拱高显著降低，从而可以更好地保护角膜内皮

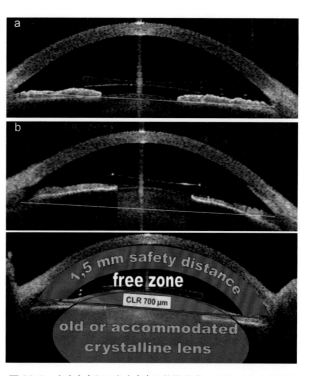

图 30.8　安全（a）和不安全（b）晶状体高度。下图：AS-OCT 图像中显示的 AS-PIOL 植入后角膜内皮到晶状体的安全距离

此外，对于术前等效球镜 -20D 的患者，预计术后 30 年 ACD 将减少 0.6mm，而对于术前等效球镜 -25D 的患者，预计植入术后 25 年 ACD 将减少 0.8mm。Baikoff ZB（Domilens，Lyon，法国）植入后角膜内皮细胞每年约减少 -4.3%~5.3%；Cachet AcrySof PIOL 结果类似，角膜内皮细胞每年减少约 -4.77%±8.04%。这些结果也可以用来预测新型号的 AS-PIOL。

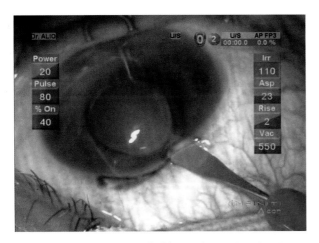

图 30.9　通过 6mm 透明角膜切口取出 Baikoff AS-PIOL

要点总结

- 由于术后远期与年龄相关的前房改变导致的手术风险，AS-PIOL 已经不再使用。
- 由于 AS-PIOL 早期在临床中的应用，屈光手术医生应该准备好处理其远期并发症。
- 在熟练的手术技术支持下，AS-PIOL 取出术后可以获得良好的预后。
- 当内皮细胞计数减少至 1 500 个 /mm² 且近 6 个月数量持续性减少时，建议行 PIOL 取出术。
- AS-OCT 对早期发现并发症非常重要：
  -PIOL 与角膜内皮间隙（应大于 1.5mm）
  -PIOL 与晶状体间隙（应大于 700μm）
- 术前等效球镜 –25D 的患者应在 AS-PIOL 植入术后 30 年内取出，术前等效球镜 –20D 的患者应在 AS-PIOL 植入术后 40 年内取出。
- 只要对上述并发症进行精心的预防或治疗，在 AS-PIOL 取出时就可以避免过多的手术操作，从而将对患者的伤害最小化并取得良好的预后。

（沈晔　翻译）

参考文献

1. Dannheim H. Types of anterior chamber lenses with elastic loops. Ann Inst Barraquer. 1962;3:570–2.
2. Baron A. Tolérance de l'oeil a'la matiére plastique: prothéses optiques cornéennes, prothéses optique cristalliniennes. Bull Soc Ophthalmol Paris. 1953;9:982–8.
3. Strampelli B. Lentilles camerulaires apres 6 annees d'experience. Acta Conc Ophthalmol Belgica. 1958;11:1692–8.
4. Barraquer J. Anterior chamber plastic lenses. Results and conclusions from five years experience. Trans Ophthalmol Soc U.K. 1959;79:242–393.
5. Drews RC. The Barraquer experience with intraocular lenses. 20 years later. Ophthalmology. 1982;89:386–93.
6. Waring GO III. Comparison of refractive corneal surgery and phakic IOLs. J Refract Surg. 1998;14:277–9.
7. Hosny M, Alio JL, Claramonte P, et al. Relationship between anterior chamber depth, refractive state, corneal diameter, and axial

length. J Refract Surg. 2000;16:336–40.
8. Baikoff G, Arne JL, Bokobza Y, et al. Angle-fixated anterior chamber phakic intraocular lens for myopia of -7 to -19 diopters. J Refract Surg. 1998;14:282–93.
9. Pérez-Santonja JJ, Alió JL, Jiménez-Alfaro I, Zato MA. Surgical correction of severe myopia with an angle-supported phakic intraocular lens. J Cataract Refract Surg. 2000;26:1288–302.
10. Perez-Santonja JJ, Iradier MT, Sanz-Iglesias L, et al. Endothelial changes in phakic eyes with anterior chamber intraocular lenses to correct high myopia. J Cataract Refract Surg. 1996;22:1017–22.
11. Perez-Santonja JJ, Hernandez JL, Benitez del Castillo JM, et al. Fluorophotometry in myopic phakic eyes with anterior chamber intraocular lenses to correct severe myopia. Am J Ophthalmol. 1994;118:316–21.
12. Alió JL, de la Hoz F, Ismail M. Subclinical inflammatory reactions induced by phakic anterior chamber lens for the correction of high myopia. Ocul Immunol Inflamm. 1993;1:219–23.
13. Alió JL, Ruiz-Moreno JM, Artola A. Retinal detachment as a potential hazard in surgical correction of severe myopia with phakic anterior chamber lenses. Am J Ophthalmol. 1993;115:145–8.
14. Pérez-Santonja JJ, Ruíz-Moreno JM, de la Hoz F, et al. Endophthalmitis after phakic intraocular lens implantation to correct high myopia. J Cataract Refract Surg. 1999;25:1295–8.
15. Alio JL, de la Hoz F, Perez-Santonja JJ, et al. Phakic anterior chamber lenses for the correction of myopia: a 7-year cumulative analysis of complications in 263 cases. Ophthalmology. 1999;106:458–66.
16. Lovisolo CF, Reinstein DZ. Phakic intraocular lenses. Surv Ophthalmol. 2005;50:549–87.
17. Kaufman HE, Kaufman SC. Phakic intraocular lenses—where are we now? In: Alio JL, Perez-Santonja JJ, editors. Refractive surgery with Phakic IOLs. Fundamentals and practice. El Dorado, Panama: Highlights of Ophthalmology International; 2004. p. 5–12.
18. Elies D, Coret A. GBR/Vivarte angle-supported foldable phakic IOL. In: Alio JL, Perez-Santonja JJ, editors. Refractive surgery with Phakic IOLs. Fundamentals and practice. El Dorado, Panama: Highlights of Ophthalmology International; 2004. p. 121–7.
19. Ferreira de Souza R, Allemann N, Forseto A, et al. Ultrasound biomicroscopy and Scheimpflug photography of angle-supported phakic intraocular lens for high myopia. J Cataract Refract Surg. 2003;29:1159–66.
20. Garcia-Feijoó J, Hernández-Matamoros JL, Castillo-Gómez A, et al. High-frequency ultrasound biomicroscopy of silicone posterior chamber phakic intraocular lens for hyperopia. J Cataract Refract Surg. 2003;29:1940–6.
21. Alio JL, Abbouda A, Peña-Garcia P, Huseynli S. Follow-up study of more than 15 years of an angle-supported phakic intraocular lens model (ZB5M) for high Myopia Outcomes and complications. JAMA Ophthalmol. 2013;131(12):1541–6.
22. Jiménez-Alfaro I, García-Feijoó J, Pérez-Santonja JJ, Cuiña R. Ultrasound biomicroscopy of ZSAL-4 anterior chamber phakic intraocular lens for high myopia. J Cataract Refract Surg. 2001;27:1567–73.
23. Colin J. Bilensectomy: the implications of removing phakic intraocular lenses at the time of cataract extraction. J Cataract Refract Surg. 2000;26:2–3.
24. Alio JL, de la Hoz F, Ruiz-Moreno JM, Salem TF. Cataract surgery in highly myopic eyes corrected by phakic anterior chamber angle-supported lenses. J Cataract Refract Surg. 2000;26:1303–11.
25. Mamalis N, Davis B, Nilson CD, et al. Complications of foldable intraocular lenses requiring explantation or secondary intervention—2003 survey update. J Cataract Refract Surg. 2004;30:2209–18.
26. Schmidbauer JM, Peng Q, Apple DJ, et al. Rates and causes of intraoperative removal of foldable and rigid intraocular lenses: clinicopathological analysis of 100 cases. J Cataract Refract Surg. 2002;28:1223–8.
27. Alio JL, Abbouda A, Peña-Garcia P. Anterior segment optical coherence tomography of long-term phakic angle-supported intraocular lenses. Am J Ophthalmol. 2013;156(5):894–901.
28. Iradier MT, Moreno E, Hoyos-Chacon J. Baikoff (ZB, ZB5M, NuVita) angle-supported phakic IOLs. In: Alio JL, Perez-Santonja JJ, editors. Refractive surgery with Phakic IOLs: fundamentals and clinical practice. City of Knowledge, Panama: Highlights of

Ophthalmology; 2004. p. 83–93.

29. Saragoussi JJ, Cotinat J, Renard G, et al. Damage to the corneal endothelium by minus power anterior chamber intraocular lenses. Refract Corneal Surg. 1991;7:277–85.

30. Perez-Santonja JJ, Ruiz-Moreno JM, Alio JL. ZSAL-4 and ZSAL-4/PLUS angle supported phakic IOLs. In: Alio JL, Perez-Santonja JJ, editors. Refractive surgery with Phakic IOLs: Fundamentals and clinical practice. City of Knowledge, Panama: Highlights of Ophthalmology; 2004. p. 95–107.

31. Perez-Santonja JJ, Iradier MT, Benitez del Castillo JM, et al. Chronic subclinical inflammation in phakic eyes with intraocular lenses to correct myopia. J Cataract Refract Surg. 1996;22:183–7.

32. Gould HL, Galin M. Phakic 6H angle-supported phakic IOL. In: Alio JL, Perez-Santonja JJ, editors. Refractive surgery with Phakic IOLs: Fundamentals and clinical practice. City of Knowledge, Panama: Highlights of Ophthalmology; 2004. p. 109–20.

33. Galin MA, Gould HL. Angle supported phakic anterior chamber lenses. Operative techniques. Cataract Refract Surg. 2000;3:43.

34. Alió J, Toffaha B, Peña-Garcia P, Sádaba L, Barraquer R. Phakic intraocular lens Explantation: causes in 240 cases. J Refract Surg. 2015;31:30–5.

35. Kelman CD. The Kelman DUET angle-supported phakic IOL. In: Alio JL, Perez-Santonja JJ, editors. Refractive surgery with Phakic IOLs: Fundamentals and clinical practice. City of Knowledge, Panama: Highlights of Ophthalmology; 2004. p. 128–33.

36. Alió J, Piñero D, Bernabeu G, Galal A, Vargas J, Ismail M. The Kelman Duet phakic intraocular lens: 1-year results. J Refract Surg. 2007;23:868–79.

37. Alió JL, Rodríguez-Prats JL, Galal A, Ramzy M. Outcomes of microincision cataract surgery versus coaxial phacoemulsification. Ophthalmology. 2005;112:1997–2003.

38. Werblin TP. Long-term endothelial cell loss following phacoemul-sification: model for evaluating endothelial damage after intraocular surgery. Refract Corneal Surg. 1993;9:29–35.

39. Alio JL, Abdelrahman AM, Javaloy J, et al. Angle-supported anterior chamber phakic intraocular lens explantation. Ophthalmology. 2006;113:2213–20.

40. Baikoff G. Anterior segment OCT and phakic intraocular lenses: a perspective. J Cataract Refract Surg. 2006;32:1827–35.

41. Kim DY, Reinstein DZ, Silverman RH, et al. Very high frequency ultrasound analysis of a new phakic posterior chamber intraocular lens in situ. Am J Ophthalmol. 1998;125:725–9.

42. Boker T, Sheqem J, Rauwolf M, Wegener A. Anterior chamber angle biometry: a comparison of Scheimpflug photography and ultrasound biomicroscopy. Ophthalmic Res. 1995;27(Suppl):104–9.

43. Werner L, Izak AM, Pandey SK, et al. Correlation between different measurements within the eye relative to phakic intraocular lens implantation. J Cataract Refract Surg. 2004;30:1982–8.

44. Reinstein DZ, Archer TJ, Silverman RH, Coleman DJ. Accuracy, repeatability, and reproducibility of Artemis very high-frequency digital ultrasound arc-scan lateral dimension measurements. J Cataract Refract Surg. 2006;23:1799–802.

45. Garcia-Feijoó J, Hernández-Matamoros JL, Castillo-Gomez A, et al. High-frequency ultrasound biomicroscopy of silicone posterior chamber phakic intraocular lens for hyperopia. J Cataract Refract Surg. 2003;29:1940–6.

46. Izatt JA, Hee MR, Swanson EA, et al. Micrometer-scale resolution imaging of the anterior eye in vivo with optical coherence tomography. Arch Ophthalmol. 1994;112:1584–9.

47. Rondeau MJ, Barcsay G, Silverman RH, et al. Very high frequency ultrasound biometry of the anterior and posterior chamber diameter. J Refract Surg. 2004;20:454–64.

48. Abbouda A, Alió JL. Angle-Supported Phakic IOL. In: Alió JL, Azar DT, Abbouda A, El Aswad A, editors. Difficult and complicated cases in refractive surgery. Berlin Heidelberg, Germany: Springer-Verlag; 2015. p. 371–4.

第 31 章
虹膜夹持型有晶状体眼人工晶状体（PIOL）植入相关并发症

Antonio A.P. Marinho

核心信息

- 应用有晶状体眼人工晶状体（phakic intraocular lenses, PIOL）植入手术矫正屈光不正已超过 20 年。所有类型的 PIOL 都具有非常良好的屈光矫正效果和患者满意度。然而，此类 PIOL 也带来相关并发症（主要是长期的），这也促进了 PIOL 设计的改进。本章将阐述 PIOL 的并发症及其防治。

31.1 简介

在本章中，我们将介绍与虹膜夹持型有晶状体眼人工晶状体（phakic intraocular lenses, PIOL）植入相关的并发症，但是许多并发症不是与 IOL 本身有关，而是与手术和患者的特点有关，我们将在介绍应用于临床的虹膜夹持型 PIOL 后，简要介绍这两个方面。

31.2 虹膜夹持型 PIOL

Jan Worst 在 1979 年为无晶状体眼开发了固定在虹膜中周边部的 IOL，此 IOL 应用后取得了巨大成功并具有良好的安全性。Jan Worst 和 Paul Fechner 于 1986 年植入第一例虹膜夹持型 PIOL[1,2]，用于矫正近视。它最初的设计是一个双凹透镜，因太靠近角膜内皮，可能损伤角膜内皮细胞。1991 年，此 PIOL 重新设计成更安全的平凹形状，该 IOL 于 1997 年更名为"ARTISAN"。以下将从材料、光学区直径和屈光度等方面总结描述不同的虹膜夹持型 PIOL。所有这些 IOL 都有以下共同特点[3-10]：

①所有虹膜夹持型 PIOL 均由 1 个光学区和 2 个襻组成；

②襻部分呈"爪"（龙虾爪）状，用于夹持虹膜组织；

③所有虹膜夹持型 PIOL 长度均为 8.5mm（很少使用的儿童型号除外），因此长度与前房的大小无关；

④所有虹膜夹持型 PIOL 均由 OPHTEC（荷兰）制造，并由 OPHTEC（Artisan/Artiflex）和 AMO（美国）以 Verysize/Veryflex 品牌在全球销售。

31.3 不同型号虹膜夹持型 PIOL 的特点

见表 31.1。

表 31.1 不同型号虹膜夹持型 PIOL 的特点

	名称	材料	光学区直径	屈光度范围
a*（model 206）	近视 Artisan（图 31.1）	PMMA	5.0mm	−3.00~−23.50D
b（model 204）	近视 Artisan（图 31.2）	PMMA	6.0mm	−3.00~−15.50D
c（model 203）	远视 Artisan（图 31.3）	PMMA	5.0mm	+1.00~+12.00D
d	复曲面 Arisan（图 31.4 和图 31.5）	PMMA	5.0mm	柱镜 −2.00~−7.50D，+2.00~+7.50D，轴向 0°（型号 A）和 90°（型号 B）
e	近视 Artiflex（图 31.6）	光学区：聚硅氧烷。襻：PMMA	6.0mm	−2.00~−14.50D
f	复曲面 Artiflex	光学区：聚硅氧烷。襻：PMMA	6.0mm	和 Toric Artisan 一样，有 A 和 B 两种型号。柱镜 −1.00~−7.50D，总度数（球镜＋柱镜）不超过 −14.50D。例如：球镜 −13.00D，则柱镜最高 −1.50D。球镜 −8.00D，柱镜最高 −6.50D

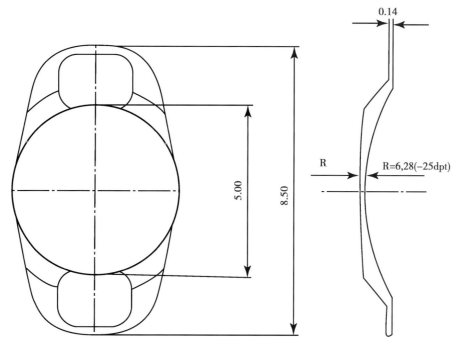

图 31.1　Artisan model 206（近视，PMMA 材料，光学区直径 5.0mm）

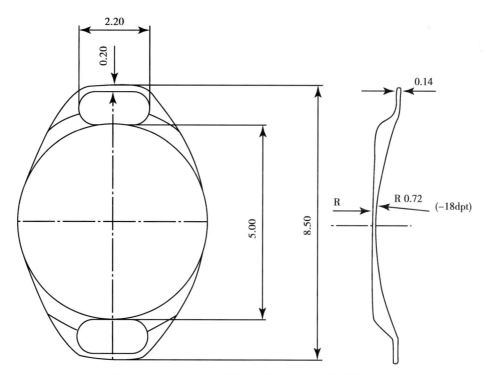

图 31.2　Artisan model 204（近视，PMMA 材料，光学区直径 6.0mm）

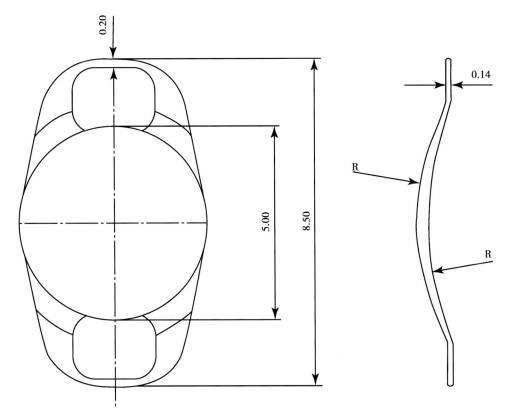

图 31.3　Artisan model 203（远视，PMMA 材料，光学区直径 5.0mm）

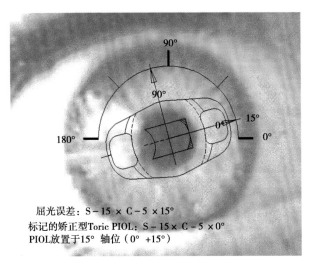

屈光误差：S－15 × C－5 ×15°
标记的矫正型Toric PIOL：S－15× C－5 ×0°
PIOL放置于15° 轴位（0° +15°）

图 31.4　Toric Artisan（A 型）

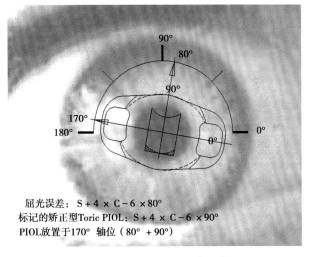

屈光误差：S＋4 × C－6 ×80°
标记的矫正型Toric PIOL：S＋4× C－6 ×90°
PIOL放置于170° 轴位（80° +90°）

图 31.5　Toric Artisan（B 型）

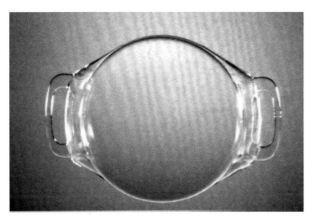

图 31.6　Artiflex(可折叠)

31.4　患者筛选

植入 Artisan/Artiflex 手术适应证遵循屈光手术的基本原则,例如年龄大于 18 岁(儿童屈光参差除外)、屈光度数稳定、没有眼内新生血管性(糖尿病)或炎症(葡萄膜炎)性疾病。由于 IOL 将被植入前房,因此确保不损伤角膜内皮非常重要,术前必须精确测量 ACD。一般来说,ACD(从内皮到自身晶状体)至少为 2.8mm。然而,除了中央 ACD 以外,由于角膜的形状(圆顶形)和 IOL 周边最厚(近视 IOL)的特点,IOL 到内皮之间的距离至少应为 1.5mm(图 31.7)[3]。

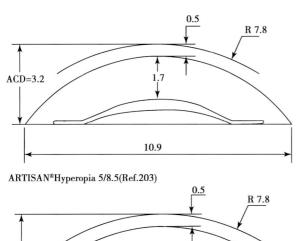

图 31.7　虹膜夹持型 PIOL 到角膜内皮的临界距离:
远视(上图)、近视(下图)

此距离无法通过超声生物显微镜(ultrasound biometry,

UBM)、Orbscan(B & L,美国) 或 Pentacam(Oculus,德国)测量。我们可以根据一些指导性的表格由术前中央 ACD 预测植入后 PIOL 到角膜内皮的距离。目前通过模拟植入并使用 AS-OCT(Visante,Zeiss,德国)等装置测量这个距离,使得 IOL 植入更加安全。

尽管虹膜夹持型 PIOL 对角膜内皮的安全性较好,但在有角膜内皮疾病的眼睛中不能植入 Artisan/Artiflex。手术要求内皮细胞计数至少为 2400 个 /mm²,并且细胞形态正常(对于穿透性角膜移植术后的患者,可以降低对角膜内皮细胞计数的要求)。在植入 Artisan/Artiflex 的选择(排除)标准中,虹膜形态也非常重要。具有虹膜前凸(主要是远视患者)的眼睛不能植入该 IOL[11,12]。

31.5　手术

掌握 Artisan/Artiflex IOL 植入的手术技术非常重要,因为很多与此 IOL 相关的并发症是由手术操作不当引起的。如果每个步骤都严格遵循手术规范,则可以避免此类风险[13]。

31.6　术前准备

手术前必须缩瞳。在大多数患者中,使用 2~3 滴 2%毛果芸香碱就足够了,也可以在前房内注射乙酰胆碱。如果手术采用球周 / 球后麻醉,静脉注射甘露醇可能有助于降低玻璃体压力(见第 31.7 节)。

31.7　麻醉方法

Artisan/Artiflex IOL 植入可使用各种麻醉方法。一般来说,此手术适合在全身麻醉下进行,没有经验的手术医生必须采用全身麻醉。不推荐使用球后阻滞(球周阻滞)麻醉,因为会引起玻璃体压力增加和前房变浅,从而增加手术难度和手术风险。对于经验丰富的医生,可以采用局部麻醉小切口下植入 Artiflex。

31.8　手术步骤

手术第一步(通用于所有这类 IOL)是做 2 个侧切口,一般位于 10 点钟和 2 点钟位置(假设主切口位于 12 点钟位置),但可根据 IOL 所需放置的位置而改变。侧切口宽度为 1.5mm,在完成侧切口之后,前房注入内聚性粘弹剂,不应使用弥散性粘弹剂。接下来做主切口。使用 PMMA 材料的 IOL 时,根据不同的型号,主切口为 5.2mm 或 6.2mm。切口可位于透明角膜、角巩膜或巩膜,有或没有隧道均可。切口位置非常重要,因为这些大切口可能引起散光。略微靠后的切口可获得更好的效果。植入 Artiflex IOL 时,常规做 3.2mm 的透明角膜切口[5,6],然后将 IOL 植入前房并旋转到所需位置。当植入 Toric Artisan 或 Toric Artiflex 时[7-9,13],IOL 位置至关重要。因此,需要在术前使用手术记号笔在角膜缘标记植入 IOL 的轴向(最好选择在坐姿时标记,以避免因体位改变引起眼球旋转)。在植入其他 IOL 时,不需要植入在特定轴向上。Artisan/Artiflex 调整到位后,就进入手术的最关键步骤——固定。在该步骤中,Artisan/Artiflex IOL 固定在虹膜的中周边部。通常使用双手操作技术固定 IOL(图 31.8),一只手用晶状体镊夹住 IOL。在 Artisan 中,以镊子夹持镜片的光学区[13],而在 Artiflex 中,由于光学区是软的,所以设计了特殊的镊子来固定 IOL 襻[5,6]。另一只手通过侧切口引入钝的"针",通过它使晶状体襻夹住足够量的虹膜组织,重复该操作固定另一个晶状体襻。在这个过程中,确保 Artisan/Artiflex 中心与瞳孔保持良好的位置关系。在植入此类 PIOL 时,其居中程度与手术医生直接相关。接着,需要做一个虹膜切开术或虹膜切除术(这也可以在术前用 YAG 激光来做)。完成虹膜切开(虹膜切除)术后,冲洗前房完全清除粘弹剂。最后,闭合切口,Artisan 的切口需要缝合,而 Artiflex(无缝线手术)只需要水密切口。

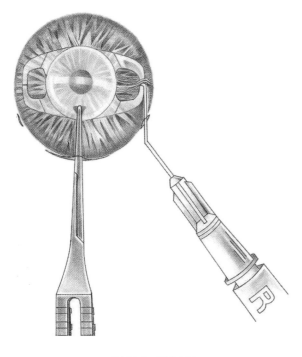

图 31.8　固定 IOL

31.9　术后护理

在手术结束时,建议结膜下注射抗生素和激素。术后治疗方案包括局部使用氧氟沙星滴眼液、醋酸泼尼松龙滴眼液滴眼,每天 4 次,持续使用 2 周。对于出现眼内色素沉着的患者,建议口服泼尼松龙 1 周,眼内色素沉着常与 IOL 材料有关,例如 Artiflex IOL。

31.10　并发症

与虹膜夹持型 PIOL 植入相关的并发症可分为三个阶段:短期并发症是指手术期间或术后第 1 天发生的并发症,中期并发症发生在术后 3 个月,长期并发症是指超过 3 个月的并发症[14-16]。

31.11　短期并发症

Artisan 植入过程中最常见的并发症是虹膜脱出和前房消失[14],这与手术需要大切口(5.2mm 或 6.2mm)有关,而且主要与玻璃体压力增高有关。造成玻璃体压力增高的主要原因是患者的焦虑情绪和使用了大量球后/球周麻醉剂。前房消失使得手术非常困难并且带来了其他并发症,避免产生此风险的最好方法是使用全身麻醉,如果用球周麻醉,术前静滴甘露醇可以降低玻璃体压力。在发生虹膜脱出时,行虹膜切除术/虹膜切开术往往有效,可以继续手术。这两种并发症在 Artiflex 植入时很少见,因为小切口(3.2mm)使前房的密闭性更好[5,6,10]。

手术过程中可能会出血。如果在固定过程中过度拉动虹膜,可以出现虹膜根部出血;此外,在进行虹膜切除术时也可能出血。轻柔的手术操作可以避免上述情况发生。如果发生出血,在出血部位注入一些粘弹剂一般就可以止血。某些特殊情况下可能出现术后前房积血。IOL 的居中性和晶状体襻是否夹持(抓握)有足够量的虹膜组织都非常重要,如果固定不佳将导致中长期并发症。当需要缝合切口时(Artisan),尽量减少切口引起的散光。

手术后第 1 天可能出现角膜水肿,这通常是由于手术过度操作引起的,常见于手术经验欠佳的术者或者眼睛的手术条件不佳(前房消失)。这种水肿通常在几天内消失,但可能对角膜内皮造成损伤。通过良好的手术技巧和手术条件,很容易避免此类情况的发生。

另一种并发症是手术后第 1 天浅前房,导致 IOL 接触角膜,这种并发症很少发生。浅前房有两种原因,即低眼压或高眼压。低眼压主要由于手术切口的闭合不佳,只需要调整切口缝线即可。高眼压的浅前房更严重,可能与粘弹剂残留有关,更常见于虹膜周围切口不畅。在这种情况下,必须立即采取治疗措施,可以行 YAG 激光虹膜切开术,以避免永久性瞳孔散大(Urrets-Zavalia 综合征)。术后第 1 天最严重的并发症是感染性眼内炎。发生此类并发症时(每次内眼手术都有可能),采用眼内炎常规治疗方案(全身和玻璃体腔内用药)。

31.12　中期并发症

术后 3 个月内,可能会出现一些并发症,主要与手术操作不当或未根据指南选择合适的患者有关。在术后 2 周内,有时会发生高眼压，这与局部使用激素滴眼液有关。停用该类药物眼压往往能恢复到正常水平，不需要进一步治疗。然而，这一时期最重要的并发症是不良视觉症状和炎症。最常见的视觉症状是光晕和眩光，如果光学区小（5.0mm）或者大瞳孔，这种情况会更多见。IOL 偏位（即使是轻微的），特别是向上偏位（图 31.9）也会导致光晕和眩光。为了避免或减轻这个问题，手术中必须保证 IOL 良好的居中性，并且瞳孔直径大于 Artisan/Artiflex 光学区的患者不应行此手术[14,15]。如果术后发生因 IOL 偏位而出现视觉症状，建议手术调整 IOL 位置。尽管在手术顺利和正常瞳孔的患者中也可能出现光晕和眩光，但这些症状随着时间推移会逐渐减弱，一般不需要取出 IOL。

另一个视觉问题是产生散光，如 Toric Artisan 固定的位置与所需轴向不一致，或者 Artisan 切口缝线缝合不佳，稍微靠后的切口（避免透明角膜切口）可降低此风险。在 Toric Artisan 中，术前精确地（坐姿）标记植入轴向非常重要。由于切口缝合原因导致的散光，可以手术重新缝合切口，但通过角膜激光手术（如果角膜条件允许）来矫正残余散光往往更有效，而 Artiflex 植入往往较少引入明显散光[5,6,10]。

炎症是术后 3 个月内最严重的并发症[11,12]。手术后急性葡萄膜炎较罕见，常常与手术创伤有关，按葡萄膜炎治疗可以治愈。术后 2 周~3 个月通常可见 IOL 表面色素沉着，一般不引起明显症状，色素随着时间的推移逐渐消失，不需要治疗。Artisan 和 Artiflex 植入均可见色素沉着。在植入 Artiflex 的部分术眼中发现有巨细胞沉着（图 31.10），这些患者通常出现视力下降，伴有非常轻微的眼部炎症。在一项植入 Artiflex 的 400 只眼睛的研究中，发现有 4 只眼出现巨细胞沉着[5,6,10]。为避免这种并发症，建议在手术结束时结膜下注射激素。如果发生眼内的色素沉着，可以局部和口服激素治疗。

伴有瞳孔缘膜状物及虹膜后粘连的迟发性葡萄膜炎（手术 3 周以后）多见于远视眼患者。这与远视眼患者虹膜的特殊解剖形态——虹膜前凸有关[11,12]。因此，此类患者不能植入虹膜夹持型 PIOL。当出现迟发性葡萄膜炎时，必须口服和局部应用激素积极治疗。如果治疗无效或反复发作，建议取出 IOL。

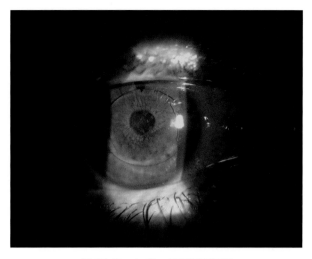

图 31.10　Artiflex 表面色素沉着

31.13　长期并发症

手术 3 个月后（可能更早）可能发生 IOL 脱位[14,15]。这意味着 IOL 的 1 个（或者 2 个）襻（图 31.11）从虹膜组织中脱离，导致 IOL 脱位，这往往是由于晶状体襻中夹持的虹膜组织量不足（抓握力小）。良好的手术技术可以避免此类情况的发生。如果发现 IOL 脱位，必须立即手术重新固定，因为脱位的 IOL 可能会损伤角膜内皮。

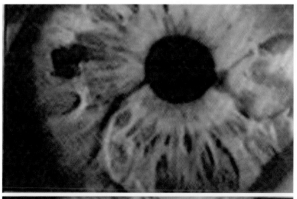

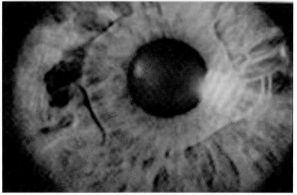

图 31.11　ArtisanPIOL 脱位（上图）及复位后（下图）

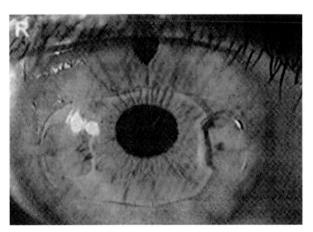

图 31.9　Artisan 偏位

已有很多关于 PIOL（主要是前房型）和角膜内皮之间关系的研究,其中也有关于 Artisan 植入和角膜内皮细胞数量减少关系的研究。发表在 2000 年的一项欧洲多中心研究显示[17],植入 Artisan 的 518 只眼 3 个月时内皮细胞计数减少 4.8%(手术原因导致),但术后 2 年时仅进一步减少 1.7%,3 年时为 0.4%;大多数已发表的其他研究都得出类似的结果[9,10,18-20]。

Perez Santonja 等人[21] 在 1996 年发表的一篇论文里指出,植入 Artisan 的眼睛有严重的角膜内皮细胞数量减少,但减少比例与植入的 IOL 屈光度和 ACD 无关。当前房深度不够时,必定会发生角膜内皮细胞数量下降。我们的研究结果显示,只要患者符合手术适应证,植入 Artisan/Artiflex 对角膜内皮是安全的[5,6,15]。尽管如此,建议手术后每年复查角膜内皮,假如角膜内皮细胞计数或形态发生显著变化,则需取出 PIOL。

虹膜夹持型 PIOL 只要保持与自身晶状体的安全距离,就不会像后房型 PIOL 一样导致前囊下混浊的白内障。然而,在植入 Artisan 的眼睛中发现部分病例发生核性白内障。这些核性白内障的发生与年龄有关,但往往发病年龄更为年轻(50 岁左右)。造成这种情况的原因尚不清楚,有学者认为,手术过程中眼球壁的开放,或虹膜切除术导致的房水循环途径改变,可能是核性白内障提前发生的原因[16,22,23]。

31.14　PIOL 取出

大多数 PIOL 是需要取出的。已发表的文献显示[24],植入到取出之间的平均时间为 5~12 年。取出的主要原因是白内障(占 50%),另外与患者的年龄(核性白内障)或直接与 PIOL 的植入(ICL 植入术后发生的前囊下白内障)有关。在前房型 PIOL 中,内皮细胞数量减少是 PIOL 取出的第二大原因。其他原因有:

①瞳孔变形和虹膜萎缩(前房角支撑型 PIOL);

②慢性炎症(Artiflex);

③ IOL 大小不合适(ICL);

在取出 PIOL 后,常联合行超声乳化并囊袋内植入 IOL。但是,如果患者年龄较小(< 45 岁)并且没有白内障或角膜内皮细胞数量减少,则可以选择更换 PIOL。

结论

和其他手术一样,虹膜夹持型 PIOL 的植入有很多并发症,重要的是区分哪些是与 IOL 本身相关的并发症,哪些是由其他因素引起的,例如患者选择或手术技术等。在上述针对并发症的介绍中,可以发现大多数与 IOL 无关,而与其他因素有关,总结如下:

1. 由不正确的手术技术或麻醉方法导致:

①虹膜脱出;

②前房积血;

③接触角膜内皮(角膜水肿和角膜内皮数量减少);

④ IOL 偏位(眩光);

⑤术源性散光(Artisan);

⑥ IOL 脱位(抓握力小);

⑦急性葡萄膜炎。

2. 患者选择不合理导致:

①迟发性葡萄膜炎和虹膜后粘连(虹膜前凸);

②角膜内皮细胞数量减少(浅前房);

③眩光和光晕(大瞳孔)。

综上所述,规范的患者选择和娴熟的手术技术可以保证在植入虹膜夹持型 PIOL 时几乎不发生并发症,Artisan/Artiflex 是目前市场上最安全的 PIOL。

要点总结

- 合适的患者选择对于避免 Artisan/Artiflex IOL 的并发症是最重要的。
- 手术技术也至关重要。
- 手术医生(而非 IOL)是获得术后最佳 IOL 位置的唯一决定因素。
- Artisan/Artiflex 只有一种大小,但适合所有人。
- 与 IOL 相关的并发症很少。

（沈晔　翻译）

参考文献

1. Fechner P, van der Hejde G, Worst J. The correction of myopia by lens implantation into phakic eyes. Am J Ophthalmol. 1989;107:659–63.
2. Fechner P, Wichman W Correction of myopia by implantation of minus optic (worst iris claw) lenses in the anterior chamber of phakic eyes. Eur J Imp Ref Surg. 1993;5.
3. Calculation LP, Distance C. Artisan phakic IOL training manual. The Netherlands: Ophtec BV; 2004.
4. Budo C. Types of lens and applications. In: Budo C, editor. The Artisan lens. Panama: Highlights of Ophthalmology; 2004.
5. Marinho A. Artiflex: a new phakic IOL. In: Garg A, Pandey S, Chang D, et al., editors. Advances in ophthalmology 2. New Delhi: Jaypee Brothers; 2005.
6. Marinho A. Artiflex: a new phakic IOL. In: Garg A, Alio J, Marinho A, et al., editors. Lens based refractive surgery (phakic IOLs). New Delhi: Jaypee Brothers; 2005.
7. Marinho A, Salgado R. Toric phakic IOLs. In: Garg A, Alio J, Marinho A, et al., editors. Lens based refractive surgery (phakic IOLs). New Delhi: Jaypee Brothers; 2005.
8. Bartels M, Santana N, Budo C, et al. Toric phakic intraocular lens for the correction of hyperopia and astigmatism. J Cataract Refract Surg. 2006;32(2):243–9.
9. Dick H, Alio J, Bianchetti M, et al. Toric phakic intraocular lens: European multicenter study. Ophthalmology. 2003;110:150–62.
10. Tehrani M, Dick H. Short term follow-up after implantation of a foldable iris-fixated intraocular lens in phakic eyes. Ophthalmology. 2005;112(12):2189–95.
11. Izak M, Izak A. Inflammatory reaction associated to Artisan phakic refractive IOL implantation. In: Budo C, editor. The Artisan lens. Panama: Highlights of Ophthalmology; 2004.
12. Izak M. Surgical trauma not lens design is responsible for myopia claw IOL irritation. Ocul Surg News. 1998;9:38.
13. Budo C. Surgical procedures. In: Budo C, editor. The Artisan lens. Panama: Highlights of Ophthalmology; 2004.
14. Budo C. Complications. In: Budo C, editor. The Artisan lens. Panama: Highlights of Ophthalmology; 2004.
15. Marinho A, Salgado R. Complications of phakic IOLs. In: Garg A, Alio J, Marinho A, et al., editors. Lens based refractive surgery

(phakic IOLs). New Delhi: Jaypee Brothers; 2005.

16. Marinho A. Phakic IOLs: what could go wrong ? Ophthalmol Times. 2006;2(6):29–33.

17. Budo C, Hessloehl J, Izak M. Multicenter study of the Artisan phakic intraocular lens. J Cataract Refract Surg. 2000;26(8):1163–71.

18. Budo C. Clinical results. In: Budo C, editor. The Artisan lens. Panama: Highlights of Ophthalmology; 2004.

19. Menezo JL, Cisneros A, Cervera M, et al. Iris claw phakic lens immediate and long term corneal endothelial changes. Eur J Implant Refract Surg. 1994;6(8):195–9.

20. Menezo JL, Cisneros A, Rodriguez-Salvador V. Endothelial study of iris claw phakic lens. Four year follow-up. J Cataract Refract Surg. 1998;24(8):1039–49.

21. Perez-Santonja J, Iradier M, Sanz-Iglesias L, et al. Endothelial changes in phakic eyes with anterior chamber intraocular lenses to correct high myopia. J Cataract Refract Surg. 1996;22(10):1017–22.

22. Alio J, et al. Phakic anterior chamber lenses for the correction of myopia: a 7 year cumulative analysis of complications in 263 cases. Ophthalmology. 1999;106(3):458–66.

23. Menezo JL, Peris-Martinez C, Cisneros A, et al. Rate of cataract formation in 343 highly myopic eyes after implantation of three types of phakic intraocular lenses. J. Refract Surg. 2004;20:317–24.

24. Alio J, Toffaha B, Pena-Garcia P, et al. Phakic intraocular lens explantation: causes in 240 cases. J Refract Surg. 2015;31(1):30–5.

第 32 章
后房型有晶状体眼人工晶状体（PIOL）植入相关并发症

32

Carlo F. Lovisolo，Roger Zaldivar

核心信息

- 后房型有晶状体眼人工晶状体(phakic intraocular lenses，PIOL)植入术是一种矫正高度近视和远视的有效方法。Toric PIOL(TICL™)可有效矫正高度散光，包括静止期圆锥角膜和角膜移植术后的高度散光。
- 目前临床上应用的可植入式隐形眼镜(implantable collamer lens，ICL)术后临床疗效较好，术后白内障发生率较低。
- 为了保证手术的长期安全性，术前应对患者的眼前节解剖结构进行全面检查(如高频超声生物显微镜等)，从而确定拟植入 ICL 的尺寸。
- 通过选择适当的 ICL 尺寸和运用规范的手术技术，与 ICL 相关的并发症可基本避免。

32.1 简介

后房型有晶状体眼人工晶状体(phakic intraocular lenses，PIOL)植入术具有良好的准确性、可预测性和稳定性[1-14]，近年来应用广泛。与准分子激光原位角膜磨镶术(laser insitu keratomileusis，LASIK)相比，PIOL 植入术后高阶像差(high order aberrations，HOA)引入较少，患者视觉质量较好[15-17]。此外，Toric IOL 还可有效矫正高度散光，如静止期圆锥角膜和角膜移植术后的高度散光[18,19]。PIOL 植入术后残余的屈光不正可通过准分子激光角膜屈光手术给予矫正[20-25]。PIOL 植入术具有一定的可逆性，若植入的 PIOL 大小或屈光度不匹配，可将其取出或更换[8,26,27]。

然而，植入的 PIOL 位于虹膜与晶状体及悬韧带之间，将虹膜前推，因此部分患者在 IOL 植入术后可能发生急性房角关闭、恶性青光眼、Urretz-Zavalia 综合征、色素播散综合征、前囊下白内障、悬韧带损伤伴晶状体脱位和慢性葡萄膜炎等并发症[10,27-37]。

32.2 PIOL

自 20 世纪 80 年代 Fyodorov 发明领结状硅胶可植入式隐形眼镜(implantable collamer lens，ICL)[28,32]以来，众多不同型号的 IOL 问世，但仅有 Visian ICL™取得成功[7,8]。20 世纪 90 年代中期，Adatomed 公司发明了"顶帽"样的弹性 IOL[38-41]，但由于引起严重的炎性反应和晶状体前囊纤维化而未能应用于临床，这些并发症的原因是低折射硅胶材料的疏水性还是 IOL 设计缺陷，目前尚无确切报道[38,42]。

在欧洲，已有数千例患者接受了 PRL(Zeiss Meditec，Jena，德国)植入术，术后屈光矫正效果良好，但 PRL 偏心率约 10%，明显高于 ICL(0%)。此外，有会议报道了一些设计相关的严重并发症，如悬韧带损伤、IOL 脱位至玻璃体腔等，这也是 PRL 未能在临床上被广泛应用的原因所在[39,43,44]。至本文成稿时，丙烯材料制成的 IOL，如 Sticklens™(IOLTECH，La Rochelle，法国)，EPI.lens™(AcriTec，Hennigsdorf，德国)和 TimopT-X ™(Medford Lakes，NJ，美国)等，均处于临床试验的早期阶段，仅有少量研究报道。

本章总结了 ICL 的应用及常见并发症，并特别关注 ICL 尺寸的选择、特殊生物测量仪对眼部参数的测量(如高频超声生物显微镜)及专用计算软件的应用[34,45,46]。

32.2.1 Visian ICL ™

ICL 由 Collamer，即胶原(0.2%)-硅胶(60% 聚甲基丙烯酸羟乙酯)共聚物制成，这样的材料亲水性(含水量 36%)和渗透性更好，通过吸引其表面单层纤维连接蛋白沉积物来抑制水蛋白的结合，与邻近眼内结构具有更好的生物相容性[47]。

1993 年秋季，第一代 ICL 在意大利、奥地利和阿根廷等地开始应用，随后不同型号的 ICL 也陆续出现(图 32.1a)[2,3,6,7,48]。ICL 是一个宽 7mm 的矩形 IOL，其中矫正近视的 ICM 有 11.5mm、12.0mm、12.5mm 和 13.0mm 四种长度，矫正远视的 ICH 有 11.0mm、11.5mm、12.0mm 和 12.5mm 四种长度。不同屈光力 ICM 的光学区直径介于 4.65~5.5mm，而 ICH 的光学区直径则统一为 5.5mm。不同长度的 ICL 具有不同的拱高。为了增加 ICL 与晶状体前表面的间距，并减少术后医源性晶状体前囊下混浊的发生率，根据基弧的陡峭曲率半径和屈光度，ICL(V4)的拱高增加了 0.13~0.21mm(图 32.1b)[7]。ICL 浸入平衡盐溶液或植入眼内后体积膨胀,宽度、长度及光学区直径均增加约

5.2%。在欧洲,ICL 尺寸是置于 NaCl 中测得;而在美国,ICL 尺寸是置于平衡盐溶液中测得。

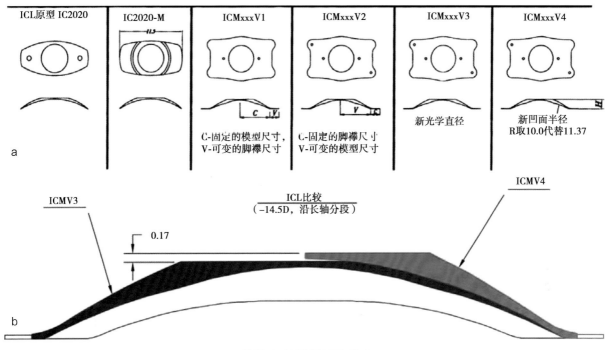

图 32.1　不同型号 ICL 特点

我们根据 ICL 型号及尺寸选择方法的不同,将既往接受 ICL 植入术的所有患者分为以下三组:

1. A 组:1993 年 9 月—1998 年 4 月,139 只近视患眼植入了 ICL(V1~V3),其中 41 枚以显微镊植入,98 枚以推注器植入,平均随访 39 个月(随访最长者 14 年)。

2. B 组:1998 年 4 月—2003 年 12 月,401 只近视患眼植入了 ICL(V4),依据 WTW+0.5mm 的经验原则选择 ICL 大小,平均随访 37 个月(随访最长者 9 年)。

3. C 组:2002 年 1 月—2007 年 6 月,287 只近视患眼

植入了 ICL(V4) 和 TICL(V4)。术前以 Artemis 2 高频超声生物测量仪测量睫状沟水平间距,并使用 Lovisolo ICL 选择软件确定拟植入的 ICL 大小[34,40],平均随访 29 个月(随访最长者 65 个月)。

表 32.1 对以上三组以及 D 组[数据由 STAAR 公司提供,包含 1993 年 9 月—1998 年 1 月植入 ICL(V1~V3)的患者]和 E 组[2005 年美国 FDA 批准的 ICL(V4)术后 STAAR 长期多中心临床观察][7,11,39]中并发症的发生情况作了对比。

表 32.1　各组间 ICL 植入术后并发症的发生率

并发症发生率 /%	A 组 N=139	B 组 N=401	C 组 N=287	D 组 N=1285	E 组 N=526
安全性指数	91.7	108.9	127.4	N.R.	105
6 个月时屈光度 ≤ ± 1.00D	73.1	91.4	100	78.4	99
视觉障碍	0.8	0	0	0.2	0.6
术中 ICL 破损	2.6	0.5	0	N.R.	N.R.
翻转植入	1.7	1	0	N.R.	N.R.
取出(更换)	2.6	0.5	0	0.4	1.7
术后 1 周后角膜雾浊 / 水肿(角膜内皮细胞丢失 >30%)	0.8	0.25	0	N.R.	0
持续 3 年的角膜内皮细胞损伤	11.6	5.8	2.8	7.7	8.4~9.7
严重眩光	7.9	4.75	5.8	N.R.	N.R.

续表

并发症发生率 /%	A组 *N*=139	B组 *N*=401	C组 *N*=287	D组 *N*=1285	E组 *N*=526
偏中心 >0.5mm	7.9	0	0	1.2	0
后期异位至前房	0.8	0	0	0	0
后期异位至玻璃体	0	0	0	0	0
黄斑病变	1.6	1.5	0.9	0.2	N.R.
视网膜脱离	0.8	0.25	0.3	0.2	0.6
Atonic 瞳孔 （Urretz-Zavalia 综合征）	3.2	0.25	0	0.4	N.R.
椭圆形瞳孔 - 虹膜病变	1.6	0.75	0	N.R.	N.R.
眼内炎	0	0.25	0	0	0
恶性青光眼	0.8	0	0	0.1	0
闭角型青光眼	6.4	3	0.6	0.9	N.R.
开角型 / 色素性青光眼（IOP>25mmHg 或较术前升高 >10mmHg）	0.8	0	0	0.6	0.2
经药物治疗后眼压仍高	16.9	2.5	0	N.R.	0.4
前囊下晶状体混浊	8.2	1.75	0	1	2.7[a]
有临床意义的白内障	5.6	0.75	0	0.4	1.4[b]

N.R.，未报道

[a] 这些混浊大多是早期的，可能是手术引起的

[b] 所有白内障均发生于近视 >10D 的人群

32.3　术中并发症

　　ICL 植入术的术中并发症较为罕见，其发生主要与术者操作不当有关（图 32.2）[7,8]。ICL 较为精细，最薄处厚度不到 100μm，因此术者应谨慎操作以免破损。ICL 破损最常见的原因是装载不当（图 32.3），初学者发生 ICL 破损的比例约为 10%，随着手术技巧的提高，该比例逐渐降低。有时，ICL 的脚襻在眼内未能顺利展开，需要术者耐心处理（图 32.4）。在将 ICL 由推注器注入眼内的过程中，偶尔发生 ICL 翻转。初代 ICL（V1）的脚襻无特殊标记，因此，ICL 术中发生翻转较为常见且难以识别，当时的一些术者会使用显微镊来控制 ICL 在眼内的展开，避免翻转的发生。对于新一代 ICL（V4），为防止翻转的发生，术者可以待光学区展开后再将 ICL 完全推注入眼内。如果植入后发现翻转，术者应注意不可在眼内进行纠正，以免伤及晶状体或角膜内皮。推荐的方法是，将切口扩大至 3.5~4.0mm，在粘弹剂的保护下使用特殊的 ICL 取出镊将其取出，再使用显微镊辅助以正确方向植入眼内，最后需对切口进行缝合以确保密闭性和减少术源性散光。以上方法同样适用于 ICL 的更换（图 32.5）[7]。

　　如果术前准备时患者虹膜周切不足导致术中虹膜周切

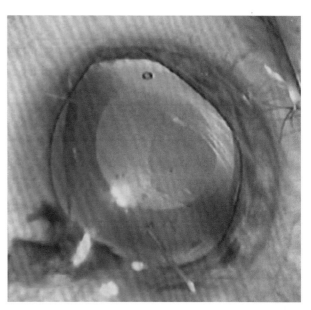

图 32.2　术者操作不当导致手术器械与晶状体前囊接触，在术中形成医源性晶状体 Y 形混浊

孔不畅，术中粘弹剂使用过多或灌注瓶过高，有可能发生瞳孔阻滞。为避免发生压力性原因导致的瞳孔阻滞，术者应减少粘弹剂的使用或降低灌注瓶，并嘱患者放松。若术中发生瞳孔阻滞，需紧急行虹膜周切术。

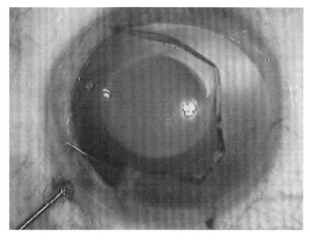

图 32.3　ICL 脚襻断裂，需取出并更换

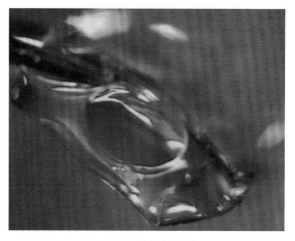

图 32.4　ICL 脚襻未能完全展开

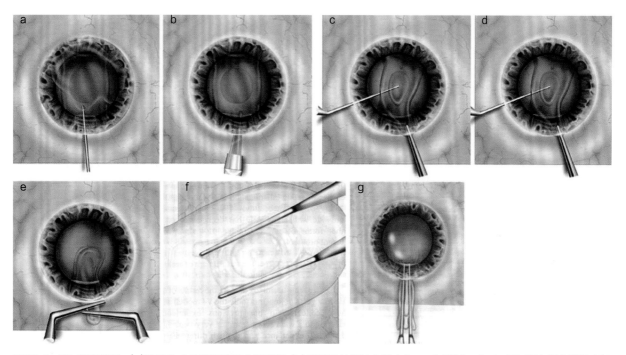

图 32.5　ICL 取出技巧。(a) 在 ICL 上方和下方注入粘弹剂;(b) 将切口长度扩大至 4.0mm;(c) 以 Lovisolo ICL 取出镊夹紧距离切口最近的脚襻并将其拉向角膜切口方向;(d) 当脚襻到达角膜切口时,使用另一把 ICL 取出镊从辅助切口处伸入眼内夹紧对角线处的脚襻,持续将 ICL 向切口处拉出;(e) 松开第一把取出镊,以与另一把镊子相平行的方向将 ICL 向外牵拉,重复 2~3 次,直至 ICL 大部分取出至眼外,注意不能将取出镊置于 ICL 下方的中央区域内,以免损伤晶状体前囊;(f) 取出 ICL 并使用 BSS 进行清洗;(g) 将 ICL 折叠后装载于 ICL 推注器再次植入眼内

32.4　术后并发症

32.4.1　视力

32.4.1.1　BCVA 下降

我们通过对比 ICL 植入术前后 BSVA 来判断手术的安全性。安全性指数 ≥ 100 说明 BSVA 未发生术源性丢失,而安全性指数 <100 则说明术后 BCVA 优于术前。A 组、B 组和 C 组中平均安全性指数分别为 91.7±21.6、108.9±17.1、127.4±26.3,C 组中所有患者安全性指数均

≥ 100,三组间差异无统计学意义（$P < 0.001$）。

32.4.1.2　过矫和欠矫

由于柱镜的矫正效果随轴向偏差程度发生非线性下降,因此,植入 Toric ICL 时,要尽量减少手术切口引起的术源性散光,并在术后保持 ICL 位置的良好稳定性。为了阻止 Toric ICL 在眼内发生旋转,术前精确测量和大小选择尤为重要。有学者对 30 例 Toric ICL 植入术后的患者进行随访观察,术后 3 年时平均旋转程度在 5° 以内,与报道中散光矫正效果的最大丢失量为 10% 相符合[39]。

ICL 植入术具有良好的可预测性,如将术后屈光度超过 ±1.00D 者定义为过矫（欠矫）,那么 A 组、B 组、C 组中

过矫和/或欠矫的比例分别为 26.9%、9.6% 和 2.6%，88.1% 的患者术后屈光度在 ±0.50D 以内。

ICL 植入术后 6 个月时，屈光度介于 ±0.50 D 内的患眼比例约为 97%，优于准分子激光角膜屈光手术 (82%)。然而，ICL 植入术后 2 年时，多数患者出现一定程度的回退，屈光度介于 ±0.50D 之间的比例降低至 68%，而准分子激光角膜屈光手术的比例为 77%。屈光度回退的原因可能是 ICL 拱高的降低或近视的进展，因此，对于年龄小于 38 岁的患者，我们可将目标屈光度定位于"轻度过矫"(球镜 +0.50D)。

32.4.1.3 视觉质量

在 ICL 植入术后的患者中，约 5%~8% 诉有不同程度的夜间驾驶视觉干扰症状，其中 A 组中有 1 例患者因为严重的视觉干扰症状要求取出 ICL。A 组、B 组和 C 组中患者视觉干扰主诉的比例之间差异均无统计学意义 ($P = 0.852$, $P = 0.196$, $P = 0.087$)。暗光下的视觉干扰主要由于患者瞳孔大小与 ICL 光学区不匹配，光学区边缘引起 HOA 尤其是球差增加导致。前房越深、角膜曲率越高，这种情况更为明显[41,49-52]。双目红外瞳孔测量仪是一种有效预测术后视觉质量的测量工具，有研究表明，青年近视患者暗光下瞳孔直径显著大于正视患者。一项针对高加索人的研究发现，年龄介于 21~39 岁的近视患者暗光下平均瞳孔直径约 (6.87 ± 0.72)mm (5.6~8.9mm)。对于习惯从角膜层面来判断瞳孔大小的术者应当注意，角膜层面读取的光学区大小约是瞳孔层面光学区大小的 1.26 倍 (表 32.2)。

表 32.2 角膜层面和瞳孔层面的等效光学区 (mm)

ICL (瞳孔层面)	LASIK (角膜层面)
4.65	5.86
5.0	6.3
5.2	6.55
5.5	6.9

在临床中，为了术后患者取得较好的视觉质量，有时需要联合准分子激光角膜屈光手术。例如，为了全矫一位屈光度 -16.00D、瞳孔直径 6.0mm 的近视患者，有两种手术方案备选：第一，植入一枚 -12.00 D、光学区直径 5.5mm 的 ICL (可矫正 -9.50D)，联合光学区直径 6.0mm、屈光度 -6.50D 的准分子激光角膜切削；第二，植入一枚 -20.00D、光学区直径 4.65mm 的 ICL。毫无疑问，第一种方案术后患者视觉质量会更好，该病例也说明我们需要光学区更大的 IOL[19-23]。我们可以预见，今后的 IOL 可能利用新的设计理念和更高折射率的材料，拥有更大的有效光学区直径，同时还可能融合非球面的设计理念来提高患者的视觉质量。

32.4.2 临床并发症

32.4.2.1 高眼压和虹膜病变

ICL 植入术后早期急性眼压升高的发生比例约为 7%~8%，常发生于术后 24 小时内，不伴随前房变浅的眼压升高（常呈中度升高，一般不高于 30mmHg），无明显症状，可在术后 24~48 小时内恢复正常。对于由粘弹剂残留导致的小梁阻塞 (图 32.6a)，可以通过彻底清除粘弹剂并应用碳酸酐酶抑制剂来预防[53]。ICL 植入术应安排在上午进行，便于在术后 5~6 小时观察病情。在少数情况下，眼压较高的患者需在裂隙灯下由侧切口行前房减压。

若 ICL 植入前未行周边虹膜切除术或周切孔闭塞，则会发生瞳孔阻滞，房水外流受阻，虹膜根部被向前推挤，可引发闭角型青光眼。此时前房变得极浅，ICL 被向前推挤，拱高极高 (图 32.6b)[30,32,54]。术者必须紧急使用 30% 异丙肾上腺素或 10% 苯肾上腺素扩瞳，并用甘露醇或乙酰唑胺静脉输注降低眼压，同时清除眼内残留的粘弹剂。此外，术者可以在原有周切孔处以 YAG 激光再行虹膜切除使原有切口通畅，并在 6 点钟位置行虹膜周切除，形成 Y 形虹膜周切口。若上述处理无效，应紧急行 ICL 取出。

虹膜晶状体完全阻滞导致虹膜 -ICL- 晶状体前移 (图 32.6c)，使得前房变浅、眼压骤升和房水循环途径改变，后房的房水无法进入前房而向后逆流进入玻璃体腔，导致玻璃体腔内大量液体集聚，形成恶性青光眼[33]。此时必须立即静脉滴注高渗剂如甘露醇以减少玻璃体容积，局部使用阿托品滴眼液松弛睫状肌。用药几个小时后若病情无缓解，则需手术取出 ICL。在某些严重病例中，可经睫状体平坦部以 25G 玻璃头行玻璃体减压术，或行白内障超声乳化联合玻璃体切割术。

Urrets-Zavalia 综合征是指因间歇性瞳孔阻滞伴眼压突然升高，引起虹膜括约肌缺血和瞳孔张力丧失[55,56]。该综合征无明显症状，常发生于其他内眼手术后的夜间。Urrets-Zavalia 综合征患者的瞳孔直径散大约 7mm，对光反射迟钝，这种瞳孔改变常常是不可逆的，且药物治疗无效。在某些病例中，使用 NSAID 滴眼液可以轻微的收缩瞳孔。大瞳孔对患者视力最大的影响在于 ICL 光学区边缘带来的像差导致视觉质量下降[25,51]。如果患者没有明显症状，可以继续保留 ICL，并应用 YAG 激光扩大虹膜周切口。我们一位患者使用这种保守治疗方式，在 ICL 植入术 4 年后，尽管瞳孔仍无张力，但瞳孔直径由 7mm 缩小到 5.5mm，且不影响夜间驾驶。ICL 取出并不能明显改善瞳孔张力，且 Urrets-Zavalia 综合征患者虹膜基质萎缩，故不宜行瞳孔成形术。针对因 Urrets-Zavalia 综合征导致视觉质量较差的患者，可以选择置换一枚较大光学区的 IOL，或进行透明晶状体摘除联合囊袋内植入一枚屈光度低但光学区大的 IOL。

1994 年，Roberto Zaldivar 首次提出可避免瞳孔阻滞的"中央孔"型 ICL，"中央孔"的设计旨在促进房水流通，避免术前或术中的虹膜周切。最终，他和 Vlad Feingold 一起设计出具有中央孔的不同型号的 ICL，使得中央孔的大小既不会引起光线衍射，又可以避免瞳孔阻滞。VICMO 临床前期和临床研究的结果表明，中央孔型 ICL 的有效性、安全性以及视觉质量与美国 FDA 已批准的 Visian ICL 相当，并且术前不需要行虹膜周切术。当然，仍然需要继续随访以确定中央孔型 ICL 是否能提高手术的长期安全性[25,56-61]。

高度近视患者对类固醇较为敏感，因此术后应用可的

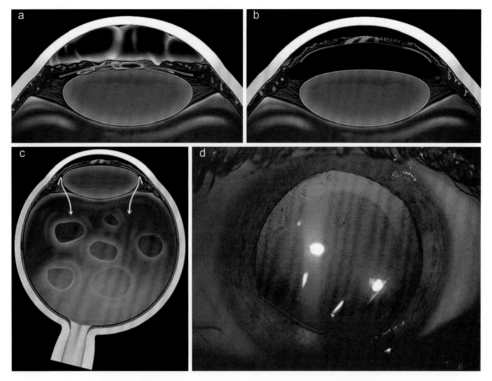

图 32.6　因粘弹剂残留导致的眼压升高，前房深且拱高正常（a）；ICL 植入术后，瞳孔阻滞、前房变浅和 ICL 拱高增加（b）；恶性青光眼：浅前房、ICL 和晶状体均向前移（c）

松等激素类滴眼液可能引起眼压升高，一般停药后眼压多能于术后 2~4 周时恢复至术前水平，但有时需要局部使用 β 受体阻滞剂以降低眼压。目前，由于术后抗炎治疗时间缩短，此类高眼压已很少见。在 ICL 植入术后，我们使用地塞米松滴眼液常规不超过 3 天，然后以 NSAID 滴眼液替代。

由于 ICL 固定于虹膜后方的睫状沟处，因此术后虹膜色素沉着在所难免。裂隙灯（后照法）下，可观察到局限性虹膜色素缺损、前房角小梁网微量色素沉积、Sampaolesi 线和 ICL 表面色素沉积（图 32.7）。根据我们的经验，ICL 与虹膜后表面的机械摩擦是自限性的，并不会引起继发病变。在术后早期观察到的小梁网色素沉积可以于 12~18 个月后恢复到术前水平，但这一观点还未得到公认，近期的文献也并未表明 ICL 术后会引起色素播散综合征和 / 或继发的慢性青光眼[8,29,62]。我们认为，为了预防 ICL 植入术后青光眼的发生，应在术前以 YAG 激光做直径 ≥ 500µm 的虹膜周切孔，或术中在垂直 ICL 的方向行虹膜周切。具有中央孔或周边孔而无须虹膜周切的 ICL 术后效果的临床试验，目前正在进行中；我们前期研究结果显示，术后 3 年时 ICL 前后两侧房水仍呈均匀的生理性灌注流动（图 32.8）。

ICL 的制造提供了一些指导原则，如排除中央 ACD（角膜内皮至晶状体前表面）<2.8mm 的患者，根据角膜 WTW 计算选择 ICL 尺寸等。然而，这些原则的归纳总结来源于较早期关于原发性闭角型青光眼的资料，因此是否适用于所有患者，学者们仍持保留态度（图 32.9）[54,63-67]。

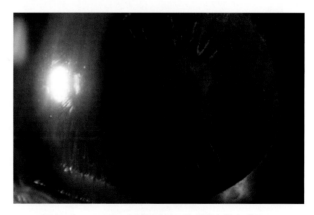

图 32.7　ICL 前、后表面可见无临床意义的色素沉积

前房形态与虹膜角膜成角的宽度并不精确相关[34,68]，因此由传统 A 超或光学设备（如裂隙灯、IOLmaster 和角膜地形图仪）测量得到的中央 ACD，并不是判断 ICL 术后闭角型青光眼风险的可靠指标，ACD 相近的患者往往呈现出不同的眼前节形态。使用高频超声生物显微镜或 AS-OCT 测量前房角水平间距和睫状沟水平间距，对比后发现不同径线方向的测量值呈现出显著差异，这说明人眼并不呈几何圆形[69]。最长径线可能位于水平方位，也可能位于垂直或倾斜方位（图 32.10）。所以，就手术解剖的特点而言，唯一的规则就是没有规则，只有通过精确而全面的检查并辅助相关的计算软件，得到临床数据并判断，才有助于术者选择精确的 ICL 并实施安全的 ICL 植入术（图 32.11）[7,34,46,68]。

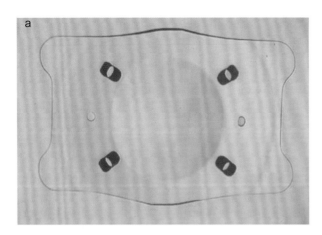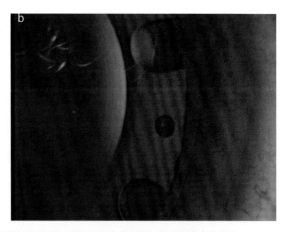

图 32.8   ICL 的四个脚襻上均有一个直径 0.6mm 倾斜的贯通孔,如图所示为植入前(a)和植入眼内后(b)的影像

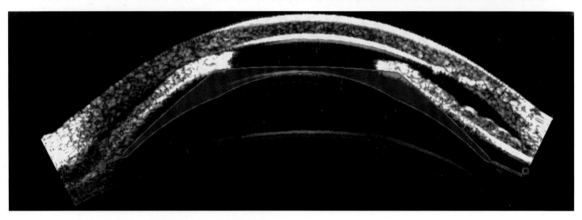

图 32.9   因 ICL 拱高过高引起闭角型青光眼的超声影像。该患者术前 ACD 为 3.09mm,WTW 为 12.5mm,植入的 ICL 长度为 13.0mm,然而该患者睫状沟水平间距仅 10.9mm

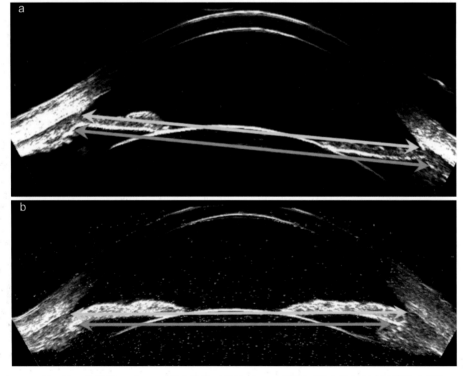

图 32.10   某研究使用 Artemis 2 超生生物显微镜对 288 眼进行检测,发现最大睫状沟水平间距 27% 位于水平径线,15% 位于斜向径线,58% 位于垂直径线;所有患者的最大 WTW 均位于水平径线;其中,41% 的眼球 WTW 小于睫状沟水平间距,59% 的眼球 WTW 大于睫状沟水平间距

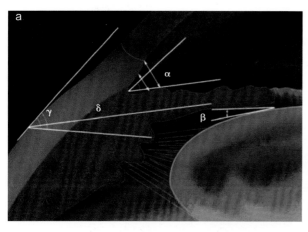
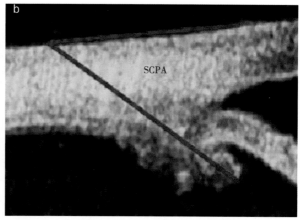

图 32.11　房角的生物参数:虹膜角膜夹角(α),虹膜晶状体夹角(β),巩膜虹膜夹角(γ),巩膜睫状突夹角(δ)

由于眼球的生物和解剖特征随年龄而变化,因此年龄是预测手术安全性时必须考虑的一个基本因素。由于晶状体赤道部囊膜下的上皮细胞终生呈有丝分裂,所以晶状体厚度随年龄增长而增加,一个 90 岁正常人的一生中晶状体前表面将前移约 0.4mm[70-72];ACD(尤其是周边部)随年龄增长而降低,50 年约下降 0.75mm。因此,医生面对年轻患者时,应当慎重考虑年龄因素对前房形态的影响。我们无法预判植入 ICL 后前房容积的下降幅度以及怎样的下降幅度才能避免眼前节拥挤甚至闭角型青光眼的发生,可能诱发瞳孔阻滞的最小前房角约 15°[73]。Orbscan 和 UBM 测量数据表明,理想大小的 ICL 植入眼内后拱高约 500μm,虹膜角膜角平均减少 25%(从约 42° 减小到 29°)[7,74]。ICL 的存在可能会改变房水流动方向,这种改变的潜在影响仍需长期观察。

此外,我们需要了解睫状体及附近结构的解剖变异程度,以了解 ICL 植入后的动态变化,例如调节过程中的间断接触、与眼后节结构之间的摩擦、睫状体囊肿或其他异常、后部结构损伤、巩膜扣带术后睫状突前旋等(图 32.11)。所有患者术前均应接受全面的眼前节形态和大小的检查;这部分检查通常由于成本原因被省略,而由临床经验判断替代,但这是不可取的。

32.4.3　炎症

迄今为止,有关眼内炎症反应或前葡萄膜屏障机制长期完整性的临床证据均证明 ICL 植入术的安全性。术后可见前房闪辉和细胞反应,但术后 3 年时,99.6%~100% 的患者中这种前房反应已完全消失[75,76]。胶原蛋白与纤维连接蛋白相互作用从而抑制与其他蛋白的结合,可能是 ICL 良好生物相容性的主要原因[77]。术后 1 周时,房水闪辉的光度值较术前增加 2 倍,但术后 3 个月时,光度值已经恢复至术前基线水平[7]。使用荧光血管造影检测术后虹膜血管通透性,发现早期渗漏(图 32.12)以及术后 3 个月~3 年的前房闪辉和细胞计数均在正常范围内[7,75,76]。根据以上研究结果,我们认为眼科手术(如穿透性角膜移植术)后轻度炎症引起的虹膜后粘连,不再是 ICL 植入术的禁忌证。

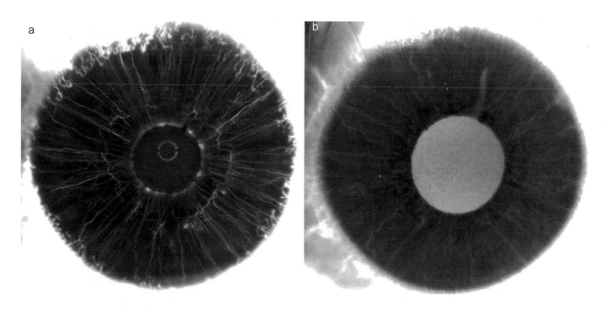

图 32.12　ICL 植入术后 1 个月时虹膜血管造影的晚期影像。注射荧光素(a);注射吲哚青绿(b)。染料呈轻中度或无渗漏

前房型 PIOL（房角固定或虹膜夹持型）植入术后，约 3.4%~10.7% 的患者出现短暂轻度的急性虹膜炎[75-79]。虽然荧光光度法有一定争议，但其结果显示血 - 房水屏障受损和晶状体透明度的降低[80,81]。

32.4.3.1　眼内炎

感染可能发生于任何内眼手术术后，也可发生于 PIOL 植入术后。眼内炎可于术后 5 天内呈急性发作，术后 6 周内呈亚急性发作，或于术后晚期呈慢性发作。关于 PIOL 植入术后眼内炎的报道并不多，粗略估计 ICL 植入术后眼内炎的发生率约为 1/8 000[37,82-84]。虽然眼内炎是一种潜在的致盲性并发症，但可通过一系列措施来预防，如术中严格无菌操作、早期诊断和及时治疗。与白内障术后眼内炎的发生情况相比，我们仅观察到 1 例 ICL 术后的眼内炎，眼内抗生素治疗 2 周后，裸眼视力为 20/20。这一病例表明 ICL 和 / 或晶状体具有"屏障"功能，可以阻止病原体向玻璃体腔的播散，因而 ICL 植入术后发生的眼内炎预后较白内障术后稍好。

32.4.4　晶状体混浊（前囊下白内障）

一些手术相关的因素，如虹膜周切时过高的 YAG 激光能量、粗糙的眼内操作等，可能会引起晶状体混浊[4,8,10,35,36]。这种医源性混浊易于诊断，往往发生于术后早期（术后 60 天以内），由于累及晶状体前囊，故呈集中而密集的白色混浊。这类混浊通常不会进展，如果对患者视力影响不大，可逐年随访（图 32.13）。其他一些可能会影响晶状体代谢的因素，诸如术中或术后高眼压、气体或粘弹剂残留、激素应用过久等，通常不是引起术源性白内障的主要原因。

除上述因素之外，后房型 PIOL 与晶状体距离较近，引起了一些争议。目前，白内障的形成机制尚未完全明了。几年前根据疏水性硅胶 IOL 的临床结果，人们认为 Collamer 的亲水性是避免白内障形成的关键因素（图 32.14）。目前，学者们更加关注如何选择合适大小的 ICL 以得到理想拱高，从而保证晶状体囊膜下上皮细胞代谢所必需的房水交换。由于晶状体前表面呈扁平的非球面形态，导致矫正近视的 ICL 周边部拱高较低，这一特点在植入高屈光度的 ICL 患者中更为显著。如果 ICL 尺寸过小、长度过短，其脚襻边缘可能会与晶状体接触，从而影响房水循环和新陈代谢，导致此处晶状体囊膜下上皮细胞增生和纤维化。在矫正远视的 ICL 植入术中，尽管 ICL 与晶状体的距离更近，但未有引发白内障的相关报道，这也证实了上述理论。ICL 的设计非常重要，在我们以往的研究中，术后早期拱高较高的患者均无白内障发生，但基弧较为平坦的 V2 和 V3 植入后，白内障的发生率为 8.2%，接受晶状体摘除术的患者比例约为 5.8%（图 32.15）。

自 1998 年 4 月 V4 应用于临床至今，我们对 ICL 术后白内障的发生情况进行了统计：在基于 WTW 选择 ICL 长度的患者中，有 7 例（1.75%）发生囊膜下混浊，3 例（0.75%）因此接受白内障手术；而基于睫状沟水平间距及 Lovisolo ICL 软件选择 ICL 长度的患者，均无术源性白内障发生。

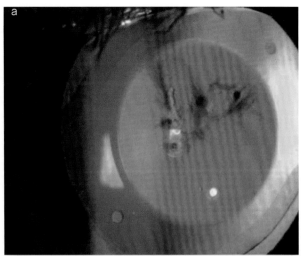

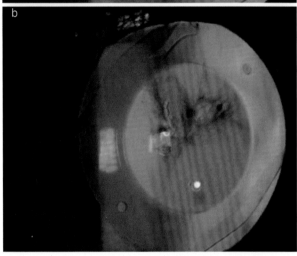

图 32.13　由于术中操作不当引起晶状体前囊混浊。将术后 2 个月 (a) 和术后 6 年 (b) 时的状况进行对比，发现该混浊并未进展。患者裸眼视力为 20/20⁻，视觉质量稍有影响，患者要求保留该枚 ICL

近期，有研究应用部分相干光生物测量仪检测调节过程中 ICL 是否与晶状体发生间歇性接触[45,85,86]。研究发现，调节时睫状沟回缩，ICL 与晶状体之间的距离并没有明显变化；调节时 ICL 拱高会增加，从而补偿晶状体前表面约 200~600μm 的前移；而在明亮环境中或应用毛果芸香碱后，瞳孔收缩挤压 ICL 从而使拱高降低[41,52]。长达 14 年的临床经验告诉我们，Collamer 在透明度、通透性和生物相容性等方面均有优秀的表现。

32.4.4.1　角膜失代偿

以往前房型 PIOL 植入术后角膜内皮失代偿发生率很高[87]，而角膜内皮对于眼前节结构的长期安全性极其重要；我们的研究结果表明，ICL 植入术可以最小程度地减少角膜内皮细胞数量的变化[88]。对 C 组患者角膜内皮进行观察，发现术后 3 个月时约 40% 的患者角膜内皮细胞计数增加、形态改善。除测量过程中的系统误差外，这种看似矛盾的现象可以用停戴角膜接触镜后细胞向心性迁移和新陈代谢增强来解释。

目前，多个研究一致认为虹膜具有阻止角膜内皮细胞数量进行性减少的屏障作用[7,89]。Dejaco-Ruhswurm 等发

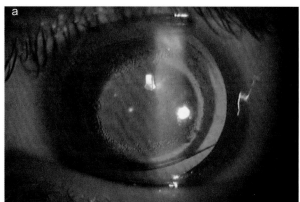

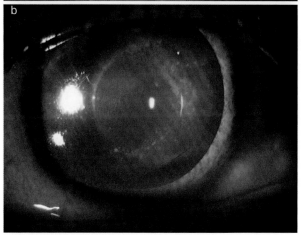

图 32.14　硅胶材质的后房型 PIOL 植入术后 4 年,可见晶状体中周边部前囊和前囊下的混浊

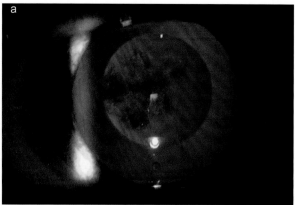

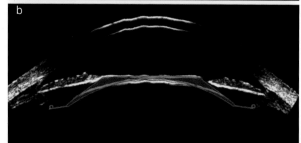

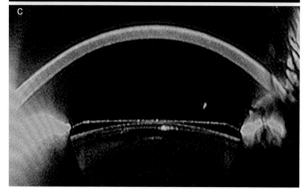

图 32.15　ICL 植入术后 26 个月,可见典型的术源性前囊下混浊(a),UBM(b) 和 Scheimpflug 图像(EAS 1 000,Nidek,日本)显示 ICL(V2)拱高过低。该患者角膜直径 11.6mm,但睫状沟水平间距为 12.3mm,因此 12.0mm 长的 ICL 对于该患者而言尺寸过小

现 ICL 植入术后 1 年时角膜内皮细胞数量减少率约 5.5%(P<0.05),术后 4 年时角膜内皮细胞数量减少率约 12.3%(P>0.05)[90],并提出 ICL 植入术后可能对角膜内皮的新陈代谢产生影响。该研究是 ICL 植入术后角膜内皮细胞数量进行性减少的唯一报道,但只有第 1 年内皮细胞减少具有统计学意义,在随访期内角膜内皮细胞形态参数一直保持稳定。在我们长达 6 年以上的随访观察中,角膜内皮细胞平均每年减少 14 个 /mm²(0.5%~0.6%),减少程度与正常健康人群生理性减少相似。因此,我们认为 ICL 植入术对患者角膜内皮细胞的最低要求不应与前房型 PIOL 植入术相同[78,91-93]。

在评估患者角膜内皮细胞状况是否适宜植入 ICL 时,还需要个体化地考虑年龄因素,要求患者不揉眼睛,每年检测角膜内皮。我们认为此前的一些手术禁忌证,如眼部手术后(如角膜移植术、圆锥角膜)或长期配戴隐形眼镜导致角膜内皮状态欠佳的患者,可以考虑植入 ICL。

32.4.4.2　玻璃体视网膜并发症

ICL 植入术后玻璃体视网膜并发症的发生率约为 1%~2%,多发于本身有这些疾病倾向的患者[1,94]。此外,适合 PIOL 植入术的高度近视患者是下列疾病的高危人群:

①后极部视网膜进行性萎缩,继发于先天性巩膜萎缩或脉络膜和视网膜色素上皮退行性病变;

②自发性或新生血管性黄斑出血(高度近视患者发病率约 6%,而正常年轻人发病率为 0.002%);

③继发于玻璃体液化的孔源性视网膜脱离、无症状的周边部视网膜裂孔或变性、玻璃体后脱离(60 岁以内的人群发病率约 2.4%,而正常人群发病率为 0.06%)。

为了减小上述病变的发生概率,应重视与眼底病医生的协作,从而为患者提供预防、诊断和治疗。术中虹膜周切和前房变浅可能会刺激玻璃体收缩,引起玻璃体基底部撕裂和视网膜大裂孔[95],因此,我们认为在形成PVD的术眼上进行手术更为安全[96]。ICL植入眼内不影响荧光血管造影;瞳孔可以正常散开,脚襻不妨碍视网膜周边部的检查。对于曾经接受巩膜外操作的患者,术者需要格外小心。巩膜扣带术使睫状体和晶状体前移、前房深度下降和前房角变窄[97],可能压迫涡静脉干扰周边脉络膜静脉引流,导致睫状体水肿,因此术者应考虑在植入ICL之前去除扣带,尤其是存在陈旧性脉络膜视网膜、无明显玻璃体牵拉的患者。

32.4.5　悬韧带损伤、ICL移位和脱位

我们曾为6例中度悬韧带缺损的高度近视患者植入ICL,术中将ICL的脚襻小心放置于悬韧带正常的区域,经过为期3年的随访,ICL无明显移位。因此我们认为大小合适、设计良好的ICL可以安全植入于悬韧带缺损的患者(缺损<60°),这一观点仍需进一步的研究证明。我们观察到以往型号的ICL曾发生移位或自发脱位至前房(图32.16),但最新型号的ICL未发生任何大于1mm的

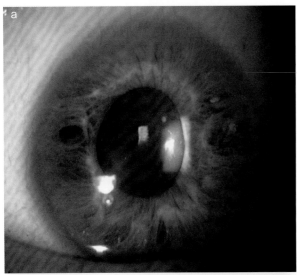

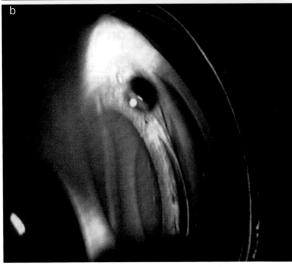

图32.16　1993年9月植入的第一代ICL(IC2020)发生向下方的移位(a);前房角镜观察到一枚ICL(V2)自发脱位至前房(b)

偏位[7]。

PRL是另一种后房型PIOL,长度11.3mm,其设计理念是悬浮于后房,但约10%的患者术后发生大于1mm的偏心,我们认为这可能有引起白内障、悬韧带损伤和IOL脱入玻璃体腔的风险(图32.17)[94]。

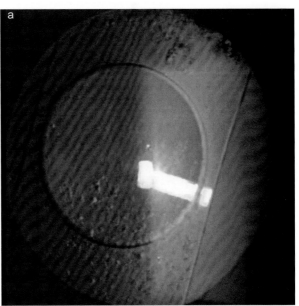

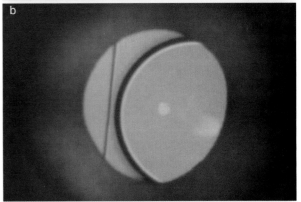

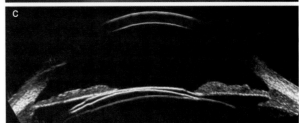

图32.17　PRL植入术后2年,发生医源性前囊下混浊(a);偏心PRL的Scheimpflug图像(b)和UBM图像(c)

32.4.6　Lovisolo的PIOL选择软件:如何避免植入相关并发症

自1999年以来,我们根据眼前节参数使用Lovisolo的PIOL选择软件(图32.18)预测术后拱高,预测角膜内皮、虹膜及晶状体的间距[98]。这些眼前节参数可由高频(35~50MHz)超声生物测量仪精确测量(图32.19a),此外,伴或不

伴 Scheimpflug 摄像机的裂隙扫描系统(图 32.19b,c),OCT(图 32.19d) 等光学测量系统可以通过干涉原理获取高清晰度的眼前节横截面图像。由于虹膜后的空间不能被光学测量系统探及,且房角和睫状沟间距不存在显著的相关性[69],因此,裂隙扫描系统和 OCT 等光学测量系统不能用于 ICL 大小的测量。

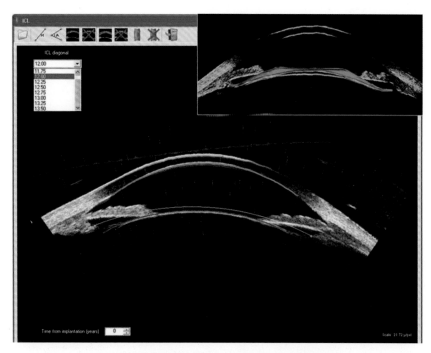

图 32.18　最新版本 Lovisolo 的 PIOL 选择软件界面

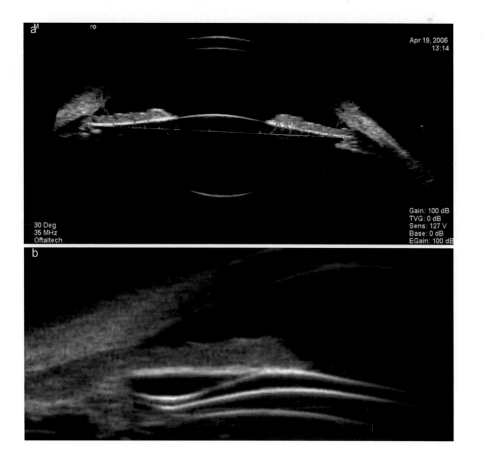

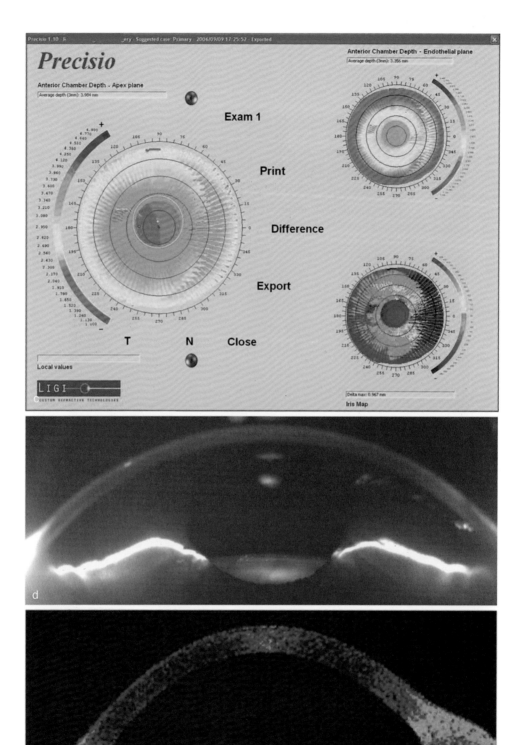

图 32.19　35 MHz 高频超声生物测量仪（VuMax II）获取的眼前节图像（a）和 ICL 脚襻图像（b）；
（c～e）分别是同一眼的 Precisio、Scheimpflug 和 Visante OCT 图像

最新版本的软件对于 ICL 选择需要考虑下列因素:

● 睫状肌麻痹条件下的睫状肌巩膜突夹角(图 32.10)和睫状沟距离;

● 晶状体超过虹膜平面或巩膜虹膜夹角水平(图 32.20);

● 虹膜角膜角(图 32.20);

● 所选 ICL 的特点,包括总长度、静息状态的拱高、光学区中央和周边厚度、延展性;

● 由于植入后 ICL 体积增加,因此需要考虑其长度的校正因子。例如,一枚 V4 ICL 的长度植入后由 12.5mm 增加至 13.2mm;

● 已知 IOL 材料的弹性,通过有限元分析预测受压情况下 ICL 的形变(图 32.21);患者年龄(预期寿命):ACD 每年平均下降约 0.015mm,由此预测患者 50 年以后的眼部解剖特点;

● 如果某一参数较平均值高出 20% 以上,该软件将自动发出警告。

在我们最近一项研究(C 组)中,287 眼植入了 ICL(V4),平均随访约 29 个月,未发现医源性白内障、色素播散或闭角型青光眼的发生。这部分患者平均中央拱高约 386μm(标准差 ±113μm),最小拱高 189μm。在 95% 置信区间内,预期拱高和实际拱高相差 ±150μm。然而,在基于 WTW 选择 ICL 大小的 B 组中,平均中央拱高约 406μm(与 C 组的差异无统计学意义),但标准差高达 ±667μm,最小拱高 0μm,与 ICL 大小相关的并发症发生率约 8%,包括闭角型青光眼、白内障、有临床意义的色素播散综合征等。预期拱高的 95% 置信区间为 ±730μm[14],多元回归分析也得到了相似的结果。

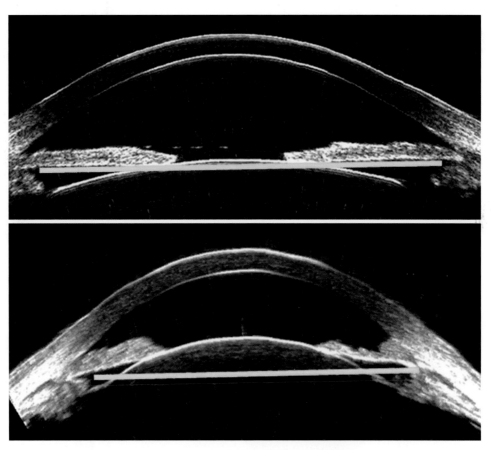

图 32.20　晶状体前移导致的眼前节形态改变

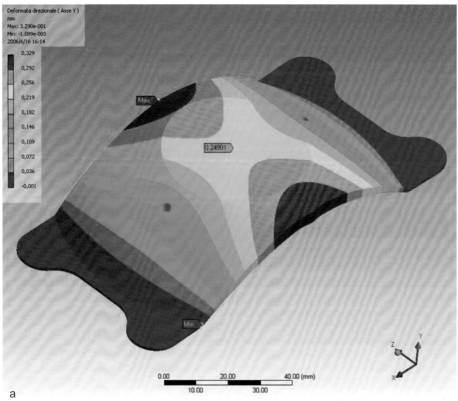

a

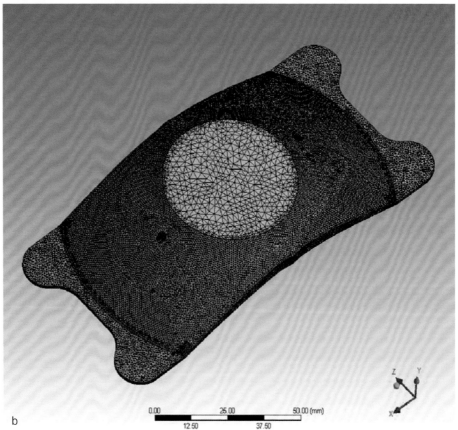

b

图 32.21　计算机通过有限元分析模拟出 ICL 的 3D 几何模型。将平衡方程应用于每个单元,构建联立方程组。为了模拟不同屈光度的 ICL 在不同睫状沟水平间距下的形态变化,给予其一系列不同的压力,并记录 ICL 每一点的形变

要点总结

- 与其他类型 PIOL 相比，ICL 对角膜内皮更加安全。
- 在进行 ICL 植入术前，手术医师应接受足够和专业的培训，这样可以减少大多数术中和术后早期并发症的发生。
- ICL 植入术后大多数后期并发症的发生，包括医源性前囊下白内障，都与 ICL 大小相关。眼球表面的解剖参数（如角膜水平直径或 WTW）与眼球内部结构特点并不完全一致，因此，ICL 大小的选择不应基于这些眼球表面的解剖指标。
- 为了准确预测术后眼内情况，应使用高频超声生物测量仪对眼前节进行精确测量、使用选择软件进行精确计算，从而个体化地选择 ICL。
- 术后应使用高频超声生物测量仪或 AS-OCT 进行复查，至少每年 1 次。

（刘　磊　翻译）

参考文献

1. Zaldivar R, Rocha G. The current status of phakic intraocular lenses. Int Ophthalmol Clin. 1996 Fall;36(4):107–11.
2. Zaldivar R, Davidorf JM. Oscherow S posterior chamber phakic intraocular lens for myopia of −8 to −19 diopters. J Refract Surg. 1998;14(3):294–305.
3. Davidorf JM, Zaldivar R, Oscherow S. Posterior chamber phakic intraocular lens for hyperopia of +4 to +11 diopters. J Refract Surg. 1998;14(3):306–11.
4. Davidorf J, Zaldivar R, Oscherow S, Ricur G. Posterior chamber phakic intraocular lens implantation for moderate to extreme myopia and hyperopia. Operative Techniques in Cataract and Refractive Surgery. 1998;1:135–41.
5. Rosen E, Gore C. Staar collamer posterior chamber phakic intraocular lens to correct myopia and hyperopia. J Cataract Refract Surg. 1998;24:596–606.
6. Pesando PM, Ghiringhello MP, Tagliavacche P. Posterior chamber collamer phakic intraocular lens for myopia and hyperopia. J Refract Surg. 1999;15:415–23.
7. Lovisolo CF, Pesando PM. The Implantable Contact Lens (ICL™) and other phakic IOLs. Italy: Fabiano Editore; 2000.
8. Zaldivar R, Oscherow S, Ricur G. ICL™: our experience. In: Lovisolo CF, Pesando PM, editors. The Implantable Contact Lens (ICL™) and other phakic IOLs. Italy: Fabiano Editore; 2000.
9. Zaldivar R, Davidorf J, Oscherow S, Ricur G. Intraocular contact lens. In: Buratto L, editor. LASIK principles and techniques. 2nd ed. New Jersey: SLACK Inc.; 1999.
10. Zaldivar R, Ricur G, Oscherow S. Phakic intraocular implants: an in-depth review. Posterior chamber IOLs. Curr Opin Ophthalmol. 2000;11:22–34.
11. Sanders DR, Vukich JA, Doney K, et al. Implantable contact lens in treatment of myopia study group. U.S. Food and Drug Administration clinical trial of the implantable contact lens for moderate to high myopia. Ophthalmology. 2003;110:255–66.
12. Sanders DR, Doney K, Poco M. ICL in treatment of myopia study group. US FDA clinical trial of the implantable Collamer lens (ICL) for moderate to high myopia: three-year follow-up. Ophthalmology. 2004;111:1683–92.
13. Uusitalo RJ, Aine E, Sen NH, et al. Implantable contact lens for high myopia. J Cataract Refract Surg. 2002;28:29–36.
14. Sarver EJ, Sanders DR, Vukich JA. Image quality in myopic eyes corrected with laser in situ keratomileusis and phakic intraocular lens. J Refract Surg. 2003;19:397–404.
15. Sanders D, Vukich JA. Comparison of implantable collamer lens (ICL) and laser-assisted in situ keratomileusis (LASIK) for low myopia. Cornea. 2006;25:1139–46.
16. Sanders DR. Matched population comparison of the Visian implantable Collamer lens and standard LASIK for myopia of −3.00 to −7.88 diopters. J Refract Surg. 2007;23:537–53.
17. Sanders DR, Schneider D, Martin R, et al. Toric implantable Collamer lens for moderate to high myopic astigmatism. Ophthalmology. 2007;114:54–61.
18. Battle J. Toric phakic IOL may be alternative for treating keratoconus. Ophthalmology Times Meeting E-News. 2004.
19. Zaldivar R, Oscherow S, Ricur G, Piezzi V. Combined posterior chamber Phakic intraocular lens and laser in situ Keratomileusis. J Refract Surg. 1999;15:299–308.
20. Zaldivar R, Oscherow S. Ricur G the Bioptics concept: principles and techniques. Operative Techniques in Cataract and Refractive Surgery. 2000;1:3–12.
21. Zaldivar R, Oscherow S, Ricur G. The STAAR posterior chamber Phakic intraocular lens. Int Ophthalmol Clin. 2000;40(3):237–44.
22. Güell J, Vázquez M. Bioptics. Int Ophthalmol Clin. 2000;40(3):133–43.
23. Zaldivar R, Oscherow S, Piezzi V. Bioptics in phakic and pseudophakic intraocular lens with the Nidek EC-5000 excimer laser. J Refract Surg. 2002;18:336–9.
24. Arne JL, Lesueur LC, Hulin HH. Photorefractive keratectomy or laser in situ keratomileusis for residual refractive error after phakic intraocular lens implantation. J Cataract Refract Surg. 2003;29:1167–73.
25. Zaldivar R, Oscherow S, Ricur G. Implantable contact lens. In: Fine H, editor. Clear corneal lens surgery. Thorofare, NJ: SLACK Inc.; 1999.
26. Trindade F, Pereira F. Exchange of a posterior chamber phakic intraocular lens in a highly myopic eye. J Cataract Refract Surg. 2000;26:773–6.
27. Visessook N, Peng Q, Apple DJ, et al. Pathological examination of an explanted phakic posterior chamber intraocular lens. J Cataract Refract Surg. 1999;25:216–22.
28. Werner L, Apple DJ, Pandey SK, et al. Phakic posterior chamber intraocular lenses. Int Ophthalmol Clin. 2001;41:153–74.
29. Brandt JD, Mockovak ME, Chayet A. Pigmentary dispersion syndrome induced by a posterior chamber phakic refractive lens. Am J Ophthalmol. 2001;131:260–3.
30. Bylsma SS, Zalta AH, Foley E, et al. Phakic posterior chamber intraocular lens pupillary block. J Cataract Refract Surg. 2002;28:2222–8.
31. Keuch RJ, Bleckmann H. Pupil diameter changes and reaction after posterior chamber phakic intraocular lens implantation. J Cataract Refract Surg. 2002;28:2170–2.
32. Sanchez-Galeana CA, Zadok D, Montes M, et al. Refractory intraocular pressure increase after phakic posterior chamber intraocular lens implantation. Am J Ophthalmol. 2002;134:121–3.
33. Kodjikian L, Gain P, Donate D, et al. Malignant glaucoma induced by a phakic posterior chamber intraocular lens for myopia. J Cataract Refract Surg. 2002;28:2217–21.
34. Lovisolo CF, Reinstein DZ. Phakic intraocular lenses. Surv Ophthalmol. 2005;50:549–87.
35. Sanchez-Galeana CA, Smith RJ, Sanders DR, et al. Lens opacities after posterior chamber phakic intraocular lens implantation. Ophthalmology. 2003;110:781–5.
36. El-Sheikh HF, Tabbara KF. Cataract following posterior chamber phakic intraocular lens. J Refract Surg. 2003;19:72–3.
37. Fernandes P, González-Méijome JM, Madrid-Costa D, Ferrer-Blasco T, Jorge J, Montés-Micó R. Implantable collamer posterior chamber intraocular lenses: a review of potential complications. J Refract Surg. 2011 Oct;27(10):765–76.
38. Menezo JL, Peris-Martínez C, Cisneros AL, et al. Phakic intraocular lenses to correct high myopia: Adatomed, Staar, and artisan. J Catar Refract Surg. 2004;30:40–51.
39. Lovisolo CF, Pesando PM. Posterior chamber phakic intraocular lenses. In: Aliò JL, Perez-Santonja JJ, editors. Refractive surgery with Phakic IOLs. Fundamentals and practice. Panama: Highlights of Ophthalmology International El Dorado; 2004.
40. Reinstein DZ, Silverman RH, Raevsky T, et al. A new arc-scanning very high-frequency ultrasound system for 3D

pachymetric mapping of corneal epithelium, lamellar flap and residual stromal layer in laser in situ keratomileusis. J Refract Surg. 2000;16:414–30.

41. Lee H, Kang DS, Ha BJ, Choi M, Kim EK, Seo KY, Kim TI. Effect of accommodation on vaulting and movement of posterior chamber Phakic lenses in eyes with implantable Collamer lenses. Am J Ophthalmol. 2015;160(4):710–6.

42. Fyodorov SN, Zuev VK, Tumanyan ER. Modern approach to the stagewise complex surgical therapy of high myopia. Transactions of international symposium of IOL. Moscow, RSFSP Ministry of Health. Implant Refract Surg. 1987:274–9.

43. Dementiev DD, Hoffer KJ, Sborgia G, et al. Phakic refractive lenses (PRLs). In: Lovisolo CF, Pesando PM, editors. The implantable contact lens (ICL) and other Phakic IOLs. Italy: Fabiano Editore; 1999.

44. Dementiev DD, Hoffer KJ, Sonecka A. PRL-Medennium posterior chamber phakic intraocular lens. In: Aliò JL, Perez-Santonja JJ, editors. Refractive surgery with phakic IOLs. Fundamentals and practice. Panama: Highlights of Ophthalmology International El Dorado; 2004.

45. Fernández-Vigo JI, Macarro-Merino A, Fernández-Vigo C, Fernández-Vigo JÁ, Martínez-de-la-Casa JM, Fernández-Pérez C, García-Feijóo J. Effects of implantable collamer lens V4c placement on iridocorneal angle measurements by Fourier-domain optical coherence tomography. Am J Ophthalmol. 2016;162:43–52.e1. Epub 2015 Nov 12

46. Zhang J, Luo HH, Zhuang J, Yu KM. Comparison of anterior section parameters using anterior segment optical coherence tomography and ultrasound biomicroscopy in myopic patients after ICL implantation. Int J Ophthalmol. 2016;9(1):58–62.

47. Sechler JL, Corbett SA, Wenk MB, et al. Modulation of cell-extracellular matrix interactions. Ann N Y Acad Sci. 1998;857:143–54.

48. Assetto V, Benedetti S, Pesando PM. Collamer intraocular contact lens to correct high myopia. J Cataract Refract Surg. 1996;22:551–6.

49. Maroccos R, Vaz F, Marinho A, et al. Glare and halos after phakic IOL surgery for the correction of high myopia. Ophthalmologe. 2001;98:1055–9.

50. Hosny MH, Shalaby AM. Visian implantable contact lens versus AcrySof cachet phakic intraocular lenses: comparison of aberrometric profiles. Clin Ophthalmol. 2013;7:1477–86.

51. Pérez-Vives C, Ferrer-Blasco T, Madrid-Costa D, García-Lázaro S, Montés-Micó R. Optical quality comparison of conventional and hole-visian implantable collamer lens at different degrees of decentering. Am J Ophthalmol. 2013;156(1):69–76.

52. Lee H, Kang SY, Seo KY, Chung B, Choi JY, Kim KS, Kim TI. Dynamic vaulting changes in V4c versus V4 posterior chamber phakic lenses under differing lighting conditions. Am J Ophthalmol. 2014;158(6):1199–204.

53. Ganesh S, Brar S. Comparison of surgical time and IOP spikes with two ophthalmic viscosurgical devices following Visian STAAR (ICL, V4c model) insertion in the immediate postoperative period. Clin Ophthalmol. 2016;10:207–11.

54. Albirsk PH. Primary angle-closure glaucoma. Oculometry, epidemiology and genetics in a high-risk population. Acta Ophthalmol. 1976;54:127–35.

55. Halpern BL, Pavilack MA, Gallagher SP. The incidence of atonic pupil following cataract surgery. Arch Ophthalmol. 1995;113:448–50.

56. Urrets-Zavalía A Jr. Fixed, dilated pupil, iris atrophy and secondary glaucoma; a distinct clinical entity following penetrating keratoplasty in keratoconus. Am J Ophthalmol. 1963;56:257–65.

57. Higueras-Esteban A, Ortiz-Gomariz A, Gutiérrez-Ortega R, Villa-Collar C, Abad-Montes JP, Fernandes P, González-Méijome JM. Intraocular pressure after implantation of the Visian implantable Collamer lens with CentraFLOW without iridotomy. Am J Ophthalmol. 2013;156(4):800–5.

58. Karandikar S, Bhandari V, Reddy J. Outcomes of implantable collamer lens V4 and V4c for correction of high myopia – a case series. Nepal J Ophthalmol. 2015;7(14):164–72.

59. Bhandari V. Karandikar S1, Reddy JK, Relekar K. Implantable collamer lens V4b and V4c for correction of high myopia. J Curr Ophthalmol. 2016;27(3–4):76–81.

60. Kawamorita T, Shimizu K, Shoji N. Effect of hole size on fluid dynamics of a posterior-chamber phakic intraocular lens with a central perforation by using computational fluid dynamics. Graefes Arch Clin Exp Ophthalmol. 2016;254(4):739–44.

61. Shimizu K, Kamiya K, Igarashi A, Kobashi H. Long-term comparison of posterior chamber phakic intraocular lens with and without a central hole (hole ICL and conventional ICL) implantation for moderate to high myopia and myopic astigmatism: consort-compliant article. Medicine (Baltimore). 2016;95:14.

62. Packer M. Meta-analysis and review: effectiveness, safety, and central port design of the intraocular collamer lens. Clin Ophthalmol. 2016;10:1059–77.

63. Lowe RF. Aetiology of the anatomical basis for primary angle-closure glaucoma. Biometrical comparisons between normal eyes and eyes with primary angle-closure glaucoma. Br J Ophthalmol. 1970;54:161.

64. Delmarcelle Y, Francois J. Biometrie oculaire clinique (oculometrie). Bull Soc Belge Ophthalmol. 1976:172–81.

65. Coakes RL, Lloyd-Jones D, Hitchings RA. Anterior chamber volume. Its measurement and clinical application. Trans Ophthalmol Soc UK. 1979;99:78.

66. Lee DA, Brubaker RF, Ilstrup DM. Anterior chamber dimensions in patients with narrow angles and angle-closure glaucoma. Arch Ophthalmol. 1984;102:46.

67. Arne JL, Lesueur LC. Phakic posterior chamber lenses for high myopia: functional and anatomical outcomes. J Cataract Refract Surg. 2000;26:369–74.

68. Lovisolo CF. Posterior chamber phakic IOLs. ISRS/AAO 2003 Refractive surgery comes of age. Subspecialty Day Syllabus. 2003:33–41.

69. Werner L, Lovisolo CF, Chew J, et al. Meridional differences of internal dimensions of the anterior segment of human eyes evaluated with two imaging systems. J Cataract Refract Surg. 2008;34(7):1125–32.

70. Fontana ST, Brubaker RF. Volume and depth of the anterior chamber in the normal aging human eye. Arch Ophthalmol. 1973;98:1803.

71. Okabe I, Taniguchi T. Age related changes of the anterior chamber width. J Glaucoma. 1992;1:100.

72. Glasser A, Campbell MC. Presbyopia and the optical changes in the human crystalline lens with age. Vis Res. 1998;38:209–29.

73. Shaffer RN. Gonioscopy, ophthalmoscopy and perimetry. Trans Am Acad Ophthalmol Otorlaryngol. 1960;64:112.

74. Chung TY, Park SC, Lee MO, Ahn K, Chung ES. Changes in iridocorneal angle structure and trabecular pigmentation with STAAR implantable collamer lens during 2 years. J Refract Surg. 2009;25(3):251–8.

75. Sanders DR. ICL in treatment of myopia study group. Postoperative inflammation after implantation of the implantable contact lens. Ophthalmology. 2003;110:2335–41.

76. Pérez-Santonja JJ, Iradier MT, Benitez del Castillo JM, et al. Chronic subclinical inflammation in phakic eyes with intraocular lenses to correct myopia. J Cataract Refract Surg. 1996;22:183–7.

77. Aliò JL, de la Hoz F, Ismail MM. Subclinical inflammatory reaction induced by phakic anterior chamber lenses for the correction of high myopia. Ocul Immunol Inflamm. 1993;1:219–23.

78. Aliò JL, de la Hoz F, Pérez-Santonja JJ. Phakic anterior chamber lenses for the correction of myopia: a seven years cumulative analysis of complications in 263 cases. Ophthalmology. 1999;106:448–56.

79. Aliò JL, Mulet ME, Shalaby AM. Artisan phakic iris claw intraocular lens for high primary and secondary hyperopia. J Refract Surg. 2002;18:697–707.

80. Benitez del Castillo JM, Hernandez JL, Iradier MT, et al. Fluorophotometry in phakic eyes with anterior chamber intraocular lens implantation to correct myopia. J Cataract Refract Surg. 1993;16:607–9.

81. Pérez-Santonja JJ, Hernandez JL, Benitez del Castillo M, et al. Fluorophotometry in myopic phakic eyes with anterior chamber intraocular lenses to correct severe myopia. Am J Ophthalmol. 1994;118:316–21.

82. Kaur M, Titiyal JS, Sharma N, Chawla R. Successful reimplantation of implantable collamer lens after management of post-ICL methicillin-resistant *Staphylococcus epidermidis* endophthalmitis. BMJ Case Rep. 2015;24:2015.

83. Allan BD, Argeles-Sabate I, Mamalis N. Endophthalmitis rates after implantation of the intraocular Collamer lens: survey of users between 1998 and 2006. J Cataract Refract Surg. 2009;35(4):766–9.

84. Davis MJ, Epstein RJ, Dennis RF, Cohen JA. Culture-positive endophthalmitis after implantation of intraocular Collamer lens. J Cataract Refract Surg. 2009;35(10):1826–8.

85. Garcia-Feijoo J, Alfaro IJ, Cuina-Sardina R, et al. Ultrasound biomicroscopy examination of posterior chamber phakic intraocular lens position. Ophthalmology. 2003;110:163–72.

86. Petternel V, Koppl CM, Dejaco-Ruhswurm I, et al. Effect of accommodation and pupil size on the movement of a posterior chamber lens in the phakic eye. Ophthalmology. 2004;111:325–31.

87. Barraquer J. Anterior chamber plastic lenses. Results and conclusions from five years experience. Trans Ophthalmol Soc UK. 1959;79:393–424.

88. Lovisolo CF, Giacomotti E. Implantation of phakic intraocular lenses for hyperopia correction. In: Aliò JL, Perez-Santonja JJ, editors. Refractive surgery with phakic IOLs. Fundamentals and practice. Panama: Highlights of Ophthalmology International El Dorado; 2004.

89. Edelhauser HF, Sanders DR, Azar R, et al. Corneal endothelial assessment after ICL implantation. J Cataract Refract Surg. 2004;30:576–83.

90. Dejaco-Ruhswurm I, Scholz U, Pieh S, et al. Long-term endothelial changes in phakic eyes with posterior chamber intraocular lenses. J Cataract Refract Surg. 2002;28:1589–93.

91. Budo C, Hessloehl JC, Izak M, et al. Multicenter study of the artisan phakic intraocular lens. J Cataract Refract Surg. 2000;26:1163–71.

92. Pérez-Santonja JJ, Bueno JL, Zato MA. Surgical correction of high myopia in phakic eyes with Worst-Fechner myopia intraocular lenses. J Refract Surg. 1997;13:268–84.

93. Pop M, Payette Y. Initial results of endothelial cell counts after Artisan lens for phakic eyes. Ophthalmology. 2004;111:309–17.

94. Huang D, Schallhorn SC, Sugar A, Farjo AA, Majmudar PA, Trattler WB, Tanzer DJ. Phakic intraocular lens implantation for the correction of myopia: a report by the American Academy of ophthalmology. Ophthalmology. 2009;116(11):2244–58.

95. Aliò JL, Ruiz-Moreno JM, Artola A. Retinal detachment as a potential hazard in surgical correction of severe myopia with phakic anterior chamber lenses. Am J Ophthalmol. 1993;115.143–8.

96. Hikichi T, Trempe CL, Schepens CL. Posterior vitreous detachment as a risk factor for retinal detachment. Ophthalmology. 1995;102:527–8.

97. Schepens CL. Increased intraocular pressure during scleral buckling. Ophthalmology. 1994;101:417–2.

98. Lovisolo CF. Methods of sizing ICLs should be improved, surgeon says. Ocul Surg News. 1999;10(9):34–5.

第 33 章
视网膜脱离

Marta S. Figueroa，Andrea Govetto

33

核心信息

- 本章讨论了眼底的并发症，尤其是高度近视患者晶状体手术后发生的视网膜脱离（retinal detachment，RD）。
- 高度近视患者眼内手术后 RD 的发生率是基于作者的经验和对已发表的文章的回顾。
- 报道了高度近视患者在眼内屈光手术［无论是人工晶状体（intraocular lens，IOL）置换术还是有晶状体眼人工晶状体（phakic intraocular lenses，PIOL）植入术］后视网膜脱离进展的累积风险。
- 概述了高度近视患者眼内屈光手术后 RD 的各种治疗方案。

33.1 简介

眼前节专家不断探寻各种手段来提高屈光手术的安全性和有效性。然而，虽然屈光手术的并发症很少发生，但也不能完全避免潜在可能会损害患者视力的严重并发症。尤其是孔源性视网膜脱离（retinal detachment，RD）可能会使屈光性手术更加复杂化，这些手术包括透明晶状体摘除术（clear lens extraction，CLE）加后房型 IOL 植入术（posterior chamber intraocular lens，PCIOL），有晶状体眼人工晶状体（phakic intraocular lenses，PIOL）或准分子激光手术［准分子激光原位角膜磨镶术（laser insitu keratomileusis，LASIK），准分子激光上皮下角膜磨镶术（laser-assisted subepithelial keratomileusis，LASEK）和准分子激光角膜表面切削术（photorefractive keratectomy，PRK）］[1-7]。

众所周知，高度近视患者更容易发生 RD 是玻璃体液化增加、玻璃体后脱离时间较早和玻璃体视网膜变性（如格子样变性）高发等原因的综合作用所致。如果高度近视患者有屈光不正矫正的需求时，对这些患者的治疗更应谨慎[8-11]。

高度近视患者有发生 RD 的自然倾向，而其他因素也可能促进屈光术后这种并发症的进展。例如，显微板层角膜刀的负压吸引环所形成的压力可能产生玻璃体牵引，引起 RD[6]；PRK，LASIK 或 LASEK 术中激光脉冲的影响可

能也发挥了同样的作用。透明晶状体摘除术，即使术中没有发生后囊破裂等并发症，也可能导致玻璃体牵引[4]。

本章节的重点是确定在准分子激光手术、CLE 联合 PCIOL 植入术后，以及正常白内障手术后高度近视患者视网膜脱离的发生率是否增高。

33.2 高度近视伴视网膜脱离

已有的研究表明，与非近视眼（无论是正视眼还是远视眼）相比，高度近视患者（无眼科手术史）发生 RD 的风险更高。据报道，等效球镜（SE）大于 6.0D[12,13]的近视患者，RD 年发病率在 0.71%~3.2%。在其他研究中，近视度数小于 4.75D，-5.0~-9.75D 及超过 10D 的屈光不正患者[14]，其 RD 年发病率分别为 0.015%，0.07% 和 0.075%。与普通人群相比，高于 15D 的高度近视患者发生 RD 的风险显著增加。这些发现已经得到证实，Burton 发现存在眼底格子样变性且屈光度大于 5.0D 的近视患者，其一生发生 RD 的风险极高[8]。

33.3 高度近视患者准分子激光矫正（LASIK，LASEK 和 PRK）术后视网膜脱离的发生率

关于 LASIK 术后发生 RD 的研究和病例报道数量较少：Revitlio 等人报告了 1 例高度近视患者 LASIK 术后 14 小时诊断为急性 RD 的病例[15]；还有研究报告了 1 554 眼行 LASIK，术后有 4 眼发生 RD[16]；在一项回顾性队列研究中，Shu-Yen Lee 等人报告了 12 760 只眼（近视和远视）中有 10 例在激光屈光手术后发生了 RD[17]，这些患者术前屈光度测量平均值为（-8.82±2.94）D（范围在 -5.25~-14.50D）。Arevalo 等人在近期的研究中证实，屈光度小于 10D 的近视患者发生 RD 的风险很低，LASIK 术后 1 年、5 年和 10 年孔源性 RD 的发生率分别为 0.05%（11/22,296），0.15%（18/11,371）和 0.19%（22/11,594）[6]。

一些研究者提出假说：与 LASIK 相比，LASEK 手术过程中发生 RD 的风险可能更小，因为 LASEK 不需要吸引环，

吸引环可能引起玻璃体牵引从而导致 RD 的发生。针对这方面,Kang 等人将既往有 LASIK 手术史的孔源性 RD 患者与没有屈光手术史以及有 LASEK 手术史的孔源性 RD 患者进行了比较[18]。他们发现,LASIK 术后的孔源性 RD 患者,其视网膜裂孔和孔源性 RD 的特征与 LASEK 术后或无屈光手术史的 RD 患者无显著差异。这一结果提示影响近视患者屈光手术后孔源性 RD 的发展,可能是近视本身而非屈光手术。O'Connor 等人对 PRK 术后 RD 的发生率进行了调查,行 PRK 手术的 120 只近视眼中仅有 1 例发生了 RD,此结果证明了该手术的安全性[19]。

33.4　高度近视患者 PIOL 植入术后视网膜脱离的发生率

高度近视的手术矫正也可以通过在前房或后房植入 PIOL 实现。已有报道关于 PIOL 植入术后发生的 RD[1,20-23]:1993 年 Alió 等人首次报道了 PIOL 植入术后 RD 的高度近视病例[1];后来,Fechner 也报告了 PIOL 矫正的 125 名近视患者中有 1 例发生 RD[24];随后,其他研究报告了 PIOL 术后视网膜脱离的发生率介于 0.8%~5.26%[20-23]。有学者研究了屈光不正在 18D 以上的高度近视患者植入 PIOL 术后发生 RD 的累积风险,5 个月时为 1.36%,17 个月时为 2.6%,27 个月时为 3.61%,52 个月时为 5.63%[25],这些累积风险在后来的研究中也得到了证实[21]。

在一项研究中,PIOL 植入与发生 RD 之间的时间间隔为 1~52 个月[25],其中 4 只眼的时间间隔小于 6 个月,而另一项研究中时间间隔为 1~92 个月[21]。PIOL 植入与 RD 之间的关系尚不清楚。为了证实它们之间的关系,需要进行有关近视度数相同患者的大量病例对照研究,且需要更长的随访时间。

Alió 等人最近的一项历时 15 年的随访研究发现,行 PIOL 植入术的 97 眼中有 4 例发生 RD[26]。Al-Abdullah 等人比较了近视患者植入前房型 PIOL 与后房型 PIOL 术后眼底并发症的发生率和特征,没有发现显著差异,因此得出结论,植入 PIOL 术后发生眼底并发症的发生率与 PIOL 的类型无关[27]。前房型 PIOL 不会增加近视患者 RD 或脉络膜新生血管的风险[27]。

33.5　高度近视患者超声乳化联合 PCIOL 植入术后 RD 的发生率

超声乳化已迅速发展并成为发达国家白内障手术的首选技术,其安全性高,术中和术后并发症相对较少。近年来,白内障手术指征发生了变化,透明晶状体置换矫正屈光不正和多焦点 IOL 植入治疗老视越来越多地受到人们的青睐[28]。然而,虽然超声乳化手术相对安全,但并不代表它完全没有并发症。

据报道,RD 在 IOL 植入术后的发生率高于有晶状体眼[4],并且可能受到一些危险因素(包括高度近视和视网膜格子样变性)的影响[4,8]。在这些病例中,RD 的风险持续数年,可能是由于白内障手术本身引起的玻璃体改变。长达 10 年的随访研究表明,白内障术后 RD 的累积发病率为 0~3.6%[29],并且在术后早期或晚期均可发生[30]。由于白内障手术是一种很常见的手术,因此 IOL 患者发生 RD 的绝对数量较大。各种大样本人群调查已经对白内障术后 RD 问题进行了全面的研究,调查显示,高度近视是此严重并发症的主要危险因素。例如,Daien 等人在法国的一项全国性调查中发现,近视眼患者相对正常人发生 RD 的风险比约为 6.12(95% 置信区间:5.84~6.41)[4]。

白内障术后 RD 的主要危险因素(高度近视除外)包括低龄、囊袋破裂、眼外伤史、囊外摘除术手术技巧、男性和糖尿病[4]。已有研究提出了几种不同的病理生理学机制。例如,白内障摘除术后,眼前节空间变大,从而玻璃体可能向前移动,导致不完全的玻璃体后脱离和牵拉,并最终导致RD。此外,一些学者还提出,IOL 植入术后 RD 的风险增加可能是由于术后玻璃体蛋白组学的改变所致[31]。

33.6　眼部屈光手术后 RD 的治疗

在尚未发生增殖性玻璃体视网膜病变(proliferative vitreoretinopathy,PVR)的单纯性孔源性 RD 中,单纯巩膜扣带术可能是一种极好且有效的选择,特别是对于有晶状体眼和伴有视网膜下方脱离的年轻患者。然而,这种经典的方法可能导致眼轴长度的明显变化,此外,还可能导致前房深度变浅[32,33]。这些变化都应该考虑在内,因为眼轴长度和前房深度的变化可能导致屈光状态的显著变化,尤其是对于接受过准分子激光手术、PIOL 或 PCIOL 等屈光手术的患者。

近年来,孔源性 RD 的外科手术方法发生了转变。实际上 23G、25G 或 27G 经睫状体平坦部的微创玻璃体切割术(pars plana vitrectomy,PPV)已经普及,并使眼底外科医生能够去除眼内混浊介质,解除玻璃体牵引,在眼内定位和治疗视网膜裂孔[34]。与以往的 20G 手术系统相比,微创 PPV 减少了手术时间和患者的不适,并且在许多情况下,由于巩膜切口自闭性良好,不需要缝合[34]。

Figueroa 等人的研究显示,未联合巩膜扣带术的 23G 玻璃体切割术治疗 RD 时解剖复位成功率为 96.2%,这一结果与先前公布的 20G 玻璃体切割术和巩膜扣带术的成功率相当[35]。同样,最近一项对比单纯 PPV 与 PPV 联合巩膜扣带术治疗孔源性视 RD 的 meta 分析数据表明,虽然手术方式不同,但视网膜复位率没有显著差异。此外,两组不同术式的患者术后黄斑水肿、增殖性玻璃体视网膜病变或眼压升高等并发症的发生率也相似[36]。最近另一篇研究不同手术方式修复孔源性 RD 的论文证实了 PPV 与巩膜扣带术后解剖学结果相当[37]。因此,在高度近视患者屈光手术后出现非复杂性孔源性 RD 时,PPV 可以作为首选方法。

要点总结

- 避免术中后囊膜破裂与玻璃体损失,因为这样容易增加眼底并发症的发生率。
- 尽量去除所有的晶状体皮质,以减少后囊膜混浊的发生,并且有助于术后的眼底检查。
- 尽量扩大撕囊半径,以避免出现囊袋收缩综合征,便于术后眼底检查时或眼后节手术时提供一个清晰的视野。
- PPV 术应作为首选手术方式,尤其适用于高度近视 IOL 植入术后发生孔源性 RD 的患者。

（薛劲松　翻译）

参考文献

1. Alió JL, Ruiz JM, Artola A. Retinal detachment as a potential hazard in surgical correction of severe myopia with phakic anterior chamber lenses. Am J Ophthalmol. 1993;115:145–8.
2. Alió JL, Ruiz JM, Shabayek MH, et al. The risk of retinal detachment in high myopia after small incision coaxial phacoemulsification. Am J Ophtahlmol. 2017;144(1):93–8.
3. Barraquer C, Cavelier C, Mejía LF. Incidence of retinal detachment following clear-lens extraction in myopic patient; retrospective analysis. Arch Ophthalmol. 1994;112:336–9.
4. Daien V, Le Pape A, Heve D, Carriere I, Villain M. Incidence, risk factors, and impact of age on retinal detachment after cataract surgery in France: a National Population Study. Ophthalmology. 2015;122:2179–85.
5. Solborg BS. Quality assessment of cataract surgery in Denmark – risk of retinal detachment and postoperative endophthalmitis. Acta Ophthalmol. 2015;93:391–2.
6. Arevalo JF, Lasave AF, Torres F, Suarez E. Rhegmatogenous retinal detachment after LASIK for myopia of up to −10 diopters: 10 years of follow-up. Graefes Arch Clin Exp Ophthalmol. 2012;250:963–70.
7. Feki J, Trigui A, Chaabouni M, et al. Retinal detachment after Excimer laser (myopic LASIK or PRK). A retrospective multicentric study: 15 cases. J Fr Ophthalmol. 2005;28:509–12.
8. Burton TC. The influence of refractive errors and lattice degeneration on the incidence of retinal detachment. Trans Am Ophthalmol Soc. 1990;87:143–55.
9. Fan DS, Lam DS, Li KK. Retinal complications after cataract extraction in patients with high myopia. Ophthalmology. 1999;106:688–91.
10. Chang L, Pan CW, Ohno-Matsui K, Lin X, et al. Myopia-related fundus changes in Singapore adults with high myopia. Am J Ophthalmol. 2013;155:991–9.
11. Pierro L, Camesasca FI, Mischi M, Brancato R. Peripheral retinal changes and axial myopia. Retina. 1992;12:12–7.
12. Kaluzny J. Myopia and retinal detachment. Polish Med J. 1970;9:1544–9.
13. Schepens CL, Marden D. Data on the natural history of retinal detachment: further characterization of certain unilateral non traumatic cases. Am J Ophthalmol. 1966;61:213–26.
14. Michels RG, Wilkinson CD, Rice TA. Retinal detachment. St Louis: Mosby; 1990. p. 83–4.
15. Reviglio VE, Kuo IC, Gramajo L. Acute rhegmatogenous retinal detachment immediately following laser in situ keratomileusis. J Cataract Refract Surg. 2007;33:536–9.
16. Ruiz JM, Perez JJ, Alio JL. Retinal detachment in myopic eyes after laser in situ keratomileusis. Am J Ophthalmol. 1999;128:588–94.
17. Lee SY, Ong SG, Yeo KT, et al. Retinal detachment after laser refractive surgery at the Singapore National eye Centre. J Cataract Refract Surg. 2006;32:536–8.
18. Kang HM, Lee CS, Park HJ, et al. Characteristics of rhegmatogenous retinal detachment after refractive surgery: comparison with myopic eyes with retinal detachment. Am J Ophthalmol. 2014;157:666–72.
19. O'Connor J, O'Keeffe M, Condon PI. Twelve-year follow-up of photorefractive keratectomy for low to moderate myopia. J Refract Surg. 2006;22:871–7.
20. Ruiz JM, Alió JL, Pérez JJ, et al. Retinal detachment in phakic eyes with anterior chamber intraocular lenses to correct severe myopia. Am J Ophthalmol. 1999;127:270–5.
21. Ruiz JM, Montero J, de la Vega C, et al. Retinal detachment in myopic eyes after phakic intraocular lens implantation. J Refract Surg. 2006;22:247–52.
22. Zaldivar R, Davidorf JM, Oscherow S. Posterior chamber phakic intraocular lenses for myopia of −8 to −1. 1998:467–87.
23. Pesando PM, Ghiringhello MP, Tagliavacche P. Posterior chamber collamer phakic intraocular lens for myopia and hyperopia. J Refract Surg. 1999;5:415–23.
24. Fechner PU, Strobel J, Wicchmann W. Correction of myopia by implantation of a concave worst-iris claw lens into phakic eyes. Refract Corneal Surg. 1991;7:286–98.
25. Ruiz JM, Alió JL. Incidence of retinal diseases following refractive surgery in 9239 eyes. J Refract Surg. 2003;19:534–47.
26. Alio JL, Abbouda A, Peña-Garcia P, Huseynli S. Follow-up study of more than 15 years of an angle-supported phakic intraocular lens model (ZB5M) for high myopia: outcomes and complications. JAMA Ophthalmol. 2013;131:1541–6.
27. Al-Abdullah AA, Al-Falah MA, Al-Rasheed SA, et al. Retinal complications after anterior versus posterior chamber phakic intraocular lens implantation in a myopic cohort. J Refract Surg. 2015;31:814–9.
28. Braga-Mele R, Chang D, Dewey S, et al. Multifocal intraocular lenses: relative indications and contraindications for implantation. J Cataract Refract Surg. 2014;40:313–22.
29. Lois N, Wong D. Pseudophakic retinal detachment. Surv Ophthalmol. 2003;48:467–87.
30. Haug SJ, Bhisitkul RB. Risk factors for retinal detachment following cataract surgery. Curr Opin Ophthalmol. 2012;23:7–11.
31. Neal RE, Bettelheim FA, Lin C, et al. Alterations in human vitreous humour following cataract extraction. Exp Eye Res. 2005;80:337–47.
32. Wong CW, Ang M, Tsai A, et al. A prospective study of biometric stability after scleral buckling surgery. Am J Ophthalmol. 2016;165:47–53. doi:10.1016/j.ajo.2016.02.023.
33. Goezinne F, La Heij EC, Berendschot TT, et al. Anterior chamber depth is significantly decreased after scleral buckling surgery. Ophthalmology. 2010;117:79–85.
34. Williams PD, Hariprasad SM. Evolving trends in primary retinal detachment repair: microincisional vitrectomy and the role of OCT. Ophthalmic Surg Lasers Imaging Retina. 2014;45:268–72.
35. Figueroa MS, Contreras I, Noval S. Anatomic and visual outcomes of 23-G vitrectomy without scleral buckling for primary rhegmatogenous retinal detachment. Eur J Ophthalmol. 2013;23:417–22.
36. Totsuka K, Inui H, Roggia MF, et al. Supplemental scleral buckle in vitrectomy for the repair of rhegmatogenous retinal detachment: a systematic review of literature and meta-analysis. Retina. 2015;35:2423–31.
37. Moradian S, Ahmadieh H, Faghihi H, et al. Comparison of four surgical techniques for management of pseudophakic and aphakic retinal detachment: a multicenter clinical trial. Graefes Arch Clin Exp Ophthalmol. 2016;254:1743–51.

第 34 章
屈光性晶状体置换术和脉络膜新生血管

34

Emanuel Rosen

34.1 简介

屈光性晶状体置换术(refractive lens exchange,RLE)即植入人工晶状体(intraocular lens,IOL)置换透明或相对透明的自身晶状体,使其聚焦到任意焦点,达到减轻屈光度的目的。RLE 与消除视觉障碍的白内障手术相比,操作过程相同,但手术适应年龄不同,前者适用于年龄更小的患者群体。在年龄相对较大的白内障患者(有地域和种族差异)群体中,年龄相关性中心视网膜(黄斑)病变较常见。另一方面,RLE 更适用于高度近视患者,高度近视引起视网膜拉伸的结果包括眼球变大和后巩膜葡萄肿。

白内障手术比 RLE 更为普遍,虽然它适用于不同年龄群体,但是我们可以从视网膜下的病理改变与黄斑功能风险相关的数据中吸取经验,对病理标本的研究使得病理学改变和眼底体征之间的关系更容易被理解。在黄斑病理学的发展中,光的作用也与 RLE 有关,因为它涉及将变黄色的晶状体(光学功能良好)置换成 IOL,而通常 IOL 没有天然晶状体的光线滤过作用强。近视和远视眼患者接受 RLE 后眼底改变有明显的区别,因为后者不容易产生受视网膜拉伸所导致的黄斑下脉络膜新生血管和黄斑变性。

34.2 病理学

与高加索人群相比,印度人中年龄相关性黄斑变性(age-related macular degeneration,AMD)在临床上发病率更低,且高加索人一般在较年轻时就接受了白内障手术。对于 RLE 术后的潜在风险,我们可以从相似的尸体眼睛中吸取相关经验[1],48% 出现年龄相关性黄斑部病变:这些病变包括基底层状沉积物、硬性玻璃膜疣、软性玻璃膜疣、黄斑广泛的视网膜色素上皮萎缩和盘状黄斑变性,以及各种常见的病理改变的组合。临床病理变化如图 34.1~图 34.10 所示。

Spraul 等[2]进行了组织病理学的研究,比较相同年龄不同 AMD 阶段患者的眼底,以证实渗出性 AMD 和非渗出性 AMD 的相关特征。他们发现,在黄斑区,与非渗出性

AMD 眼(分别为每眼 0.8 和 1)和对照眼(分别为每眼 0.8 和 0)相比,渗出性 AMD 眼(分别为每眼 1.6 和 5)Bruch 膜的钙化(P = 0.02)和碎裂(P = 0.03)程度有统计学差异。与对照眼相比,AMD 患眼在黄斑区显示出更柔软、更广泛以及更大的玻璃膜疣和基底层(线状)的沉积物。Bruch 膜的钙化和碎裂,柔软、广泛的较大玻璃膜疣以及基底层(线状)沉积与 AMD 发病过程中形态学的改变有关,硬性玻璃膜疣则与此无关。与非渗出性 AMD 相比,渗出性 AMD 患眼中 Bruch 膜的钙化程度和碎裂程度更大。

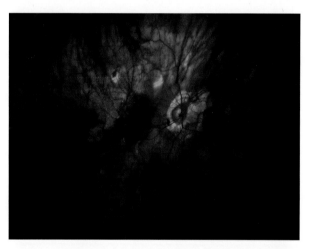

图 34.1　近视眼 RLE 术后近视性视网膜变薄和中央 RPE 萎缩是脉络膜新生血管(choroidal neovascularization,CNV)的前兆

34.3 高度近视患者的视网膜

Pruett[3]指出与后极部重度萎缩的患者相比,中度后巩膜葡萄肿的患者更容易形成黄斑区 CNV。吲哚青绿血管造影术(indocyanine green angiography,ICGA)提高了我们对这种并发症的认识,其与后部脉络膜引流系统的数量增加有关。临床医生必须理解,虽然 RLE 可为高度近视患者减轻屈光异常的程度,但从长远角度来看,视网膜进一步拉伸减少了该手术带来的益处。

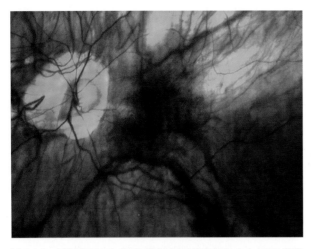

图 34.2　近视眼 RLE 术后近视性视网膜变薄和中央 RPE 萎缩
是 CNV 的前兆

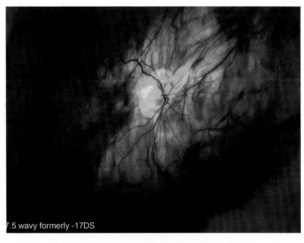

图 34.5　近视眼 RLE 术后近视性视网膜变薄、中央 RPE 萎缩伴
早期 CNV 形成和视物变形

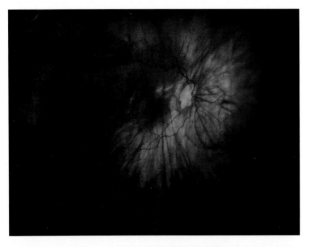

图 34.3　近视眼 RLE 术后近视性视网膜变薄和中央 RPE 萎缩
是 CNV 的前兆

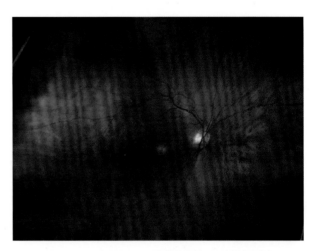

图 34.6　远视眼 RLE 术后视网膜下新生血管膜伴
视网膜色素上皮脱离

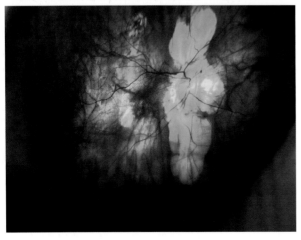

图 34.4　近视眼 RLE 术后近视性视网膜变薄、中央 RPE 萎缩和
早期 CNV 形成

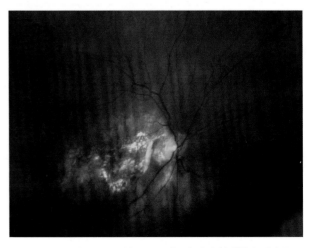

图 34.7　远视眼 RLE 术后视网膜下新生血管膜伴脂质渗出

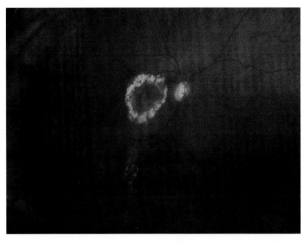

图 34.8　IOL 术后视网膜下新生血管膜与环状脂质渗出物

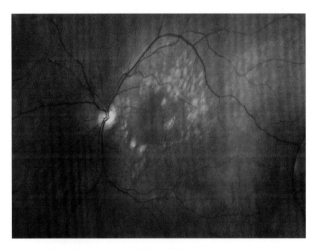

图 34.9　IOL 术后软性玻璃膜疣和良好的视力 6/6

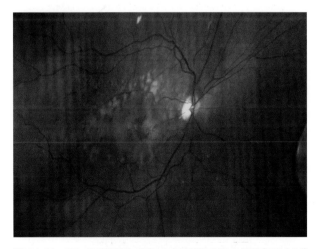

图 34.10　IOL 术后软性玻璃膜疣和视网膜下新生血管膜（SRNVM）

34.4　患病率

　　CNV 导致 50 岁以下患者视力下降是非常罕见的，这

　　部分患者出现 CNV 通常是病理性近视导致的后果，但是其他病理改变（如视网膜血管样条纹）也可同时存在，考虑通过 RLE 进行屈光矫正。未经治疗的 CNV 可能导致中央视力的快速恶化，预后不良[4]。

　　对 PIOL 植入术矫正高度近视导致的 CNV 的特征研究可为 RLE 提供相关经验。在一项包含 5 只（其中女性 3 只，男性 2 只）CNV 患眼（1.70%）的研究中（Ruiz-Moreno 等，2003）[5]，有晶状体眼前房型人工晶体植入术（phakic anterior chamber lens implant，PACL）与 CNV 形成之间的间隔时间为（63.2 ± 27.3）个月（18~87 个月），其中 4 只眼的 CNV 位于中心凹，1 只近中心凹。PACL 术后及 CNV 出现前 BCVA 为 0.53 ± 0.18［0.4（20/50）~0.8（20/25）］，CNV 出现后，为 0.26 ± 0.18［0.05（20/400）~0.5（20/40）］，差异有统计学意义（$P = 0.001$，t 检验）。通过 PACL 矫正的高度近视患者，患 CNV（Kaplan-Meier 生存分析）的累积风险在 18 个月时为 0.43%，在 87 个月时为 5.4%。

　　2006 年，Ruiz 等人[6]研究了 522 例（323 例患者）高度近视眼（等效球镜度在 6.00D 以上和 / 眼轴长度 > 26mm）植入 PIOL 前后 CNV 的对比情况。PIOL 植入后平均间隔（33.7 ± 29.6）个月（1~87 个月）形成 CNV；使用 Kaplan-Meier 分析，PIOL 植入术后发生 CNV 的风险在 5 个月时为 0.57%，18 个月时为 0.81%，24 个月时为 1.31%，在（87~145）个月时为 3.72%。研究表明高度近视患者植入 PIOL 似乎对 CNV 发展没有影响；尽管该项研究中 RLE 组近视程度高于 PIOL 组，但其结果表明 PIOL 术后 CNV 的潜在自然发病率与 RLE 术后相近。

　　另一方面，Fernandez 等人[7]在一项高度近视患者行 RLE 并植入 PIOL 的回顾性研究中，对术后结果及术中、术后并发症进行了评估。对 107 名患者（190 只眼）至少随访了 3 年，其中对高度近视患者在术后第 7 年（1990 年 1 月—1996 年 12 月）进行了复查。中心凹下 CNV 在 3 例患者的 4 只眼（2.10%）中有进展，其眼底均呈现黄斑区漆裂纹样变。Hayashi K 等人[8]研究了 1991 年 9 月—2000 年 3 月，超过 8D 的高度近视患者行白内障术后的 CNV 发生率及特征，6 例患者的 6 只眼（12.5%）发现了 CNV，白内障手术与 CNV 发生之间的平均间隔时间为（34 ± 17）个月（12~48 个月）。在所有病例中，CNV 都位于中心凹下，术前对侧眼有 CNV 表现（40.0%）的患者，比对侧无 CNV（9.3%）的患者，中心凹下 CNV 发生率高。高度近视患者植入 PACL 术后 CNV 发生率很低（87 个月时累积风险为 5.4%），CNV 出现后 BCVA 显著降低。

　　白内障手术的患者年龄较 RLE 大，因此白内障患者潜在与年龄相关的眼底表现与接受 RLE 的年轻患者不同。早期一系列临床病例报告提示白内障手术与晚期 AMD 之间存在联系[9-11]。一例尸体解剖报告还表明，在 IOL 术后患者中观察到的新生血管性 AMD 比有晶状体眼更常见。Pollack 等人[10,11]在少数病例中，仔细记录了双侧、对称性早期 AMD 患者手术后 6~12 个月内 AMD 风险增加的情况，但 Armbrecht 等[12]无法证实手术和非手术患者之间的差别。

　　接受 RLE 的近视患者本身已具有近视特有的退行性

因素。尽管 IOL 和 AMD 之间的关系尚不明确，但两者之间确实存在某种关联。我们只能推测导致 RLE 术后更容易出现早发性 AMD（伴或不伴 CNV）的可能诱因是手术相关的炎症反应、术后眼内生化环境的变化（自由基或生长因子增加）[13-15]、手术期间或之后增加的光暴露[16,17]等，蓝光滤过型 IOL 在这方面是否有帮助仍未可知[18-21]。

34.5　光毒性和潜在的黄斑改变

随着年龄的增长，RLE 患者处于六七十岁年龄段的时候，视网膜健康即使不是一个即时问题，也可能会受到长期光照射的影响。因此，RLE 可能导致 AMD 的提早发生，光毒性是一种打破中央视网膜代谢平衡的可能机制。

导致视网膜光毒性至少有两种光，即蓝绿光和紫外蓝光（UV- 蓝光）。蓝绿光的光毒性由视紫红质介导，视紫红质与暗视觉相关。UV- 蓝光的光毒性随着波长的减小而增加，换句话说，UV 辐射（100~400nm）比紫光（400~440nm）更危险，而紫光（400~440nm）则比蓝光（440~500nm）更危险。UV- 蓝光通过 IOL 后，在对视网膜造成的急性光毒性中，UV 辐射占 67%，紫光占 18%，蓝光占 14%。紫外线潜在的有害影响，导致几乎市面上所有的 IOL 都包含阻挡紫外线的聚合体。有人提出阻挡紫光和蓝光的镜片（AcrySof Natural，Alcon Laboratories；AF-1，Hoya Corporation）可能有助于预防 AMD，因为它们在某种程度上模拟了老化晶状体减弱射线的功能。

相较于明视觉，蓝光对于中间视觉和暗视觉而言更为重要，因为视锥与视杆细胞的光感受器对光有相反的敏感性，这是由于视紫红质对蓝光和绿光之间的 500nm 的蓝绿光具有最高的敏感性。年龄相关的瞳孔缩小和晶状体变黄可能会使老年人对有害的蓝光暴露减少到年轻人的 1/10。

AMD 的发生是 60 岁以后视力丧失最常见的原因，是涉及各种遗传和环境因素的复杂疾病。多年来，一直认为光暴露可能起到重要作用，但这种机制仍未得到证实。可见光阻挡型 IOL 的有效性强调了光毒性在该领域继续研究的重要性，在阻挡蓝光和维持最佳中间视觉之间仍需权衡[20,21]。

据报道，累积的日光暴露和白内障手术是 AMD 的危险因素[21]。实验室研究表明，A2E（N- 亚视黄基 -N- 视黄基乙醇胺）及其环氧化物（脂褐素的组分）的积累和光化学反应是 AMD 发生的重要因素。为了将这些数据与临床联系起来，Meyers 等人[22]在装有透明或黄色 IOL 和有晶状体眼中模拟了黄斑辐射和光谱过滤对 A2E 和活性氧中间体（reactive oxygen intermediates，ROI）产生的影响。他们计算了黄斑辐照度函数随光强度（390~700nm）、瞳孔大小、年龄和晶状体状态的相对变化，并模拟了全反式视黄醛浓度，以及与 A2E 相关的光化学物质和光诱导的活性氧中间体在视杆细胞和视网膜色素上皮（retinal pigment epithelium，RPE）中的生成速率。他们对白内障和 IOL 术后有无使用光谱太阳镜，与正常年龄相关的晶状体核光产物的变化进行了比较。在白内障和 IOL 手术后，全反式视黄醛和脂褐素的光化学反应理论上可以增加以下物质的平均生成：

① A2E 相关的光化学物质；② 视杆细胞中的活性氧中间体；③ RPE 中的活性氧中间体；植入透明 IOL 后分别为 2.6 倍、15 倍和 6.6 倍，而植入黄色 IOL 后分别为 2.1 倍、4.1 倍和 2.6 倍。与平均年龄 70 岁的有晶状体眼相比，透明 IOL 植入后使用红色滤光片太阳镜，这三个值平均降低约 30 倍、20 倍和 4 倍。

使用能有效减少深蓝光和光变白的太阳镜，可以为白内障和 RLE 术后 AMD 进展风险的患者提供保护，防止潜在的光化学损伤，同时保留了视敏感度和色觉。RLE 术后的预期 IOL 有效植入时间可达 60 年，长于常规白内障手术的 IOL 植入。

要点总结

- 与接受白内障手术的患者相比，RLE 更适合相对年轻的患者。
- RLE 在近视眼与远视眼之间存在明显的区别，远视眼不受视网膜拉伸的影响，而视网膜拉伸可导致早发性黄斑区视网膜下新生血管形成和黄斑变性。

（薛劲松　翻译）

参考文献

1. Biswas J, Raman R. Age-related changes in the macula. A histopathological study of fifty Indian donor eyes. Indian J Ophthalmol. 2002 Sep;50(3):201–4.
2. Spraul CW, Grossniklaus HE. Characteristics of Drusen and Bruch's membrane in postmortem eyes with age-related macular degeneration. Arch Ophthalmol. 1997 Feb;115(2):267–73.
3. Pruett RC. Complications associated with posterior staphyloma. Curr Opin Ophthalmol. 1998 Jun;9(3):16–22.
4. Miller DG, Singerman LJ. Vision loss in younger patients: a review of choroidal neovascularization. Optom Vis Sci. 2006 May;83(5):316–25.
5. Ruiz JM, de la Vega C, Ruiz-Moreno O. Alio JLChoroidal neovascularization in phakic eyes with anterior chamber intraocular lenses to correct high myopia. J Cataract Refract Surg. 2003 Feb;29(2):270–4.
6. Ruiz JM, Montero JA, de la Vega C, Alio JL, Zapater P. Macular choroidal neovascularization in myopic eyes after phakic intraocular lens implantation. J Refract Surg. 2006 Sep;22(7):689–94.
7. Fernandez L, Alfonso JF. Villacampa TClear lens extraction for the correction of high myopia. Ophthalmology. 2003 Dec;110(12):2349–54.
8. Hayashi K, Ohno-Matsui K, Futagami S, Ohno S, Tokoro T, Mochizuki M. Choroidal neovascularization in highly myopic eyes after cataract surgery. Jpn J Ophthalmol. 2006 Jul-Aug;50(4):345–8.
9. van der Schaft TL, Mooy CM, de Bruijn WC, Mulder PG, Pameyer JH, de Jong PT. Increased prevalence of disciform macular degeneration after cataract extraction with implantation of an intraocular lens. Br J Ophthalmol. 1994 Jun;78(6):441–5.
10. Pollack A, Marcovich A, Bukelman A, Oliver M. Age-related macular degeneration after extracapsular cataract extraction with intraocular lens implantation. Ophthalmology. 1996;103:1546–54.
11. Pollack A, Marcovich A, Bukelman A, et al. Development of exudative age-related macular degeneration after cataract surgery. Eye. 1997;11:523–30.
12. Ambrecht AM, Findlay C, Aspinall P, Dhillon B. Do patients with age related maculopathy and cataract benefit from cataract surgery? Br J Ophthalmol. 1999 Feb;83(2):253–4.
13. Sudha Cugati, Paul Mitchell, Elena Rochtchina, Am G. Tan, Wayne Smith, Jie Jin Wang, Cataract Surgery and the 10-Year

Incidence of Age-Related Maculopathy. The Blue Mountains Eye Study Ophthalmology Volume 113, Number 11, November 2006.

14. Algvere PV, Marshall J. Seregard SAge-related maculopathy and the impact of blue light hazard. Acta Ophthalmol Scand. 2006 Feb;84(1):4–1.

15. Oliver M. Posterior pole changes after cataract extraction in elderly subjects. Am J Ophthalmol. 1966;62:1145–8.

16. Anderson DH, Mullins RF, Hageman OS, Johnson LV. A role for local inflammation in the formation of drusen in the aging eye. Am J Ophthalmol. 2002;134:411–31.

17. Mainster MA, Ham WT Jr, Delori PC. Potential retinal hazards: instrument and environmental light sources. Ophthalmology. 1983;90:927–32.

18. Libre PE. Intraoperative light toxicity: a possible explanation for the association between cataract surgery and age-related macular degeneration [letter]. Am J Ophthalmol. 2003;136:961.

19. Braunstein RE, Sparrow JR. A blue-blocking intraocular lens should be used in cataract surgery. Arch Ophthalmol. 2005;123:547–9.

20. Mainster MA. Intraocular lenses should block UV radiation and violet but not blue light. Arch Ophthalmol. 2005;123:550–5.

21. Mainster MA. Spectral trasmittance of intraocular lenses and retinal damage from intense light sources. Am JOpthalmol ;85:167–75.

22. Meyers SM, Ostrovsky MA. Bonner RFA model of spectral filtering to reduce photochemical damage in age-related macular degeneration. Trans Am Ophthalmol Soc. 2004;102:83.

第 35 章
多焦点人工晶状体（IOL）植入术
并发症

Roberto Fernández Buenaga, Jorge L. Alió

核心信息

- 本章回顾了多焦点人工晶状体（intraocular lens, IOL）植入术后患者满意度的问题。

- 分析导致患者术后满意度未达预期的主要原因，同时针对所有这些临床情况的最佳治疗方案进行描述。

- IOL 取出尽管罕见，但可能是白内障多焦点 IOL 植入术后最糟糕的情况，本章就 IOL 取出发生率和取出后的结果进行讨论。

- 最后，讨论文献中报道的几种 IOL 取出技术。

35.1 简介

植入多焦点人工晶状体（intraocular lens, IOL）后可在所有距离提供全屈光矫正，是白内障和晶状体屈光手术的理想目标，术后患者满意度较高[1,2]。两项研究表明多焦点 IOL 术后患者满意度高，得分分别为(8.3±1.6)分(满分10分)和(8.5±1.2)分(满分9分)[3,4]。我们发现了一些临床评分和生活质量评分之间存在相关性，例如驾驶(特别是夜间驾驶)与对比敏感度、视觉质量以及裸眼远视力(uncorrected distance visual acuity, UDVA)之间存在相关性[5]。据报道，不良视觉症状主诉和人格类型之间存在有趣的相关性。在这项研究中，82.2% 的患者会选择多焦点 IOL，3.7% 不会，14.1% 不确定。对手术的整体满意度与低度散光、良好视觉质量、较少的光晕和眩光感以及较少的眼镜依赖相关。强迫性、规则性、竞争性和责任性的人格特征在统计上与眩光和光晕的主观干扰显著相关[6]。

多焦点 IOL 取出通常意味着预期手术的巨大失败，对于患者和眼科医生来说都是一件令人沮丧的事情。此外，IOL 取出手术操作相对复杂，并且不能避免新的并发症。基于上述原因，只有在没有其他替代方案时才可取出多焦点 IOL，并且需要术前充分沟通，排除所有潜在导致患者不满意的原因。因此，手术医生必须调查并了解导致多焦点 IOL 术后患者对手术效果不满意的主要原因，因为在大多数情况下，这些术后情况可被成功解决而无须实施新的眼内手术。在本章中，我们会回顾多焦点 IOL 植入术后患者不满意的主要原因，并介绍处理每种情况的方法；介绍多焦点 IOL 取出的发生率和建议，以及 IOL 取出手术技术。

35.2 患者不满意的原因

35.2.1 视物模糊

视物模糊是多焦点 IOL 患者不满意的主要原因[7]。Woodward, Randleman 和 Stulting 报道，32 名患者(43 只眼)中的 30 名患者(41 只眼)的主要抱怨是视物模糊，15 名患者(18 只眼睛)报告了视觉症状，13 名患者(16 只眼睛)报告了视物模糊和视觉症状。在大多数情况下，视物模糊的病因源于屈光不正和后囊膜混浊。尽管较少创伤的干预措施普遍取得成功，但仍有约 7% 的眼睛需要通过 IOL 置换来解决症状[7]。

在另一项研究中，有 72 只眼(94.7%)有视物模糊(伴有或不伴有视觉症状)症状，29 只眼(38.2%)出现视觉症状(伴有或不伴有视物模糊)，25 只眼睛(32.9%)两种症状均出现，其中有 3 例(4.0%)进行了 IOL 置换[8]。残余屈光不正和散光、后囊膜混浊以及大瞳孔是引起以上症状最显著的三个因素。有报道显示，多焦点 IOL 植入术后没有达到预期视力目标的患者，不满意之处在于术眼的视觉清晰度有限或出现了新的像差。一项关于多焦点 IOL 的系统评价发现，多焦点 IOL 的视觉症状约为单焦点 IOL 的 3.5 倍[9]。

多数情况下术后效果欠佳的原因是能够鉴别的。在 Woodward MA 等人报道的病例中，引起视物模糊的原因包括屈光不正(29%)、干眼症(15%)、后囊膜混浊(54%)和不明原因(2%)，引起视觉症状的原因包括 IOL 偏心(12%)、晶状体碎块残留(6%)、后囊膜混浊(66%)、干眼(2%)和未知病因(2%)，他们通过保守治疗改善了 81% 的眼部症状[7]。在一项类似的研究中，84.2% 的眼睛得到了有效的治疗，屈光手术、眼镜和激光囊膜切开术是最常见的治疗方式[8]。Venter JA 等人报道，在植入多焦点 IOL 的 9 300 多只眼中，患者满意度非常高：93.8% 的患者表示满意或非常满意，而只有 1.7% 的患者表示不满意或非常不满意[10]。

35.2.2　IOL 偏心

　　一些临床研究已经证实白内障术后存在 IOL 偏心[11-21]。一般来说,研究中的平均偏心(常规白内障手术后)为 (0.30 ± 0.16) mm(范围 0~1.09mm)。当多焦点 IOL 从其中心发生移位时,可能失去实现最佳光学特性的优势,从而降低视觉功能(图 35.1)。有三个主要因素决定了 IOL 偏心对视觉功能的影响:

- 偏心的程度;
- IOL 设计;
- 瞳孔大小。

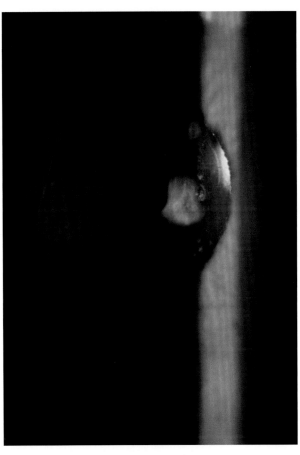

图 35.1　衍射型 IOL 的鼻侧偏心

　　Soda M 等人研究了 3mm 瞳孔眼睛模型中增加偏心度时,4 种不同的多焦点 IOL 模型(2 种衍射型和 2 种折射型)的性能。对于 ReSTOR(+4),近距离调制传递函数(modulation transfer function,MTF)随着偏心度的增加而恶化,而远距离 MTF 趋于改善。这可以通过这个 IOL 的特定设计来解释,在其外围部分采用单焦点设计。在其他 IOL 模型中,如 ZM900,整个光学表面都有衍射结构,因此,观察到远距离和近距离 MTF 在 0.75mm 的偏心处开始略微下降。对于折射型模型(ReZoom 和 SFX-MV1),即使是偏心 1mm,近距离 MTF 也没有改变。然而,远距离 MTF 从 0.75~1mm 的偏心开始分别下降。总之,MTF 和近距离图像受到影响,但使用 3mm 瞳孔眼睛模型和前面提到的 IOL[22],预期临床相关结果不会达到 0.75mm 的偏心。

　　根据瞳孔大小和偏心度比较多焦点 IOL 和单焦点 IOL 屈光性能的另一项研究发现,多焦点组中较小的瞳孔与较差的近距离视力相关,而远距离和中间距离视力与偏心显著相关。然而,在单焦点组中,瞳孔大小和 IOL 偏心并不影响最终视力[23]。其他研究也同样认为 IOL 设计越复杂,对偏心越敏感。一篇关于比较像差矫正、无像差和球面 IOL 的论文指出,在 IOL 偏心后的性能中,像差校正组中受到偏心的影响最大,无像差 IOL 组次之,而球形 IOL 组不受偏心影响[24]。

　　kappa 角是另一个需要考虑的因素,尽管此类情况不常见,但一些患者可能具有较大的 kappa 角。对于术后抱怨视力不佳的患者,如果多焦点 IOL 完美地位于瞳孔中心,我们应该考虑并检查 kappa 角[25]。患者发生多焦点 IOL 偏心时的主要主诉是视觉症状,包括眩光和光晕,在这种情况下检测到的视力并不理想。

处理

　　需要认知到一个重要的事,在白内障顺利手术后发生的多焦点 IOL 偏心,大多数情况可以在 IOL 不取出的情况下进行处理。我们提倡氩激光虹膜成形术作为治疗的选择,氩激光参数设置为时间 0.5 秒,能量 500mW,光斑直径 500μm。

35.2.3　IOL 倾斜

　　襻的材料和生物相容性对 IOL 居中发挥着作用[26,27],亲水性 IOL 具有柔韧性和抗划伤的优点,从而使我们能够通过小的角膜切口植入这些 IOL。这种可塑材料的主要缺点是会产生术后囊袋收缩,当囊袋收缩进展时,柔韧的亲水材料与柔软的 C 襻更容易发生 IOL 偏心和倾斜。旋转不对称折射型 IOL 由于其固有的设计特性,对偏心和倾斜较敏感[28-30]。

　　我们小组最近发表了几篇关于 IOL 倾斜问题的研究,特别是关于我们使用 Oculentis Mplus IOL 的经验[29-31]。到目前为止,有两种不同版本的 Lentis Mplus,包括 LS-312 和 LS-313,其中,LS-312 是第一个上市的,它是 C 襻设计,而 LS-313 是板襻设计(图 35.2)。

　　我们在"眼内"评估了这种 IOL 性能,并将其与单焦点球形 IOL 进行了比较[29]。我们发现 Lentis Mplus LS-312 有效改善了近视力,中间视力水平非常好,显示出良好的离焦曲线(图 35.3)。这种 IOL 设计会引起垂直彗差,这可能与这组术眼中景深增加有关。然而,初级彗差,尤其是大幅度的,对视力具有很大的负面影响,因为它会引起视觉干扰。此外,在这项研究中,多焦点 IOL 组有较大数量病例发生眼内倾斜(图 35.4),这表明 Lentis Mplus LS-312 在很多患者中发生囊袋内倾斜并且可能偏心。我们发现 IOL 倾斜与初级彗差增加之间存在强烈且显著的相关性,尽管如前所述,初级像差可能对景深产生积极影响,但是当 IOL 倾斜导致这种像差较大时,会降低视网膜成像质量。因此,在 IOL 倾斜的情况下,近视力结果似乎受到初级彗差增加的显著限制。

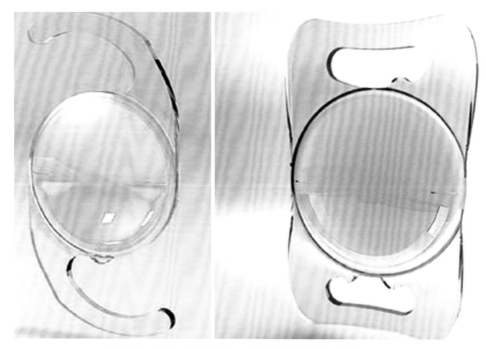

图 35.2　左侧为 C 襻设计(LS-312),右边为板襻设计(LS-313)

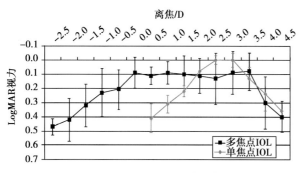

图 35.3　平均离焦曲线(IOL)

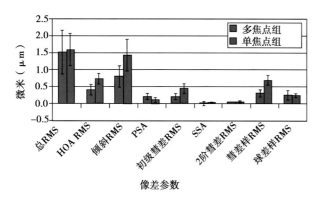

图 35.4　瞳孔直径为 5.0mm 的术后平均(±SD)眼内像差(HOA:高阶像差;PSA:初级球差;RMS:均方根;SSA:次级球差)

目前研究已证明囊袋张力环(capsular tension rings,CTR)可抑制后囊膜混浊[32],在 IOL 的稳定性和定位中发挥作用[33],并防止囊袋收缩引起的 IOL 移位[34-36]。根据显示的结果,我们决定进行另一项研究,以确定使用 CTR 是否正面影响屈光和视觉结果,以及植入旋转不对称多焦点 Lentis Mplus LS-312 IOL 患者的眼内光学质量(Oculentis GmbH,Berlin,德国)。我们比较了两组不同的患者,一组患者使用 Mplus LS-312 加 CTR,第二组患者不加 CTR。结果发现,当与 CTR 联合植入时,Lentis Mplus LS-312 IOL 的屈光可预测性和中间视力结果显著改善。然而,各组之间的光学质量分析没有观察到显著差异[31]。

针对这些缺点,德国柏林的 Oculentis GmbH 为 Mplus IOL(LS-313)引入新的板襻设计,以便在囊袋收缩时实现更高的 IOL 稳定性。我们进行了另一项研究以检查是否可以通过新设计达到这一目的[30]。对于离焦水平为 -2.0D、-1.5D、-1.0D 和 -0.50D($P = 0.03$)的 CTR 组,C 襻设计 IOL 呈现出明显更好的视力(图 35.5)。比较总眼内 RMS,HOA 的 RMS 和眼内彗差 RMS,两组间差异有统计学意义($P = 0.04$),板襻设计组的值较低(图 35.6)。然而,值得注意的是,当我们分析眼内倾斜像差时,未检测到组间的显著差异。因此,我们的研究结果表明,目前尚不清楚哪种 IOL 襻设计可以更有效地控制 IOL 倾斜。

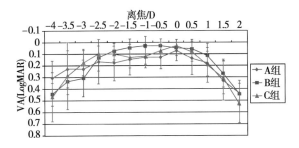

图 35.5 三组眼的平均离焦曲线分析:A 组＝眼内植入 C 襻设计的折射型旋转不对称多焦点 IOL,未植入 CTR(绿色线);B 组＝眼内植入 C 襻设计的折射型旋转不对称多焦点 IOL,同时植入 CTR(粉红线);C 组＝眼内植入板襻设计的折射型旋转不对称多焦点 IOL(橙色线)

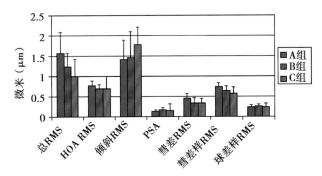

图 35.6 三组术后眼内像差分析:A 组＝眼内植入 C 襻设计的折射型旋转不对称多焦点 IOL,未植入 CTR(绿色柱);B 组＝眼内植入 C 襻设计的折射型旋转不对称多焦点 IOL,同时植入 CTR(粉红柱);C 组＝眼内植入板襻设计的折射型旋转不对称多焦点 IOL(橙色柱);RMS 值(以 μm 为单位)和总像差、HOA、倾斜像差、球差和彗差的标准偏差;RMS:root mean square 均方根;HOA:higher order aberration 高阶像差;PSA:primary spherical aberration 初级球差;SSA:secondary spherical aberration 次级球差

总而言之,由于囊袋收缩导致的 IOL 倾斜更容易发生在由软材料制成的 IOL 中,特别是联合 C 襻设计的 IOL。目前认为 IOL 倾斜增加了 HOA,因此,较差的术后屈光预测性与 IOL 不良的光学质量和局限性能有关。使用稳固的 IOL 设计能够抵抗常见的囊袋收缩,防止 IOL 倾斜。

35.2.4 瞳孔大小不合适

术后瞳孔大小是一个非常重要的参数,决定了 IOL 的光学性能。目前主要问题是很难预测手术后瞳孔大小,与术前测量相比,术后瞳孔通常会发生变化。术后,非常小的瞳孔会影响多数多焦点 IOL 的近视力视觉质量;另一方面,术后的大瞳孔与患者视觉症状增多有关。视力与瞳孔大小相关,大瞳孔可使用区域折射型多焦点 IOL 光学区并且改善衍射型 IOL 的对比敏感度[23,37]。

处理

● 对于术后瞳孔非常小而导致近视力差的患者,我们主张使用环喷托酯滴眼液来扩大瞳孔。如果观察到明显的改善,参考其他研究者[7]的观点,患者继续使用环喷托酯滴眼液,或者可以考虑行 360° 氩激光虹膜成形术(0.5 秒,

500mW,500μm)。

● 另一方面,瞳孔非常大的患者抱怨有视觉症状的增加。其他研究者推荐在这些情况下使用 0.2% 酒石酸溴莫尼定滴眼液来减少夜间瞳孔散大,这也是屈光手术后推荐的经典解决方案[7,38,39]。该药物缩小瞳孔,从而改善夜间的视觉症状。

35.2.5 残余屈光不正

多焦点 IOL 的设计更为复杂,因此它们对任何残余屈光不正也更敏感。尽管白内障手术取得了新进展,但偶尔还会出现因残余屈光不正引起的不良视觉质量。最近的一份研究报告分析了 17 000 多眼白内障术后的屈光数据,结果显示,只有 55% 的眼睛才能达到预期屈光目标[40]。这些结果强调了白内障术后的屈光不正是一个重要的课题。术后屈光不正可由多种因素导致,例如眼球生物测量中的误差[41-43],IOL 度数的选择不当,计算公式的局限性特别是高度屈光不正的公式选用,以及 IOL 眼内的位置偏差[44]。

有研究表明,白内障术后近视和远视行准分子激光原位角膜磨镶术(laser insitu keratomileusis,LASIK)和准分子激光角膜表面切削术(photorefractive keratectomy,PRK)增强治疗,具有有效性、可预测性和安全性[45-51],基于晶状体的手术也是有效替代方案[52,53]。应该注意的是,一些医生所在眼科中心没有准分子激光设备,在这些情况下,晶状体手术成为唯一可能的选择。我们进行了一项研究,旨在展示和比较三种不同手术(LASIK、IOL 置换和背驮式 piggyback IOL 植入)的有效性、可预测性和安全性结果,以矫正白内障术后的残余屈光不正。虽然本研究仅包括单焦点 IOL,但结果可推断至多焦点 IOL。本研究结果显示三种方法均有效,但 LASIK 疗效指数最高,在最终等效球镜的 ±1D 内显示了 100% 的可预测性;在最终等效球镜的 ±0.50D 内显示了 92.85% 的可预测性(图 35.7 和图 35.8);与其他两种手术方法相比,LASIK 手术矫正视力失败风险较低[54]。

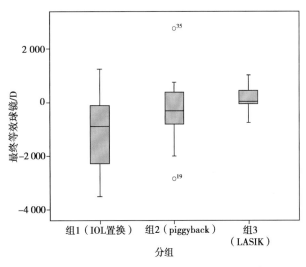

图 35.7 三组最终等效球镜(SE)的比较,组 3(LASIK)以最小离散度实现了最佳结果

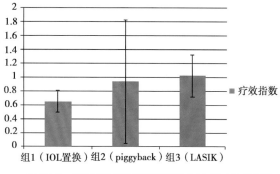

图 35.8　三组疗效指数的平均值和分布,组 3(LASIK)
达到最高值

关于多焦点 IOL 植入术后的激光增强治疗,一些研究者报道了对植入折射型多焦点 IOL 的患者再进行 PRK 治疗后视觉症状的效果有限,但远视力得到改善[46];其他人则报道了此方法对植入渐进衍射/折射型和衍射型 IOL 的患者具有良好的可预测性[45,55]。

在另一项研究中,我们比较了白内障分别植入多焦点和单焦点 IOL 的患者术后残余屈光不正行 LASIK 矫正的有效性、可预测性和安全性。我们发现,单焦点 IOL 和多焦点 IOL 植入术后行 LASIK 时,前者能提供更精确的屈光结果;植入多焦点 IOL 的远视眼行 LASIK 的可预见性有限(图 35.9~图 35.12)[51]。

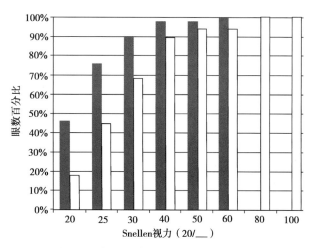

图 35.9　多焦点组(50 只眼)中术后 UDVA 的视力结果(白色柱)与术前 CDVA(灰色柱)的比较。90% 的患者 UDVA 为 20/40 或更好,44% 的患者 UDVA 为 20/25 或更好

总之,残余屈光不正是白内障患者行多焦点 IOL 植入术后最常见的主诉之一。因此,在进行多焦点 IOL 植入术的白内障手术之前,确保患者具有正常的角膜地形图和角膜厚度是非常重要的,以便在需要时进行激光增强治疗。

35.2.6　后囊膜混浊

植入 IOL 最常见的长期并发症是后囊膜混浊(posterior capsule opacification,PCO)[56-58],患者主诉视力下降、对比敏感度下降和眩光等视觉症状增加。使用 Nd:YAG 激光

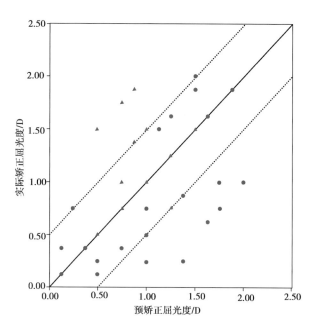

图 35.10　多焦点组预矫正屈光度与实际矫正屈光度的散点图(50 只眼)。绿色圆圈代表远视病例,而红色三角形代表近视病例,在多焦点 IOL 植入术后接受远视 LASIK 手术的眼睛中出现矫正不足的倾向,虚线表示 1:1 线的 ±0.50D 范围

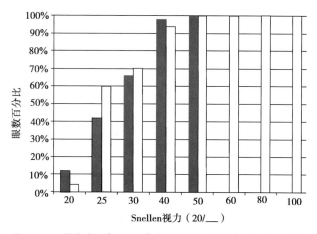

图 35.11　单焦点组(50 只眼)术后 UDVA 结果(白色柱)与术前 CDVA(灰色柱)的分布图。94% 的患者 UDVA 为 20/40 或更好,60% 的患者 UDVA 为 20/25 或更好

治疗快速安全,虽然并发症少见,但仍可能出现如 IOL 光学部损伤、眼压升高、黄斑囊样水肿和视网膜脱离等一些相关的并发症[59]。此外,该手术的费用负担较重(美国每年 2.5 亿美元)。系统评估[60]显示水凝胶 IOL 植入术后 PCO 发生率明显高于其他材料的 IOL;与圆弧形的 IOL 相比,后部光学边缘锋利的 IOL 的 PCO 发生率显著降低,1 片和 3 片 IOL 无差异;囊袋内植入的 IOL 比睫状沟植入 PCO 发生率降低,并且患者术眼使用小直径撕囊较使用大直径撕囊的 PCO 发生率低。由于更复杂的设计和更高的视觉需求,多焦点 IOL 可能比单焦点 IOL 对 PCO 更敏感,所以 PCO 在多焦点 IOL 中尤为重要。实际上,一项比较类似设计的多焦点或单焦点 IOL 植入患者的后囊膜切开术概率的研究显

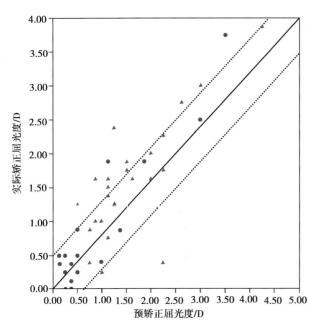

图 35.12　单焦点组预矫正屈光度与实际矫正屈光度的散点图(50 只眼)。绿色圆圈代表远视病例,而红色三角形代表近视病例。几乎所有的眼睛在等效球镜 ±1.00D 范围内的可预测性都很好,虚线表示 1:1 线的 ±0.50D 范围

示,在临床实践中使用多焦点 IOL 可能导致更高概率的 Nd:YAG 激光囊膜切开术。在术后平均随访 22 个月(范围:2~41 个月)后,多焦点组中 15.49% 的眼睛接受了后囊膜切开术,而单焦点组的眼睛为 5.82%[61]。患者植入多焦点 IOL 以及发生 PCO 的主要症状是视物模糊和视觉症状增加[7]。事实上,在这项研究中,54% 的视物模糊和 66% 的视觉症状与 PCO 有关。

有研究者研究对比了植入不同多焦点 IOL 的后囊膜切开率,确定是否存在与 IOL 材料或设计相关的概率差异。Gauthier L 等人将疏水性 IOL(AcrySof ReSTOR)与亲水性 IOL(Acri.LISA)进行了比较,他们发现手术后 24 个月,疏水性组的囊膜切开率为 8.8%,亲水性组为 37.2%($P < 0.0001$),亲水性组进行 Nd:YAG 激光后囊膜切开术的风险增加 4.50 倍(2.28 vs. 8.91)($P < 0.0001$)[62]。

处理

显然,Nd:YAG 激光囊膜切开术是解决 PCO 的最佳治疗方法。然而,我们建议手术医生首先治疗或排除其他所有引起患者抱怨的原因,最后使用 Nd:YAG 激光囊膜切开术。虽然 IOL 置换很少采用,但是当后囊膜切除后,IOL 置换更具挑战性并且并发症风险更高。手术医生应格外关注从内在诱因到 IOL 设计导致的患者抱怨,这些抱怨产生在术后 PCO 形成之前。

35.2.7　视觉症状和对比敏感度

在关于多焦点 IOL 利与弊的文献综述中,视觉症状被认为是多焦点 IOL 植入术后最重要的缺点之一[63]。与单焦点 IOL 相比,多焦点 IOL 患者出现光晕和眩光

更常被报告(图 35.13)[64,65],与衍射型多焦点 IOL 相比,折射型多焦点 IOL 似乎更容易出现视觉症状[2]。视觉症状是多焦点 IOL 植入术后满意度下降最常见的原因之一[7,8]。

多焦点 IOL 与单焦点 IOL 相比具有较低的对比敏感度[2],特别是在中间视觉条件下[66]。已经证明,衍射型多焦点 IOL 植入眼与有晶状体眼、单焦点植入眼相比,使用标准自动视野计检查,用Ⅲ号视标和Ⅴ号视标刺激,其对比敏感度有相应的降低[67]。

光在两个(或更多)不同焦点之间发生分光,产生的共存图像可以解释多焦点 IOL 较低的对比敏感度。存在的两个图像,一个是清晰的,另一个是离焦的,离焦的图像降低了前一个图像的成像质量。在对比敏感度方面,衍射型多焦点 IOL 似乎等于或优于折射型多焦点 IOL[68-70]。尽管与单焦点 IOL 相比,多焦点 IOL 患者的对比敏感度降低,但与同年龄段的有晶状体个体对比,它基本在正常范围之内[37,66]。

处理

我们认为,在白内障手术进行多焦点 IOL 植入前应关注到视觉症状的处理。术前对患者的宣教非常重要,应告知患者手术后会产生眩光和光晕(这些视觉症状是 IOL 设计所固有的)。尽管在大多数情况下,视觉症状是轻度到中度,并且大多数患者随时间推移而逐渐习惯(神经适应过程);然而,我们不建议夜间职业驾驶员植入多焦点 IOL,暗环境下瞳孔增大会增加夜间的光晕和眩光。当患者主诉视觉症状明显时,必须排除可能导致加剧的所有原因(之前在本章中讨论过)。

35.2.8　干眼

干眼是泪膜和眼表的多因素疾病,可引起眼部不适、视觉障碍和泪膜不稳定的症状。干眼和白内障多见于老年人群,且白内障手术可诱发干眼或加剧既往存在的干眼。手术过程中产生的切口可能会损伤角膜的神经结构,降低角膜知觉,诱发干眼[71]。一项研究发现白内障手术患者的干眼症发病率显著增加[72]。在另一项研究中,患有干眼的患者在白内障术后出现泪液产生减少和 TBUT 降低,导致眼部不适和刺激症状[73]。鉴于眼表和泪膜对视觉质量的重要性,干眼可能会显著降低多焦点 IOL 植入术后的视觉质量[71]。白内障术后的药物治疗可能诱发干眼或加剧已经存在的干眼,因此,我们认为必须使用不含防腐剂的滴眼液,并且避免长期使用不必要的抗生素滴眼液。

处理

治疗干眼不是本章的内容,我们通过改善眼睑卫生和使用人工泪液来作为一般指导治疗。在一些顽固病例中,环孢素已被证明是一种非常有用的治疗方法,可改善患者的症状和 TBUT,减少结膜染色[71];另一个可以考虑的替代方案是植入泪点栓,尤其是对那些泪液缺乏且伴有相关炎症的患者。重度干眼的患者可使用 PRP(富含血小板的血浆)滴眼液,这一方面我们有丰富的经验。我们做的几项研究的结果显示,固态型 PRP 在治疗干眼、

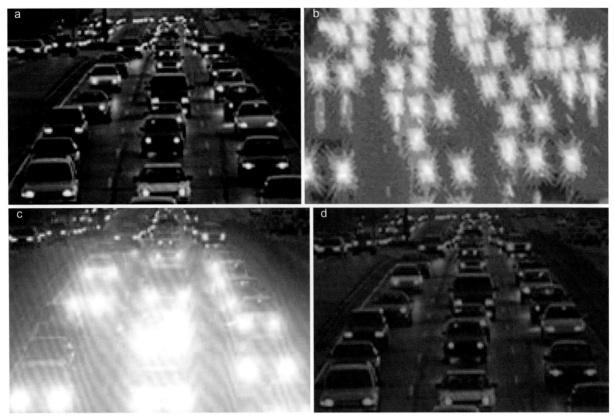

图 35.13　(a)正常图像;(b)有眩光;(c)光晕;(d)对比敏感度降低

LASIK 术后干眼、角膜溃疡,甚至是角膜穿孔上均具有非常好的效果[74-78]。

35.3　多焦点 IOL 取出术

如前所述,IOL 取出的原因与新的并发症有关,可能是白内障多焦点 IOL 植入手术后最糟糕的情况,幸运的是只有极少数患者需要 IOL 取出。三个研究表明,患者对白内障多焦点 IOL 植入术后不满意而进行的 IOL 取出率分别为 0.85%[10]、4%[8] 和 7%[7]。

在分析 IOL 取出主要原因的研究中,植入多焦点 IOL 的患者不能适应是继 IOL 脱位(第一原因)、屈光不正(第二原因)、IOL 混浊(第三原因)后的第四个主要原因[79]。取出手术总是充满风险挑战,然而,这种情况下多焦点 IOL 的取出(特别是使用囊袋张力环)通常比其他原因导致的取出更容易。首先,由于在白内障手术后仅几个月作出了取出决定,因此尚未发生瘢痕形成过程。其次,由于眼部结构没有受破坏,因此手术风险较小。相反,当由于其他原因脱位或 IOL 混浊进行 IOL 取出时,由于前者的眼部结构损伤和后者的纤维化组织的存在,手术存在更多并发症,尤其是因为这些患者的 IOL 取出是在最初的白内障手术后的很长时间才进行[80,81]。

关于多焦点 IOL 取出的主要问题是是否值得去做。多焦点 IOL 取出术后患者的满意度会增加吗? 是否与更高的并发症发生率有关? 令人惊讶的是,到目前为止只有两篇论文[82,83]回答了这些问题。

Galor 等人[82]回顾性研究了 10 例 12 只眼患者不满意的折射型 IOL 取出后结果,该研究包括折射型 IOL:ReZoom(5 只眼)、ReSTOR(4 只眼)、Crystalens 4.5(2 只眼)和 Crystalens 5.0(1 只眼)。手术前的主要症状是视物模糊,眩光 / 光晕和对比敏感度降低。在所有不满意的患者中,矫正远视力(corrected distance visual acuity,CDVA)和 UDVA 为 20/30 或更好。初次白内障手术后 IOL 置换的平均时间为 13.6 个月,取出手术后的平均随访时间为 8.9 个月。手术结果如下:在 6 个月时,UDVA 在 4 只眼中为 20/30 或更好,在 8 只眼中为 20/60 或更好。同时,6 个月的 CDVA 在 8 只眼中为 20/20 或更好,在 9 只眼中为 20/25 或更好。关于手术并发症,1 只眼有角膜失代偿,1 只眼有 IOL 脱位,需要另行手术才能进行 IOL 巩膜固定,1 只眼有类固醇反应出现了眼压升高。有 8 名患者实现预期手术效果,症状有所改善,另外 2 名患者没有任何变化。我们可以从中得出一些结论:首先,导致取出手术的症状在大多数患者中得到改善(8/10);其次,在置换手术后出现屈光不正——手术前所有眼睛的 UDVA 均为 20/30 或更高,而相比之下,IOL 置换手术后只有 4 只眼睛达到此效果;第三,在 2 只眼中存在严重的并发症——角膜失代偿和 IOL 脱位,需要巩膜缝合,具有 IOP 升高的类固醇反应和术后的黄斑囊样水肿。

在另一个样本量更大的研究中,Kamiya 等[83]纳入需要多焦点 IOL 取出的 50 只眼睛。在取出的多焦点 IOL 中，84% 为衍射型，16% 为折射型，单焦点 IOL 占新植入 IOL 的 90%。取出手术前最常见的抱怨是蜡样视觉(58%)，其次是眩光和光晕(30%)，视远模糊(24%)，闪光感(20%)，视近模糊(18%)和中间视觉模糊(6%)。IOL 取出的主要客观原因是对比敏感度降低(36%)和视觉症状(34%)，未知原因包括神经适应失败(32%)和晶状体度数误差(20%)。患者对整体视觉质量的满意度评分为 1(非常不满意)~5 分(非常满意)。在 IOL 置换手术后，患者满意度从术前的(1.22±0.55)分显著增加到(3.78±0.98)分。术前 UDVA 和 CDVA 的平均 LogMAR 分别为 0.23±0.27 和 -0.01±0.16。在取出手术之前，30% 患者的 UDVA 以及 68% 患者的 CDVA 视力能达到 20/20 或更好；取出手术后的视力结果显示，42% 患者的 UDVA 以及 86% 患者的 CDVA 视力能达到 20/20 或更好，在 IOL 置换手术后，对比敏感度功能也显著改善。作者指出，CDVA 并不总是衡量患者症状的良好指标。在这项研究中，尽管存在视觉抱怨，但在近 70% 的眼睛中，CDVA 为 20/20 或更好。因此，特别是在具有优异 CDVA 的病例中，需要更具体的测试，例如对比敏感度测量。关于并发症，其中有 3 例(6%)需要进行前段玻璃体切割术，38 只眼(76%)行 IOL 囊袋内植入，11 只眼(22%)睫状沟植入，并且其中 1 只眼(2%)通过巩膜缝置入睫状沟。

总之，该研究表明，对不满意的患者进行多焦点 IOL 取出是一种可行的选择，可显著提高患者的满意度。研究强调了为视觉功能的准确评估进行特定测试的重要性，特别是对于视力良好而抱怨视物模糊的患者，同时也发现在这些病例中，大多数对比敏感度有所降低。然而，我们要清楚认识到 IOL 置换并不能避免并发症的发生，在这个观察研究里，24% 的病例不得不将 IOL 置于睫状沟中，并且 6% 的病例进行了前段玻璃体切割术。

IOL 取出技术

文献[84-92]中描述了许多取出技术。近年来，人们的兴趣集中在通过小切口(2.2~2.65mm)取出 IOL 以避免散光的发生，从而提高与置换过程相关的结果可预测性。

取出技术可分为四种不同类型：

1. IOL 整体去除。目前很少使用，因为需要扩大切口，它仅用于硬性 PMMA 材料 IOL 的特殊情况。然而，有研究报道了关于通过 2.75mm 切口取出单片丙烯酸疏水 IOL 而不剪开或折叠的外科技术，只需用有齿镊拉出 IOL[93]。

2. IOL 剪开。在眼内实施 IOL 剪开，以通过角膜小切口取出 IOL。这可以通过许多不同的方式完成：通过平分 IOL[84]、部分二分[85,86]、三分[91]、扇形二分[92]或分成多块[90]。

3. IOL 襻剪开。襻可以在手术前使用 YAG 激光切断[89]或在手术时使用剪刀[88]剪开，从而便于取出光学部。当纤维化程度太高以至于需冒风险取出 IOL 襻时，将襻留在原位是更好的选择。

4. IOL 折叠。将 IOL 折叠在前房中，然后通过最小化扩大的切口[87]取出。然而，这种手术操作复杂且对前房结构干扰大，同时可能对透明角膜切口造成更多损害，并且会导致角膜内皮细胞计数减少 25%。

多焦点 IOL 植入术作为老视的治疗方法，在过去几年中有所增加[94]。植入多焦点 IOL 后，绝大多数患者表示满意，并且在手术后不需要眼镜或角膜接触镜作为视觉辅助工具。然而，有时会发生影响生活质量和患者满意度的并发症。对多焦点 IOL 不满意的常见症状是视物模糊、残余屈光不正、PCO、大瞳孔、像差、干眼和 IOL 偏心。IOL 取出的主要原因是神经适应失败、IOL 脱位、残余屈光不正和 IOL 混浊。为避免患者在植入多焦点 IOL 后的不满意，在术前评估时考虑以下建议非常重要：患者性格和习惯、术前详尽检查、生物测量、角膜地形图和瞳孔反应性，同时，向患者解释视觉期望、可能的术后并发症和解决方案非常重要。

要点总结

- 总体而言，多焦点 IOL 植入术后患者满意度高于单焦点 IOL 植入。
- 术前筛查符合条件的患者，以便提高术后满意度。
- 多焦点 IOL 植入术后不满意的患者最常见的主诉是视物模糊和夜间视觉症状。
- 大多数的主诉是残余屈光不正、PCO 和干眼。这些并发症较容易处理，可避免 IOL 取出。
- IOL 倾斜或 IOL 偏心等其他一些原因不太常见。
- 仅在 PCO 明显时才应进行 YAG 后囊膜切开术；后囊膜切开的患者行 IOL 取出的并发症发生率较高。
- 现代多焦点 IOL 植入术后，仅极少数患者需要 IOL 取出。

(杨卫华 翻译)

参考文献

1. Cillino G, Casuccio A, Pasti M, Bono V, Mencucci R, Cillino S. Working-age cataract patients: visual results, reading performance, and quality of life with three diffractive multifocal intraocular lenses. Ophthalmology. 2014;121:34–44.

2. Cillino S, Casuccio A, Di PF, et al. One-year outcomes with new-generation multifocal intraocular lenses. Ophthalmology. 2008;115:1508–16.

3. Kohnen T, Nuijts R, Levy P, Haefliger E, Alfonso JF. Visual function after bilateral implantation of apodized diffractive aspheric multifocal intraocular lenses with a +3.0 D addition. J Cataract Refract Surg. 2009;35:2062–9.

4. Alfonso JF, Fernandez-Vega L, Valcarcel B, Ferrer-Blasco T, Montes-Mico R. Outcomes and patient satisfaction after presbyopic bilateral lens exchange with the ResTOR IOL in emmetropic patients. J Refract Surg. 2010;26:927–33.

5. Alio JL, Plaza-Puche AB, Pinero DP, et al. Optical analysis, reading performance, and quality-of-life evaluation after implantation of a diffractive multifocal intraocular lens. J Cataract Refract Surg. 2011;37:27–37.

6. Mester U, Vaterrodt T, Goes F, et al. Impact of personality characteristics on patient satisfaction after multifocal intraocular lens implantation: results from the "happy patient study". J Refract Surg. 2014;30:674–8.

7. Woodward MA, Randleman JB, Stulting RD. Dissatisfaction after multifocal intraocular lens implantation. J Cataract Refract Surg. 2009;35:992–7.

8. de Vries NE, Webers CA, Touwslager WR, et al. Dissatisfaction after implantation of multifocal intraocular lenses. J Cataract Refract Surg. 2011;37:859–65.

9. Leyland M, Pringle E. Multifocal versus monofocal intraocular lenses after cataract extraction. Cochrane Database Syst Rev. 2006:CD003169.

10. Venter JA, Pelouskova M, Collins BM, Schallhorn SC, Hannan SJ. Visual outcomes and patient satisfaction in 9366 eyes using a refractive segmented multifocal intraocular lens. J Cataract Refract Surg. 2013;39:1477–84.

11. Jung CK, Chung SK, Baek NH. Decentration and tilt: silicone multifocal versus acrylic soft intraocular lenses. J Cataract Refract Surg. 2000;26:582–5.

12. Kim JS, Shyn KH. Biometry of 3 types of intraocular lenses using Scheimpflug photography. J Cataract Refract Surg. 2001;27:533–6.

13. Nejima R, Miyata K, Honbou M, et al. A prospective, randomised comparison of single and three piece acrylic foldable intraocular lenses. Br J Ophthalmol. 2004;88:746–9.

14. Taketani F, Matuura T, Yukawa E, Hara Y. Influence of intraocular lens tilt and decentration on wavefront aberrations. J Cataract Refract Surg. 2004;30:2158–62.

15. Mutlu FM, Erdurman C, Sobaci G, Bayraktar MZ. Comparison of tilt and decentration of 1-piece and 3-piece hydrophobic acrylic intraocular lenses. J Cataract Refract Surg. 2005;31:343–7.

16. Taketani F, Yukawa E, Yoshii T, Sugie Y, Hara Y. Influence of intraocular lens optical design on high-order aberrations. J Cataract Refract Surg. 2005;31:969–72.

17. Baumeister M, Neidhardt B, Strobel J, Kohnen T. Tilt and decentration of three-piece foldable high-refractive silicone and hydrophobic acrylic intraocular lenses with 6-mm optics in an intraindividual comparison. Am J Ophthalmol. 2005;140:1051–8.

18. Tabernero J, Piers P, Benito A, Redondo M, Artal P. Predicting the optical performance of eyes implanted with IOLs to correct spherical aberration. Invest Ophthalmol Vis Sci. 2006;47:4651–8.

19. Rosales P, Marcos S. Phakometry and lens tilt and decentration using a custom-developed Purkinje imaging apparatus: validation and measurements. J Opt Soc Am A Opt Image Sci Vis. 2006;23:509–20.

20. De CA, Rosales P, Marcos S. Tilt and decentration of intraocular lenses in vivo from Purkinje and Scheimpflug imaging. Validation study. J Cataract Refract Surg. 2007;33:418–29.

21. Oshika T, Sugita G, Miyata K, et al. Influence of tilt and decentration of scleral-sutured intraocular lens on ocular higher-order wavefront aberration. Br J Ophthalmol. 2007;91:185–8.

22. Soda M, Yaguchi S. Effect of decentration on the optical performance in multifocal intraocular lenses. Ophthalmologica. 2012;227:197–204.

23. Hayashi K, Hayashi H, Nakao F, Hayashi F. Correlation between pupillary size and intraocular lens decentration and visual acuity of a zonal-progressive multifocal lens and a monofocal lens. Ophthalmology. 2001;108:2011–7.

24. Eppig T, Scholz K, Loffler A, Messner A, Langenbucher A. Effect of decentration and tilt on the image quality of aspheric intraocular lens designs in a model eye. J Cataract Refract Surg. 2009;35:1091–100.

25. Park CY, Oh SY, Chuck RS. Measurement of angle kappa and centration in refractive surgery. Curr Opin Ophthalmol. 2012;23:269–75.

26. Crnej A, Hirnschall N, Nishi Y, et al. Impact of intraocular lens haptic design and orientation on decentration and tilt. J Cataract Refract Surg. 2011;37:1768–74.

27. Qatarneh D, Hau S, Tuft S. Hyperopic shift from posterior migration of hydrophilic acrylic intraocular lens optic. J Cataract Refract Surg. 2010;36:161–3.

28. van der Linden JW, van der Meulen IJ, Mourits MP, Lapid-Gortzak R. In-the-bag decentration of a hydrophilic radially asymmetric multifocal intraocular lens secondary to capsule contraction. J Cataract Refract Surg. 2013;39:642–4.

29. Alio JL, Pinero DP, Plaza-Puche AB, Chan MJ. Visual outcomes and optical performance of a monofocal intraocular lens and a new-generation multifocal intraocular lens. J Cataract Refract Surg. 2011;37:241–50.

30. Alio JL, Plaza-Puche AB, Javaloy J, Ayala MJ, Vega-Estrada A. Clinical and optical intraocular performance of rotationally asymmetric multifocal IOL plate-haptic design versus C-loop haptic design. J Refract Surg. 2013;29:252–9.

31. Alio JL, Plaza-Puche AB, Pinero DP. Rotationally asymmetric multifocal IOL implantation with and without capsular tension ring: refractive and visual outcomes and intraocular optical performance. J Refract Surg. 2012;28:253–8.

32. Kim JH, Kim H, Joo CK. The effect of capsular tension ring on posterior capsular opacity in cataract surgery. Korean J Ophthalmol. 2005;19:23–8.

33. Lee DH, Lee HY, Lee KH, Chung KH, Joo CK. Effect of a capsular tension ring on the shape of the capsular bag and opening and the intraocular lens. J Cataract Refract Surg. 2001;27:452–6.

34. Lee DH, Shin SC, Joo CK. Effect of a capsular tension ring on intraocular lens decentration and tilting after cataract surgery. J Cataract Refract Surg. 2002;28:843–6.

35. Rohart C, Gatinel D. Influence of a capsular tension ring on ocular aberrations after cataract surgery: a comparative study. J Refract Surg. 2009;25:S116–21.

36. Sun R. Functions of the capsular tension ring. J Cataract Refract Surg. 2007;33:4.

37. Montes-Mico R, Espana E, Bueno I, Charman WN, Menezo JL. Visual performance with multifocal intraocular lenses: mesopic contrast sensitivity under distance and near conditions. Ophthalmology. 2004;111:85–96.

38. Choi J, Schwiegerling J. Optical performance measurement and night driving simulation of ReSTOR, ReZoom, and Tecnis multifocal intraocular lenses in a model eye. J Refract Surg. 2008;24:218–22.

39. Artigas JM, Menezo JL, Peris C, Felipe A, Diaz-Llopis M. Image quality with multifocal intraocular lenses and the effect of pupil size: comparison of refractive and hybrid refractive-diffractive designs. J Cataract Refract Surg. 2007;33:2111–7.

40. Behndig A, Montan P, Stenevi U, Kugelberg M, Zetterstrom C, Lundstrom M. Aiming for emmetropia after cataract surgery: Swedish National Cataract Register study. J Cataract Refract Surg. 2012;38:1181–6.

41. Snead MP, Rubinstein MP, Lea SH, Haworth SM. Calculated versus A-scan result for axial length using different types of ultrasound probe tip. Eye (Lond). 1990;4(Pt 5):718–22.

42. Pierro L, Modorati G, Brancato R. Clinical variability in keratometry, ultrasound biometry measurements, and emmetropic intraocular lens power calculation. J Cataract Refract Surg. 1991;17:91–4.

43. Raman S, Redmond R. Reasons for secondary surgical intervention after phacoemulsification with posterior chamber lens implantation. J Cataract Refract Surg. 2003;29:513–7.

44. Erickson P. Effects of intraocular lens position errors on postoperative refractive error. J Cataract Refract Surg. 1990;16:305–11.

45. Alfonso JF, Fernandez-Vega L, Montes-Mico R, Valcarcel B. Femtosecond laser for residual refractive error correction after refractive lens exchange with multifocal intraocular lens implantation. Am J Ophthalmol. 2008;146:244–50.

46. Leccisotti A. Secondary procedures after presbyopic lens exchange. J Cataract Refract Surg. 2004;30:1461–5.

47. Pop M, Payette Y, Amyot M. Clear lens extraction with intraocular lens followed by photorefractive keratectomy or laser in situ keratomileusis. Ophthalmology. 2001;108:104–11.

48. Ayala MJ, Perez-Santonja JJ, Artola A, Claramonte P, Alio JL. Laser in situ keratomileusis to correct residual myopia after cataract surgery. J Refract Surg. 2001;17:12–6.

49. Norouzi H, Rahmati-Kamel M. Laser in situ keratomileusis for correction of induced astigmatism from cataract surgery. J Refract Surg. 2003;19:416–24.

50. Muftuoglu O, Prasher P, Chu C, et al. Laser in situ keratomileusis for residual refractive errors after apodized diffractive multifocal intraocular lens implantation. J Cataract Refract Surg. 2009;35:1063–71.

51. Pinero DP, Espinosa MJ, Alio JL. LASIK outcomes following multifocal and Monofocal intraocular lens implantation. J Refract Surg. 2009;1–9.

52. Habot-Wilner Z, Sachs D, Cahane M, et al. Refractive results with secondary piggyback implantation to correct pseudophakic refrac-

tive errors. J Cataract Refract Surg. 2005;31:2101–3.

53. Jin GJ, Crandall AS, Jones JJ. Intraocular lens exchange due to incorrect lens power. Ophthalmology. 2007;114:417–24.

54. Fernandez-Buenaga R, Alio JL, Perez Ardoy AL, Quesada AL, Pinilla CL, Barraquer RI. Resolving refractive error after cataract surgery: IOL exchange, piggyback lens, or LASIK. J Refract Surg. 2013;29:676–83.

55. Jendritza BB, Knorz MC, Morton S. Wavefront-guided excimer laser vision correction after multifocal IOL implantation. J Refract Surg. 2008;24:274–9.

56. Spalton DJ. Posterior capsular opacification after cataract surgery. Eye (Lond). 1999;13(Pt 3b):489–92.

57. Allen D, Vasavada A. Cataract and surgery for cataract. BMJ. 2006;333:128–32.

58. Awasthi N, Guo S, Wagner BJ. Posterior capsular opacification. a problem reduced but not yet eradicated. Arch Ophthalmol. 2009;127:555–62.

59. Javitt JC, Tielsch JM, Canner JK, Kolb MM, Sommer A, Steinberg EP. National outcomes of cataract extraction. Increased risk of retinal complications associated with Nd:YAG laser capsulotomy. The cataract patient outcomes research team. Ophthalmology. 1992;99:1487–97.

60. Findl O, Buehl W, Bauer P, Sycha T. Interventions for preventing posterior capsule opacification. Cochrane Database Syst Rev. 2010:CD003738.

61. Shah VC, Russo C, Cannon R, Davidson R, Taravella MJ. Incidence of Nd:YAG Capsulotomy after implantation of AcrySof multifocal and Monofocal intraocular lenses: a case controlled study. J Refract Surg. 2010:1–4.

62. Gauthier L, Lafuma A, Laurendeau C, Berdeaux G. Neodymium:YAG laser rates after bilateral implantation of hydrophobic or hydrophilic multifocal intraocular lenses: twenty-four month retrospective comparative study. J Cataract Refract Surg. 2010;36: 1195–200.

63. de Vries NE, Nuijts RM. Multifocal intraocular lenses in cataract surgery: literature review of benefits and side effects. J Cataract Refract Surg. 2013;39:268–78.

64. Chiam PJ, Chan JH, Aggarwal RK, Kasaby S. ReSTOR intraocular lens implantation in cataract surgery: quality of vision. J Cataract Refract Surg. 2006;32:1459–63.

65. Haring G, Dick HB, Krummenauer F, Weissmantel U, Kroncke W. Subjective photic phenomena with refractive multifocal and monofocal intraocular lenses. Results of a multicenter questionnaire. J Cataract Refract Surg. 2001;27:245–9.

66. Alfonso JF, Puchades C, Fernandez-Vega L, Merayo C, Montes-Mico R. Contrast sensitivity comparison between AcrySof ReSTOR and Acri.LISA aspheric intraocular lenses. J Refract Surg. 2010;26:471–7.

67. Aychoua N, Junoy Montolio FG, Jansonius NM. Influence of multifocal intraocular lenses on standard automated perimetry test results. JAMA Ophthalmol. 2013;131:481–5.

68. Mesci C, Erbil HH, Olgun A, Aydin N, Candemir B, Akcakaya AA. Differences in contrast sensitivity between monofocal, multifocal and accommodating intraocular lenses: long-term results. Clin Experiment Ophthalmol. 2010;38:768–77.

69. Mesci C, Erbil H, Ozdoker L, Karakurt Y, Bilge AD. Visual acuity and contrast sensitivity function after accommodative and multifocal intraocular lens implantation. Eur J Ophthalmol. 2010;20:90–100.

70. Mester U, Hunold W, Wesendahl T, Kaymak H. Functional outcomes after implantation of Tecnis ZM900 and Array SA40 multifocal intraocular lenses. J Cataract Refract Surg. 2007;33:1033–40.

71. Donnenfeld ED, Solomon R, Roberts CW, Wittpenn JR, McDonald MB, Perry HD. Cyclosporine 0.05% to improve visual outcomes after multifocal intraocular lens implantation. J Cataract Refract Surg. 2010;36:1095–100.

72. Li XM, Hu L, Hu J, Wang W. Investigation of dry eye disease and analysis of the pathogenic factors in patients after cataract surgery.

Cornea. 2007;26:S16–20.

73. Ram J, Gupta A, Brar G, Kaushik S, Gupta A. Outcomes of phacoemulsification in patients with dry eye. J Cataract Refract Surg. 2002;28:1386–9.

74. Alio JL, Colecha JR, Pastor S, Rodriguez A, Artola A. Symptomatic dry eye treatment with autologous platelet-rich plasma. Ophthalmic Res. 2007;39:124–9.

75. Alio JL, Pastor S, Ruiz-Colecha J, Rodriguez A, Artola A. Treatment of ocular surface syndrome after LASIK with autologous platelet-rich plasma. J Refract Surg. 2007;23:617–9.

76. Javaloy J, Alio JL, Rodriguez AE, Vega A, Munoz G. Effect of platelet-rich plasma in nerve regeneration after LASIK. J Refract Surg. 2013;29:213–9.

77. Alio JL, Arnalich-Montiel F, Rodriguez AE. The role of "eye platelet rich plasma" (E-PRP) for wound healing in ophthalmology. Curr Pharm Biotechnol. 2012;13:1257 65.

78. Alio JL, Rodriguez AE, Martinez LM, Rio AL. Autologous fibrin membrane combined with solid platelet-rich plasma in the management of perforated corneal ulcers: a pilot study. JAMA Ophthalmol. 2013;131:745–51.

79. Fernandez-Buenaga R, Alio JL, Munoz-Negrete FJ, Barraquer Compte RI, Alio-Del Barrio JL. Causes of IOL explantation in Spain. Eur J Ophthalmol. 2012;22:762–8.

80. Fernandez-Buenaga R, Alio JL, Perez-Ardoy AL, et al. Late in-the-bag intraocular lens dislocation requiring explantation: risk factors and outcomes. Eye (Lond). 2013;27:795–801.

81. Fernandez-Buenaga R, Alio JL, Pinilla-Cortes L, Barraquer RI. Perioperative complications and clinical outcomes of intraocular lens exchange in patients with opacified lenses. Graefes Arch Clin Exp Ophthalmol. 2013;251:2141–6.

82. Galor A, Gonzalez M, Goldman D, O'Brien TP. Intraocular lens exchange surgery in dissatisfied patients with refractive intraocular lenses. J Cataract Refract Surg. 2009;35:1706–10.

83. Kamiya K, Hayashi K, Shimizu K, Negishi K, Sato M, Bissen-Miyajima H. Multifocal intraocular lens explantation: a case series of 50 eyes. Am J Ophthalmol. 2014;158:215–20.

84. Koo EY, Lindsey PS, Soukiasian SH. Bisecting a foldable acrylic intraocular lens for explantation. J Cataract Refract Surg. 1996;22(Suppl 2):1381–2.

85. Batlan SJ, Dodick JM. Explantation of a foldable silicone intraocular lens. Am J Ophthalmol. 1996;122:270–2.

86. Mehta JS, Wilkins MR, Gartry DS. Explantation of an acrylic Acrysof intraocular lens without wound enlargement. Acta Ophthalmol Scand. 2005;83:262–3.

87. Neuhann TH. Intraocular folding of an acrylic lens for explantation through a small incision cataract wound. J Cataract Refract Surg. 1996;22(Suppl 2):1383–6.

88. Geggel HS. Simplified technique for acrylic intraocular lens explantation. Ophthalmic Surg Lasers. 2000;31:506–7.

89. Marques FF, Marques DM, Smith CM, Osher RH. Intraocular lens exchange assisted by preoperative neodymium:YAG laser haptic fracture. J Cataract Refract Surg. 2004;30:247–9.

90. Osher RH. Crisscross lensotomy: New explantation technique. J Cataract Refract Surg. 2006;32:386–8.

91. Por YM, Chee SP. Trisection technique: a 2-snip approach to intraocular lens explantation. J Cataract Refract Surg. 2007;33: 1151–4.

92. Karamaounas N, Kourkoutas D, Prekates C. Surgical technique for small-incision intraocular lens exchange. J Cataract Refract Surg. 2009;35:1146–9.

93. Henderson BA, Yang EB. Intraocular lens explantation technique for one-piece acrylic lenses. J Refract Surg. 2012;28: 499–502.

94. Alio JL, Plaza-Puche AB, Fernández-Buenaga R, Pikkel J, Maldonado M. Multifocal Intraocular lenses: An overview. Surv Ophthalmol. 2017;62(5):611–34.

第 36 章
角膜屈光手术后再行白内障手术出现的屈光异常

36

Béatrice Cochener, Jean Louis Arne

核心信息

角膜手术后再行白内障术出现的屈光异常:

- 屈光异常表现为远视漂移。
- <3D 可在 1~3 个月内消退;>3D 提示存在人工晶状体(intraocular lens,IOL)计算误差,应行 IOL 置换术。
- 进展性近视或散光提示有继发性角膜扩张的可能。
- 球差的增加(激光切削 + 球面 IOL 植入后致非球面性效果减弱)改变了视觉质量。

人口老龄化和对视觉需求的日益增长将导致白内障手术量增长,这种情况在有角膜屈光手术病史的人群中尤其常见。事实上,这部分习惯于正视状态并摘除眼镜的患者,会更早期感受到初期晶状体混浊所致的视觉影响,因而他们将更早地要求行白内障手术以避免再戴镜。换言之,我们将需要通过更少的预期手术来处理更多的高要求患者。

然而,由于角膜曲率和非球面性的变化造成 IOL 屈光力的计算困难,成为角膜屈光手术后白内障手术的一大难点。这可能会导致术后屈光和视觉异常,需要进行一些精细的加强手术来修正这些不良后果[1-4]。这些并发症的出现提示需要整合角膜曲率测量的结果和因角膜屈光手术所引起的屈光变化[5-8],对 IOL 屈光力计算公式进行调整。本章将聚焦于激光切削手术,综述角膜屈光手术后 IOL 植入术所产生的非预期结果,提出相应的矫正治疗方案。同时将讨论 IOL 屈光力计算公式的各种修正方法以及这些方法的原理、关注点和局限性。

36.1 角膜屈光手术患者白内障术后的屈光异常

IOL 计算不当,主要是因直接应用角膜切削术后角膜曲率造成的。值得注意的是,IOL 植入后,例如眼轴测量可能因 IOL 而改变。为了减少 IOL 的计算误差,推荐保留屈光手术前的原始数据。

36.1.1 远视漂移

远视漂移使放射状角膜切开术(radial keratotomy,

RK)和激光切削近视手术变得复杂。在 RK 患者,手术引起切口周围水肿,常引起一过性的远视(约 +3.0D),但术后 1~3 个月可自行恢复,无需手术来矫正这种继发的屈光不正。然而,当远视漂移超过 +3.0D,这种反应可能会造成 IOL 屈光力的计算误差;PRK 或 LASIK 术后行白内障手术所发生的远视漂移,也同样可以用 IOL 计算不当来解释。

对于从近视变为远视的患者来说,由于在视远和视近时都会感到不适,这种屈光不正尤其难以忍受。因此,这类患者会要求改善这种状态,且不愿戴镜,特别是在术前从未使用过的渐变镜。

36.1.2 近视漂移

比起远视漂移,近视漂移发生率少,且较易处理。理论上,这种情况可能发生于远视矫正手术时高估了角膜曲率。如果发生近视进展,同时伴有 BCVA 下降和角膜不规则散光,则需要排除继发性角膜扩张。

36.1.3 诱导散光

这种并发症可在所有白内障手术后出现,可能由手术切口引起,小切口和微切口手术可以显著减少术源性散光。然而,如果切口大小和位置选择不合适,则可能带来更大的散光。与 RK 相比,角膜切削术后的角膜生物力学性能的完整性保留得更好,发生不规则散光是非常罕见的。在角膜手术长期随访中,如有进展性散光发生可考虑继发角膜扩张,比术后进展性近视发生更明确。

36.1.4 偏心

不论采用哪种扫描模式(包括使用扫描光束和像差个性化处理),激光切削都会产生边缘效应。然而,随着渐进过渡区的设计,光学区的扩大和过渡区的引入,这种影响已减小。良好的激光聚焦对视觉质量的改进起到了关键的作用,并证明了诸如眼球旋转和瞳孔位移补偿等改进是合理的。

在眼内植入阶段,IOL 的居中性和倾斜度与视觉质量息息相关。如果 IOL 位置和居中性不好,切削区域与 IOL 之间出现冲突,导致视觉质量下降,引起光晕、眩光、复视和高阶像差(high order aberrations,HOA)的增加。

36.1.5　视觉质量的改变

以上提到的并发症都可能导致视觉质量的改变。当角膜的生理性曲率因角膜手术而改变时,植入 IOL 将系统性地改变眼内光学特性。这些变化导致 HOA 增加引起功能性不适。

在像差仪出现之前,因为原有测量概念上的局限,许多不明原因的结果尚不能解释。首先,几何光学层面只能单纯提供球柱镜的度数,且是基于高斯假设:眼球可以简化为一个会聚的光学模型,这个模型与非完美的光学系统(诸如手术后的眼球)相差甚远。此外,采用轴旁的、中央的和静态的测量(没有整合瞳孔扩大的影响),如果需要评估光学的不规则性、对称性及可量化的非球面性,可以考虑使用可视化的角膜地形图测量技术(不管是基于 Placido 原理还是高度图计算原理)。然而,现有的设备尚不能实现周边角膜的评估以进行真正的角膜三维评估和实时测量。角膜地形图可以明确角膜源性散光,这是手术矫正的关键。柱镜值需要与其他散光测量方法得到的轴位和度数对应起来,从而通过手术来矫正。

角膜的非球面精准切削有助于保留角膜的自然特性,这种调整可最大程度降低对视觉质量的影响。新型设计的非球面型 IOL 具有同样的目的,其设计基于两点:一是 IOL 的负球差(补偿角膜的正球差),二是 IOL 本身无像差。角膜屈光手术后选择非球面 IOL 是一种次要考虑,因为激光切削改变了角膜形态,导致远视矫正后的正球差增加和近视矫正后的不良反应。因此,我们首先尝试植入对球差影响具有中性效应的 IOL,从而不增加 HOA。

36.2　角膜屈光手术后白内障手术并发症的处理

36.2.1　光学设备

配戴眼镜是白内障术后矫正视力不良最常见和最安全的解决方法。考虑到视觉恢复需要时间(1~3 个月),眼镜具有安全性和可调节性的优点。如果残留屈光不正导致双眼屈光参差,患者对眼镜可能难以耐受。对不规则散光,可以推荐角膜接触镜以优化视觉质量。激光切削术后比 RK 术后患者更容易接受角膜接触镜,但需有一定经验的医生来验配。巩膜镜是最新进展的代表,它可矫正高度屈光不正,更容易为患者接受。

36.2.2　IOL 置换

最常见的并发症是 IOL 计算误差引起远视漂移,因此 IOL 置换是最常用的方法,但是,即使不考虑 RK 术后的异常回退,患者仍需要至少 2 周以上的时间以等待屈光状态的稳定性。超过 3D 以上的屈光不正,需要考虑更换更高度数的 IOL(残余的远视度数叠加于最初的 IOL 屈光力)。由于 IOL 计算公式不断调整优化,同时手术经验不断积累,对 IOL 置换的需求越来越少。尽管如此,告知患者这种并发

症非常关键。对做过角膜屈光手术的患者,医生应当提供术前的原始 K 值和屈光参数,以帮助后续简化 IOL 的计算,降低这种并发症的发生率。需要谨慎选择容易操作及方便移除的 IOL;此外,当 IOL 置换不可避免时,为了在囊袋内更安全地操作,应尽早进行。

36.2.3　激光切削

对于低度球镜和柱镜残余误差,激光切削是合理的方式,包括 PRK 和 LASIK 瓣下(重新制瓣或掀起原瓣)准分子激光扫描矫正。手术方式的选择取决于原先的方式、屈光不正的类型和手术医生的经验。需要特别注意眼球跟踪连接,因为它可能被 IOL 反射所干扰,IOL 的存在也使像差测量变得困难(如 RK 术后存在高度不规则散光,甚至不能测量)。倘若可行,个性化的激光切削可提高视觉质量,但目前治疗不规则散光的最佳选择是以角膜地形图引导的激光切削术,按照高度图来重塑和平滑角膜。在所有情况下,特别是继发性远视时,必须维持尽可能大的光学区,从而尽量减少不同手术叠加所引起的功能性症状。

36.2.4　切口

经验丰富的手术医生,在白内障超声乳化手术的同时,会采用切口调整技术,在较平坦的子午线上做弓型切口以矫正术前的散光。正如以往讨论过,这种单一步骤技术的有效性取决于手术医生的专业水平,受限于术后难以预测的屈光变化。根据白内障术后屈光变化,两步修正技术来调整切口可能更合适,但是正如我们所知,术后残留的屈光不正大多是远视,很少可以通过切口来矫正;引入飞秒激光(无论是白内障飞秒激光还是角膜飞秒激光)将给通过切口矫正屈光不正带来希望。

36.2.5　背驮式

这种方法相当于 IOL 的二次植入,即在原先囊袋内 IOL 前的睫状沟再植入一枚 IOL。原先的 IOL 矫正不充分导致残留的屈光不正,可以根据残留的屈光不正确定第二枚 IOL 的屈光力(加上约 20%)[9,10]。第二枚 IOL 应和第一枚 IOL 的生物材料相同。它的设计必须适合放置于睫状沟位置,这意味着连接处为三片式硬襻结构以确保 IOL 的共轴性与稳定性。应特别注意两枚 IOL 之间的界面,防止因细胞向内生长而影响透明性和视觉质量。

各种不同的概念用于睫状沟定位的特殊设计(扩大直径至 14mm,圆边,凹后表面和凸前表面)。这些背驮式 IOL(Sulfulxx®,Advon®,River SO)已有单焦点 IOL(环曲面或非环曲面),甚至有多焦点 IOL(环曲面或非环曲面)。所有的 IOL 都是可折叠的,可以通过 2.8~3.2mm 切口植入。它们可以矫正白内障术后残留屈光不正以减轻屈光参差,甚至可以用多焦点 IOL 来补偿丧失的调节功能。在这种情况下,主要的限制原因在于难以准确测量睫状沟到睫状沟距离,因而不能保证 IOL 的完美居中。可以考虑在特殊情况下应用背驮式 IOL,如外伤性或先天性单侧白内障手术。

36.2.6 展望：多焦点 IOL？Toric IOL？

角膜屈光术后白内障摘除术的 IOL 计算困难重重，这使得多焦点 IOL 的发展步履艰难。尽管新一代的衍射 IOL 取得了令人信服的结果，但在特殊情况下仍可导致欠矫或过矫。首先，由于先前角膜手术遗留的光学像差（如 LASIK 的局限、PRK 基质床切削、角膜切口等）与多焦点 IOL 的多重区域相冲突，患者难以忍受。这可能导致视觉质量的重大影响，术后患者无法忍受光晕、眩光、视觉障碍和对比敏感度下降等。然而，多焦点 IOL 对于经过仔细筛选、角膜规则、视网膜功能正常以及具有合理期望水平的角膜屈光术后的白内障患者是一种值得考虑的选择。

在现有的理念中，应考虑新的非球面设计，避免使进行过多次手术的眼睛增加球差以及避免增加难以量化和中和的 HOA。已证实经激光切削的角膜将增加（近视矫正）或反转（远视矫正）术前的正球差。无论哪种切削模式，这些诱导的变化都提示：具有负球差的非球面 IOL 将部分补偿或增加初始角膜球差（在不良事件中）。我们希望将来有一天可以个性化定制理想的 IOL，为补偿角膜像差，特别是对于过去曾接受角膜屈光手术的患者，提供一种有意义的方法[11-21]。

36.3 预防屈光异常：调整 IOL 的计算

在接受屈光手术的眼中，经常出现 IOL 屈光力计算误差，导致近视眼术后远视或者远视眼术后近视[22,23]，但我们知道多焦点 IOL 植入的目标是正视。已有报道，如果通过手动角膜曲率测量计算 IOL 屈光力，RK 术后白内障手术易致显著远视偏移[24,25]。IOL 的计算取决于眼轴长度、前房深度和角膜曲率（K 值）测量：研究表明角膜屈光手术后眼轴长度没有显著的变化[26]。除少数病例（角膜基质环）外，前房深度也未改变。

导致错误的因素有：
- 角膜屈光力估计不准确；
- 使用不适当的 IOL 计算公式[27]。

角膜屈光手术导致角膜形态的异常。近视屈光手术后，角膜的中央变得比周边角膜更平坦。角膜曲率通过约间隔 3mm 的 2 点钟位置测量，如果这些点是在平坦的中心区域之外测量，那么手动角膜曲率计读取的值则较陡峭[28,29]。

目前测量角膜前表面曲率半径（Ra）的仪器是通过测量投射镜像的反射像而得到，而角膜后表面曲率半径并未测量，而只是用修正（有效）折射率加以补偿得出。角膜屈光力是在轴旁公式中，利用有效折射率（n），从角膜前表面曲率半径导出：K 值（D）=（n-1)/Ra。然而，这种有效折射率只有在前、后角膜表面比例类似于模型眼才是有效的。RK 术后，角膜前、后表面经过相对成比例的平坦化，它们之间的关系没有改变。中央角膜变平坦的程度超过旁中心过渡（拐点）区域，这导致了中央平坦光学区曲率的高估。PRK 或 LASIK 术后，如果治疗区大，前表面曲率半径测量仍然可以是准确的，因为过渡区远远超出了 2.6~3mm 测量

区。然而，在角膜屈光手术后，K 值读取不准确是由于角膜前后曲率的固定比值发生变化。因此，正常眼中得到的有效折射率将不再合适，不能正确补偿角膜后表面屈光力，导致 K 值不准确[23,30]。

另一个问题是不可能精确量化角膜曲率改变和屈光度改变的差异，因此不能确定由测得的角膜屈光力推算出真正的校正因子。当计算 IOL 屈光力时，有两种方法可以校正变异（一是开发精确估计角膜屈光力的方法，二是确定更合适的公式）。

36.4 角膜屈光术后角膜屈光力的估计[31]

标准角膜曲率计可评估中央角膜屈光力。问题是，角膜曲率计的反射环是测量角膜约 3mm 直径区，而此区通常在近视术后比平坦的中央更陡（对远视手术，反之亦然）。另一种方法是利用角膜地形图仪测量角膜中央 3mm 区域的角膜屈光力。角膜地形图测量在中央 3mm 区域超过 1000 点的数据，而常规角膜曲率仅测量距离角膜中央 3.2mm 和 2.6mm 的两个位置的数据，模拟角膜屈光力值（SimK）似乎是测量角膜曲率最准确的[32]。

然而，通常认为角膜屈光手术后的角膜中央屈光度，应该用角膜地形图来测量，因为它比起模拟角膜曲率更可靠。在异常角膜表面或手术改变的角膜中，通过角膜曲率计获得的角膜曲率测量值是不准确的。Sonego Krone 等人[33] 认为 Orbscan II 总屈光力图可以准确评估近视 LASIK 术后的角膜，并不依赖于术前数据和优化 IOL 计算的校正因子。

一般来说，对于所有的测量技术，使用较小的值以避免近视术后的远视偏移，较大的值以避免远视术后的近视漂移，这样较为安全。为了避免近视手术后低估 IOL 屈光力，测得的角膜屈光度必须是校正后的。目前没有万能的和绝对可靠的方法，许多医生往往从测量的数据中减去 1.0D 屈光度。远视手术后，测量值一定是增大的。

Holladay 引入的硬性角膜接触镜方法[34]，其基础是确定配戴和不配戴一个已知基弧的硬性角膜接触镜后显然验光的差值。验光度数不变表示角膜与隐形眼镜之间的泪液镜屈光力为 0，有效的角膜前表面曲率半径等于试镜片后表面曲率半径（即基弧）。如果戴上接触镜后验光发生近视漂移，基弧则变得陡峭了（即泪膜形成一个正透镜），反之亦然。这个方法的思路是通过找到一片戴上和不戴接触镜验光都不变的试镜片来确定角膜曲率半径，然后读出这个镜片的度数即为真实需要的屈光度。这种方法耗时较长，不能用于因晶状体混浊而视力过低的患者，可在 RK 术后广泛使用，但 PRK 或 LASIK 术后使用是否有效未经验证，致密的白内障可使屈光度出现偏差。

举例说明，硬性角膜接触镜法：
- 平面硬性角膜接触镜曲率 40.5D；
- 不配戴接触镜的 S.E.（角膜平面顶点 12.5mm）：0.5D；
- 配戴接触镜的 S.E.

屈光度不变：

平均角膜屈光力 =［40.5+0+（-0.5）-（-0.5）]=40.5D

S.E.=–1D：

平均角膜屈光力 =［40.5+0+（–1）–（–0.5）］=40D

S.E.=+1D：

平均角膜屈光力 =［40.5+0+（+1）–（–0.5）］= 42D

临床病史法[34,35]：术后角膜屈光力是通过近视眼的术前角膜曲率减去屈光度变化而获得（用标准顶点距离 12mm 的角膜平面计算）。屈光变化必须当术后屈光度达到稳定，才能通过术前等效球镜减去术后等效镜而得到，且两者必须通过角膜平面的顶点距离来加以修正。这些值可以用以下公式计算出来：Rc= Rs +（1–vRs），Rc = 在角膜平面上的屈光力（D），Rs= 顶点（v）的屈光力（D），V= 顶点距离（m）；顶点距离通常设为 0.012m。然而，晶状体混浊引起的近视是误差的重要因素。

举例说明，临床病史方法：

* 术前角膜屈光力	44D
* 术前屈光度数	–7D
* 术后屈光度数	–2D
* S.E. 差值	（–7）–（–2）=–5D
IOL 屈光力计算时所用的角膜屈光力	44–5 = 39D

校正屈光变化角膜曲率值（Kc-rd）：这一方法是 Shammas[15] 从临床病史的方法中导出，角膜屈光力由以下公式计算得出：Kc-rd = Kpost（–0.25 × CRc），Kpost 是实际的角膜曲率测量读数，CRc 是角膜平面校正的近视量。临床衍生校正角膜曲率值（Kc-cd）：这一方法通过以下公式计算角膜屈光力（也是由 Shammas 从临床病史法发展而来的），Kc-cd = 1.14 Kpost–6.8，其中 Kpost 是实际的角膜曲率测量读数[36]。Rosa 等人校正因子法[37]：通过角膜地形图测量的术后角膜半径，乘以校正因子，按照眼轴的长度，校正因子在 1.01~1.22 变化。Ferrara 等人[38]提出理论上可变的屈光指数（theoretical variable refractive index，TRI）：准分子激光手术后角膜屈光指数的变化与眼轴长度相关，这种关联用以下公式表示：TRI = –0.000 6 ×（AL × AL）+ 0.021 3 × AL + 1.157 2，其中 AL 是眼轴长度。角膜屈光力（P）可由以下公式计算：P =（TRI–1）/r，其中 r 是角膜曲率半径（以 m 为单位）。前后角膜的曲率应分开考虑，这种方法基于以下假设：角膜总屈光力可通过前（Pa）和（Pp）表面的屈光力相加而得[39]：P = Pa + Pp =（n2–n1）/r1+（n3–n2）/r2，其中 n1 是空气的折射率（–1），n2 是角膜的折射率（1.376），n3 是房水的折射率（1.336）。术前和术后，角膜前表面屈光力（Pa）可以通过角膜地形图所得 SimK 值乘 1.114（即 376/337.5）[40]。因此，Pp= P–Pa= SimK–（SimK × 1.114）。

准分子激光手术后角膜总屈光力的测量，有两种选择：

● 如若术前的角膜 SimK 值可获得，则可以计算角膜后表面屈光力。角膜前表面的术后屈光力可以相加于角膜后表面的屈光力（假定手术后改变不显著），如以下公式所表示：P = postop Pa + Pp = postop SimK × 1.114 +（preop SimK × 1.114–preop SimK）

● 如果没有术前 SimK 值，就不能计算角膜后表面屈光

力，后者可用平均值 4.98 代替，换算公式为 P = postop Pa + Pp = postop SimK[41]。

36.5　IOL 屈光力计算的方法

下表列出角膜屈光术后 IOL 计算方法，方法很多，并还在增加（表 36.1）。

表 36.1　IOL 屈光力计算

需要术前数据的方法
Double-K VKG
Double-K 临床病史法
Single-K 折射率推算法
Feiz-Mannis 公式
基于前、后表面角膜曲率（术前数据）的 Double-K 法
Latkany' 回归公式
Feiz-Mannis 组合法
Walter 法
Masket 公式
无需术前数据的方法
Single-K 临床推算法
Rosa's single-K 法
Ferrara's single-K 法
基于前表面和后表面角膜曲率（无术前数据）的 Double-K 法
Mackool 法
Ianchulev 法

Feiz-Mannis 的顶点 IOL 屈光力计算方法[42]：对正视眼，IOL 屈光力计算基于 LASIK 术前角膜曲率测量值，然后用 LASIK 产生的 SE 变化修正 IOL 屈光力，假设 IOL 1.0D 变化在眼镜平面上只能产生 0.7D 的变化，这基于 IOL 放置位置为虹膜后距角膜顶点 12~13mm。这种方法在近视 LASIK 矫正患者中将导致 IOL 屈光力计算偏高，而远视 LASIK 矫正患者中 IOL 屈光力计算偏低。此外，治疗量越大，传统角膜曲率测量越不准确。基于这些结果，作者建立了以线性回归分析为基础的列线图。

在使用 SRK/T 公式计算 IOL 屈光力时，经常发生错误。之所以产生远视残留是因为有效 IOL 位置（effective lens position，ELP）估算不正确，第三代理论公式采用角膜屈光手术后的 K 值来计算，这一偏低的数值常常低估了近视手术后的 ELP 和 IOL 屈光力，导致远视。

– Aramberri[43] 修改的 SRK/T 公式：通过聚散公式，用角膜屈光术前 K 值（Kpre）计算 ELP，用角膜屈光术后 K 值来计算 IOL 屈光力。

– 当屈光度稳定后，Kpre 值通过角膜曲率测量或角膜地形图获得，Kpost 通过临床病史法获得，该值被转换为角

膜平面的数据后从 Kpre 中减去。

－Rosa 等[37]尝试通过眼轴长度调整角膜曲率半径,以计算缺乏角膜屈光术前数据的病例 IOL 屈光力。

－Latkany 等[44]报道了回归公式:当没有角膜屈光术前数据时,基于角膜屈光手术后平均角膜曲率和最平坦的角膜曲率来计算 IOL 屈光力。

他们描述了两种方法:

1. 用 Javal 角膜曲率计测量的平均角膜曲率来进行 IOL 屈光力的计算,用公式 $-0.46x+0.21$ 修正,其中 x 为手术带来的屈光度的改变。

2. 用公式 $-0.47x+0.85$ 修正后的平坦 K 值计算 IOL 屈光力。

2006 年 3 月的 ASCRS 会议上展示的 Borasio 和 Stevens 开发的 BEESt 公式是基于 Gaussian 光学近轴成像公式进行改进的。这种方法需要测量角膜前、后表面曲率半径以及 Oculus Pentacam 测量的中央角膜厚度[45]。该方法不使用 LASIK 术后不准确的角膜屈光力来进行屈光术后 IOL 的计算。

Walter 等人[46]假设患者从未行近视 LASIK 而计算 IOL 屈光力,但目标 IOL 屈光力则需减去 LASIK 术前近视度数。LASIK 术前角膜曲率测量值、屈光度和眼轴都是 Holladay 公式必需的,再减去 LASIK 术后角膜屈光力。在 Masket 公式中[17],按标准方法计算 IOL 屈光力,而后简单地把最终值修改为 LASIK 引起的屈光变化相关的函数。由 LASIK 引起的变化乘以 0.323,因此该方法对历史数据的依赖性较低。这样,如果屈光度的历史数据中存在 1.0D 的屈光度误差,仅需在 IOL 选择中转换为 0.32D 的屈光误差。Ianchulev 等[47]利用术中自动屈光性视网膜检眼镜获得无晶状体眼的验光度数,测量 IOL 植入前无晶状体时的等效球镜。MakooL 等[48]描述了一种方法,在摘除白内障后先不植入 IOL,大约 30 分钟后,对无晶状体眼进行客观验光,使用特定算法获得 IOL 屈光力,然后患者返回手术室进行 IOL 植入术。

36.6　需特别提出的问题

RK 术后患者行白内障手术后,几乎都会经历术后早期由于基质水肿引起角膜平坦化而导致的远视漂移[49]。角膜水肿通常在白内障术后几周内改善,大量的远视误差也会消退,建议在进行 IOL 置换术之前至少等待 3 个月。然而,较大的远视误差不能完全消退,且 IOL 置换术必须较早进行,其好处是可以使用相同的切口,并且更容易更换 IOL;缺点是准确选择 IOL 屈光力有难度,因为角膜曲率和屈光力仍然不稳定[50]。

临床医生在面对准分子角膜屈光术后 IOL 计算的难题时应做些什么[51]?为了评估角膜屈光力,建议选择近视术后的最低测量值和远视术后的最高测量值。对于 IOL 屈光力计算,手术医生必须尝试多种方法,并寻找到一个至少与其他方法计算结果一致的值[52-55]。应告知患者,这些方法计算屈光术后 IOL 屈光力的准确性尚未得到验证,可能需要更换 IOL 或进行其他干预措施。

要点总结

角膜屈光术后患者行白内障术后出现屈光异常的处理:

- 视光矫正方法:最安全的方法,但只是部分和 / 或暂时的解决方案。
- IOL 置换术:需完善术前患者信息(不要太早进行,且 >3D)。
- 激光切削(表面切削或 LASIK):白内障术后低残留屈光度。
- 切口:残余散光在手术当天很少出现。
- 背驮式植入:在睫状沟或囊袋中,2°IOL 带来的残余误差(新设计正在评估中)。

角膜手术后白内障手术的展望:

- 预防异常:角膜屈光手术术前的角膜曲率 + 眼轴长度数值存档。
- 理想植入术:
  －多焦点 IOL(IOL,背驮式植入);
  －非球面设计(无像差,为已行手术后的角膜个性化镜像定制);

(王晓瑛　涂瑞雪　翻译)

参考文献

1. Sridhar MS, Rao SK, Vajpayee RB, Aasuri MK, Hannush S, Sinha R. Complication of laser in situ keratomileusis. Indian J Ophthalmol. 2002;50(4):265–82.
2. Hamilton DR, Hardten DR. Cataract surgery in patients with prior refractive surgery. Curr Opin Ophthalmol. 2003;14(1):44–53.
3. Seitz B, Langenbucher A, Haigis W. Pitfalls of IOL power prediction after photorefractive keratectomy for high myopia – case report, practical recommendations and literature review. Klin Monatsbl Augenheilkd. 2002;219(12):840–50.
4. Kushner BJ, Kowal L. Diplopia after refractive surgery: occurrence and prevention. Arch Ophthalmol. 2003;121(3):315–21.
5. Feiz V, Mannis MJ. Intraocular lens power calculation after corneal refractive surgery. Corr Opin Ophthalmol. 2004;15(4):342–9.
6. Randleman JB, Loupe DN, Song CD, Go W 3rd, Stulting RD. Intraocular lens power calculations after laser in situ keratomileusis. Cornea. 2002;21(8):751–5.
7. Langenbucher A, Haigis W, Seitz B. Difficult lens power calculations. Curr Opin Ophthalmol. 2004;15(1):1–9.
8. Wang L, Booth MA, Koch DD. Comparison of intraocular lens power calculation methods in eyes that have undergone laser assisted in situ keratomileusis. Trans Am Ophthalmol Soc. 2004;102:189–96. discussion 196-7
9. Gills JP, Van der Karr MA. Correcting high astigmatism with piggyback toric intraocular lens implantation. J Cataract refract Surg. 2002;28(3):547–9.
10. Odenthal MT, Eggink CA, Melles G, Pameyer JH, Geerards AI, Beekhuis WF. Clinical and theoretical results of intraocular lens power calculation for cataract surgery after photorefractive keratectomy for myopia. Arch Ophthalmol. 2003;120(4):500–1. Arch Ophthalmol. 2003 apr ; 121(4) : 584.
11. Aizawa D, Shimizu K, Komatsu M, Ito M, Suzuki M, Ohno K, Uozato H. Clinical outcomes of wavefront-guided laser in situ keratomileusis : 6 month follow-up. J Cataract Refract Surg. 2003;29(8):1507–13.
12. Preussner PR, Wahl J, Weitzel D. Topography-based intraocular lens power selection. J Cataract Refract Surg. 2006;32(10):1591. discussion 1591–2.

13. Mesa JC, Marti T, Arruga J. Intraocular lens (IOL) power calculation after keratorefractive procedures. Arch Soc Esp Oftalmol. 2005;80(s):699–703.
14. Feiz V, Moshirfar M, Mannis MJ, Reilley CD, Garcia-Ferrer F, Caspar JJ, Lim MC. Nomogram-based intraocular lens power adjustment after myopic refractive keratectomy and lasik : a new approach. Ophthalmology. 2005;112(8):1381–7.
15. Rosa N, Capasso L, Lanza M, Iaccarino G, Romano A. Reliability of a new correcting factor in calculating intraocular lens power after refractive corneal surgery. J Cataract Refract Surg. 2005;31(5):1020–4.
16. Liberek I, Kolodziajezyk W, Szaflik JP, Szaflik J. Intraocular lens power calculation in patients after keratorefractive surgery – personal experience. Klin Ocz. 2006;108(4–6):214–9.
17. Masket S, Masket SE. Simple regression formula for intraocular lens power adjustment in eyes requiring cataract surgery after excimer laser photoablation. J Cataract Refract Surg. 2006;32(3):430–4.
18. Camellin M, Calosis A. A new formula for intraocular lens power calculation after refractive corneal surgery. J Refract Surg. 2006;22(8):735. author reply 735–6
19. Sambara C, Naroo S, Shah S, Sharma A. The AS biometry technique – a novel technique to aid accurate intraocular lens power calculation after corneal laser refractive surgery. Cont Lens Anterior Eye. 2006;29(2):81–3.
20. Taberno J, Piers P, Benito A, Renondo M, Artal P. Predicting the optical performance of eyes implanted with IOLs to correct spherical aberrations. Invest Ophthalmol Vis Sci. 2006;47(10):4651–8.
21. Wang L, Booth MA, Koch DD. Comparison of intraocular lens power calculation methods in eyes that undergone lasik. Ophthalmology. 2004;111(10):1825–31.
22. Seitz B, Langenbucher A, Nguyen NX, et al. Underestimation of intraocular lens power for cataract surgery after myopic photorefractive keratectomy. Ophthalmology. 1999;106:693–702.
23. Holladay JT. Cataract surgery in patients with previous keratorefractive surgery (RK, PRK, and LASIK). Ophthalmic Pract. 1997;15:238–44.
24. Celikkol L, Pavlopoulos G, Weinstein B. Calculation of intraocular lens power after radial keratotomy with computerized videokeratography. Am J Ophthalmol. 1995;120:739–70.
25. Lyle WA, Jin GCC. Intraocular lens power prediction in patients who undergo cataract surgery following previous radial keratotomy. Arch Ophthalol. 1997;115:457–61.
26. Hoffer KJ, Darin JJ, Pettit TH, et al. UCLA clinical trial of radial keratotomy ; preliminary report. Ophthalmology. 1981;88:729–36.
27. Olsen T. Sources of error in intraocular lens power calculation. J Cataract Refract Surg. 1992;18:125–9.
28. Kalski RS, Danjoux JP, Fraenkel GE, et al. Intraocular lens power calculation for cataract surgery after photorefractive keratectomy for high myopia. J Refract Surg. 1997;13:362–6.
29. Koch DD, Wakil JS, Samuelson SW, et al. Comparison of the accuracy and reproducibility of the keratometer and the EyeSys corneal analysis system model I. J Cataract Refract Surg. 1992;18:342–7.
30. Olsen T. On the calculation of power from curvature of the cornea. Br J Ophthalmol. 1986;70:152–4.
31. Kim JH, Lee H, Joo FK. Measuring corneal power for intraocular lens power calculation after refractive surgery. J Cataract Refract Surg, 2002, 88 : 1932–1938 Stakheev A.A., Balashevich L.J., Corneal power determination after previous refractive surgery for intraocular lens calculation. Cornea. 2003;22:214–20.
32. Stakheev AA, Balashevich LJ. Corneal power determination after previous refractive surgery for intraocular lens calculation. Cornea. 2003;22:214–20.
33. Sonego-Krone S, Lopez-Moreno G, Beaujon-Balbi G, et al. A direct method to measure the power of the central corneal

after myopic laser in situ keratomileusis. Arch Ophthalmol. 2004;122:159–66.
34. Holladay JT. Consultations in refractive surgery. Refract Corneal Surg. 1989;5:20.
35. Hoffer KJ. Intraocular lens power calculation for eyes after refractive keratotomy. J Refract Surg. 1995;11:490–3.
36. Shammas HJ, Shammas MC, Garabet A, et al. Correcting the corneal power measurements for intraocular lens power calculations after myopic laser in situ keratomileusis. Am J Ophthalmol. 2003;136:426–32.
37. Rosa N, Capasso L, Romano A. A new method of calculating intraocular lens power after photorefractive keratectomy. J Refract Surg. 2002;18:720–4.
38. Ferrara G, Cennamo G, Marotta G, et al. New formula to calculate corneal power after refractive surgery. J Refract Surg. 2004;20:465–71.
39. Speicher L. Intraocular lens calculation status after corneal refractive surgery. Curr Opin Ophthalmol. 2001;12:17–29.
40. Mandell RB. Corneal power correction factor for photorefractive keratotomy. J Refract Corneal Surg. 1994;10:125–8.
41. Savani G, Barboni P, Zanini M. Intraocular lens power calculation after myopic refractive surgery. Theoretical comparison of different methods. Ophthalmology. 2006;113:1271–82.
42. Feitz V, Mannis MJ, Garcia-Ferrer F, et al. Intraocular lens power calculation after laser in situ keratomileusis for myopia and hyperopia a standardized approach. Cornea. 2001;20:792–7.
43. Aramberri J. Intraocular lens power calculation after corneal refractive surgery double-K method. J Cataract Refract Surg. 2003;29:2063–8.
44. Latkany RA, Chokshi AR, Speaker MG, et al. Intraocular lens calculations after refractive surgery. J Cataract Refract Surg. 2005;31:562–70.
45. Borasio E, Stevens J, Smith GT. Estimation of true corneal power after keratorefractive surgery in eyes requiring cataract surgery : BESSt formula. J Cataract Refract Surg. 2006;32:2004–14.
46. Walter KA, Gagnon MR, Hoopes PC Jr, et al. Accurate intraocular lens power calculation after myopic laser in situ keratomileusis bypassing corneal power. J Cataract Refract Surg. 2006;32:425–9.
47. Ianchulev T, Salz J, Hoffer K, et al. Intraoperative optical refractive biometry for intraocular lens power estimation without axial length and keratometry measurements. J Catarac Refract Surg. 2005;31:1530–6.
48. Mackool RJ, Ko W, Mackool R. Intraocular lens power calculation after laser in situ keratomileusis ; the aphakic refraction technique. J Cataract Refract Surg. 2006;32:435–7.
49. Koch DD, Lin JF, Hyde LL, et al. Refractive complications of cataract surgery after radial keratotomy. Am J Ophthalmol. 1989;108:676–82.
50. Gimbel H, Sun R, Kaye GB. Refractive error in cataract surgery after previous refractive surgery. J Cataract Refract Surg. 2000;26:142–4.
51. Koch DD. New options for IOL calculation after refractive surgery. J Cataract Refract Surg. 2006;32:371–2.
52. Garcia-Zalisnaka DE, Yeu E. Refractive enhancements after refractive surgery. Int Ophthalmol Clin. 2016;56(3):85–91.
53. Chen X, Yuan F, Wu L. Meta-analysis of intra ocular lens power calculation after laser refractive surgery in myopic eyes. J Cataract Refr Surg. 2016;42(1):163–70.
54. Patel RH, Karp CL, Yoo SH, Amescua G, Galor A. Cataract surgery after refractive surgery. Int Ophthalmol Clin. 2016;56(2):172–82.
55. Mori Y, Shimizu K, Minami K, Kamiya K, Shoji N, Miyata K. Relationship of corneal asphericity to intraocular lens power calculations after myopic laser in situ keratomileusis. J Cataract Refract Surg. 2016;42(5):703–9.

第九部分
其他屈光手术

第 37 章
放射状角膜切开术(RK)术后并发症

37

Carlo F. Lovisolo,Antonio Renna,Jorge L. Alió

核心信息

- 放射状角膜切开术(radial keratotomy,RK)最初是俄罗斯的一项技术,在全球范围内推广和应用直到准分子激光问世。

- 大量技术的涌现会带来一些问题。未来几十年里,屈光医生将会遇到非常具有挑战性的、与切口相关的临床问题。

- 新兴的测量设备和治疗方案有助于改变临床诊断困难的状况。

37.1 简介

20 世纪 80 年代中期至 90 年代初,放射状角膜切开术(radial keratotomy,RK)是应用最广泛的屈光性手术。虽然 RK 的屈光效果不错,但是同时也带来难以处理甚至无法治疗的并发症和副作用(表 37.1)。即使是最完美的 RK 手术也会改变角膜自身光学特性及稳定性(生物力学稳态),而且由于固有和持续性的生物力学性能下降[1]容易造成角膜钝挫伤。随着准分子激光技术的出现,RK 逐渐被淘汰。在意大利,切口手术被采用以治疗圆锥角膜[2,3](图 37.1)。RK 的淘汰是必然的,然而,对于眼科医生来说,了解其并发症以及给眼睛造成的长期影响仍然非常重要。因此,本章不讨论患者的筛选策略,以及预防和处理术中、术后早期并发症的方法,而只着重介绍远期并发症的处理。

另一方面,对于治疗单纯性散光以及角膜移植后的复杂案例,横向或弧形角膜切开(astigmatic keratotomies,AK)仍然具有实用、便宜、安全和有效的优点[4]。尤其是弧形切口,充分考虑了光学瞳孔区的宽度,在大多数情况下改善了生理角膜的轮廓。角膜缘松解术是基于晶状体屈光手术的一个重要组成部分,可以矫正极小的角膜散光,具有优化多焦、非球面、调节型 IOL 的效果。以有限元分析为基础,建立人类角膜非线性各向异性超弹性行为的生物力学模型[5],使经验诺模图具有高度可预测性和精确性[6]。

与术中并发症(比如错误的切口数目、位置和深度,穿

孔,偏心,与视轴和 / 或角膜缘交叉)和早期或迟发的术后并发症(炎症、感染、愈合缺陷等)不同,RK 手术的屈光性并发症可进行系统地探讨。RK 的前瞻性评估(prospective evaluation of RK,PERK)显示,1980—1990 年期间,美国约有 120 万患者接受 RK 治疗[7]。在不久的将来,许多存在残余屈光不正(过矫、欠矫、规则或不规则散光)以及或多或少视力受限的患者会去寻求治疗方法。这些视觉问题非常复杂,可能源于 RK 的副作用,症状有日变化或随时间推移视觉状态稳定性下降、光晕、眩光、对比敏感度下降、单眼复视、夜间视力下降、屈光参差和成像大小不等(由于不对称散光,视网膜成像在不同子午线上放大率不等)。这些视觉问题会扭曲患者的空间感知能力,导致正常生理机制无法耐受。

表 37.1 RK 的复杂并发症

继发于术中并发症
• 角膜穿孔(微观和宏观)
• 偏心
• 切口与视轴相交
• 切口横穿角巩膜边缘
• 切口数目(子午线)不正确
• 切口深度不正确
• 切口与联合散光切口相交

继发于术后早期或迟发并发症的角膜瘢痕
• 细菌 / 真菌 / 病毒感染
• 修复缺陷
— 增生性瘢痕
— 光学区域的瘢痕
— 角膜缘瘢痕化(新生血管)
— 囊肿

续表

继发于术后早期或迟发并发症的角膜瘢痕
• 复发性角膜糜烂(上皮基底膜改变)
• 多次手术
• 多重、交叉、异常、不规则的切口
屈光性并发症
• 过矫
• 欠矫
• 术源性规则散光
• 术源性高阶像差
• 术源性屈光参差
• 术源性子午线物像不等
生物力学并发症(医源性角膜扩张)
• 不规则、不对称的散光
• 渐进性远视漂移
• 未确诊的角膜扩张性病变行 RK 术(顿挫型圆锥角膜)
视觉症状
• 稳定性下降
—日变化
—随时间推移型
• 眩光
—光晕
—失能性眩光
• 对比敏感度下降
• 单眼复视
• 夜盲
白内障手术
• 术中切口裂开
• IOL 曲率计算困难

Modified from Waring G.Refractive Keratotomy[1]

37.2　准分子激光的选择:重建生理角膜形状

普通的 RK 术后,通过传统的角膜前表面成像,显示出一个经典的中央"蓝湖"图案,是一个具有良好中心定位的 3~4.5mm 的平坦区域。其有效光学区宽度与近视矫正量成反比,中心平坦区域被一个陡峭的中周红色环包围(图 37.2a),基于 Placido 盘技术很难将这类图与传统准分子激光术后生成的图进行区分。然而,有时候 RK 术的光学区呈略微不规则、方形或八角形,这有助于区分 RK 与准分子激光手术形成的完美圆形和光滑边界区。

相比之下,基于裂隙扫描技术的 Orbscan™ 或目前市场上各种基于旋转 Scheimpflug 技术的裂隙扫描系统能提供的角膜高度图和厚度图,使鉴别诊断变得非常容易。通过角膜高度地形图可观察到,经 RK 处理的角膜前表面形态与后表面相似,两者中心区域均在最佳拟合球面以下(图 37.2b)。两个相似表面的结果差异,即厚度差异图,能提供整个角膜的正常厚度值。此外,小光学区、扁平角膜的非球面形状以及切口的微观或宏观不规则性所形成的高阶像差(high order aberrations,HOA),都会导致边缘光学效应,所以即使是最完美的 RK 术,其视觉的光学质量也不甚理想。光照环境下,瞳孔较小,衍射对光学质量起主要作用,像差对此影响较小,但空间分辨率较低。昏暗条件下,瞳孔扩大,衍射效应减小,光学像差的影响显著增加,随瞳孔大小的平方成正比。由于复杂伤口能导致角膜区膨出,所以经常能观察到不同程度不规则的角膜地形图。术中并发症或愈合阶段出现的问题都会引起角膜表面不规则和角膜前后表面局部隆起(见表 37.1)。角膜厚度没有显著改变,角膜地形图显示出相邻区域局部屈光差异较大,这种局部的不规则散光降低了有效光学区和光学质量(图 37.3)。

与术中或愈合并发症相反,多数情况下,RK 术后并发症在确定主要病因时应考虑未诊断的潜在角膜病变,如角膜扩张(顿挫型圆锥角膜、透明角膜边缘变性)或角膜上皮基底膜营养不良(地图 - 点 - 指纹状营养不良)。目前人们已在确诊复杂角膜病变的高危患者方面有了普遍的认识和提升,这对正确筛选屈光手术患者有很大帮助[8,9]。

进入准分子激光时代,大多数前 RK 患者选择通过 LASIK 进行修复,可以安全有效地矫正大量的残余屈光不正[10-19]。研究发现,经过一定时间(至少 2 年的随访),患者的切口愈合良好,未见上皮囊肿或瘢痕(图 37.4),屈光力及生物力学稳定(无不规则散光,屈光无较大波动)。采用远视切削模式治疗过度矫正病例,恢复其正常角膜生理的非球面性,可能会有不错的结果。

最常见的二次手术策略包括:制作和对齐角膜瓣时要特别小心,使用比平时更深的角膜板层刀(180μm 或 200μm)并利用愈合的伤口做标记。幸运的是,在 100 多例这类手术中,我们没有遇到任何角膜瓣断裂,只有 1 例出现纽扣瓣。与 LASIK 增强术治疗近视过矫相反,RK 术后二次手术的诺模图计划 30% 的欠矫,100% 为远视性治疗,就像对初次手术眼一样。这在我们使用不同激光方式时都是一致的。在年轻患者中,预期每年有平均 0.15D 的远视性变化,我们并不担心轻微的过矫(110%~120%),其原因与我们将 RK 术后欠矫限制在 80%~90% 相关。在此必须提醒患者不要抱有过高的期望。此外,由 RK 引起的一些常见问题,如昼夜屈光波动(睡眠后角膜变平,白天时角膜变陡),夜间视觉症状和随年龄增长的渐进性远视等,将

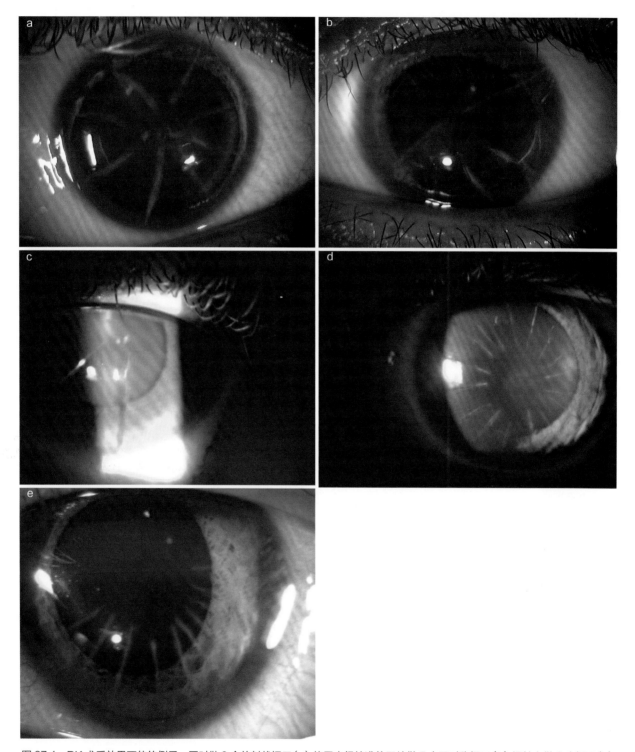

图 37.1　RK 术后效果不佳的例子。同时做 8 个放射状切口（a）；使用未经校准的刀片做 5 个不对称切口（b）；视轴上做 8 个切口（c）；在存在 Haze 和铁质沉积的角膜做了 18 个切口（4 个基本切口，4 个在鼻侧，4 个在颞侧，3 个在颞上象限，3 个在鼻下象限）（d）；圆锥角膜颞下侧做了 10 个不对称切口（e）

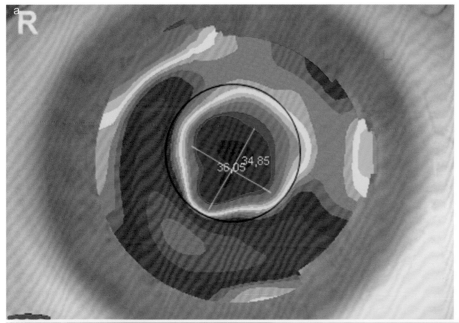

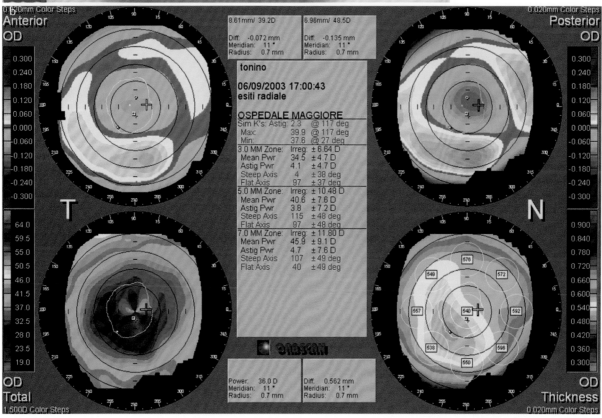

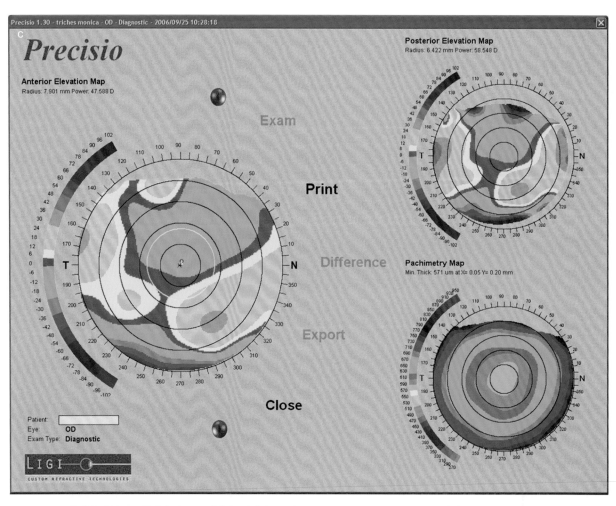

图 37.2 经典的角膜地形图模式（正切 / 瞬时曲率图）（a）；8 个切口的 RK 术后 Orbscan 厚度图（b）：可观察到前表面（b，左上）和后表面（b，右上）形状改变相似，厚度值（b，右下）正常；RK 术 8 个偏心状切口的 Precisio 高度和厚度图（c）

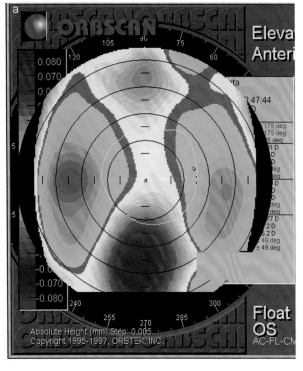

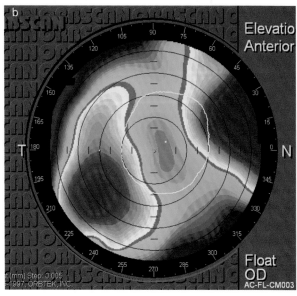

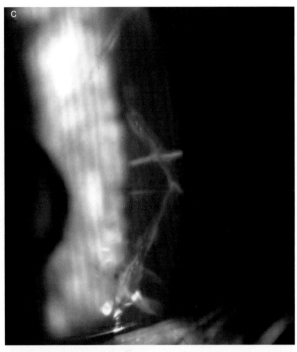

图 37.3　由于术中 6 点钟方向切口大穿孔,出现了切口扩张(a);角膜区域交叉的放射状和弧形切口(c)使切口愈合不良,在鼻下和颞上侧出现角膜扩张(b)

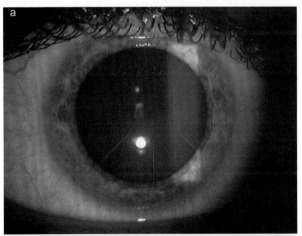

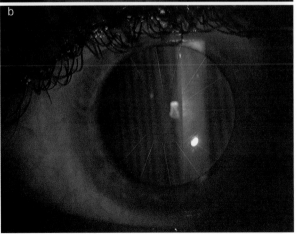

图 37.4　愈合良好的 RK 术后 8 个切口(a)和 16 个切口(b)的裂隙灯后照法图像,3.2mm 透明区,无伤口裂开或持续性上皮栓

不会作为根本原因予以处理;切口不会从眼睛上消除。然

而,光学区的扩大和角膜趋于自然形状的恢复,有助于改善视觉干扰,这是患者所喜闻乐见的。在二次手术术前,我们必须高度关注切口内的上皮栓,并权衡术后复发和难以管理的角膜上皮内生的风险(在我们的研究中约为 6%)。

激光(飞秒)角膜刀通过创建更精准、深度相对均匀、更少机械相互作用的角膜瓣,以尽可能减少角膜瓣相关并发症。我们的研究结果与相关专题文献中的报告一致[20]。当打开 RK 手术切口,提起角膜瓣并成功完成 LASIK 手术后,没有出现角膜瓣滑动、细纹或上皮细胞内生。8 个以上 RK 切口容易发生并发症,主要是切口裂开和角膜上皮下混浊相关的术后炎症反应,这也许能解释某些病例中出现 CDVA 下降,此类反应需要大量的糖皮质激素治疗。

即使手术做得很好,并发症较少,对于 4 个切口的 RK 术后患者只能部分改善非进展性的低、中度近视患者的未矫正视力(最高为 -4.50 D)[21,22],欠矫比过矫更常见。在 8 个以上切口的组别中,屈光结果变得更加不可预测,这是由于不同个体的生物学特性、操作手法和技术之间的显著差异,难以使所有切口一致,以及无法测量和控制角膜的生物力学特性。有文献报道了改良和加强的二次手术,但没有被广泛认可[23,24](图 37.5),且没有证据表明其安全性和有效性会显著提高。

以下是目前正在应用的现代激光技术(与角膜地形图、角膜像差和全眼像差结合)进行表面处理的案例报告。

37.2.1　案例 1(感谢 Dan Reinstein,M.D.,F.A.C.S.)

图 37.6 展示了一个成功矫正 RK 术后偏心和不规则散光的例子。一名 20 岁男性患者右眼球镜 -5.75D,接受 RK 手术,在 3mm 的光学区做了 8 个放射状切口。1 年后,他接受二次手术在 30° 方向又做了 2 个切口作为增强;2 年后,患者报告有严重的夜间视觉障碍(图 37.7a),但无伤口愈合不良(图 37.8)。

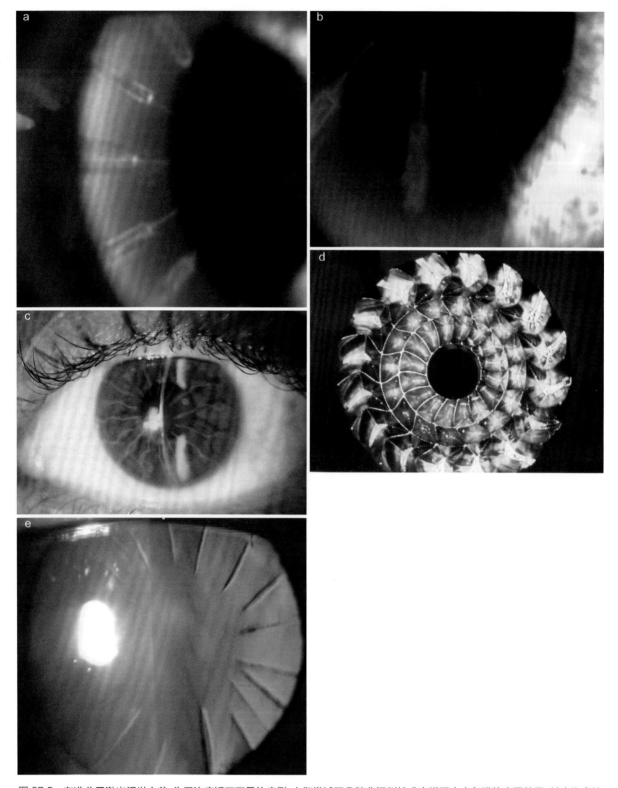

图 37.5　在准分子激光问世之前，为了治疗矫正不足的病例，人们尝试了几种非切削技术来增强中央角膜的扁平效果，其中许多技术甚至不能在医学文献中检索到。其中一个例子是，为了保持切口的开放状态，在角膜基质内植入 PMMA 圆柱体（a，b）；"zigzag"或"Kriss"技术及其标记（c，d）；由美国发明的"下坡技术"（从光学区切向边缘）和由俄罗斯发明的"上坡技术"（从边缘切向光学区），对单 / 双边加深 20μm 切口（从 6mm 开始）；重复手术（Stan Franks 回切技术）和增加切口数量（e）；尽管缺乏真正的理论基础和全面的风险 / 收益分析，创造性和创新型的手术方式经常相互结合应用

（c，d，Courtesy of Fabio and Roberto Dossi，MD's）

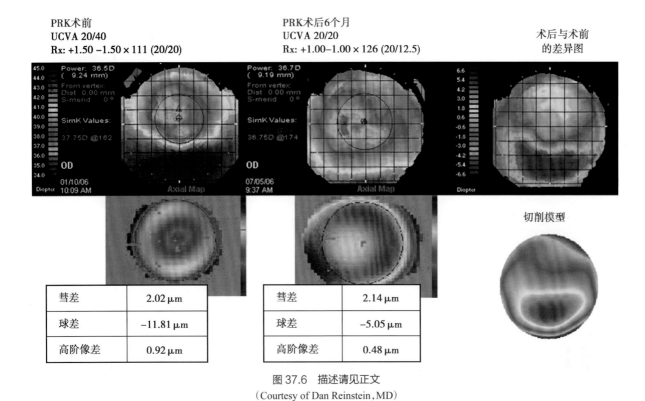

PRK术前
UCVA 20/40
Rx: +1.50 −1.50 × 111 (20/20)

PRK术后6个月
UCVA 20/20
Rx: +1.00−1.00 × 126 (20/12.5)

术后与术前
的差异图

彗差	2.02 μm
球差	−11.81 μm
高阶像差	0.92 μm

彗差	2.14 μm
球差	−5.05 μm
高阶像差	0.48 μm

切削模型

图 37.6　描述请见正文
（Courtesy of Dan Reinstein，MD）

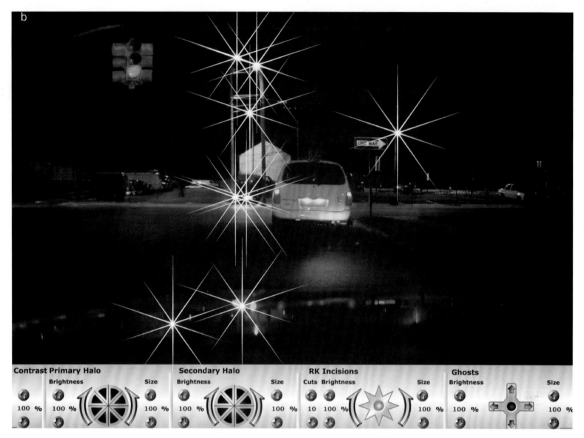

图 37.7　案例 1 中患者术前（a）和术后（b）主观感受的夜间驾驶质量视觉模拟，文中已经讨论，图 37.6 已示
（Courtesy of Dan Reinstein，MD）

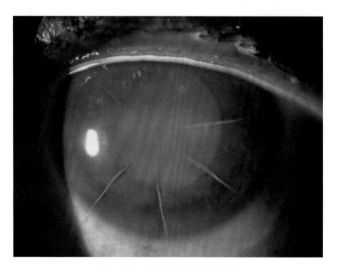

图 37.8　案例 1 的裂隙灯图像
（Courtesy of Dan Reinstein，MD）

经检查，右眼 UDVA 为 20/40，矫正后为 20/20，球镜 +1.50D，柱镜 –1.50D×111°。右眼的对比敏感度低于正常水平，与未经治疗的左眼相比，在 3cpd、6cpd、12cpd 这三个空间频率上低了 2 个水平。角膜地形图显示明显的偏心（图 37.6，左上），像差分析（wavefront analysis，WASCA）表明，HOA 明显增高，尤其是球面像差从正常眼球大约 –2μm 增加到 –11.81μm。基于高频超声（Artemis 2，Ultralink）扫描原理的三维角膜厚度图（图 37.9）展示了上皮细胞如何做出代偿性反应：上皮细胞在基质陡峭的地方变薄，在角膜曲率平坦的地方变厚。应用 MEL80 准分子激光（Zeiss Meditec）行角膜地形图引导下 PRK 术，由 CRS-Master II TOSCA 系统生成（切削情况：图 37.6，右下）治疗方案并应用了该治疗方法。术后屈光状态目标为正视。术后 4 个月，UDVA 为 20/20，矫正后为 20/12，球镜为 +1.00D，柱镜为 –1.00D×126°，UDVA 增加 3 行，CDVA 增加 2 行，对比敏感度未改变。患者表示光晕已经消失（图 37.7b），但星芒仍然存在。术后的角膜地形图显示中间有一个较大的光学区（图 37.6，中上，与术前在同一比例尺上绘制，以便直接比较），术后与术前差异图（图 37.6，右上）显示了一块平整区域，与 CRS-Master II TOSCA 算法生成的切削剖面相对应。通过治疗显著降低了 HOA；特别是球面像差降低了 57%（图 37.6，中下，与术前比例相同，便于直接比较）。

MEL70 上独特的 TOSCA[25]（角膜地形图支持的自定义切削）系统报告了结果，MEL-80 CRS-Master II TOSCA 算法需要将角膜前表面像差信息（来源于地形图）与眼内光学数据结合起来，改善角膜的不规则性。

37.2.2 案例 2（感谢 Massimo Camellin，M.D. 和 Renzo Mallioli，Ph.D.）

在本例中，一名 26 岁男性患者双侧接受 RK 手术。术前右眼 CDVA 为 20/20，球镜 –3.75D，柱镜 –4.00D×5°；左眼 CDVA 为 20/20，球镜 –2.75D，柱镜 –4.00D×160°。手术采用了 4 个放射状切口和 4 个曲线切口（图 37.10），术中修复切口不正确的子午线方向与正常诺模图有显著差异，差

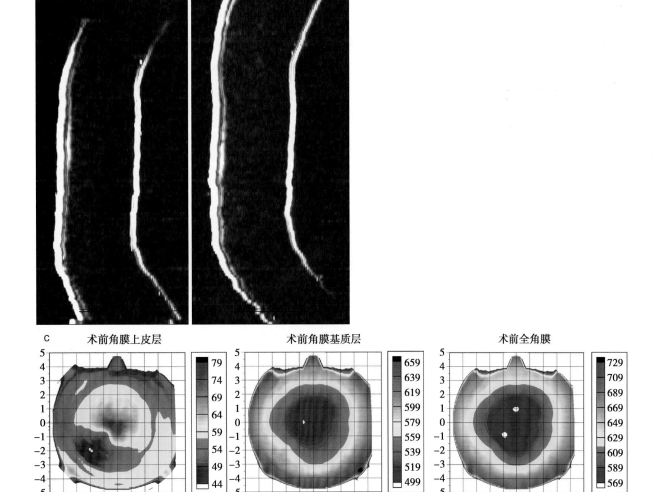

图 37.9 PRK 术前 VHF 超声子午线扫描（Artemis 2，Ultralink）（a，b），案例 1 的角膜上皮层、基质层和全角膜厚度伪彩图
（Courtesy of Dan Reinstein，MD）

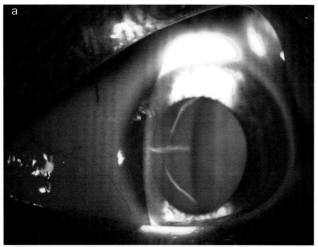

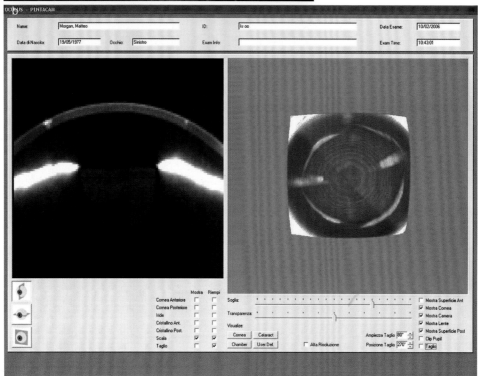

图 37.10　案例 2 中左眼。裂隙灯图像（a）和 Pentacam 光学图像（b）（具体见正文）
（Courtesy of Massimo Camellin）

异的根本原因尚不明确。

　　术后 1 年，患者向我们反馈左眼视力下降和严重的夜间视觉障碍。经检查，右眼 CDVA 为 20/25（球镜 −3.00D，柱镜 −4.00D×95°），左眼 CDVA 为 20/30（球镜 −1.00D，柱镜 −7.00D×170°），两眼对比敏感度远低于正常范围。Pentacam 角膜厚度图（图 37.10b）报告的结果为正常（右眼中央区：621μm，左眼中央区：621μm），角膜地形图（Keratron Scout，Optikon）显示左眼中央的光学区呈四分状（图 37.11a）；角膜像差检查（图 37.11b）显示 HOA 明显增加。Keratron Scout 角膜地形图仪（Optikon 2000，Roma，Italy）通过 ORK-w 软件可关联角膜像差（优化角膜像差的切削模式）（切削剖面：图 37.11c）。患者的左眼采用 ESIRIS 激光（Schwind，Kleinhosteim，德国），利用角膜像差引导进行表面

切削治疗。由于角膜前表面相对独立[26]，前表面像差作为像差测量的一部分，可通过角膜高度图进行光线追迹获得。术中应用 0.02%MMC 持续 120 秒后仔细清洗角膜表面，预期术后球镜为 −0.50D。术后 6 个月，UVDA 为 20/25，矫正后视力无提高，裂隙灯下未见角膜混浊，视觉症状和对比敏感度明显改善。术后角膜地形图显示在扩大、定位良好的光学区可见规则化的四叶草图像（图 37.12a）；手术明显降低了 HOA（图 37.12b）；厚度差异图（Pentacam，图 37.12c）证实对计划切削部分的手术实施准确。

37.2.3　案例 3

　　图 37.13 展示了一个采用全眼像差引导治疗 RK 的例子。这名 27 岁男性患者左眼球镜 −10.00D，在 2.5mm 透

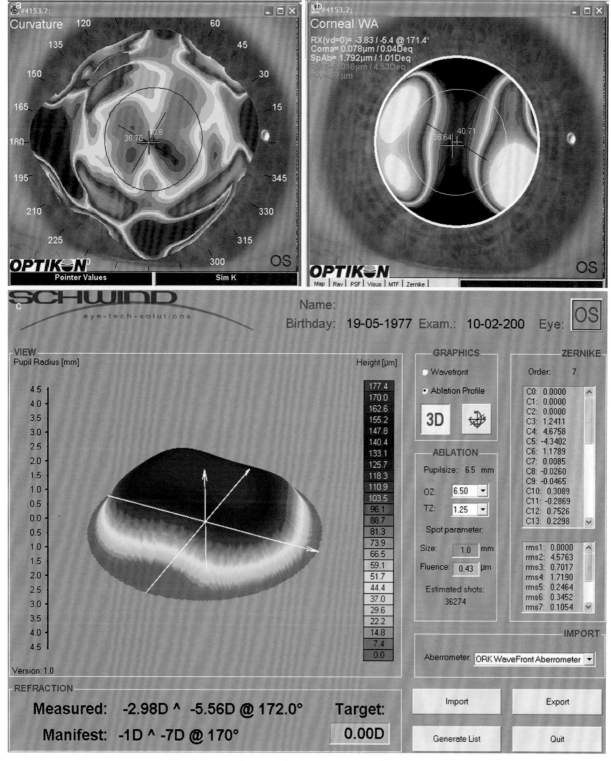

图 37.11　案例 2 中的术前角膜地形图（a）和像差图（b）；ORK-w 软件与 ESIRIS Schwind 准分子激光系统相结合关联像差（c），对角膜表面进行切削

（Courtesy of Massimo Camellin and Renzo Mattioli）

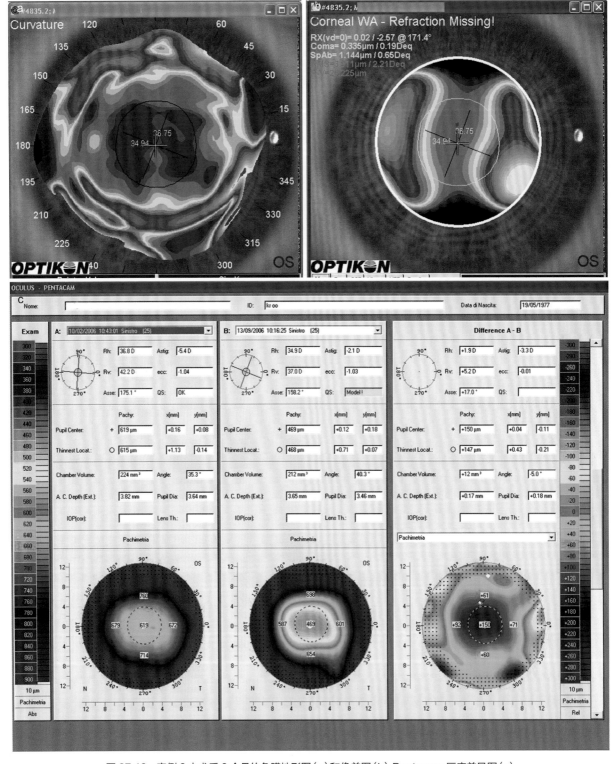

图 37.12　案例 2 中术后 6 个月的角膜地形图（a）和像差图（b）；Pentacam 厚度差异图（c）
可比较术前与术后角膜厚度的差值，见图 37.11c
（Courtesy of Massimo Camellin and Renzo Mattioli）

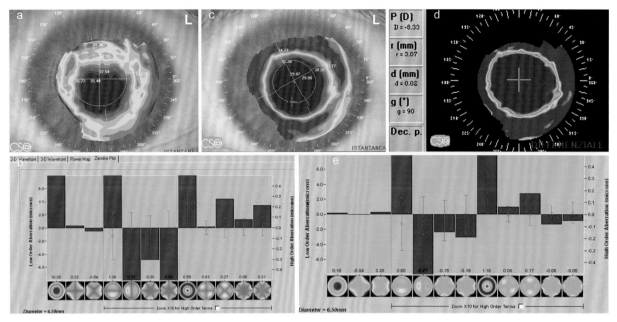

图 37.13 案例 3 中的术前 CSO 地形图(a);术前 LadarWave 像差图(b)和术后 2 个月 CSO 地形图(c);差异图(d)和像差分析(e)

明光学区做了 8 个放射状切口。术后 7 年,患者提出要求激光治疗。UDVA 检查结果右眼视力手动,给予球镜 -5.50D 和柱镜 -1.50D×0°,矫正后可提高到 20/30,对比敏感度远低于正常范围。角膜地形图显示(图 37.13a)光学区不规则向下偏心,中央角膜厚度为 561μm。像差分析(LadarWave,Alcon)显示 HOA 较大,特别是水平和垂直彗差、三叶草像差以及球差(图 37.13b)。对该患眼实施个性化像差引导的 LASIK 术,角膜瓣的深度是 180μm。术后角膜地形图(图 37.13c)和差异图(图 37.13d)显示出良好的光学区再中心化并适度扩大。手术显著减少了三叶草像差和垂直彗差,但对球差和水平彗差的影响并不非常明显。UDVA 提高至 20/25(术前 CDVA 为 20/25,球镜 +3.00D),患者对此非常高兴。但遗憾的是,经睫状肌麻痹后验光球镜为 +4.00D。

37.2.4 案例 4

一名 39 岁男性患者,右眼球镜 +0.25D,柱镜 -4.00D×90°,因病毒性角膜炎使 AK 手术复杂化,导致连续进行了 3 次激光手术(PTK)。第一次手术后 15 年,UDVA 20/400,给予球镜 -2.75D 和柱镜 -2.00D×110°,矫正后可提高到 20/80,针孔视力可提高到 20/25。角膜前表面不规则的部分原因是 2+ 角膜混浊和轻度基底膜营养不良。角膜地形图和角膜像差分析(CSO)显示,HOA 明显增加(图 37.14a,b)。该患眼接受了经上皮表面切削术,通过 CIPTA 软件(采用 iVIS 技术 iRES 激光系统)[27](切削轮廓图:图 37.14c)设计的角膜地形图引导治疗。术中使用 0.02%MMC 持续 15 秒,理想屈光状态为正视。术后 1 个月,UDVA 从 20/20,予以球镜 +0.75D 和柱镜为 -1.00D×102°,矫正后可提高到 20/15,光晕和星芒症状有了很大改善,术后角膜地形图显示定位良好,有一个扩大的光学区(图 37.15)。iVIS Suite™ Precisio ™将地形图系统的高分辨率层析成像(图

37.16)和基于 pMetrics™动态瞳孔仪进行的详细瞳孔功能分析结合起来。pMetrics 可观察瞳孔大小的动态变化,从暗适应到明适应的相对反应,以及使用了生活方式权重计算的独特统计分析。理想瞳孔的直径将涵盖所有瞳孔大小的两个标准差(95%),瞳孔大小与个人生活方式和活动相关。iRES 激光由一项已经获得专利的技术控制,它能产生两束相互独立的光,每束光的尺寸均呈非常规则的高斯分布,约为 0.65mm,iVIS 就基于这种 iRES 激光。iRES 将双光束技术与激光头重复频率相结合,能在角膜平面上产生 1 000Hz 的频率,使角膜表面非常光滑,不产生任何声学冲击效果。此外,iRES 利用一个可变的脉冲频率传送到角膜,使角膜每个区域都有一个恒定的频率(CF/A)(图 37.17),因而 IRES 的重复率较高。

37.2.5 决定性因素

1. RK 术后,由于眼内像差总量的组成部分无明显相关性,采用角膜地形图[28]、高度图或角膜像差的 Zernike 多项式引导 RK 术后的激光治疗,比使用全眼像差分析更方便,且可能更准确。首先,在变形的角膜中全眼像差测量的数据不太准确,可靠性降低[29]。其次,高度图在大瞳孔直径下测量时不受其他因素的影响,如调节或睫状肌麻痹状态[30]和环境光照条件。

2. 与个性化治疗一样,RK 术后的治疗包括 HOA 治疗,并且不允许计划切削与角膜正确位置之间的任何偏差。精准定位(角膜地形图的校准、伪影的消除、连续测量地形图的良好重复性、计划切削对应相应角膜组织上的适当位置)和精确的眼球追踪是必要的。因为激光眼动跟踪系统无法区分头部的侧向转动和固视不良引起视觉误差,所以需要将切削模式集中在瞳孔或角膜的几何中心,并且依靠患者的配合来保持定位。

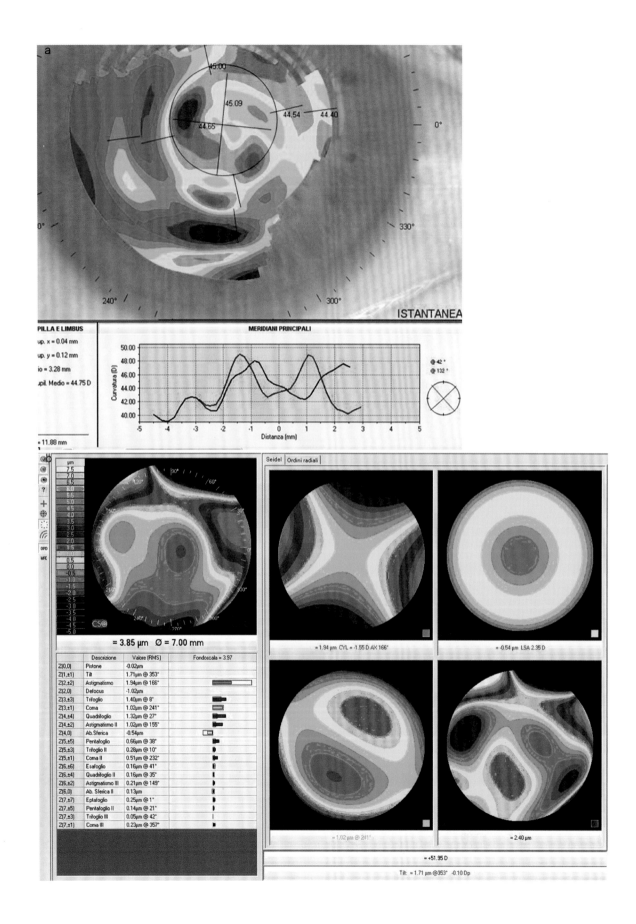

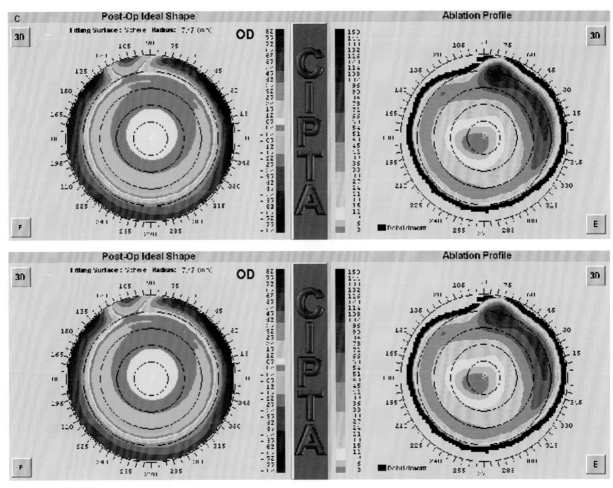

图 37.14　案例 4 中的术前角膜地形图（a）；角膜像差分析（b）（CSO）；CIPTA 软件计算的切削面（c）

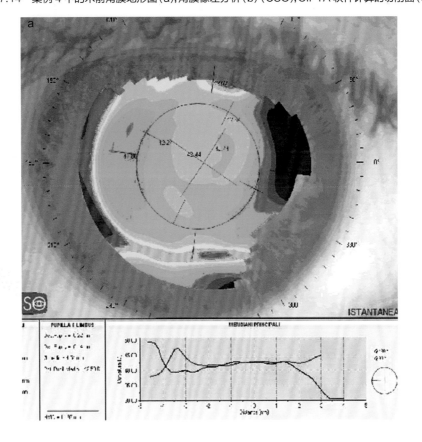

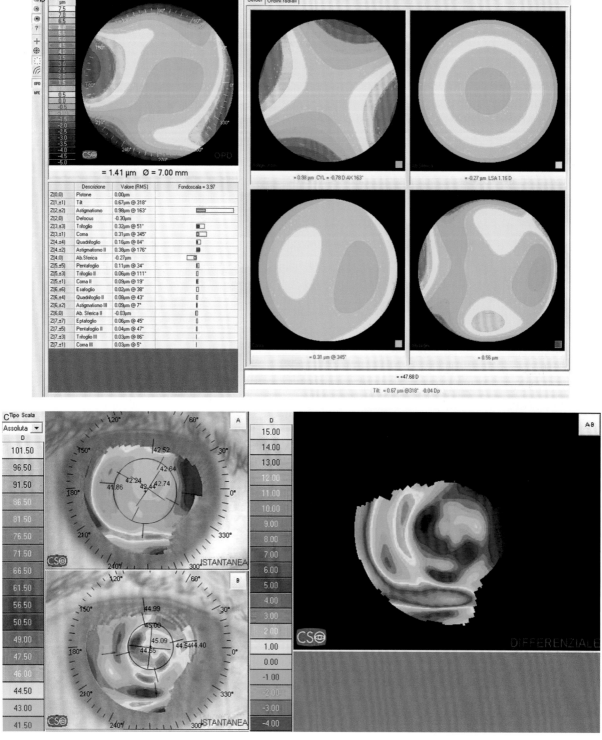

图 37.15　案例 4 中的术后角膜地形图（a）,角膜像差图（b）和差异图（c）

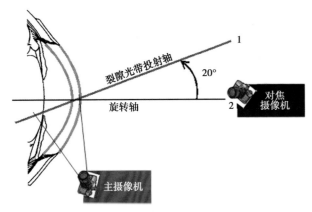

图 37.16　将三角测量结合旋转的白光裂隙光带(Scheimpflug光学系统),Precisio™能提供一个宽视角的高分辨率测量结果,包括前后角膜的形态,同时计算了角膜上各点的厚度。它的裂隙光投射到角膜上,其入射相相对于系统的旋转轴为20°(1)。通过一个固定的注视目标使患者的视轴与旋转轴对齐(2)。在图像采集过程中,对裂隙进行连续成像,并通过两个不同 CCD 相机组成的集成系统进行记录(MAIN 和 FOCUS)。智能眼动跟踪系统的参考物是四个红外光二极管的角膜反射,使其在三维空间中获取正确的位置。主摄像机和对焦摄像机收集的所有点都与周边物体的位置一起存储,周边物体通过专用照明系统可被观察到

3. 正确选择角膜非球面参数非常重要。矫正 RK 术后因周围地形引起的球差,对于恢复扁平的角膜生理轮廓和改善低阶像差(球柱面)非常重要,并且常常导致过矫(如上文案例 3 中所述)。角膜非球面性(Q 或 e)的具体变化量是有争议的[31-33],取决于参考的直径和其他几个因素:

①术前非球面性;
②需要矫正的低阶像差符号(正负号)和度数;
③患者年龄以及本身像差;
④角膜生物力学。

4. 在屈光性角膜切开术前未使用 MMC 的病例,再行二次标准 PRK 术,术后可观察到典型的 Haze,且缺乏可预测性[34,35]。我们观察到了两例难以解释的 Haze。在第一个病例中,术中做了 8 个切口,术后 7 年,双侧自发 2+Haze。双眼主客观视力检查结果为:右眼 UDVA 为 20/40,CDVA 为 20/20,球镜 –0.50D,柱镜 –1.25D × 90°;左眼 UDVA 为 20/25,CDVA 为 20/20,球镜 0.00D,柱镜 –1.00D × 90°(图 37.18)。在第二个病例中,作为对术前 12 个月欠矫 PRK 的增强[36],患者接受了 RK 术,术后 3 个月出现 Haze。RK 术后的放射状角膜切口对再次手术后的预测性较差[37](RK 术后生物力学性能与其他情况下迥异),但角膜地形图[25,27,28,38]或像差引导表面切削联合 MMC 的应用[34,39-41]取得了良好的效果,将我们的操作转变为单纯使用角膜表面切削[42]。目前,我们所有登记参加准分子激光手术的 RK 术后患者,都接受了个性化的角膜表面切削术,联合使用 0.02%MMC持续 15 秒,并通过特殊设计的环形软性接触镜保护角膜缘干细胞。

5. 当 RK 切口裂开时,通常会充满珍珠状、持续存在的上皮栓簇[43](图 37.19)。在共聚焦显微镜下观察到少量相邻的活化基质细胞[44],这些细胞能阻止新胶原纤维的形成、重塑和交联。前基质层的连续性无法完全修复,因此造成伤口完整性的破坏(图 37.20)。钝挫伤[45]、白内障超声乳化等眼内手术[46,47]、穿透性角膜移植术[48],甚至传导性角膜成形术[49]等治疗,都容易使切口角膜受损,这在术后数10 年仍有报道[50]。伤口也容易发展为迟发性或复发性的眼表糜烂和感染[51,52]。据我们的经验,上皮栓的切削速度与相邻基质不同,因此,如果没有处理上皮栓而进行表面切削治疗,将导致术后角膜表面不规则(上皮栓应该被剔除,缝合伤口,拆线后等待 1 年以改善愈合,然后再在地形图或像差引导下进一步治疗)。

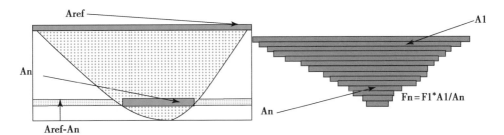

图 37.17　切削体积由固定层数构成。在标准方法的随机化中,每个切削层的重复率随面积的变化而变化;为避免在同一区域或相邻区域进行连续切削而设计了点切削。这种方法只适用于大面积切削时相邻两次点切削之间有足够的时间间隔,但随着层间面积变小,随机化没有足够的时间来避免切削时产生热,对切削的各个方面都产生显著影响——气体的吸收、热效应、治疗结果的可预测性以及切削区表面完整性和光滑性,从而影响能量传递。眼科医生或制造商试图通过使用诺模图或算法来解决这些问题,而这些方法不能针对未知变量的特性。通过改变"逐层"频率,并为每个参考区域(Aref)规划相同的切削时间,iRES 技术为各层提供每平方毫米恒定的频率。A1 代表第一层,An 代表最后一层;F1 代表第一层每平方毫米的频率;Fn 代表最后一层每平方毫米的频率

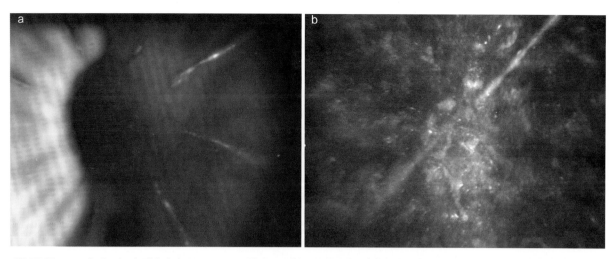

图 37.18　RK 术后 7 年,角膜中央出现 2+Haze 和铁质沉积(含铁血黄素沉积)(a);准分子激光切削后,共聚焦显微镜(b)下可见典型的 Haze,RK 创面上皮下致密基质和活化角质细胞反射率高

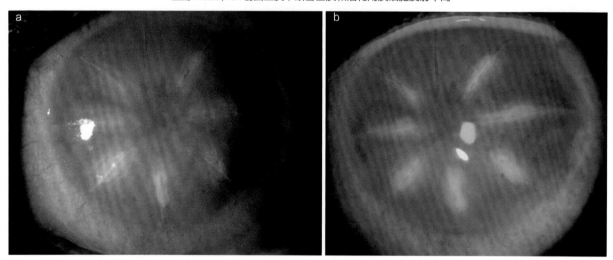

图 37.19　在 8 例 RK 病例中,经裂隙灯检查,有 7 例在荧光素染色(a)和钴蓝滤光片(b)下发现上皮栓

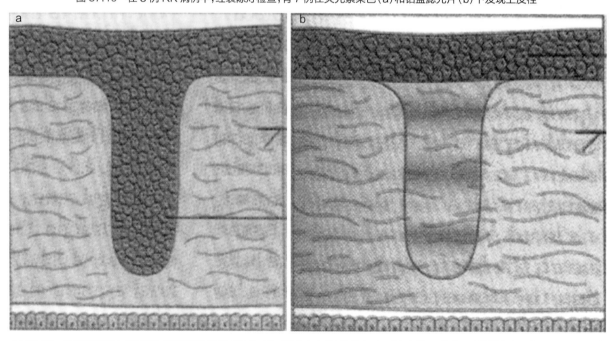

图 37.20　此图说明了上皮细胞早期增殖并迁移到伤口,然后形成上皮栓(术后 1~2 天)(a);伤口基质层连续性修复期(术后 1~2 个月),激活的基质细胞转变为成纤维细胞,伴随胶原沉积和上皮栓移位;晚期或基质愈合期(术后 2~3 个月)包括胶原形成与交联(b)

37.3　RK 术后渐进性远视:缝合角膜和角膜交联术

既往有 RK 手术史的患者,有 20%~30% 呈现高度远视,而且这一比例很有可能会随着时间的推移而增加[1]。高度远视的增长速度粗略估计为每 6~8 年增加 1D,远近距离的视物模糊是"持续进展的"。早期技术主要是通过连续环状或间断的基质内荷包缝合加压中周部,从而使中央角膜变陡。针对这类技术,我们的经验有限,对 3 例采用"套索"10/0尼龙线压缩缝合（图 37.21）,但效果并不理想[53-55]。我们发现所有基质内缝合方法（荷包缝合、间断缝合或连续缝合）在治疗 RK 过矫时,可预测性均较差,在术后早期效果就显著减退,即使对于细心、专业的角膜外科医生来说,也是一项极具挑战性的技术。术后至少需要 6~12 个月才能稳定,缝合深度至少为基质厚度的 50%,否则可导致其他并发症,比如角膜不规则散光、复发性角膜糜烂,以及角膜基质融解扩张。渐进性远视伴角膜不稳定,可以理解成持续的周围角膜扩张过程,可以采用核黄素介导的基质 CXL 治疗（30分钟的 UVA 照射,能量为 5.4J/cm²,波长为 370nm,局部使用 0.1% 核黄素磷酸钠和右旋糖酐溶液,每 3~5 分钟涂于去上皮的角膜表面）。已有报告证明术后角膜稳定性提高,但仍需更长期随访结果的数据。

37.4　角膜基质环的选择

同准分子激光手术相同的角膜生物性能有效性的概念[56,57],适用于欠矫或复杂的放射状和散光性角膜切开术患者。角膜基质环植入术能较好地调节屈光结果,扩大功能光学区,减少 HOA（不规则散光）,改善角膜生理形状,使之向长椭球的方向发展（图 37.22）。部分病例可使 UDVA 或 BCVA 提高 4~5 行,而且通常会显著提高对比敏感度和视觉质量。

若 RK 术后出现医源性进行性角膜扩张,不应行激光切削手术,选择板层或穿透性角膜移植术。然而,在进行移植手术之前,可以选择使用一对对称的（相同厚度）、非对称的（不同厚度）（图 37.23）或单个 INTACS/Ferrara 环来治疗这些病例。选择基质环的依据仍然存在争议,但主要取决于眼科医生的经验。

尽管基质环植入效果良好,但我们必须注意以下安全问题:

- 通道切开或者基质环入位时存在切口裂开的风险。类似全层角膜移植术中所描述的[58],当切割器械穿过切口时,即使没有遇到特殊的阻力,它也总是会产生扭转造成分离并可能撕开旧伤口。这种伤口分开需要在角膜切开处额外缝线并进行水密闭合,此时不要放置任何植入物。
- 应考虑到植入物的占位效应,张力增强,并随着时间的推移使伤口处于恒定的张力下,另一个潜在的风险是术后伤口延迟愈合和伤口融解（图 37.24）。
- 角膜新生血管（图 37.25）。

37.5　PIOL 的选择

37.5.1　案例 10

一位 25 岁女性,由于高度近视（-8.00D）行 16 个切口的 RK 手术,并用环状基质缝合术治疗过矫（术后 2 年,CDVA 为 20/25,球镜 +8.00D,柱镜 +2.50D × 0°）。非常重要且很普遍的是,可观察到中央角膜明显规则对称变平（图 37.26a）（K 值最低为 28.76D）。通过颞侧部切口,水平植入一个定制的远视曲面 IOL（Visian ICL,Staar）于后房。尽管角膜非常平坦,但由于植入 IOL 的前段很宽,因此,WTW的"经验法则"不适用于这种情况,植入 IOL 的总长度根据水平睫状沟直径来选择。水平睫状沟直径通过 VHF 超声（Artemis 2,Ultralink）和 Lovisolo phakic IOL sizer 测量

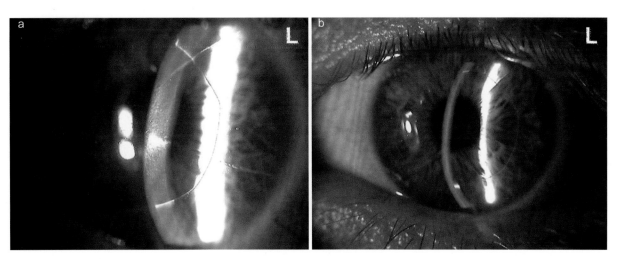

图 37.21　RK 过矫后,"套索"环状 10/0 尼龙线压缩缝合,放大倍率为 16 倍（a）和 10 倍（b）

（Courtesy of Gianni Alessio,MD）

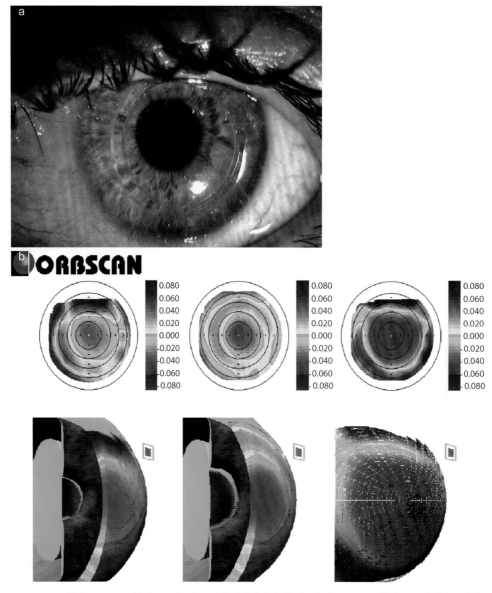

图 37.22　植入 INTACS 治疗 RK 欠矫，裂隙灯成像（a）和术后与术前 Orbscan 前表面高度差异图（b）

软件可获得[59]（图 37.26b）。考虑到患者的年龄和持续的远视进展，我们计划进行轻微的过矫。术后第 1 天，UDVA 为 20/25；术后 3 年，CDVA 为 20/20，球镜 –0.50D，UDVA 为 20/30[+]。

37.6　根据像差选择镜片

　　角膜具有透明性，其形态从中央至周边逐渐平坦。单纯从理论上讲，理想的角膜光学性能应该具有椭圆形的几何形状，并具有适当的非球面参数，其理想的顶点位于视轴上。不适当的形状参数（如扁椭圆形）导致球差增加，而偏心容易导致彗差和斜轴散光。HOA 主要是由于角膜表面的不规则引起。成功的 RK 术后低阶像差（球面离焦、柱面离焦、规则散光）通常会被矫正。然

而，RK 患者最常见的视力问题是 BCVA 或视觉质量下降，例如出现鬼影、复视、眩光、光晕、彗星、星芒或光线扭曲，尤其是在夜间，这些视觉问题本质上是由于医源性 HOA 所引起的。常规框架眼镜和软性接触镜等传统的方法只能矫正低阶像差（球柱镜），而无法矫正 HOA。像差引导的镜片已经上市（图 37.27），这种镜片以点对点为基础，能够处理 Zernike 多项式 6 阶以下的像差，还能减少由角膜手术引起的像差，从而改善症状，并可以提高视觉质量（视敏度、低对比度视力和对比敏感性）。在眼睛的光学系统中放置任何非球面透镜，必须精准地配置并对准视轴，以达到最佳效果。应尽量减少镜片与眼表的距离，减少眼球的运动，同样减少头部的活动。由于镜片价格昂贵，所以其实际应用仍有争议。像差引导的角膜接触镜同样遵循上述提到的原则，并且适用于 RK 术后的患者。

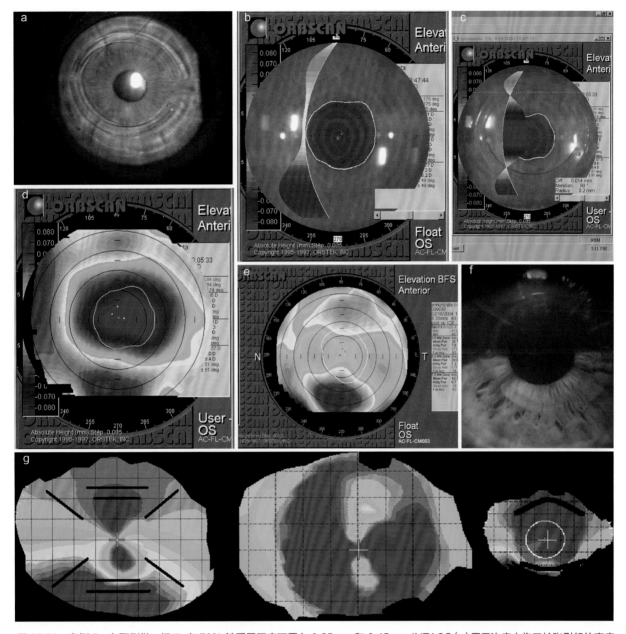

图 37.23 案例 5。在颞侧做一切口，在 70% 基质层厚度下置入 0.25mm 和 0.45mm INTACS（a）用于治疗由伤口扩张引起的高度 ATR 散光（CDVA：20/100，球镜 +2.75D，柱镜 −6.00D×85°）（术后裂隙灯照相见图 37.4a，角膜前表面轮廓见本图 b）。术后早期疗效改善（CDVA=20/25，球镜 +1.25D），Orbscan 剖面（c）和角膜地形图（d）显示了由角膜基质环引起角膜中央平坦的光学区。术后随访 6 年，可观察到中度不稳定（e）；CDVA 在可接受范围内（20/30，球镜 +0.75D，柱镜 +1.50D×20°）。案例 6 的处理方法类似，植入一对对称的 Ferrara 环（f），其效果更好（UDVA=20/25）。Orbscan 高度差异图（g）显示了基质环引起的耦合效应（平坦子午线变陡和陡峭子午线变平）

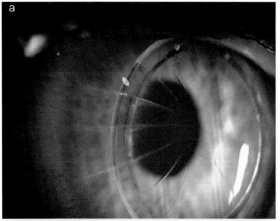

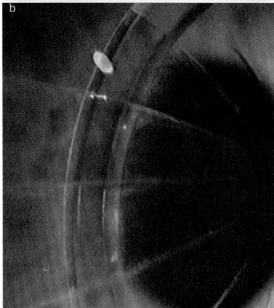

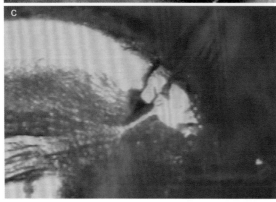

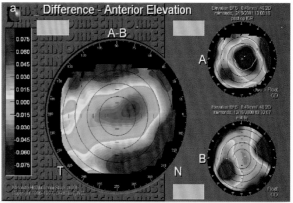

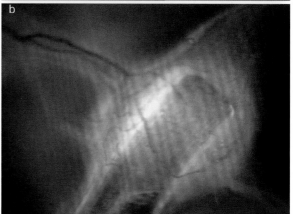

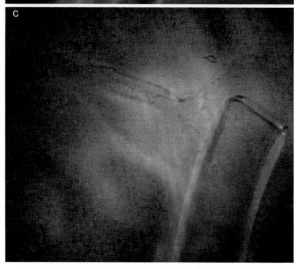

图 37.24　案例 7 为 RK 术引起的欠矫、偏心。术中我们在 8 点半和 10 点钟方向观察到伤口的外部裂开。我们决定放置 2 个对称的 INTACS 而不进行缝合。术后 3 天，眼球无任何异常，裸眼视力为 20/20，角膜呈扁圆形，植入深度为角膜厚度的 70%。3 个月后，我们注意到 2 个开放的伤口上，上皮细胞和浅表基质呈浅灰色混浊（a,b），术后 6 个月，出现了明显的上皮糜烂和基质融解，因此我们移除了 INTACS。同样，案例 8 也在 RK 术后出现严重医源性角膜扩张，植入 Ferrara 环术后 3 个月出现与上述相同的情况。这可能是未被确诊的圆锥角膜（c）

图 37.25　在案例 9 中，放射状和曲线状切口相互结合导致高度不对称散光（CDVA=20/90，柱镜 −6.00D×40°）。术中，启动负压吸引后，立即出现新切口位置（105°）附近的旧放射状创面张开，在植入 2 个 0.45mm INTACS 后用 10/0 尼龙线缝合开口处，3 个月后拆除缝线。结果可以在 Orbscan 高低差异图中观察到（a）；术后 5 个月，一根新生血管从角膜缘长出，与打开的伤口相对应，并侵入基质环边缘周围的浅层角膜（b）；局部应用类固醇联合氩激光治疗新生血管有显著效果。术后 4 年，基质环仍在原位，角膜临床表现无异常（c）（CDVA 为 20/50，球镜 +1.25D，柱镜 +1.75D×125°）

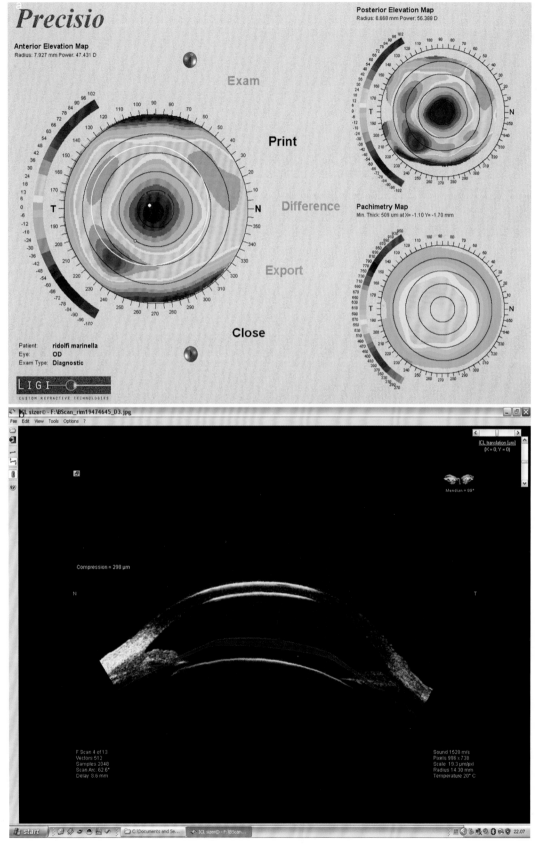

图 37.26　对案例 10 进行 Lovisolo ICL size 软件分析，获得 Preciso 角膜地形图（a）
和 VHF 超声图像，并进行 ICL 仿真（b）

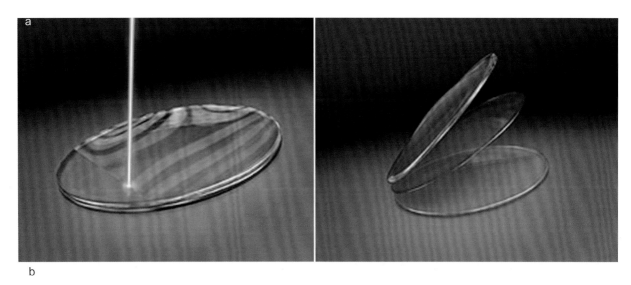

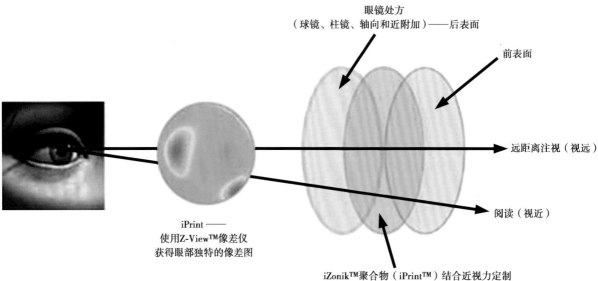

图 37.27　在 iZon™（Ophthonix）像差镜片中，一种可编程的聚合物根据异常测量数据进行逐点处理（a）；然后它被夹在镜片前后表面之间，组合成一个具有抗反射、防紫外线、耐磨损和疏水性涂层的镜片组（b），其折射率为 1.6

37.7　角膜接触镜的选择

37.7.1　案例 11

一位 29 岁女性患者，右眼做了 16 个切口的 RK 术。术后 5 年，右眼 CDVA 为 20/20，球镜 +1.25D，柱镜 +5.00D×5°（图 37.28）。在中等强度光照下，影响视力的问题主要是眩光，且不能通过戴眼镜而改善视力。角膜形态图（图 37.28c）和角膜地形图（图 37.28e）显示了切口的扩张变化，这是患者抱怨夜间视力不良的主要原因。当瞳孔大小为 3mm 时，角膜中央区域的光学质量良好，一旦瞳孔扩大，患者有可能出现彗差（由于垂直不对称）、球差（由于明显的扁平形状）和 HOA（由于角膜表面不规则）（图 37.28d）。由于缺乏柔软性，硬性透气性（rigid gas-permeable，RGP）角膜接触镜可以很好地弥补由于角膜前表面形状和轮廓改变而引起的像差。泪液充满了接触镜后表面的中心位置，可补偿超过 90% 的角膜前表面像差，将像差降低到 10% 以下。因此，当对前表面曲率进行优化后，RGP 能够弥补低阶像差和 HOA，在任何条件下都可达到最佳视觉效果。传统的 RGP 镜片硬度大、形变差，容易造成定位和稳定性问题。标准的 RGP 是根据生理性长角膜而设计的，活动度大，耐受性较差，解决这个问题的办法是在 RGP 下面加上一个软性接触镜。当 RGP 光学区与角膜中心对位良好时，镜片将会有过度的边缘翘起。反之，如果减小基弧，以改善外周边缘翘起，则镜片光学区在角膜中心拱起。相反，RK 术后的扁平角膜需要一个反几何设计的 RGP[60-63]。这种非标准设计镜片使外周区域曲率比光学区更陡，使得两个关键区域能正确对位。图 37.29 显示了案例 10 中使用的反几何设计 RGP。

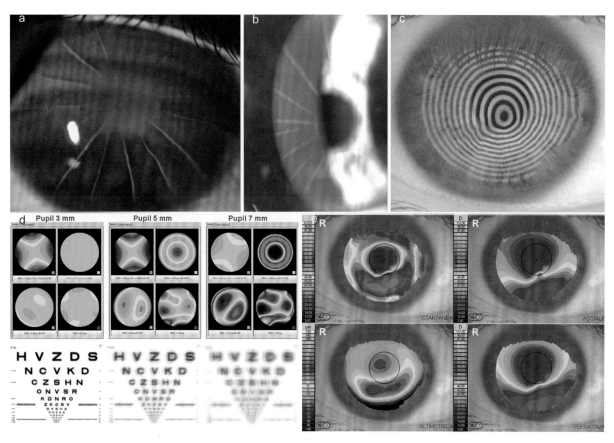

图 37.28　案例 11 为使用以及不使用荧光素染色时的裂隙灯图像（a,b）,角膜镜检查图（c）,角膜像差图（d）,以及
正切、轴向、高度和屈光力图,圆圈代表瞳孔直径（e）

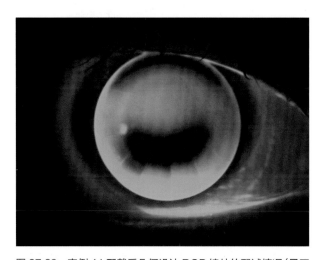

图 37.29　案例 11 配戴反几何设计 RGP 镜片的配试情况（见正文描述）。钴蓝光片下荧光素染色显示镜片明显的垂直不对称,较陡的周边区使镜片保持稳定和居中

37.8　RK 术后 IOL 屈光力的计算

在有角膜切开手术史的患眼中,运用传统角膜曲率计会高估角膜屈光力,是造成白内障术后 IOL 度数计算偏低而发生远视漂移的主要原因[64-66]。产生这种误差的根本原因在于角膜曲率测量的不准确。传统的角膜曲率计仅测量前表面小范围旁中央区域的前表面曲率[24],使用默认的屈光指数进行计算（因厂家不同,所使用的屈光指数范围从 1.315 到 1.337 5 不等[67]）,加上角膜后表面屈光度的平均值来计算全角膜的屈光力。RK 术后,角膜非球面变化,使得角膜中央区域实际曲率值比角膜曲率计测得的结果更平坦。在瞳孔区,中央角膜比瞳孔边缘区的角膜更平坦,角膜从长椭球形变为扁球形（非球面性变化）,导致曲率半径测量误差。随着屈光矫正度数的增加,这种现象更加明显[68,69]。此外,相较于角膜前表面曲率,角膜后表面的曲率变得更平,使得角膜前后表面曲率比值降低。

角膜曲率计测量范围不包括中央瞳孔区域,仅限于能够反映角膜目标曲率的部分（图 37.30）。基于角膜曲率计的特点和被测角膜的曲率,其测量主要通过直径为 2~4mm、宽 0.1~0.4mm 的圆环照射获取数据[70,71]。

用同样的角膜曲率计测量较陡的角膜时,测量区域更靠近角膜中央区;而测量较平的角膜时,测量区域更靠近角膜周边。由于存在 Stiles-Crawford 效应（Stiles-Crawford effect,SCE）[72,73],与瞳孔周边区相比,通过瞳孔中央区形成的光敏感度更高。由此可见,角膜中央区对于黄斑中心凹图像形成重要性大于角膜曲率计通常所测量的角膜区域。在正常的非球面角膜中,从角膜中央区至测量区域的前表面曲率差异很小,因而影响较小,但是当非球面性的绝对值增加时,角膜中央区曲率和旁中央区曲率的差异不可

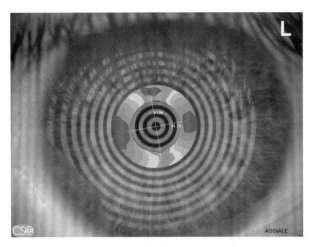

图 37.30　圆形着色区代表需使用角膜曲率计测量结合角膜地形图的 SimK 获得数据区域,瞳孔中央区域未测量

忽略(图 37.31)。此外,当使用角膜曲率计所测量的曲率半径转换为角膜屈光力时,我们通常假定角膜前后曲率比是个常数,然而这一比值在屈光手术后发生改变,从而产生角膜曲率或屈光力测量误差。切口数目与角膜后表面和全角膜平坦程度成正比,与角膜前 / 后表面曲率比值成反比,默认角膜屈光指数则随着径向切口数目的增加而显著增加。

基于以上原因,同时考虑到 SCE 效应的影响,全角膜屈光力应是角膜入瞳区域(瞳孔区平均屈光力)以及角膜前后表面的屈光力的平均值。正因为如此,传统的角膜曲率计无法满足这一测量要求,而计算机辅助的角膜地形图仪却能完成。

在传统的 IOL 屈光力计算公式中,K 值也用来计算有效晶状体位置(effective lens position,ELP),即预估的屈光手术后角膜前表面与 IOL 主光学平面之间的距离。通常认为,角膜曲率变平会导致前房深度变浅和 IOL 前移。然而这显然不适用于 RK 术后患者,因为其角膜前表面虽变平,但前房深度却未发生改变,从而导致 IOL 度数计算误差[74,75]。为了矫正这种由于高估角膜曲率而引起的人为误差,Aramberri 提出了 SRK/T 校正公式。用术前角膜曲率计或角膜地形图测量的 K 值估计 ELP,同时用临床病史法获得的术后 K 值来计算 IOL 度数[74]。基于 double-K 的 SRK/T 校正公式很大程度上提高了 RK 术后 IOL 度数计算的准确性,但由于屈光手术前角膜曲率通常难以获得,故该方法应用受限。

目前已经提出了几种可以优化 RK 术后患者 IOL 度数计算的方法。Lyle 和 Jin 等[76]提出了一种简单的经验方法,该方法将平均 K 值(矫正 K 值)减去 1.00D,所得 K 值代入公式计算,其结果介于 Binkhorst 公式和 Holladay 公式结果的平均值之间。遗憾的是,这种方法准确性差[77]。

临床病史法[78,79]及其衍生公式[80-82]考虑了屈光力的变化以及术前角膜曲率值。接触镜法[78,79,83],即通过显然验光法来计算配戴硬性角膜接触镜前后角膜屈光力变化,再加上接触镜的屈光力,得出角膜实际的屈光力。这种方法的缺点在于:配戴接触镜前后角膜屈光力测量的变异性较大;测量结果的准确性依赖于硬性角膜接触镜的适配程

度;同时,随着视力的下降和屈光介质不透明度程度的增加,其准确度显著降低[84]。对于术中无晶状体眼屈光度计算方法,不同的学者提出了不同的方法。Mackool 等人[85,86]首次提出了一种计算方法,即白内障摘除术后 30 分钟对无晶状体眼进行验光,使用该作者开发的诺模图计算 IOL 屈光力,然后植入 IOL。Ianchulev 等人[87]使用术中自动验光结果进行计算,而 Ahmed 和 Toufeeq[88]给患者配戴 +10.0D 一次性软性角膜接触镜后,进行术中视网膜检影验光,以减小视网膜检影的误差。后者指出,在超声乳化白内障吸除术之后,进行术中视网膜检影来计算角膜曲率或眼轴长度是有必要的,但这种方法准确性差。这种方法最大的不足在于患者需返回到手术室进行 IOL 植入术。其他不足之处还包括使用过于简化的公式(Mackool 和 Ianchulev 将测量到的屈光误差乘以一个固定的常数,两人使用的常数不同,分别为 1.75 和 2.01),根据无晶体眼的验光结果换算顶点距离,以及角膜切开术后患者行白内障手术,其角膜生物力学性能不稳定性都将引起误差[89],导致术后早期出现不同程度的暂时性远视漂移,一般于 8~12 周后逐渐消失。这可能是与因放射状切口周边的基质水肿出现暂时性中央角膜变平有关。有时角膜缺乏稳定性,导致术后屈光状态在数个月内持续缓慢向近视方向漂移。由于术后屈光状态不理想,IOL 置换或背驮式 IOL 植入术应至少在术后 2 个月进行,并且要求连续 2 次屈光度数(间隔 2 周后同一时间点)结果稳定。

有学者提出角膜地形图的测量结果比标准角膜曲率计更精确[90-95]。现代角膜地形图仪能够测量角膜前表面数千个点,并提供大量的测量参数:SimK,最小 K 值(minimum K-reading,min-K),3mm、5mm、7mm 区域的角膜曲率值,角膜中央曲率(central keratometry,Kc),平均角膜屈光力(average corneal power,ACP)等。然而,最关键性问题是哪个参数最适合计算 IOL 度数呢? Han 和 Lee 等[91]指出,对于既往因高度近视行 RK 手术的患者,Orbscan II 测量的 SimK 与 3mm 区域角膜曲率更加平坦的曲率值最接近术后中央角膜中央曲率的真实值。有学者认为,使用的参数和角膜地形图不同,其结果有很大的变异性。当 RK 手术切口在 8 个或 8 个以上,或者角膜等效屈光力形态分布异常时,结果的可预测性较差。

Awwad 等人使用 Aramberri double-K 校正 Holladay 1 公式,对已植入 IOL 患者的 IOL 屈光力进行回顾性计算,该公式假定术前角膜曲率值为 43.86D,并且寻找一种最佳方式来评估 RK 术后的角膜平均曲率值。他们发现使用角膜中央 3mm 区域测量数据的平均值可以更好地估计 IOL 屈光力。Zeiss Atlas 法与此方法相似,通过 ASCRS 网站来评估 RK 术后的 IOL 屈光力,主要是取 1mm、2mm、3mm 和 4mm 环形区域平均值来评估中央角膜屈光力。基于旋转 Scheimpflug 相机计算 RK 术后 IOL 屈光力的研究获得了相似的结果:Potvin 等人描述了一种基于 double-K 的 Holladay 1 计算公式,术前 K 值为 43.86D,术后 K 值为以瞳孔中心 4mm 区域前表面 K 值和角膜最薄点 K 值的平均值。

我们认为,与角膜曲率计数据相比,角膜地形图数据

(因为存在 SCE,我们建议使用瞳孔区角膜平均曲率值[96])对 IOL 屈光力的计算更加精准。然而,重要的是,临床经验告诉我们,计算机辅助的角膜地形图仪测量重复性比角膜曲率计低,而且在近距离测量时误差可能增加[97]。因此,我们建议对仪器进行校准,并对同一只眼睛进行多次的测量,去除极端值,再计算角膜中央区域的平均值。如果曲率计测量区域形态规则,则可以将角膜曲率值与 SimK 进行比较,如果差异大,则应该重新测量。

6 年来,我们一直使用 Camellin-Calossi 公式[96]计算 RK 术后的 IOL 屈光力,术后 100% 患者屈光度误差在 ±1.00D 范围内(预测值与实际值比较),95% 在 ±0.75 D 范围内。该公式来源于一个理论公式,主要通过两个参数进行调整优化:①角膜屈光度;②预测的有效晶体位置(ELP)。

不同于第三代公式常以角膜曲率作为主要预测参数,与 Haigis 一样,Camellin 和 Calossi 选择了不依赖于 K 值方法来估算 ELP。术后前房深度的变化与白内障术前的前房深度、晶状体厚度、眼轴长度和前房深度常数有关。因为存在 SCE 效应,这些公式使用瞳孔区平均角膜曲率来计算真实的角膜曲率。实际角膜屈光力的计算与相对角膜折射率(反映实际角膜曲率)、角膜屈光手术类型和术源性屈光力改变(surgically induced refractive change,SIRC)有关。因为激光角膜切开术改变了角膜前后表面角膜曲率的比例,所以误差主要来源于角膜曲率半径与屈光力的转换[98]。相对角膜屈光力是一个与 SIRC 有关的函数,实际的角膜曲率

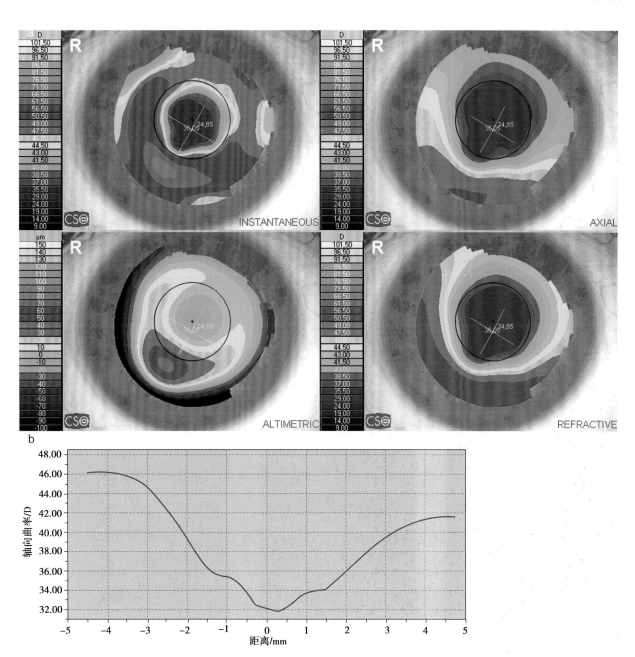

图 37.31 典型 RK 术后,其瞬时图(a,左上),轴向图(a,右上),高度图(a,左下)和屈光力图(a,右下),以及对应的矢状面曲率(b)。SimK 为 35.74D,平均瞳孔区屈光力为 32.75D

通过相对角膜屈光力来计算。此时,我们误以为在角膜切开手术后角膜前后表面的比例未发生改变,将平均中央曲率作为覆盖入瞳区域角膜曲率半径(r);然后,将角膜屈光指数(n)为 1.332 代入高斯光学方程,计算角膜实际曲率。对于 RK 术后患者,只有在无法获取可靠的角膜地形数据时,才使用传统角膜曲率计的 K 值(例如,当出现角膜非球面性发生巨大变化或 Placido 的反射在光学区外时)。

RK 会引起角膜前后曲率比的变化,因此在将角膜前表面曲率半径转化为整个角膜屈光力之前,还需要考虑"角膜屈光指数误差"。这种误差可通过不依赖于任何角膜屈光指数的方法来避免,如基于斯涅尔定律的光线追踪或高斯光学公式。Waishren 等人利用角膜前后表面屈光力、净屈光力、OCT 测得的角膜厚度、部分相干光涉法测得的眼轴长度和前房深度,以及术后屈光误差,开发了一个基于 AS-OCT 的计算公式来计算 IOL 屈光力,其研究展示了很好的结果。另一种解决 RK 术后 IOL 计算误差的方法是使用 Scheimpflug 相机结合 Placido 盘角膜地形图系统,但是关于这一课题的研究还未发表。

37.8.1　案例 12

一名 58 岁男子因左眼出现皮质—核性白内障,我们对其 IOL 屈光力进行计算。该患者 16 年前因近视合并散光行双侧 RK 手术(RK 术前,右眼球镜 –4.00D,柱镜 –1.50D × 20°;左眼球镜 –4.75D,柱镜 –2.00D × 150°)。角膜地形图(图 37.32)显示角膜中央过度平坦导致明显的过矫(右眼 CDVA 为 20/20,球镜 +5.00D;左眼 CDVA 为 20/200,球镜 +3.00 D,柱镜 +0.50D × 180°)。左眼 A 超检查的结果为:眼轴长度 25.9mm,晶状体厚度 4.45mm,前房深度 3.87mm。平均角膜曲率为 37.50D,光学区非球面性为扁圆形(Q = 2.14)。为了计算实际的角膜屈光力,我们使用了从 CSO 角膜地形图获得的瞳孔区平均屈光力,根据 Camellin-Calossi 公式计算结果为 35.86D(非常接近该公式给出的校正后角膜屈光力值,校正 –8.00D,结果为 36.02D)。Camellin-Calossi 中 A 常数为 118.5,计算出该患眼达到正视状态所需 IOL 屈光力为 +23.66D。图 37.33 总结了不同计算公式用标准角膜曲率值条件下的 IOL 屈光力。该患者左眼植入一枚 +24.00D 的 IOL;术后 1 个月,UDVA 为 20/20,使用 –0.50D × 90° 的柱镜可矫正至 20/20+。为了提高术后效果,矫正双眼屈光参差(右眼是优势眼),建议患者考虑右眼行透明晶状体置换手术。

考虑到右眼视力良好,我们比较了不同方法所获得的数据来获得有效的角膜屈光力。右眼平均 K 值为 36.00D,

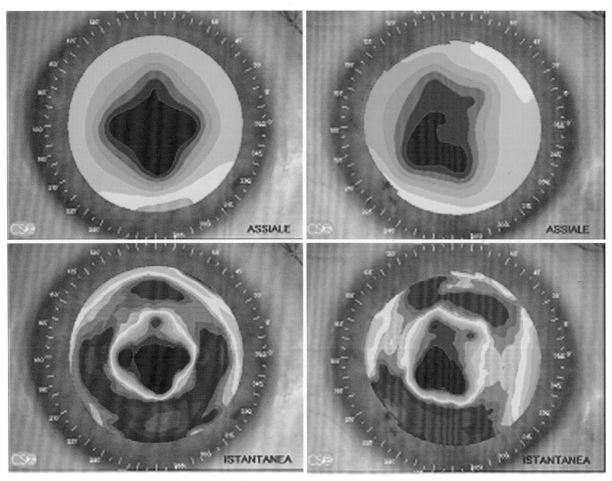

Right eye　　　　　　　　　　Left eye

图 37.32　案例 12 的角膜地形图(详见正文中描述)

角膜接触镜法提供的数值为 33.75D,而角膜地形图仪(CSO)给出的平均瞳孔区屈光力为 34.50D。使用 Camellin-Calossi 公式后,–9.00D 的近视校正对应角膜屈光力为34.49D。光学区 Q 值为 4.5,A 超结果为眼轴长度 25.2mm,晶状体厚度 4.45mm,前房深度 3.64mm。Camellin-Calossi 公式中 A 常数为 118.5,得出正视状态所需 IOL 屈光力为+28.56D。将 double-K Aramberri 公式与角膜接触镜法获得的有效角膜屈光力相结合,结果相似(+28.54D)。图 37.34比较了同一标准角膜曲率值在不同公式中获得的 IOL 屈光力。

要点总结

- 20 世纪 80 年代和 90 年代,RK 术被大肆宣传,屈光外科医生将面临几十年的医源性挑战。
- RK 患者屈光度以平均每 6~8 年 1D 的速度逐渐向远视漂移。
- 有多个导致 RK 患者视力受限的因素,如过小的光学区、扁长非球面性、不规则散光和偏心。

- 多种因素会影响 PK 术后患者视觉质量,如光学区过小、非球面性变成长椭球形、不规则散光,以及渐进发展的低阶像差等。
- LASIK 矫正 RK 术后屈光不正时,当切口小于等于 8 个的情况下,制作的角膜瓣厚度应大于常规设置,以降低角膜瓣破裂的可能性。
- 对于复杂的 RK 角膜,全眼像差可能不准确,而基于角膜高度的个性化屈光手术可能更准确。
- 恢复生理上正常的非球面性是减少视觉障碍的一个重要方面。
- 角膜基质环可以改善非球面性。然而,作为占位性因素,它们可能增加伤口的应力,引起迟发性伤口裂开的后果。
- 即使使用缝合技术,持续进行性远视也很难控制。
- RK 术后测量的 K 值直接用于 IOL 的计算是不准确的。
- 对于 RK 术后患者,目前 Camellin-Calossi 公式对 IOL计算的预测性最好。

(陈世豪　陈思思　翻译)

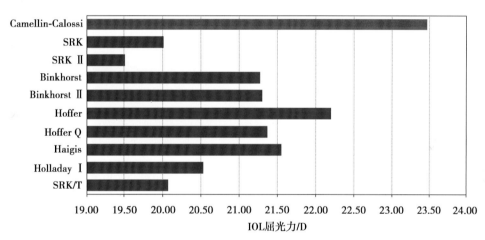

图 37.33　对案例 12 中患者的左眼用不同的计算公式计算 IOL 屈光力,并进行比较

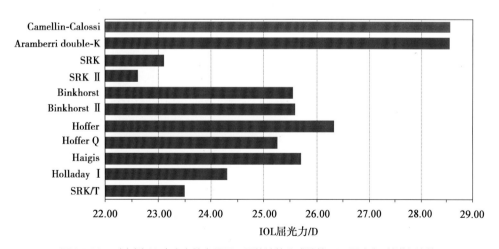

图 37.34　对案例 12 中患者的右眼用不同的计算公式计算 IOL 屈光力,并进行比较

参考文献

1. Waring GO III. Refractive keratotomy for myopia and astigmatism. Mosby–Year Book Inc: St. Louis; 1992.
2. Lombardi M, Abbondanza M. Asymmetric radial keratotomy for the correction of keratoconus. J Refract Surg. 1997;13:302–7.
3. Utine CA, Bayraktar S, Kaya V, et al. Radial keratotomy for the optical rehabilitation of mild to moderate keratoconus: more than 5 years' experience. Eur J Ophthalmol. 2006;16:376–84.
4. Poole TR, Ficker LA. Astigmatic keratotomy for post-keratoplasty astigmatism. J Cataract Refract Surg. 2006;32:1175–9.
5. Alastrue V, Calvo B, Pena E, et al. Biomechanical modeling of refractive corneal surgery. J Biomech Eng. 2006;128:150–60.
6. Kaufmann C, Peter J, Ooi K, et al. Limbal relaxing incisions versus on-axis incisions to reduce corneal astigmatism at the time of cataract surgery. J Cataract Refract Surg. 2005;31:2261–5.
7. Waring GO III, Lynn MJ, McDonnell PJ. Results of the prospective evaluation of radial keratotomy (PERK) study 10 years after surgery. Arch Ophthalmol. 1994;112:1298–308.
8. Ambrosio R Jr, Alonso RS, Luz A, et al. Corneal-thickness spatial profile and corneal-volume distribution: tomographic indices to detect keratoconus. J Cataract Refract Surg. 2006;32:1851–9.
9. Lovisolo CF, Calossi A, Cybo AO. Intrastromal inserts in keratoconus and ectatic corneal disorders. In: Lovisolo CF, Fleming JF, Pesando PM, editors. Intrastromal corneal ring segments. Italy: Fabiano Canelli; 2002. p. 95–163.
10. Afshari NA, Schirra F, Rapoza PA, et al. Laser in situ keratomileusis outcomes following radial keratotomy, astigmatic keratotomy, photorefractive keratectomy, and penetrating keratoplasty. J Cataract Refract Surg. 2005;31:2093–100.
11. Agarwal A, Agarwal A, Agarwal T, et al. Laser in situ keratomileusis for residual myopia after radial keratotomy and photorefractive keratectomy. J Cataract Refract Surg. 2001;27:901–6.
12. Attia WH, Alio JL, Artola A, et al. Laser in situ keratomileusis for undercorrection and overcorrection after radial keratotomy. J Cataract Refract Surg. 2001;27:267–72.
13. Clausse MA, Boutros G, Khanjian G, et al. A retrospective study of laser in situ keratomileusis after radial keratotomy. J Refract Surg. 2001;17:S200–1.
14. Francesconi CM, Nose RA, Nose W. Hyperopic laser-assisted in situ keratomileusis for radial keratotomy induced hyperopia. Ophthalmology. 2002;109:602–5.
15. Lipshitz I, Man O, Shemesh G, et al. Laser in situ keratomileusis to correct hyperopic shift after radial keratotomy. J Cataract Refract Surg. 2001;27:273–6.
16. Lyle WA, Jin GJ. Laser in situ keratomileusis for consecutive hyperopia after myopic LASIK and radial keratotomy. J Cataract Refract Surg. 2003;29:879–88.
17. Oral D, Awwad ST, Seward MS, et al. Hyperopic laser in situ keratomileusis in eyes with previous radial keratotomy. J Cataract Refract Surg. 2005;31:1561–8.
18. Shah SB, Lingua RW, Kim CH, et al. Laser in situ keratomileusis to correct residual myopia and astigmatism after radial keratotomy. J Cataract Refract Surg. 2000;26:1152–7.
19. Yong L, Chen G, Li W, et al. Laser in situ keratomileusis enhancement after radial keratotomy. J Refract Surg. 2000;16:187–90.
20. Munoz G, Albarran-Diego C, Sakla HF, et al. Femtosecond laser in situ keratomileusis after radial keratotomy. J Cataract Refract Surg. 2006;32:1270–5.
21. Durand L, Monnot JP, Burillon C. Radial keratotomy: analysis of undercorrected patients, based on 200 successive operations. J Fr Ophtalmol. 1991;14:211–7.
22. Leroux les Jardins S, Frisch E, Bertrand I, et al. Current limitations of radial keratotomy. Ophtalmologie. 1990;4:346–9.
23. American academy of ophthalmology radial keratotomy for myopia. Ophthalmology. 1993;100:979–80.
24. Bennett AG, Rabbetts RB. What radius does the conventional keratometer measure? Ophthalmic Physiol Opt. 1991;11:239–47.
25. Wygledowska-Promienska D, Zawojska I, Gierek-Ciaciura S, et al. Correction of irregular astigmatism using excimer laser MEL 70 G-scan with the TOSCA program--introductory report. Klin Ocz. 2000;102(6):443–7.
26. Mattioli R, Camellin M, La aberrometria corneale ed il link "topo-aberrometrico". In Camellin M (2004) LASEK & ASA Fabiano Canelli, Italy. p. 232–253.
27. Alessio G, Boscia F, La Tegola MG, et al. Corneal interactive programmed topographic ablation customized photorefractive keratectomy for correction of postkeratoplasty astigmatism. Ophthalmology. 2001;108:2029–37.
28. Jankov MR 2nd, Panagopoulou SI, Tsiklis NS, et al. Topography-guided treatment of irregular astigmatism with the wavelight excimer laser. J Refract Surg. 2006;22:335–44.
29. McNeil JI. Corneal incision dehiscence during penetrating keratoplasty nine years after radial keratotomy. J Cataract Refract Surg. 1993;19:542–3.
30. He JC, Burns SA, Marcos S. Monochromatic aberrations in the accommodated human eye. Vis Res. 2000;40:41–8.
31. Eghbali F, Yeung K, Maloney R. Topographic determination of corneal asphericity and its lack of effect on the refractive outcome of radial keratotomy. Am J Ophthalmol. 1995;119:275–80.
32. Gatinel D, Hoang-Xuan T, Azar DT. Determination of corneal asphericity after myopia surgery with the excimer laser: a mathematical model. Invest Ophthalmol & Vis Sci. 2001;42:1736.
33. Marcos S, Cano D, Barbero S. Increase in corneal asphericity after standard laser in situ keratomileusis for myopia is not inherent to the Munnerlyn algorithm. J Refract Surg. 2003;19:S592–6.
34. Carones F, Vigo L, Scandola E. Wavefront-guided treatment of symptomatic eyes using the LADAR6000 excimer laser. J Refract Surg. 2006;22:S983–9.
35. Ribeiro JC, McDonald MB, Lemos MM, et al. Excimer laser photorefractive keratectomy after radial keratotomy. J Refract Surg. 1995;11(3):165–9.
36. Shoji N, Hayashi E, Shimizu K, et al. Central corneal haze increased by radial keratotomy following photorefractive keratectomy. J Refract Surg. 2003;19:560–5.
37. Sinha R, Sharma N, Vajpayee RB. Microkeratome-induced reduction of astigmatism after RK. J Refract Surg. 2004;20:89–90.
38. Rajan MS, O'Brart DP, Patel P, et al. Topography-guided customized laser-assisted subepithelial keratectomy for the treatment of postkeratoplasty astigmatism. J Cataract Refract Surg. 2006;32:949–57.
39. Abraham LM, Selva D, Casson R, et al. Mitomycin: clinical applications in ophthalmic practice. Drugs. 2006;66:321–40.
40. Lacayo GO 3rd, Majmudar PA. How and when to use mitomycin-C in refractive surgery. Curr Opin Ophthalmol. 2005;16:256–9.
41. Majmudar PA, Forstot SL, Dennis RF, et al. Topical mitomycin-C for subepithelial fibrosis after refractive corneal surgery. Ophthalmology. 2000;107:89–94.
42. Joyal H, Gregoire J, Faucher A. Photorefractive keratectomy to correct hyperopic shift after radial keratotomy. J Cataract Refract Surg. 2003;29:1502–6.
43. Patel SM, Tesser RA, Albert DM, et al. Histopathology of radial keratotomy. Arch Ophthalmol. 2005;123:104–5.
44. Leung DY, Yeung EF, Law RW, et al. In vivo confocal microscopy of epithelial inclusions from aberrant wound healing after astigmatic keratotomy. Cornea. 2004;23:299–301.
45. Lee BL, Manche EE, Glasgow BJ. Rupture of radial and arcuate keratotomy scars by blunt trauma 91 months after incisional keratotomy. Am J Ophthalmol. 1995;120:108–10.
46. Behl S, Kothari K. Rupture of a radial keratotomy incision after 11 years during clear corneal phacoemulsification. J Cataract Refract Surg. 2001;27:1132–4.
47. Freeman M, Kumar V, Ramanathan US, et al. Dehiscence of radial keratotomy incision during phacoemulsification. Eye. 2004;18:101–3.
48. Mattioli R, Tripoli NK. Corneal geometry reconstruction with the Keratron videokeratographer. Optom Vis Sci. 1997;74:881–94.
49. Kymionis GD, Titze P, Markomanolakis MM, et al. Corneal perforation after conductive keratoplasty with previous refractive surgery. J Cataract Refract Surg. 2003;29:2452–4.

50. Sony P, Panda A, Pushker N. Traumatic corneal rupture 18 years after radial keratotomy. J Refract Surg. 2004;20:283–4.
51. Bergmanson J, Farmer E, Goosey J. Epithelial plugs in radial keratotomy: the origin of incisional keratitis? Cornea. 2001;20:866–72.
52. Levy J, Hirsh A, Klemperer I, et al. Late-onset pseudomonas keratitis after radial keratotomy and subsequent laser in situ keratomileusis: case report and literature review. Can J Ophthalmol. 2005;40:217–21.
53. Alio J, Ismail M. Management of radial keratotomy overcorrections by corneal sutures. J Cataract Refract Surg. 1993;19:595–9.
54. Damiano RE, Forstot SL, Frank CJ, et al. Purse-string sutures for hyperopia following radial keratotomy. J Refract Surg. 1998;14:408–13.
55. Lyle WA, Jin GJ. Long-term stability of refraction after intrastromal suture correction of hyperopia following radial keratotomy. J Refract Surg. 1995;11:485–9.
56. Fleming JF, Lovisolo CF. Intrastromal corneal ring segments in a patient with previous laser in situ keratomileusis. J Refract Surg. 2000;16:365–7.
57. Lovisolo CF, Calossi A, Fleming JF. Corneal bioptics. Improving success and managing complications of refractive surgery. In: Lovisolo CF, Fleming JF, Pesando PM, editors. Intrastromal corneal ring segments. Italy: Fabiano Canelli; 2002. p. 171–204.
58. Rashid ER, Waring GO III. Complications of radial and transverse keratotomy. Surv Ophthalmol. 1989;34:73–10.
59. Lovisolo CF, DZR R. Phakic intraocular lenses. Surv Ophthalmol. 2005;50:549–87.
60. Bufidis T, Konstas AG, Pallikaris IG, et al. Contact lens fitting difficulties following refractive surgery for high myopia. CLAO J. 2000;26:106–10.
61. Hau SC, Ehrlich DP. Contact lens fitting following unsuccessful refractive surgery. Ophthalmic Physiol Opt. 2003;23:329–40.
62. Martin R, Rodriguez G. Reverse geometry contact lens fitting after corneal refractive surgery. J Refract Surg. 2005;21:753–6.
63. Titiyal JS, Dutta R, Sinha R, et al. Contact lens fitting for post-radial-keratotomy residual myopia. Clin Experiment Ophthalmol. 2003;31:48–51.
64. Bardocci A, Lofoco G. Corneal topography and postoperative refraction after cataract phacoemulsification following radial keratotomy. Ophthalmic Surg Lasers. 1999;30:155–9.
65. Packer M, Brown LK, Hoffman RS, et al. Intraocular lens power calculation after incisional and thermal keratorefractive surgery. J Cataract Refract Surg. 2004;30:1430–4.
66. Stakheev AA. Intraocular lens calculation for cataract after previous radial keratotomy. Ophthalmic Physiol Opt. 2002;22:289–95.
67. Bennett AG, Rabbetts RB. Clinical visual optics. 2nd ed. London: Butterworths; 1989. p. 468.
68. Fleming JF. Corneal asphericity and visual function after radial keratotomy. Cornea. 1993;12:233–40.
69. Schwiegerling J, Greivenkamp JE, Miller JM, et al. Optical modeling of radial keratotomy incision patterns. Am J Ophthalmol. 1996;122:808–17.
70. Holladay JT, Waring GO III. Optics and topography of radial keratotomy. In: Waring III GO, editor. Refractive keratotomy for myopia and astigmatism. St. Louis: Mosby Year Book; 1992.
71. Layman PR. Measuring corneal area utilizing keratometry. Optician. 1987;154:261.
72. Applegate RA, Lakshminarayanan V. Parametric representation of Stiles-Crawford functions: normal variation of peak location and directionality. J Opt Soc Am A. 1993;10:1611–23.
73. Stiles WS, Crawford BH. Luminous efficiency of rays entering eye pupil at different points. Proc Roy Soc Lond. 1933;112:428–50.
74. Aramberri J. Intraocular lens power calculation after corneal refractive surgery: double-K method. J Cataract Refract Surg. 2003;29:2063–8.
75. Holladay JT. Intraocular lens power calculation for the refractive surgeon. Operative Techniques in Cataract and Refractive Surgery. 1998;1:105–17.
76. Lyle WA, Jin GJ. Intraocular lens power prediction in patients who undergo cataract surgery following previous radial keratotomy. Arch Ophthalmol. 1997;115:457–61.
77. Chen L, Mannis MJ, Salz JJ, et al. Analysis of intraocular lens power calculation in post-radial keratotomy eyes. J Cataract Refract Surg. 2003;29:65–70.
78. Hoffer KJ. Intraocular lens power calculation for eyes after refractive keratotomy. J Refract Surg. 1995;11:490–3.
79. Holladay JT. Consultations in refractive surgery. Refract Corneal Surg. 1989;5:203.
80. Ladas JG, Stark WJ. Calculating IOL power after refractive surgery. J Cataract Refract Surg. 2004;30:2458. author reply 2458-9
81. Sambare C, Naroo S, Shah S, et al. The AS biometry technique-a novel technique to aid accurate intraocular lens power calculation after corneal laser refractive surgery. Cont Lens Anterior Eye. 2006;29:81–3.
82. Walter KA, Gagnon MR, Hoopes PC Jr, et al. Accurate intraocular lens power calculation after myopic laser in situ keratomileusis, bypassing corneal power. J Cataract Refract Surg. 2006;32:425–9.
83. Haigis W. Corneal power after refractive surgery for myopia: contact lens method. J Cataract Refract Surg. 2003;29:1397–411.
84. Joslin CE, Koster J, Tu EY. Contact lens overrefraction variability in corneal power estimation after refractive surgery. J Cataract Refract Surg. 2005;31:2287–92.
85. Mackool RJ. The cataract extraction-refraction-implantation technique for IOL power calculation in difficult cases. [letter]. J Cataract Refract Surg. 1998;24:434–5.
86. Mackool RJ, Ko W, Mackool R. Intraocular lens power calculation after laser in situ keratomileusis: Aphakic refraction technique. J Cataract Refract Surg. 2006;32:435–7.
87. Ianchulev T, Salz J, Hoffer K, et al. Intraoperative optical refractive biometry for intraocular lens power estimation without axial length and keratometry measurements. J Cataract Refract Surg. 2005;31:1530–6.
88. Ahmed I, Toufeeq A. Accuracy of intraoperative retinoscopy in corneal power and axial length estimation using a high plus soft contact lens. Ophthalmic Physiol Opt. 2005;25:52–6.
89. Haigis W. The Haigis formula. In: Shammas HJ, editor. Intraocular lens power calculations. Thorofare: Slack; 2004. p. 41–57.
90. Celikkol L, Pavlopoulos G, Weinstein B, et al. Calculation of intraocular lens power after radial keratotomy with computerized videokeratography. Am J Ophthalmol. 1995;120:739–50.
91. Han ES, Lee JH. Intraocular lens power calculation in high myopic eyes with previous radial keratotomy. J Refract Surg. 2006;22:713–6.
92. Holladay JT. Corneal topography using the Holladay diagnostic summary. J Cataract Refract Surg. 1997;13:209–21.
93. Husain SE, Kohnen T, Maturi R, et al. Computerized videokeratography and keratometry in determining intraocular lens calculations. J Cataract Refract Surg. 1996;22:362–6.
94. Maeda N, Klyce SD, Smolek MK, et al. Disparity between keratometry-style readings and corneal power within the pupil after refractive surgery for myopia. Cornea. 1997;16:517–24.
95. Muraine M, Siahmed K, Retout A, et al. Phacoemulsification following radial keratotomy. Topographic and refractive analysis concerning an 18-month period (apropos of a case). J Fr Ophtalmol. 2000;23:265–9.
96. Camellin M, Calossi A. A new formula for intraocular lens power calculation after refractive corneal surgery. J Refract Surg. 2006;22:187–99.
97. Mandell RB. Everett Kinsey lecture. The enigma of the corneal contour. CLAO J. 1992;18:267–73.
98. Seitz B, Langenbucher A. Intraocular lens power calculation in eyes after corneal refractive surgery. J Refract Surg. 2000;16:349–61.

第38章
角膜基质环植入术并发症

38

Alfredo Vega-Estrada, Jorge L. Alió

核心信息

- 角膜基质环(intracorneal ring segment, ICRS)植入术是一种并发症发生率低、安全有效的手术方式。
- 使用飞秒激光辅助制作角膜基质隧道增加了 ICRS 植入术的安全性。
- 视力良好的患者在 ICRS 植入术后有较高的视力下降风险。
- 圆锥角膜患者在行 ICRS 植入术时,应确保处于疾病的稳定期,因为这种手术方式尚未证明可以阻止圆锥角膜的进展。

38.1 简介

角膜基质环(intracorneal ring segment, ICRS)是由合成材料制备的体积微小的医疗器材,其被设计成可以植入角膜基质内,从而改变角膜组织的几何形状和屈光力。Blevatskaya 于 1966 年首次提出将角膜环植入角膜的构想[1]。最初设计的角膜环是一个完整的 360° 圆环,由于并发症众多被迅速舍弃。随后的几年内,环形的角膜环经历了广泛的研究和改进后演变成我们今天所了解的 C 字形设计。现已证实,ICRS 可以作为角膜组织胶原纤维之间的间隔元件,诱导弧长缩短效应,使角膜中央区域变平[2],一些研究者发现角膜的扁平化效应和屈光力的改变取决于 ICRS 的厚度和直径[3]。美国食品药品管理局(U.S.Food and Drug Administration, FDA)在 1999 年正式批准 Intacs Technology 公司生产的 ICRS 用于矫正中、低度近视。然而,由于准分子激光手术矫正屈光不正的良好效果,使得 ICRS 不常用于屈光手术。

由于 ICRS 具有塑造角膜形态的能力,Joseph Colin 教授于 2000 年首次提出使用 ICRS 治疗圆锥角膜[4]。此后,一些研究人员报道了使用 ICRS 治疗圆锥角膜的优点,其可以延缓或避免更加复杂的干预措施,如角膜移植手术[5-8]。

ICRS 植入术已经成为治疗圆锥角膜的重要方法之一。尽管并不常见,本章旨在描述 ICRS 植入术治疗角膜扩张性疾病的相关并发症。

38.2 术中并发症

为了在角膜基质中植入 ICRS,必须在角膜深处建立隧道,这些隧道可以通过机械方法或飞秒激光辅助方法制作。运用机械方法手术时,术中我们必须在瞳孔中心进行标记,以便指导手术定位操作。然后设定角膜深度在 70%,使用带刻度的切口刀制作角膜切口,再将两枚环形隧道分离器从角膜切口插入角膜,分别沿顺时针方向及逆时针方向旋转分离角膜基质,最终形成角膜基质内隧道。运用飞秒激光辅助手术时,术中使用一次性负压吸引环固定角膜,从而使激光束精确聚焦,对目标深度的角膜进行切割,在不直接接触眼球的情况下在约 80% 角膜厚度的位置形成隧道。最后,将 ICRS 植入角膜隧道。

与飞秒激光辅助相比,机械方法的手术相关并发症更常见,这是因为飞秒激光辅助可以使手术获得更加精确的角膜基质切割深度。飞秒辅助手术术中较为常见的并发症是角膜基质环偏心、隧道深度不足和角膜环不对称等[6]。在环形隧道分离器分离角膜基质时,可能形成过浅或过深的基质隧道甚至造成前表面或后表面的穿孔。图 38.1 和图 38.2 分别是 ICRS 过浅植入和 ICRS 过深植入术后患者的 AS-OCT 的图像。

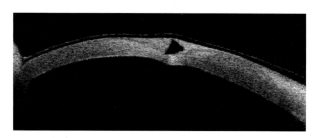

图 38.1 ICRS 过浅植入术后 AS-OCT 图像

为避免此类并发症,建议在切口部位进行适当的角膜厚度测量。如今,已经有数种仪器可以非常精确地测量不同区域的角膜厚度,从而为我们提供角膜厚度地形图,这些仪器可以提供大多数不同 ICRS 植入特定区域

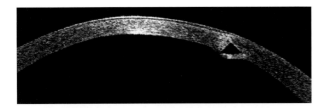

图 38.2　ICRS 过深植入术后 AS-OCT 图像

5~7mm 范围的数值。图 38.3 是由 AS-OCT 测量的角膜厚度图。

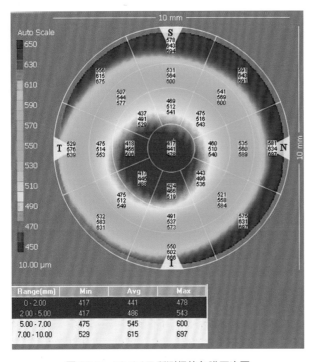

图 38.3　AS-OCT 所测得的角膜厚度图

此外，在机械分离角膜基质时，必须监测眼压并使隧道分离器进行匀速旋转运动，这样不仅可以避免产生前后表面的穿孔，而且可以形成深度均匀一致的隧道。通常，我们在植入 ICRS 时只会遇到很微小的阻力。如果在植入时遇到较大的阻力，可能是因为我们将 ICRS 插入了与用基质分离器分离平面不同的平面。手术过程中一旦发生上述并发症之一，必须取消手术，再次手术的时间应该在第一次并发症发生的 3 个月后。

如前所述，手术相关并发症在飞秒激光辅助手术中并不常见。然而，在一些患者的手术中，激光切割部位可能被设置得太深，因此可以在前房中看到切割形成的气泡，这有可能导致内皮穿孔，有研究称此类并发症的发生率为 0.6%[9]。在这种情况下，如果还没有分离出完整的隧道，可以不必取消手术，在更浅的位置设置一个新的切割深度，继续手术。与飞秒激光辅助特别相关的其他并发症包括：基质内隧道不能完全形成，发生率为 2.6%[9]；负压吸引脱落，发生率为 0.1%，其中只有少数情况下需要使用新的吸引环来获得适当的负压；以及与吸引环相关的结膜下出血，通常在 2 周或 3 周后自行消退。

38.3　术后并发症

ICRS 植入后也可能会出现一些并发症。然而，这些并发症并不常见，并且大多数与临床无关。

ICRS 植入术后可能出现的最严重并发症之一是感染性角膜炎。这种并发症可以在术后第 1 天，甚至在手术后的数周或数月发生。文献报道了机械方法辅助的 ICRS 植入术后感染性角膜炎的发生率为 1.9%，飞秒激光辅助的 ICRS 植入术后感染性角膜炎的发生率为 0.1%[6,10]，这种并发症的处理应该采取与一般感染性角膜炎相同的方案。我们必须通过角膜细菌培养或聚合酶链反应（polymerase chain reaction，PCR）来鉴定感染的微生物[11]。在进行细菌培养后，应采用局部抗生素，同时对有氧和厌氧微生物进行经验性治疗。一旦我们得到抗菌谱的结果，就应该进行特异性治疗。当感染局限于小区域并且角膜没有明显融解的情况下，ICRS 可以继续保留在隧道内。然而，在存在严重感染的情况下，ICRS 隧道受到侵犯，或者患者病情治疗后没有好转，则应将 ICRS 取出。最后，应采用大量平衡盐水溶液和抗生素对隧道进行冲洗[12]。取出 ICRS 不应是第一选择，而必须作为药物治疗失败后的选择。

ICRS 膨出或移位亦是术后比较常见的并发症之一。研究表明，与飞秒激光辅助制作基质隧道相比，手动机械分离角膜基质隧道更易造成此种并发症[6,10]。Kwitko 及其同事的研究发现在手动机械分离角膜基质隧道的手术中，术后 ICRS 膨出和移位的发生率高达 19.6%[10]；而 Coskunseven 等人的研究显示，飞秒激光辅助制作角膜基质隧道的手术中，术后仅有 0.8% 的患者出现了 ICRS 移位[6]。术后任何时期均有可能出现 ICRS 膨出或移位，但通常作为晚期并发症出现，且主要发生在有揉眼习惯的过敏体质患者中。基质环移位对患者的影响主要在于移位的基质环可诱导角膜上皮损伤和角膜基质炎症，更加严重的情况是可能导致感染性角膜炎及角膜融解的发生。为了避免术后基质环的取出，我们需要快速和充分地判断患者基质环植入后的情况，以便于采取适当的治疗，如局部滴用类固醇、抗生素滴眼液及配戴角膜接触镜。此外我们还可以使用 10-0 缝线缝合角膜切口以减少术后基质环膨出的发生[6]。当上述治疗无效并且角膜有严重的炎症或感染时，应当行基质环取出术。此外，对于圆锥角膜患者，尤其是那些有揉眼睛习惯的患者，可以局部滴用抗组胺药物治疗，以减少揉眼频率，从而减少基质环膨出的风险。

ICRS 植入术后还可能出现的其他并发症有角膜新生血管和角膜基质隧道内沉积物（分别如图 38.4 和图 38.5 所示）。角膜新生血管通常作为晚期并发症发生，主要发生于配戴隐形眼镜和角膜基质隧道过于接近角膜缘的患者。基质环周围角膜基质隧道内沉积物是 ICRS 植入术后最常见的并发症，有研究显示其术后发生率高达 60%[13]。Ruckhofer 等称这些沉积物由细胞内脂质组成，并且它们的密度随着基质环的厚度以及基质环植入的时间的增加而增加[14],这些沉积物可能不会引起角膜的任何光学或解剖学改变。

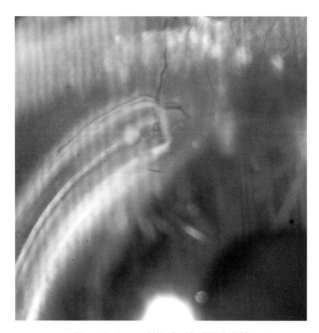

图 38.4 ICRS 植入术后角膜新生血管

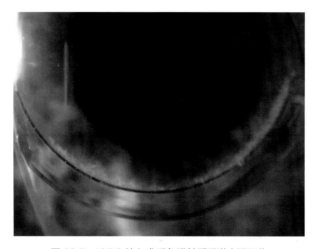

图 38.5 ICRS 植入术后角膜基质隧道内沉积物

角膜基质隧道内沉积物是 ICRS 术后常见的并发症,但它们是完全无害的,不需要治疗。需要指出的是角膜基质隧道内沉积物不会导致任何症状,也不会诱发角膜基质内的任何炎症反应。图 38.6 显示了真菌性角膜炎患者 ICRS 周围局部角膜浸润的图像。如图所示,我们可以清楚地看到其与角膜基质隧道内沉积物的不同,因为真菌性角膜炎的临床表现是不对称的角膜浸润,诱导角膜基质内的炎症反应,如果没有接受妥善的治疗,可能引起角膜融解。

角膜融解是 ICRS 植入术后的另一个严重并发症,它的发生率很低,Coskunseven 等人的研究显示其发生率小于 0.2%[6]。当发生角膜融解时,通常可以发现 ICRS 周围的角膜组织明显变薄,它或许与严重角膜感染有关,大多需要将 ICRS 取出。最近一项研究显示,一种弧长大于 340°的

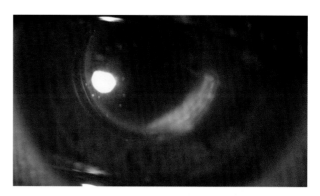

图 38.6 ICRS 植入术后感染性角膜炎

新型 ICRS 已经被报道发生如角膜融解等并发症,因此应当对植入此类 ICRS 的患者进行密切随访[15]。

38.4 光学相关并发症

此类并发症与患者的视觉功能和视觉质量有关,我们发现了 ICRS 植入术后发生视力下降和角膜 HOA 增加。

在视力方面,本章作者的一项研究发现,术前小数视力优于 0.9 的患者在 ICRS 植入后矫正视力下降的风险很高[8]。目前,手术安全性的一项基本评估是在术后 6 个月的随访中,患者矫正视力降低 2 行及 2 行以上的比例必须控制在 1%~5%[16]。Vega-Estrada 等人在一项研究中对 ICRS 植入术后患者的视力进行了分析,结果显示术前小数视力优于 0.9 的患者中,有超过 35% 的人术后 CDVA 下降了 2 行或 2 行以上[8](如表 38.1 所示)。因此,为避免发生视力下降,在具有良好视觉功能的患者中植入 ICRS 不被视为一种安全的手术。其他研究者提出的可能导致 ICRS 植入后视力下降的原因包括疾病本身的严重程度[17]和基质环的选择不当及基质环的不对称植入[5]。

表 38.1 ICRS 植入术后视力降低 ≥ 2 行的百分比

圆锥角膜	CDVA 丢失 ≥ 2 行
视力 >0.9	37.8%
0.6< 视力 <0.9	20.6%
0.4< 视力 <0.6	9.4%
0.2< 视力 <0.4	4.6%
视力 <0.2	3.7%

CDVA:远距矫正视力

关于 HOA,大多数研究表明 ICRS 具有为角膜组织塑形的能力,从而可以减少角膜像差[8,18]。也有一些研究表明,I 期圆锥角膜患者和术前角膜像差小于 3μm 的患者植入 ICRS 后角膜像差系数可能会增加[12]。因此,建议在选择患者时注意这几点,以避免在 ICRS 植入后增加 HOA。

关于手术的稳定性,大多数分析 ICRS 植入后长期结果的研究报告了视觉和屈光变量的稳定性。然而,这些研究只评估了病情稳定的病例,或者病情稳定病例和病情进

展病例之间没有分组[18-20]。我们进行的一项针对进展期圆锥角膜患者的研究显示,视力和屈光力在术后很长一段时间后发生了较大的回退[21]。因此,为了避免手术后获益的消退以及给患者提供长期稳定的手术效果,推荐确认圆锥角膜稳定后再植入 ICRS。

38.5　ICRS 取出

既往研究中由于并发症导致的 ICRS 取出率从 0.98% 到 30% 不等[22]。Pokroy 和 Levinger[23] 在研究中发现植入 ICRS 的患者中至少有 10% 需要对手术进行"调整",通常包括旋转或取出基质环以治疗或避免明显的并发症。Alió 等人的研究表明,ICRS 可以安全且容易地取出,术后大部分患者的视觉和屈光力接近于术前值[24]。

小结

ICRS 植入术是一种并发症发生率低、对于角膜扩张性疾病治疗安全的方法。由于技术的进步,飞秒激光辅助技术相较于机械方法实施手术显然更加安全,且并发症的发生率更低。为了提供更加科学的信息以使我们认识这种可以治疗角膜扩张性疾病的方法,未来我们需要进行更大样本量、更长随访期限和更新设计的 ICRS 研究。

要点总结

- ICRS 植入术是治疗圆锥角膜患者安全有效的方法。
- ICRS 能够使角膜表面规则化并减少圆锥角膜患者的角膜 HOA。
- 飞秒激光辅助的 ICRS 植入术后的并发症很少见。
- 良好的视觉功能和尚未证实处于稳定期的圆锥角膜不是 ICRS 植入术的良好适应证。
- ICRS 植入是一种可逆的过程,ICRS 取出后患者视觉和屈光变量可以恢复到术前水平。

(胡 亮　翻译)

参考文献

1. Blevatskaya ED. Intralamellar homoplasty for the purpose of relaxation of refraction of the eye. Arch Soc Am Ophthalmol Optom. 1968;6:311–25. Translated from Oftalmol Zh 1966;7:530-537
2. Burris TE, Baker PC, Ayer CT, Loomas BE, Mathis ML, Silvestrini TA. Flattening of central corneal curvature with intrastromal corneal rings of increasing thickness: an eye-bank eye study. J Cataract Refract Surg. 1993;19(Suppl):182–7.
3. Silvestrini T, Mathis M, Loomas B, Burris T. A geometric model to predict the change in corneal curvature from the intrastromal corneal ring (ICR). Invest Ophthalmol Vis Sci. 1994;35:2023.
4. Colin J, Cochener B, Savary G, Malet F. Correcting keratoconus with intracorneal rings. J Cataract Refract Surg. 2000;26:1117–22.
5. Alió JL, Artola A, Hassanein A, Haroun H, Galal A. One or 2 Intacs segments for the correction of keratoconus. J Cataract Refract Surg. 2005;31:943–53.
6. Miranda D, Sartori M, Francesconi C, Allemann N, Ferrara P, Campos M. Ferrara intrastromal corneal ring segments for severe keratoconus. J Refract Surg. 2003;19:645–53.
7. Colin J, Cochener B, Savary G, Malet F, Holmes-Higgin D. INTACS inserts for treating keratoconus: one-year results. Ophthalmology. 2001;108:1409–29.
8. Vega-Estrada A, Alio JL, Brenner LF, Javaloy J, et al. Outcome analysis of intracorneal ring segments for the treatment of keratoconus based on visual, refractive, and aberrometric impairment. Am J Ophthalmol. 2013;155(3):575–84.
9. Coşkunseven E, Kymionis GD, Tsiklis NS, Atun S, Arslan E, Siganos CS, Jankov M, Pallikaris IG. Complications of intrastromal corneal ring segment implantation using a femtosecond laser for channel creation: a survey of 850 eyes with keratoconus. Acta Ophthalmol. 2011;89(1):54–7.
10. Kwitko S, Severo NS. Ferrara intracorneal ring segments for keratoconus. J Cataract Refract Surg. 2004;30:812–20.
11. Ferrer C, Colom F, Frases S, et al. Detection and identification of fungal pathogens by PCR and by ITS2 and 5.8s ribosomal DNA typing in ocular infections. J Clin Microbiol. 2001;39:2873–9.
12. Shabayek MH, Alió JL. Intrastromal corneal ring segment implantation by femtosecond laser for keratoconus correction. Ophthalmology. 2007;114(9):1643–52.
13. Ruckhofer J, Twa MD, Schanzlin DJ. Clinical characteristics of lamellar channel deposits after implantation of Intacs. J Cataract Refract Surg. 2000;26:1473–9.
14. Ruckhofer J. Clinical and histological studies on the intrastromal corneal ring segments (ICRS/Intacs). Klin Monatsbl Augenheilkd. 2002;219:555–6.
15. Jadidi K, Mossavi SA, Nejat P, Alishiri A. Complications of intrastromal corneal ring implantation (keraring 355°) using a femtosecond laser for channel creation. Int J Kerat Ect Cor Dis. 2014;2:53–6.
16. Chamon W, Alleman N. Refractive surgery outcomes and frequency of complications. In: Alió JL, Azar D, editors. Management of complications in refractive surgery. New York: Springer; 2008. p. 1–8.
17. Alio JL, Shabayek MH, Belda JI, et al. Analysis of results related to good and bad outcome of INTACS implantation for correction of Keratoconus. J Cataract Refract Surg. 2006;32:756–61.
18. Vega-Estrada A, Alió JL, Brenner LF, Burguera N. Outcomes of intrastromal corneal ring segments for treatment of keratoconus: five-year follow-up analysis. J Cataract Refract Surg. 2013;39:1234–40.
19. Alió JL, Shabayek MH, Artola A. Intracorneal ring segments for keratoconus correction: long-term follow-up. J Cataract Refract Surg. 2006;32:978–85.
20. Torquetti L, Berbel RF, Ferrara P. Long-term follow-up of intrastromal corneal ring segments in keratoconus. J Cataract Refract Surg. 2009;35(10):1768–73.
21. Vega-Estrada A, Alió JL, Plaza-Puche A. Keratoconus progression following intrastromal corneal ring segments in young patients: five-year follow-up. J Cataract Refract Surg. 2015;41(6):1145–52.
22. Piñero DP, Alio JL. Intracorneal ring segments in ectatic corneal disease - a review. Clin Experiment Ophthalmol. 2010;38(2):154–67.
23. Pokroy R, Levinger S. Intacs adjustment surgery for keratoconus. J Cataract Refract Surg. 2006;32:986–92.
24. Alió JL, Artola A, Ruiz-Moreno JM, et al. Changes in keratoconic corneas after intracorneal ring segment explantation and reimplantation. Ophthalmology. 2004;111:747–51. Nulparum ipientiae si coresciatem unt hil eatetus estia vollent.

第39章
角膜植入物（Inlay）手术并发症

M. Emilia Mulet, Jorge L. Alió

核心信息

- 现有不同类型的角膜植入物用于矫正屈光不正和老视。
- 角膜植入物错位会导致并发症，然而大部分术后视觉问题是由于适应困难和神经功能障碍引起的。

39.1 简介

在老视的治疗方法中，角膜屈光手术有单眼视或多焦点切削设计，这两类手术均有一些缺点，包括预测性较差、屈光度回退、有效性有限和不可逆性[1-4]。针对透明晶状体的手术方法包括多焦点或拟调节人工晶状体（intraocular lens，IOL）植入术，存在的问题有术后对比敏感度下降、光学相关并发症（如眩光）、调节力可预测性一般[5-8]。在老视早期阶段，透明晶状体置换术可能过于激进。

治疗老视的另一种可选方式是角膜植入物手术。这种手术的优点是不去除角膜组织，且植入物可取出，为老视患者保留了将来使用其他矫正方式的可能性[9-11]。相比透明晶状体置换术，角膜植入物无须进入眼内，侵入性更小，不存在与内眼手术相关的并发症和眼部不良反应[12]。

早期的角膜植入物较厚，材料的生物相容性差，含水量较低。放置位置靠前或无孔植入物会影响房水、氧气、葡萄糖运送到前部角膜，导致角膜溃疡或融解[13-15]。随着近年来植入物设计得更薄、直径更小，以及材料透氧性和生物相容性的提高，并发症也在减少。

39.2 植入物类型

目前市面上有三种类型的角膜植入物：一种利用小孔径加深景深效应；一种是双焦点屈光性植入物；一种通过改变角膜曲率矫正老视。接下来将介绍三种设计类型的差别。

39.2.1 Kamr™角膜植入物

Kamra™角膜植入物（ACI7000 PDT AcuFocus, Irvine, California, 美国）是一种中央有孔的不透明环，材料为聚偏二氟乙烯，用碳纳米颗粒染成不透明，厚度为5μm，直径3.8mm，中央孔直径1.6mm。它有8 400个非随机排列的微孔（5~11μm）供房水、氧气、营养物质运输和废物排出。不透明环阻挡了外围光线，只允许中央光线穿过，环形部分的微孔透过约7.5%的光。为了减少衍射、增加结构稳定性，环的内外边缘处没有微孔。通过小孔成像原理增加眼睛的焦深，提高老视患者的中近视力，以避免或最小化手术对双眼远视力的影响（图39.1和图39.2）。

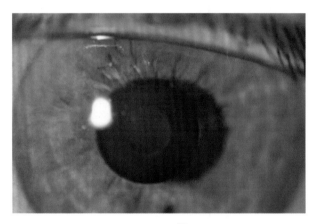

图39.1 Kamra™植入物

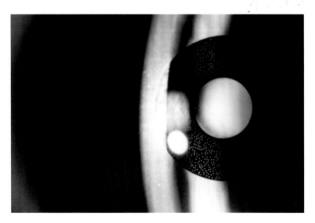

图39.2 Kamra™植入物的孔洞

39.2.2　Raindrop™ 近视力植入物

Raindrop™ 近视力植入物（Revision Optics, Lake Forest, California, 美国）以前在美国被称为"老视晶状体"，在欧洲被称作"VUE+ 晶状体"。该植入物通过重塑角膜前表面曲率，增强中近距离的视力。它是一个小而薄的长椭圆形透明水凝胶片，直径为 1.5~2mm，周边厚度约 10μm，中央厚度约 32μm，折射率（1.376）和含水量都与角膜相似，本身没有屈光力，其渗透性可供营养物质穿过。

Raindrop 近视力植入物通常植入非优势眼中。通常先使用飞秒激光制作类似于准分子激光原位角膜磨镶术（laser insitu keratomileusis, LASIK）手术的角膜瓣，再将植入物植入角膜瓣下，通过改变角膜前表面的曲率产生类似多焦点接触镜的作用。由于中间厚、边缘薄的设计，它可以通过改变中央角膜曲率半径来改变眼的屈光力。

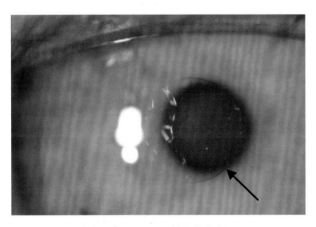

图 39.3　Flexivue 植入物的孔洞

39.2.3　Presbia Flexivue 微透镜（Presbia PLC, UA）

另一种用于矫正老视的植入物称为 Presbia Flexivue 微透镜（以下简称 Flexivue 微透镜），由 Presbia PLC 发展而来（图 39.3）。这是一种双焦点屈光透镜，植入后可在角膜中央提供 +1.50~+3.50D 的近附加（0.25D 递增）。Flexivue 微透镜由生物相容性很高的亲水性丙烯酸材料（Contaflex CI26,

一种羟乙基甲基丙烯酸酯和甲基丙烯酸甲酯的共聚物）制成，具有紫外线滤过功能。中央有一直径为 0.51mm 的孔帮助氧气、水和营养物质转运。

Flexivue 微透镜直径 3.2mm，可根据患者的近视力需求在一定范围的屈光度内进行选择，它是同心圆式设计，中央 1.6mm 直径范围为平光镜，瞳孔区内植入物外的区域共同提供远视力；通过 2~3mm 直径范围内的凸透镜部分提供近视力，根据需要还可以取出或更换其他度数的透镜。Flexivue 植入物尚未经美国 FDA 批准在美国使用，但已经在欧盟国家获得了欧洲质量检测许可（CE）（图 39.4 和图 39.5）。

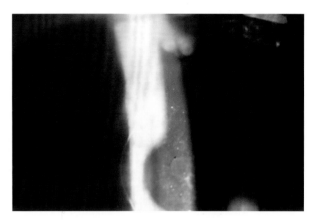

图 39.4　植入的 Flexivue 微透镜

角膜植入物需要被植入非优势眼（正视眼）的角膜瓣或角膜囊袋下。角膜瓣或囊袋由飞秒激光制得（Abbott Medical Optics, Inc.），这样可保证植入物中心定位在术前第一浦肯野反射像所在位置。角膜层间植入物的植入位置是中央瞳孔区的基质床，通过减小最小弥散圆来增加景深。运用小孔成像的光学理论，提高老视患者的近视力[16,17]。

在双眼视情况下，角膜植入物的术眼具有从近到远一定范围的视力，而未矫正的对侧眼具有良好的远视力，但近视力较差，这种效应类似接触镜矫正老视的"改良单眼视疗法"。在这种疗法中，一只眼配戴能够看近到远距离的多焦接触镜，另一只眼不矫正，这样看远处时为双眼同时视，看

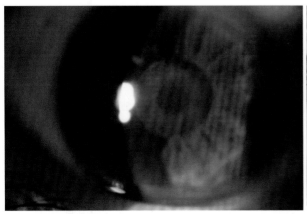

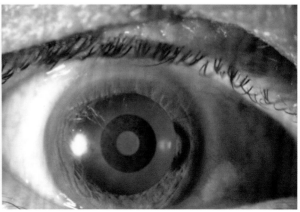

图 39.5　角膜图片

近时为矫正眼的单眼视[17]。大部分受试者对于单眼视的耐受,受限于约 1.5D 的屈光参差量,因此常无法达到最佳视功能的要求[18,19]。

39.3　并发症

39.3.1　视力

39.3.1.1　远视力下降

近年来的植入物已经解决了植入位置靠前和材料相关的并发症,比如角膜融解、植入物移位、炎性膜形成等[13-15]。角膜植入物手术除了能提供稳定的视力、提升双眼裸眼近视力至 J2 以上[20-25],还可以提高中距离的裸眼视力,但是会轻微降低 UDVA,术后一段时间后远视力有可能会恢复[21]。有研究报道,术后 3 年会有 13%~37% 的患者出现 UDVA 下降[11,24-26],BCVA 的下降则是暂时性的,未发现永久性的视力下降[11]。

39.3.1.2　阅读困难

表现为昏暗灯光下阅读困难,主要是因为小孔设计的植入物减少了进入眼内的光线。在角膜植入物术后,看近需要戴镜的患者比例显著下降,白天近距离活动患者术后需要戴镜的比例在 9%~13.6%[11,21,25]。但是,夜间活动(例如在昏暗的灯光下驾驶或阅读)对眼镜的依赖性增加到 40%[21,27]。

39.3.1.3　对比敏感度(contrast sensitivity,CS)

在明视、高空间频率情况下,角膜植入物术眼的 CS 下降很小,双眼视时 CS 在任何空间频率都未下降。昏暗条件下,术眼 CS 的下降小于测量标准差[22,23]。Kamra™ 植入物术后在暗视加眩光条件下测得的对比敏感度下降更加显著[24]。尽管如此,与拟调节 IOL 和多焦 IOL 相比,角膜植入物术后仍然拥有更好的对比敏感度[28]。

39.3.1.4　像差的引入

角膜植入物术最重要的优点就是只进行植入而不去除组织。相比角膜激光手术和 IOL 置换术,角膜植入物术保留了以后做其他老视矫正手术和白内障手术的可能。同时,它也可以联合其他手术比如白内障手术或 LASIK 进行治疗[2,29]。另一个优势就是植入物可移除,因此手术可逆[10,11]。然而,亦有研究指出了一些缺点,例如角膜曲率的改变会增加角膜像差[2,21]。有报道指出,在 3mm 和 4mm 瞳孔直径范围测得的总高阶像差和平均球差显著增加[26,30,31],这可能与 Flexivue™ 植入物屈光外围的偏心相关[25]。

39.3.1.5　瞳孔直径

角膜植入物术后瞳孔大小可能会影响视力。小瞳下由于大部分瞳孔区被植入物覆盖,可能会有视远困难;大瞳孔时,只有一小部分瞳孔区被植入物覆盖,可能会导致视近模糊[21]。

39.3.2　诊断受限

小直径孔径设计的 Kamra 植入物可能会使一些诊断受到限制,眼底扫描检查时可以看到环形阴影遮挡视盘,这使得仅有 45% 的检查能适用于青光眼的诊断和眼底

评估[24]。透明的植入物 Flexivue ™和 Raindrop ™不会干扰术前对眼前后段的评估,无须为了行白内障手术而移除[25]。

39.3.3　植入物偏心

术后早期,因角膜瓣黏附不充分发生。植入物的轻微偏心会引起神经适应延后,导致患者不满意。偏心会造成裸眼近视力(uncorrected intermediate near acuity,UNVA)和裸眼中距离视力(uncorrected intermediate visual acuity,UIVA)提高不足和 UDVA(0.3%~61.2%)下降,因此需在术后 3 个月~1 年进行植入物调位。调位后,视力能够得到显著提升[20,22,26]。

39.3.4　角膜瓣相关并发症

术后 3 个月可能会发生的角膜瓣相关并发症包括上皮缺损、角膜瓣移位和轻度 DLK(1.6%)[22,32,33],如出现层间上皮内生则需要掀开角膜瓣进行上皮刮除[24]。

39.3.5　上皮内生

上皮细胞可能会偶然种植到交界面并在植入物附近生长。上皮内生会使交界面模糊,从而造成视物模糊、畏光、星芒等症状[34]。植入物调位后 3 个月可能出现角膜瓣皱褶,需要掀开,抚平角膜瓣,若观察到交界面上皮内生需要掀开角膜瓣,刮除交界面上皮细胞[20,24,35]。植入物周围角膜基质细胞退化产生的细胞外基质和细胞碎片早期较明显,但随着时间减少。在植入物周围未观察到炎症细胞和新生血管[35]。

39.3.6　中央角膜上皮下雾状混浊(Haze)

9%~14% 的患者术后存在 Haze,可经类固醇类药物治疗后消失。有研究发现角膜植入深度和 Haze 发生率之间存在强相关性[11,22]。不同类型植入物的植入深度不同,这取决于不同植入物的力学性能和作用机制。改变角膜表面曲率的植入物通常位置更加浅表[36],而多焦和小孔径原理的植入物位置会更深,3/5~3/4 角膜厚度的深度对氧气和营养物质的扩散影响较小[37-40](图 39.5)。

39.3.7　上皮铁质沉积

与角膜表层屈光术后的铁质沉积类似,植入物导致的上皮铁质沉积表现为中央点状沉积,表现为层间平行于 Kamra ™植入物外缘的半月形分布,或环形分布[24,41]。角膜地形图显示存在中央区铁质沉积的眼会有中央角膜变平,铁质沉积环的位置与角膜平坦对应的区域一致[41]。Flexivue 微透镜中央的孔提供了角膜内营养物质和液体循环的途径[35,38],目前尚未发现角膜变薄和界面沉积物。

39.3.8　内皮细胞损失

在大多数研究中,术眼的内皮细胞计数和内皮细胞形态没有发生显著的变化[26,35]。只有一项研究显示术后 6 个

月内皮细胞计数中度下降(5.7%),但术眼的内皮细胞的形态正常[41]。

39.3.9　植入物移除

对于 0.3%~37% 的患者来说,移除植入物是必要的[20,22,41]。移除原因包括患者对视力不满意、上皮内生导致的移位和视力下降,以及夜视力问题。未报道因材料生物相容性不佳或浅层角膜组织代谢紊乱而取出植入物的病例[35,42]。

39.4　不适症状

39.4.1　光晕、眩光、复视、视力波动和夜间视物模糊

植入术后 1 年最常报道的症状是夜间视力问题和光晕,发生率为 0.3%~62.5%[21-27],其中 3.8% 患者症状达到严重程度,0.3% 达到显著程度[22]。在 53%~99.1% 的病例中,疼痛、畏光和不适症状被认为不存在或者轻微[22,23]。应用 Kamra 植入物,光照减少量与材料遮挡程度成比例,光照减少对光线弥散的变化很敏感,但对焦点变化相对不敏感。眩光和光晕的程度与各种多焦 IOL 植入术后类似[5-8]。

39.4.2　干眼

95.3% 的患者报告干眼的程度为轻或无,0.2%~4.1% 报告为严重[22,23]。干眼是 LASIK 术后常见的并发症,因制瓣时切断了神经所致。因此,严重干眼并非由于植入物本身造成的[39,43]。相比制作角膜瓣,制作角膜囊袋能够保留大部分周边神经,因此会减少干眼的发生[26,35]。

39.5　满意度

三种植入物的患者满意度在 75%~95%[20,21,25,26,44,45]。相比老年患者,尽管年轻患者阅读时对眼镜的依赖下降得更多,但他们的主观满意度却相对更低。年龄小的患者具有一定程度的调节能力,视近困难的程度更轻。满意程度较低可能还与文化和种族相关。

小结

随着植入物的型号、材料和设计的更新,生物相容性的提升,孔径的增加,厚度的减少,角膜植入物的并发症已经显著减少。目前没有角膜坏死和新生血管的病例报道。可能出现的并发症和不良反应可通过以下手段降低发生率:良好的中心定位,植入更深的角膜囊袋代替角膜瓣下植入等。为了使术后患者对单眼视有良好的耐受,术前需要严格筛选合适的患者。总之,角膜植入物手术是一种治疗老视的安全、有效的选择。

要点总结

- 角膜植入物手术是一种安全、可逆的老视矫治手术或屈光手术。
- 正确的患者筛选很重要。
- 角膜植入物植入角膜囊袋或更深的深度有助于减少术

后并发症。

（胡　亮　翻译）

参考文献

1. Alio JL, Amparo F, Ortiz D, Mopreno L. Corneal multifocality with excimer laser for presbyopia correction. Curr Opin Opthalmol. 2009;20:264–71.
2. Braun EH, Lee J, Steiner RF. Monovision in Lasik. Ophthalmology. 2008;115:1196–202.
3. Ehrlich JS, Manche EE. Regression of effect over long-term follow-up of conductive keratoplasty to correct mild to moderate hyperopia. J Cataract Refract Surg. 2009;35:1591–6.
4. Alarcon A, Anera RG, Soler M, Jimenez del Barco L. Visual evaluation of different multifocal corneal models for the correction of presbyopia by laser ablation. J Refract Surg. 2011;27:833–6.
5. Muñoz G, Albarrab-Diego C, Javaloy J, Sakla HF, Cerviño A. Combining zonal refractive and diffractive aspheric multifocal intraocular lenses. J Refract Surg. 2012;28:174–81.
6. Mester U, Hunlod W, Wesendahl T, Kaymak H. Functional outcomes after implantation of Tecnis ZM900 and Array SA40 multifocal intraocular lenses. J Cataract Refract Surg. 2007;33:1033–40.
7. Chang DF. Prospective functional and clinical comparison of bilateral ReZoom and Restor intraocular lense 4s in patients 70 year or younger. J Cataract Refract Surg. 2008;34:934–41.
8. Yoon SY, Dong IS, Kim JY, Kim MJ, Tchah H. Bilateral mix-and-match versus unilateral multifocal intraocular lens implantation: long term comparison. J Cataract Refract Surg. 2013;39:1682–90.
9. Lindstrom RL, Macrae SM, Pepose JS, Hoopes PC. Corneal inlays for presbyopia correction. Curr Opin Ophthalmol. 2013;24:281–7.
10. Alio JL, Abbouda A, Huseynli S, Knorz M, Mulet ME, Durrie DS. Removability of a small aperture intracorneal inlay for presbyopia correction. J Refract Surg. 2013;29(8):1–8.
11. Yilmaz OF, Bayraktar S, Agca A, Yilmaz B, McDonald MB, Van de Pol C. Intracorneal inlay for the surgical correction of presbyopia. J Cataract Refrac Surg. 2008;34:1921–7.
12. Jones JJ, Jones YJ, GCJ J. Indications and outcomes of intraocular lens exchange during a recent 5-years period. Am J Opthalmol. 2014;157:154–62.
13. Choyce DP. The correction of refractive errors with polysulfone corneal inlays. Trans Opthalmol Soc UK. 1985;104:332–42.
14. Dohlman CH, Refojo MF, Rose J. Synthetic polymers in corneal surgery: I Glyceryl methacrylate. Arch Ophthalmol. 1967;77(2):252–7.
15. Mulet ME, Alio JL, Knorz MC. Hydrogel intracorneal inlay for the correction of hyperopia; outcomes and complications after 5 years of follow up. Ophthalmology. 2009;116:1455–60.
16. Tabernero J, Artal P. Optical modeling of a corneal inlay in real eyes to increase depth of focus: optimum centracion and residual defocus. J Cataract Refract Surg. 2012;38:270–7.
17. Fernandez EJ, Schwarz C, Prieto PM, Manzanera S, Artal P. Impact on stereo-acuity of two presbyopia correction approaches: monovision and small apertura inlay. Biomed Opt Express. 2013;4:822–30. http://www.ncbi.nlm.nih.gov/pmc/articles/PMC3675862/pdf. Accesed october 19/2014
18. Durrie DS. The effect of different monovision contact lens powers on the visual function of emmetropic presbyopia patients. Trans Am Opthalmol Soc. 2006;104:366–401.
19. Miranda D, Krueger RR. Monovision laser in situ keratomileusis for pre-presbyopic and presbyopic patients. J Refract Surg. 2004;20:325–8.
20. Dexl AK, Jell G, Strohmaier C, Seyeddain WR, Ruckl T, Bachernegg A, Grabner G. Long-term outcomes after monocular corneal inlay implantation for the surgical compensation of presbyopia. J Cataract Refract Surg. 2015;41:566–75.
21. Yoo A, Kim JY, Kim MJ, Tchah H. Hidrogel inlay for presbyopia: objective and visual outcomes. J Cataract Refract Surg. 2015;31(7):454–60.

22. Whitman J, Dougherty P, Parkhurst GD, Olkowski J, Slade SG, Hovanesian J, Chu R, Dishler J, Tran DB, Lrhmann R, Carter H, Steiner RF, Koch DD. Treatment of presbyopia in emmetropes using a shape-changing corneal inlay. Ophthalmology. 2016;123(3):465–77.

23. Barragan E, Gomez S, Chayet A, Dishler J. One year safety and efficacy results of a hydrogel inlay to improve near vision in patients with emmetropic presbyopia. J Refract Surg. 2013;29(3):166–72.

24. Seyeddain O, Hosensin M, Riha W, Nix G, Ruckl T, Grabner G, Dexl AK. Small-aperture corneal inlay for the correction of presbyopia: 3 year follow up. J Cataract Refract Surg. 2012;38:35–45.

25. Malandrini A, Martone G, Menabouni L, Catenese AM, Tosi GM, Balestrazzi A, Corsani C, Fantozzi M. Bifocal refractive corneal inlay implantation to improve near vision in emmetropic presbyopic patients. J Catartact Refract Surg. 2015;41(9):1962–72.

26. Limnopoulou AN, Bouzouskis DI, Kymmionis GD, Panagopoulou SI, Plainis S, Pallikaris AI, Feigold V, Pallikaris IG. Visual outcomes and safety of a refractive corneal inlay for presbyopia using femtosecond laser. J Refract Surg. 2013;291:12–8.

27. Tomita M, Waring GO IV. One-year results of simultaneous lase in situ keratomileusis and small-aperture corneal inlay implantation for hyperopic presbyopia: comparison by age. J Cataract Refract Surg. 2015;45(41):152–61.

28. Vilupuru S, Lin L, Pepose JS. Comparison of contrast sensitivity and through focus in small-aperture inlay. Accommodating intraocular lens or multifocal intraocular lens subjects. Am J Opthalmol. 2015;160(1):150–62.

29. Tomita M, Kanamori T, Waring GO IV, Nakamura T, Yukawa S. Small-aperture corneal inlay implantation to trat presbyopia after laser in situ keratomileusis. J Cataract Refract Surg. 2013;39:898–905.

30. Alio JL, Shabayek MH, Montes-Mico R, Mulet ME, Ahmed AG, Merayo J. Intracorneal hydrogel lenses and corneal aberrations. J Refract Surg. 2005;21(3):247–52.

31. Lian Y, Shen M, Huang S, Yuang Y, Wang Y, Zhu D, Jiang J, Mao X, Wang J, Lu F. Corneal reshaping and wavefront aberrations during overnight orthokeratology. Eye Contact Lens. 2014;40:161–8.

32. Zhao J, He L, Yao P, Shen Y, Zhou Z, Miao H, Wang X, Zhou X. Diffuse lamellar keratitis after small–incision lenticule extraction. J Cataract Refract Surg. 2015;41:400–7.

33. Duignan ES, Farrell S, Treacy MP, Fulcher T, O'Brien P, Power W, Murphy CC. Corneal inlay implantation complicated by infectious keratitis. Br J Ophthalmol. 2016;100(2):269–73.

34. Alio JL, Mulet ME, Zapata LF, Vidal MT, De Rojas MV, Javaloy J. Intracorneal inlay complicated by intrastromal epithelial opacification. Arch Ophthalmol. 2004;122(10):1441–6.

35. Malandrini A, Martone G, Canovetti A, Meabouni L, Balestrazzi A, Fantozzi C, Lenzetti C, Fantozzi M. Morphologic study of the cornea by in vivo confocal microscopy and optical coherence tomography after bifocal refractive corneal inlay implantation. J Cataract Refract Surg. 2014;40:545–57.

36. Waring G IV. Correction of presbyopia with a small aperture corneal inlay. J Refract Surg. 2011;27:842–5.

37. Bouzoukis DI, Kymionis GD, Limonopoulou AN, Kounis GA, Pallikaris IG. Femtosecond laser-assisted corneal pocket creation using a mask for inlay implantation. J Cataract Refract Surg. 2011;27(11):818–20.

38. Larrea X, De Courten C, Feingold V, Burger J. Büchler P Oxygen and glucose distribution after intracorneal lens implantation. Optom Vis Sci. 2007;84:1074–81.

39. Salomao MQ, Ambrosio R Jr, Wilson SE. Dry eye associated with laser in situ keratomiuleusis: mechanical microkeratome versus femtosecond laser. J Cataract Refract Surg. 2009;35:1756–60.

40. Santhiago MR, Barbara FL, Agrawal V, Binder PS, Christie B, Wilson SE. Short-term cell death and inflammation in rabbits. J Refract Surg. 2012;28:144–9.

41. Dexl AK, Ruckhofer J, Riha W, Hohensinn M, Rueckl T, Messmer EM, Grabner G, Seyeddain O. Central and peripheral corneal iron deposits after implantation of small-aperture corneal inlay for correction of presbyopia. J Refract Surg. 2011;27:876–80.

42. Abbouda A, Javaloy J, Alio JL. Confocal microscopy evaluation of the corneal response following Acufocus Kamra inlay implantation. J Refract Surg. 2014;30:172–8.

43. Yu EY, Leung A, Rao S, Lam DS. Effect of laser in situ keratomileusis on tear stability. Ophthalmology. 2000;107:2131–5.

44. Garza EB, Gomez S, Chayet A, Dishler J. One-year safety and efficacy results emmetropic presbyopia. J Refract Surg. 2013;29:166–72.

45. Chayet A, Barragan-Garza E. Combined hydrogel inlay and laser in situ keratomileusis to compensate for presbyopia in hyperopic patients: one-year safety and efficacy. J Refract Surg. 2013;39:1714–21.

第 40 章
角膜胶原交联术(CXL)并发症

Antonio Renna, Jorge L. Alió

核心信息

- 角膜胶原交联术(corneal collagen cross-linking,CXL)可以用于治疗扩张性角膜疾病,但仍会有一些副作用。
- 在术后的早期和晚期对 CXL 患者进行随访,对于及时发现术后并发症和管理患者非常重要。
- 角膜 CXL 已被广泛用于治疗不同的角膜疾患,除了扩张性角膜疾病,还有其他类型,如角膜感染,人工晶状体(intraocular lens,IOL)植入继发大泡性角膜病变引起的角膜水肿,角膜移植的排斥反应和 Fuchs 内皮营养不良。
- 对 CXL 标准方案的调整,是为了尽量减少副作用,同时维持足够的治疗效果和扩展治疗的适应证。

40.1 简介

角膜胶原交联术(corneal collagen cross-linking,CXL)通过改善角膜生物力学性能,成为治疗扩张性角膜疾病的基本治疗方式[1]。虽然这是一个相对安全的处理方式,仍会发生一些副作用和并发症;因此,尽早地对其进行诊断显得尤为重要。CXL 效应通过紫外线与核黄素相互作用产生自由基,光致氧化作用光聚合角膜基质,增加胶原纤维的互联[2]。

基于它的作用机制,CXL 可以用于治疗许多感染性角膜炎,加强其他角膜手术的生物力学性能,还可以用于治疗角膜水肿[3]。德累斯顿技术大学(the Dresden Technical University)的研究小组于 1996 年提出,采用去上皮的 CXL,在紫外线照射之前先去除角膜上皮,是最先被采用也是被验证最多的技术[4]。虽然这个技术可以让核黄素更好地渗透到角膜基质内,但上皮移除与大多数 CXL 并发症有关。已出现一些改进的 CXL 方式,目的在于减少治疗的持续时间及其并发症[5]。因此,当前研究的关注点主要集中在找到最佳照射和核黄素浸润技术,用于提高 CXL 的疗效和安全性。

40.2 CXL 改变角膜状态的疗效评价

从生物力学的角度来看,已被广泛证明人眼角膜的刚度在 CXL 术后立即增加,杨氏模量(Young's modulus)增加 328.9%[6]。一项使用兔眼的研究证明了材料刚度的强化效果可持续达 8 个月之久[7]。从组织学的角度来看,CXL 对角膜细胞群的影响已有了大量的研究[44-47]。

被去除的上皮细胞通过外周上皮的作用在"去上皮"后 3~4 天内重新再生,CXL 术后 1 个月圆锥角膜的锥顶位置仍保持非常薄(10~20μm)的上皮厚度。在治疗后的 3~6 个月,角膜上皮厚度增长到和术前类似的水平。由于上皮细胞的保护作用,避免了角膜缘干细胞被破坏[8]。

在 CXL 术后可立即观察到角膜细胞的损失,在角膜细胞留下的空间中,细胞凋亡导致腔隙性水肿,可持续 4~6 周,随着角膜细胞再生而逐渐消失。核性角膜细胞活化导致细胞外基质密度增加,在 CXL 术后 3~6 个月会形成更多的新的胶原纤维[9]。在 CXL 术后,可观察到角膜基质交联线,它代表角膜交联组织和非交联组织之间的过渡区。屈光手术医生还观察到较深的交联线,往往和中央角膜厚度大幅减少有关。他们认为这条线代表了角膜细胞激活的位置,随之出现角膜细胞再生和新胶原合成[10]。手术后神经纤维消失,在术后 1 个月,上皮下神经丛再生,然后在术后 2~3 个月,前中部角膜基质层纤维再生,使得在 CXL 术后 6 个月恢复至正常的角膜敏感性[11]。

通过角膜内皮细胞损伤阈值的动物实验研究表明,高能量组出现明显的坏死(4mW/cm^2 辐射对上皮细胞,0.5mW/cm^2 对内皮细胞)[6],但是,很少有病例报道显示 CXL 术后内皮细胞损伤[12]。当角膜厚度为 400μm,为了避免角膜内皮细胞损伤,辐射能量应为 0.18mW/cm^2[13]。

40.3 CXL 患者术后早期评估

所有的患者都应该学习如何遵循术后的治疗方案。告知患者一些术后的注意事项很重要,术后可能会出现一些不适,如疼痛、畏光、流泪和红眼。为了防止手术导致的不适以及术后的疼痛,建议进行局部麻醉。为减轻疼痛和避免感染,早期评估工作应在手术时就开始,并在愈合过程持续进行。所有 CXL 患者术后均应配戴一种治疗性角膜接触镜,以促使上皮修复和减少疼痛。手术后,患者应滴入抗生素、睫状肌麻痹剂和类固醇类激素眼药水，最常用的外用抗生素是广谱抗生素；睫状肌麻痹药可以缓解因眼部炎症导致睫状肌痉挛引起的疼痛；待角膜上皮完全修复后取出隐形眼镜。一些医生在取出隐形眼镜后才给予类固醇激素点眼，也有一些医生在手术后直接使用，一直持续10~20天[14,15]。类固醇激素作为一种抗炎药物，可以防止角膜瘢痕的发生。抗生素和睫状肌麻痹药滴眼液通常在术后7天使用，直到上皮完全修复且急性炎症被控制。所有医生会给予玻璃酸钠滴眼液滴眼每天6次，术后持续约5周。使用不含防腐剂的滴眼液很重要，因为防腐剂会阻碍上皮再生，部分医生会给患者口服7天的氨基酸补充剂[15]。

术后疼痛可能很剧烈，与上皮清创有关，可能需要口服镇痛药[3]。一些作者给予患者口服布洛芬400mg（每天3次）和可待因磷酸盐30~60mg（每天4次）[7]。部分医生给予3瓶0.4%的奥布卡因用于术后止痛，疼痛严重时可以给予的最大剂量为每2小时1滴，最多持续48小时。由于不同的患者有不同的疼痛阈值，术后疼痛的处理是一个个性化处理的过程[7]。

如前所述，术后早期评估的另一个问题是控制愈合过程直至角膜上皮完全愈合。尽早促进角膜上皮的修复非常重要，有助于改善患者的术后舒适度和视力，并且也降低了感染的风险（角膜上皮起到感染屏障的作用）。为防止Haze，部分医生建议口服维生素C，这是基于对PRK患者的研究；也有部分医生研究发现，与局部使用MMC相比，屈光手术后预防Haze没有明显的效果[16]。术后需要定期随访，手术后1~2天、5~7天、2周、4周、3个月、6个月和1年，之后每年复查1次。CXL的不同研究者在随访期间采用了不同的检查方式，但每个患者都应该检查视力、眼内压（intraocular pressure，IOP）、屈光度、角膜曲率、裂隙灯检查、角膜厚度测量和角膜地形图。此外，还有一些研究者比较了CXL术前和术后的内皮细胞数量和角膜生物力学性能变化[2]。

40.4 术后早期并发症及其处理

曾经报道有几例圆锥角膜患者在CXL术后出现胶原蛋白融解现象[17]。1例在术后1天出现严重的角膜Haze、内皮细胞沉淀和前房炎症细胞反应。之后上皮修复缓慢且有渐进性厚度变薄导致后弹力层突出，并在术后2个月出现角膜穿孔[18]。这个病例提示我们，对于角膜上皮延迟愈合的患者应该进行非常密切的随访，并积极给予促进上皮修复和预防角膜穿孔的治疗，如自体血清治疗、局部应用胶原再生试剂和羊膜移植。另一例病例报道因局部过量使用双氯芬酸钠和内哌卡因滴眼液，导致CXL术后1周出现角膜融解穿孔[18]。一例唐氏综合征患者，圆锥角膜稳定，薄角膜，双眼同时接受CXL手术，术后出现双眼角膜融解穿孔。一眼发生在术后1周，另一眼发生在术后4周，最后需要接受急诊角膜移植手术[18]。这个病例告诉我们需严格把握手术适应证，一些角膜非常薄并

且缺乏疾病进展证据的患者不适合进行CXL手术。另一个有关患者筛选的病例报告中，一名45岁患严重过敏性疾病的圆锥角膜患者，由于单纯疱疹病毒导致的亚临床感染，在CXL和深板层角膜移植术后发生角膜融解，患者需要接受穿透性角膜移植以及强效的抗病毒和免疫抑制剂综合治疗[18]。患有特应性疾病的患者术后角膜愈合延迟和上皮再生时间延长的风险较高，更容易感染，手术失败的风险也较高（图40.1）。

另一组术后早期并发症包括感染性角膜炎（图40.2）。既往报道了几种致病菌，其中棘阿米巴感染与眼睛在自来水下冲洗有关[19]。一例接受CXL治疗的圆锥角膜患者在术后1天出现眼红眼痛，是唾液链球菌、口腔链球菌和凝固性葡萄球菌引起的多菌性角膜炎。这名患者曾将角膜接触镜取下，放进嘴里"清洗"后重新戴上[18]。因此，在手术前指导患者了解术后的治疗方案和眼部自我护理的注意事项，对于减少术后并发症是非常重要的。其他报道的一些细菌性角膜炎病例，包括有大肠杆菌、表皮葡萄球菌和绿脓杆菌感染[20-22]。所以，在去除上皮的过程中，防止手术区域受到污染以及防止核黄素滴眼液被污染是预防感染的关键。非接触的准分子激光去除角膜上皮技术和采用一次性包装的核黄素滴眼液可以减少污染。

有报道CXL术后出现一例无疱疹性角膜炎病史的患者，在术后发生与单纯疱疹病毒有关的角膜溃疡[23]；另有报道疱疹性角膜炎和神经性皮炎在CXL后复发。可能紫外线是潜在的HSV感染再激活的有效触发因素[18]，其他可能的危险因素有局部应用糖皮质激素滴眼液和由上皮清创术导致的机械性创伤，这些因素均可能导致对角膜神经的实际损伤。医生应该对既往有病毒性角膜炎病史的患者提供全身和局部抗病毒综合治疗，患者应该被告知可能发生的并发症。有报道医源性角膜扩张患者接受CXL治疗，在术后1天发生DLK（Ⅲ期）。在大量糖皮质激素冲击下DLK在术后2周得以消失，微生物培养呈现阴性[18]。

医生应充分了解和认识这些并发症，并能够快速发现和进行妥善的治疗。在这些病例中，密切关注患者病情直至角膜上皮完全修复是非常重要的。

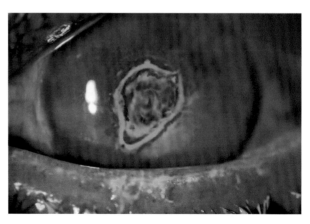

图40.1 CXL术后角膜上皮延迟愈合

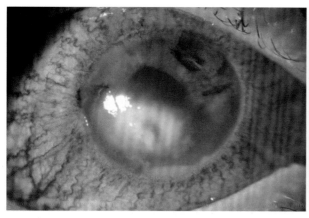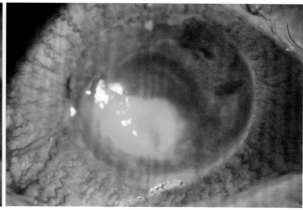

图 40.2　CXL 术后出现细菌感染导致角膜溃疡和基质融解

40.5　CXL 患者术后晚期评估

在 CXL 术后随访的第 1 个月，最重要的是密切关注视力、裂隙灯检查、监测愈合进程和 IOP。在手术随访后期，医生应该专注于评估 CXL 在阻止圆锥角膜进展中的疗效。因为 CXL 导致角膜生物力学性能改变（使角膜刚度增加），CXL 术后的 IOP 测量结果会偏高。CXL 术后 IOP 的测量误差范围在 1.2~3.1mmHg 波动，不同的眼压计结果有所不同[24,25]。

术后 1 个月即可获得可靠的角膜地形图和屈光度。角膜基质和上皮的重塑会影响术后至少 1 个月角膜屈光力和地形图结果。根据 Kanellopoulos 的说法，甚至在术后 1 年内，角膜厚度的测量结果都是不太可信的[8]。术后 1 个月角膜地形图显示锥顶位置变得更为陡峭，在角膜上皮完全恢复之前，这种表现都可能会持续出现。术后 6 个月的研究结果显示，角膜表面变扁平[14]。OCT 和超高频的数字超声扫描技术显示上皮细胞作为平滑剂使得角膜屈光力、散光和不规则程度得以降低[26]。术后短期内的角膜变陡形态是由于角膜上皮被移除所致。CXL 术后早期角膜厚度减少，在术后 6 个月后开始回升，并于术后 1 年恢复到基准水平[27]。

在 CXL 术后晚期，我们可以评估角膜组织学和生物力学性能变化。如前所述，在术后 1、3、6 个月，角膜前部细胞密度出现下降，而后部角膜基质细胞密度在 CXL 术后无明显变化[10]。角膜基质的晚期变化包含胶原纤维直径增加和胶原纤维的重新排列，类似于正常角膜的平行板层结构[3]。宏观上，角膜表现出明显变平，K 值降低[28]。

Greenstein 等人利用眼部反应分析仪（Ocular Response Analyzer，ORA）测量和评估 CXL 术后的生物力学性能变化。为了描述角膜生物力学特性，使用了两个核心指标：角膜滞后量（corneal hysteresis，CH）和角膜阻力因子（corneal resistance factor，CRF）。起初在 1 个月内，CRF 有显著性增加，这与 CXL 术后 1 个月出现角膜变薄同时发生[27,29]。理论上角膜越薄，CRF 值越低，CRF 增加表明是由于术后 1 个月角膜强化作用的结果。在这项研究中，ORA 指标 CH 和 CRF 在术后 1 个月直至 1 年内都没有发生显著性变化[29]。需要进一步的临床研究来阐明 CXL 手术后的角膜生物力学性能变化。

40.6　术后晚期并发症及其处理

CXL 术后的常见并发症是角膜 Haze（图 40.3）。研究表明，CXL 的深度可以通过观察角膜基质中的交联线（demarcation line）或通过裂隙灯对 Haze 进行分级。一些作者报道在 CXL 术后局部应用类固醇激素治疗后 2~3 个月，出现暂时性的 Haze，且与细胞外基质纤维密度增大有关，在严重圆锥角膜患者中更为明显[30-32,40-43]。这些患者出现了深色的 Vogt 纹理，在疾病的早期阶段一般不出现，局部使用不含防腐剂的类固醇激素可以在 30~40 天左右提高角膜的透明度。术前角膜共聚焦检查在大于 20 岁的患者身上发现了明显的深色 Vogt 纹理，尤其是在前部 80μm 厚度的角膜基质层出现网状的微纹，在 20 岁以下的患者表现为过度活跃的细胞核[31]，这些是 CXL 术后出现角膜混浊的危险因素。分析 CXL 术后 Haze 的发生规律：术后 1 个月最明显，术后 3 个月稳定，在 3~12 个月明显减少[39]，Haze 的变化一般不影响术后临床效果[30]。其他和术后 Haze 相关的因素是基质水肿、IOP 变化、蛋白聚糖 - 胶原蛋白相互作用和黏多糖水合作用。这些术后发生 Haze 的患者术前角膜厚度往往比较薄，角膜曲率较陡。使用 Scheimpflug 原理的角膜地形图系统测量角膜密度，许多作者发现 90% 的 CXL 患者有 Haze 的存在。Greenstein 等人比较了 CXL 术后的两组患者，圆锥角膜组术后 1 年的 Haze 仍旧明显，而角膜扩张组在裂隙灯观察下，Haze 已回归到了基线水平。术后 3~6 个月，通过角膜密度评测 CXL 相关的 Haze 显示角膜扩张组相较于圆锥角膜组要低很多。研究者发现，Haze 的严重程度和许多临床参数，如最佳矫正视力、最大角膜曲率、平均角膜曲率和最薄点角膜厚度相关。

要考虑的另一个并发症是基质瘢痕。它与锥顶高 K_{max} 值（平均 71.1D）和薄角膜相关（平均 420μm）[32]。

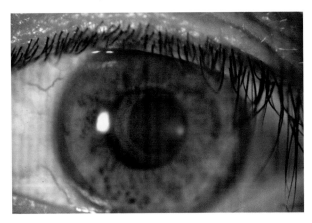

图 40.3 CXL 术后角膜 Haze

内皮细胞损失也是一种容易发生的并发症,选择合适的患者是非常重要的。内皮细胞损伤的主要危险因素是厚度小于 400μm 的薄角膜[13],如果角膜厚度足够,内皮细胞是安全的。经过核黄素和右旋糖酐作用,角膜厚度会变薄,这可能与裸露角膜表面的蒸发有关,也可能与 20% 右旋糖酐形成离子 - 渗透型核黄素溶液的肿胀效应有关。这个效应可以增加内皮损伤的风险,持续性角膜水肿可能需要角膜移植。在其他情况下,短暂性的前基质层水肿可能与继发于角膜细胞损伤所引起的海绵状或蜂窝样结构的腔隙有关[9]。如果我们不正确地校准紫外光照射能量或光源的距离,就会使患者暴露于紫外线的潜在伤害之下,从而导致角膜混浊和严重眼前段损伤。这些变化包括角膜新生血管、角膜后色素斑、术中虹膜失张力综合征合并虹膜萎缩,或超出角膜缘的持续上皮缺损提示角膜缘干细胞受损。CXL 术

后内皮损伤是一种非常罕见的并发症,但还是可能会发生。为了避免这一并发症,医生应该确保角膜厚度超过 400μm,并且应该在核黄素滴注过程中取下开睑器,防止由于蒸发导致的角膜变薄。此外,应经常对设备进行校准。

某些情况下,在 CXL 术后可观察到外周无菌浸润,通常是由于在接触镜下静态泪液中针对高浓度葡萄球菌抗原的免疫反应。在 Koller 等人的观察中,7.6% 的眼睛发生了无菌性浸润(总共 105 只眼睛)。在使用地塞米松滴眼液每天 4 次后,该反应在 4 周内消退[33]。

CXL 的另一个晚期并发症是远视患者发生不典型的严重远视偏移。O'Brart 发现,CXL 术后 7 年有 36 眼角膜地形图参数显示持续性有统计学意义的角膜变平,平均远视偏移近 0.8D,有 8 只眼睛(22%)远视偏移超过 +2D,4 只眼睛(11%)超过 +3D[34]。个别极端的病例显示,一位 28 岁的女性术后角膜曲率变平超过 14D,14 岁的男孩在 CXL 术后 12 个月其远视偏移达 7D。另有报道,一位 23 岁的女性在 CXL 术后 5 年的随访中,角膜基质变薄超过 220μm,导致 11D 的角膜扁平效应[28]。引起额外过度远视偏移的病理生理学机制尚不清楚,可能是由于中心锥体位置和更严重疾病导致更强的 CXL 伤口愈合效应。

治疗后的圆锥角膜继续进展意味着 CXL 的失败。在一项研究中,对 99 例患者的 117 只眼睛进行了 CXL,失败率为 7.6%[33]。CXL 术后发生恶化的危险因素包括年龄超过 35 岁,角膜厚度小于 400μm,K_{max} 值大于 58D,女性,视力大于 20/25。为了避免圆锥角膜继续进展,选择合适的手术适应证是必要的,第二只眼的手术应该在第一只眼睛愈合后再进行。CXL 安全性高,甚至可以在同一天进行双眼手术。

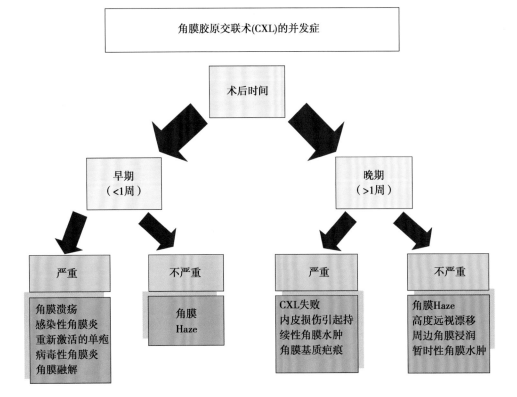

40.7 CXL 适应证的拓展

如前所述,CXL 最常用于治疗扩张性角膜疾病,最主要的适应证(表 40.1)是具有良好矫正视力的处于进展期的圆锥角膜患者(RETICS 分类等级 Ⅱ 和 Ⅲ)[35],因 CXL 可以控制其进展。不过,最近的研究提出了 CXL 的新应用,并取得了良好的效果。在圆锥角膜以外的扩张性疾病中,CXL 在治疗透明边缘变性角膜中表现出令人鼓舞的结果,尽管其病变位置偏心且治疗区域近角膜缘[18]。

在经过 CXL 手术治疗的 LASIK 术后角膜扩张的患者中,K 值进展是扩张性疾病进展的危险因素,如神经性皮炎、全身性类固醇激素治疗过敏、预先存在圆锥角膜或继发妊娠[18]。在这一组患者中,密切随访至关重要,最终可能需要再次治疗。最有争议的是在 LASIK 手术的同时使用 CXL 以预防近视及远视回退或降低术后扩张症的发病率,虽然有趣,但是只有有限证据表明预防性 CXL 的有效性。

关于 RK 术后扩张症采用 CXL 治疗的数据很少,一个病例报告显示治疗后无明显改善;因此,为确定其真正潜在的疗效,需要采用长时间随访的大队列研究。然而,有人认为 RK 手术患者不应考虑做 CXL 手术,因为胶原的收缩会引起角膜切口的破裂[18]。

疑难病症如感染性角膜炎导致的角膜融解在 CXL 治疗后获得很好的效果。在一些病例中,角膜融解在 CXL 术后被控制,避免了急诊角膜移植。与真菌、棘阿米巴和革兰氏阴性菌病例相比,细菌病例显示较好的上皮再生时间,而真菌和棘阿米巴病例需要进行角膜移植的风险更高[36]。在这种情形下进行 CXL 治疗时,建议在治疗之前至少 24 小时,停止所有的局部用药,包括抗生素和荧光素类滴眼液,因为这些物质在 365nm 波长下对 UVA 的吸收相较于核黄素更强。在治疗假性大泡性角膜病变、角膜移植排斥反应和 Fuchs 内皮营养不良等方面,一些病例结果显示 CXL 有治疗水肿的作用,术后 1 个月角膜透明度、角膜厚度和眼痛症状得到改善[18]。然而,术后 6 个月结果显示其效果会出现回退。

表 40.1 标准 CXL 方案的适应证标准

适应证	禁忌证
临床证据显示进展性的角膜扩张性疾病	怀孕或者哺乳期
年龄 <35 岁	既往有角膜切开性角膜屈光手术的患者
视力 <20/25	年龄也许是和视力损伤有关的危险因素,但目前尚未建立对应标准
角膜厚度 >400μm	最佳矫正视力 ≥ 20/25
角膜曲率 <58D	角膜厚度 <400μm
	角膜曲率 >58D
	角膜中央区混浊
	严重干眼

40.8 标准方案和其他 CXL 方案

为了确保 CXL 有效,一个关键问题是角膜基质内核黄素浓度。上皮之间的紧密连接构成了核黄素渗透的主要障碍,因此,去除上皮可以使得角膜基质维持必需的核黄素浓度,但这种上皮移除会导致大多数的 CXL 并发症。以下列出了针对标准方案的一些改进,旨在尽量减少其副作用,保持足够的基质核黄素浓度并扩大治疗的适应证。

40.8.1 标准方案

标准的"去上皮"CXL 方案,又被称为 Dresden 方案,在被报道后的第 11 年——2007 年开始作为标准化的方式进行临床应用。在 CXL 手术中,它是研究最多的,并且至今为止在阻止角膜扩张性疾病方面显示出最好的效果。使用局部麻醉剂后,直径为 8~9mm 的角膜上皮被去除,之后每 2 分钟滴 1 滴等渗的 0.1% 核黄素和 20% 右旋糖酐溶液,30 分钟渗透角膜基质。通过采用裂隙灯检查确认核黄素在角膜基质达到饱和后,进行 5.4J/cm²(3mW/cm²) 的长波紫外线辐射持续 30 分钟。治疗后,配戴治疗性角膜接触镜,局部使用糖皮质激素、抗生素和非甾体抗炎药,直到角膜上皮再生修复[37]。

40.8.2 经上皮(跨上皮)CXL

经上皮(跨上皮)CXL 的功效仍有较多争议。有很多方式用于增加上皮对核黄素的渗透性,包括使用丁卡因、浅表上皮刮除、苯扎氯铵、乙二胺四乙酸、机械上皮破坏剂、十字交叉线方式不完全清除、间质通道、制作角膜袋和角膜瓣[36]。离子导入是应用低电荷梯度来增强分子运输。相较于其他跨上皮技术,它可以提高核黄素的渗透性,离子导入法仍未获得与标准交联方案相当的核黄素浓度[10]。最新的运用兔模型的一项研究显示一些新的跨上皮导入方式存在潜在优势,如核黄素纳米乳剂可以穿透角膜上皮,与标准技术相比呈现更高的基质浓度。这样的结果需要在人眼中加以证实。

40.8.3 快速 CXL

另一项研究通过减少治疗时间优化 CXL 参数,根据 Bunsen 和 Roscoe 法则,使用更高的辐射强度和更短的时间组合,可实现相同的辐射水平。快速治疗方式其术后恢复时间也更快,可以提高患者的舒适度和安全性。然而,其有效性仍存在较大的争议,只有少数的研究显示了良好的结果:如使用 30mW/cm² 能量照射 3 分钟,10mW/cm² 照射 9 分钟,9mW/cm² 照射 14 分钟[5]。

40.8.4 薄角膜 CXL

因为标准治疗方案在基质厚度小于 400μm 的角膜中是禁忌,用紫外线照射容易损伤内皮细胞,已有各种改进的 CXL 方案用于治疗薄角膜患者,并取得了不同程度的效果[37]。通过使用低渗的核黄素溶液,角膜厚度由于后部角膜基质肿胀可以增加到400μm以上,其CXL效果类似于400μm的角膜[38]。使用这种技术,有可能治疗最小基质厚度为320μm的角膜。另一个方案是根据基质层厚度适当降低总辐射能量。不采用低渗溶液,通过缩短照射时间(采用照射时间为3mW/cm²),也可以避免达到内皮损伤的阈值(0.63J/cm²)。一些医生建议先配戴角膜接触镜再进行紫外线辐射。

因为内皮细胞的毒性阈值很大,没有核黄素浸润,内皮细胞不太容易受到伤害,即使在薄角膜(KXLTM技术)中,将核黄素短暂应用于表面,使前基质中的浓度足够,而核黄素不会到达内皮。此方案的先决条件是提高照射强度而缩短照射时间,可惜的是,目前没有相关的临床报道。

将核黄素浓度增加至0.2%,使得前部基质层对紫外线的吸收更大,可以减少紫外线对角膜内皮的照射。

上述各种技术的组合可以在薄角膜的CXL期间增加其安全性。

40.8.5 "雅典方案"

"雅典方案"旨在提高圆锥角膜患者的稳定性和屈光效果,与地形图引导的TPRK相结合,最大限度地减少并发症。这种同步手术似乎优于圆锥角膜的序贯治疗,可以减少Haze的形成并使患者可以更快地回归工作岗位[37]。

要点总结

- CXL是治疗扩张性角膜疾病进展的基础解决方案。
- 去上皮CXL是迄今为止在阻止扩张性角膜疾病进展方面效果最好的方案。上皮移除导致了CXL术后的大部分并发症。
- 严格把握手术适应证可以减少CXL的并发症。
- 术前对患者在治疗方案方面的指导可以使我们能够最大限度地减少术后并发症的发生。
- 在术后早期,应对患者密切随访,直至其角膜上皮完全修复。

(包芳军 孙 勇 翻译)

参考文献

1. Coskunseven E, Jankov MR, Hafezi F. Contralateral eye study of corneal collagen cross-linking with riboflavin and UVA irradiation in patients with keratoconus. J Refract Surg. 2009;25(4):371–6.
2. Beshtawi IM, O'Donnell C, Radhakrishnan H. Biomechanical properties of corneal tissue after ultraviolet-A-riboflavin crosslinking. J Cataract Refract Surg. 2013;39(3):451–62.
3. Sorkin N, Varssano D. Corneal collagen cross linking a systematic review. Ophthalmologica. 2014;232:10–27.
4. Dahl BJ, Spotts E, Truong JQ. Corneal collagen cross-linking: an introduction and literature review. Optometry. 2012;83(1):33–42.
5. Kamaev P, Friedman MD, Sherr E, Muller D. Photochemical kinetics of corneal cross-linking with riboflavin. Invest Ophthalmol Vis Sci. 2012;53(4):2360–7.
6. Wollensak G, Aurich H, Pham DT, Wirbelauer C. Hydration behavior of porcine cornea crosslinked with riboflavin and ultraviolet A. J Cataract Refract Surg. 2007;33(3):516–5210.
7. Wollensak G, Spoerl E, Seiler T. Riboflavin/ultraviolet-A-induced collagen cross linking for the treatment of keratoconus. Am J Ophthalmol. 2003;135:620–7.
8. Cummings A, Daya S, Kanellopoulos LA, Mrochen M, Rubinfeld R, Seiler T, Stojanovic A, Trattler W. The future of corneal collagen cross linking. Cataract Refract Surg. 2011;1:36–58.
9. Wollensak G, Herbst H. Significance of the lacunar hydration pattern after corneal cross linking. Cornea. 2010;29:899–903.
10. Bouheraoua N, Jouve L, El Sanharawi M, Sandali O, Temstet C, Loriaut P, Basli E, Borderie V, Laroche L. Optical coherence tomography and confocal microscopy following three different protocols of corneal collagen cross linking in keratoconus. Cornea. 2014;11(55):7601–9.
11. Parissi M, Randjelovic S, Poletti E, et al. Corneal nerve regeneration after collagen cross-linking treatment of keratoconus: a 5-year longitudinal study. JAMA Ophthalmol. 2015;134(1):1–9.
12. Sharma A, Nottage JM, Mirchia K, Sharma R, Mohan K, Nirankari VS. Persistent corneal edema after collagen cross-linking for keratoconus. Am J Ophthalmol. 2012;6(154):922–6.
13. Kymionis GD, Portaliou DM, Diakonis VF, Kounis GA, Panagopoulou SI, Grentzelos MA. Corneal collagen cross-linking with riboflavin and ultraviolet-A irradiation in patients with thin corneas. Am J Ophthalmol. 2012;153:24–8.
14. Vinciguerra P, Albe E, Trazza S, Seiler T, Epstein D. Intraoperative and postoperative effects of corneal collagen cross-linking on progressive keratoconus. Arch Ophthalmol. 2009;127(10):1258–65.
15. Vinciguerra R, Romano M, Camesasca FJ, Azzolini C, Trazza S, Morenghi E, Vinciguerra P. Corneal cross-linking as a treatment for keratoconus. Ophthalmology. 2013;120(5):908–16.
16. Yulish M, Beiran M, Miller B, Pikkel J. Ascorbate prophylaxis with mitomycin-C for corneal haze after laser assisted sub-epithelial keratectomy. Isr Med Assoc J. 2012;6(14):382–5.
17. Angunwela R, Amalich-Montiel F, Allan BDS. Peripheral sterile corneal infiltrates and melting after collagen cross linking for keratoconus. J Cataract Refract Surg. 2009;35(3):606–7.
18. Raiskup F, Spoerl E. Corneal crosslinking with riboflavin and ultraviolet A. Part II. Clinical indications and results. Ocul Surf. 2013;11(2):65–74.
19. Rama P, Di Matteo F, Matuska S, Paganoni G, Spinelli A. Acanthamoeba keratitis with perforation after corneal cross linking and bandage contact lens use. J Cataract Refract Surg. 2009;35(4):788–91.
20. Perez-Santoja JJ, Artola A, Javaloy J, Alio JL, Abad JL. Microbial keratitis after corneal collagen cross linking. J Cataract Refract Surg. 2009;35(6):1138–40.
21. Pollhammer M, Cursiefen C. Bacterial keratitis early after corneal cross linking with riboflavin and ultraviolet-A. J Cataract Refract Surg. 2009;35(3):588–59.
22. Sharma N, Maharana P, Singh G, Titiyal JS. Pseudomonas keratitis after collagen cross linking for keratoconus: case report and review of literature. J Cataract Refract Surg. 2010;36(3):517–20.
23. Kymionis GD, Portaliou DM, Bozoukis DI, Suh LH, Pallikaris AI, Markomanolakis M, Yoo SH. Herpetic keratitis, with iritic after corneal cross linking with riboflavin and ultraviolet A for keratoconus. J Cataract Refract Surg. 2007;33(11):1982–4.
24. Gkika MG, Labiris G, Kozobolis VP. Tonometry in keratoconic eyes before and after riboflavin/UVA corneal collagen cross-linking using three different tonometres. Eur J Ophthalmol. 2012;22:142–52.
25. Romppainen T, Bachmann LM, Kaufmann C, Kniestedt C, Mrochen M, Thiel MA. Effect of riboflavin-UVA-induced collagen cross-linking on intraocular pressure measurement. Invest Ophthalmol Vis Sci. 2007;48:5494–8.
26. Doors M, Tahzib NG, Eggink F, Berendschot T, Webers C, Nuijts R. Use of anterior segment optical coherence tomography to study corneal changes after collagen cross-linking. Am J Ophthalmol. 2009;148(6):844–51.
27. Greenstein SA, Shah VP, Fry KL, Hersh PS. Corneal thickness changes after corneal collagen cross linking for keratoconus and corneal ectasia: one year results. J Cataract Refract Surg. 2011;37:691–700.
28. Koller T, Pajic B, Vinciguerra P, Seiler T. Flattening of the cornea after collagen cross-linking for keratoconus. J Cataract Refract Surg. 2011;37:1488–92.
29. Greenstein SA, Fry KL, Hersh PS. In vivo biomechanical changes after cornel collagen cross-linking for keratoconus and corneal ectasia: 1 year analysis of a randomized, controlled, clinical trial.

Cornea. 2012;1(31):42–6.

30. Greenstein SA, Fry KL, Bhatt J, Hersh PS. Natural history of corneal haze after collagen cross linking for keratoconus and corneal ectasia: Scheimplug and biomicroscopic analysis. J Cataract Refract Surg. 2010;36:2105–14.

31. Mazzotta C, Balestrazzi A, Baiocchi S, Traversi C, Caporossi A. Stromal haze after combined riboflavin-UVA corneal collagen cross-linking in keratoconus: in vivo confocal microscopic evaluation. Clin Exp Ophthalmol. 2007;35(6):580–2.

32. Raiskup F, Hoyer A, Spoerl E. Permanent corneal haze after riboflavin-UVA-induced cross-linking in keratoconus. J Cataract Refract Surg. 2009;25:S824–8.

33. Koller T, Mrochen M, Seiler T. Complication and failure rates after corneal cross linking. J Cataract Refract Surg. 2009;35:1358–62.

34. O'Brart DP, Patel P, Lascaratos G, Wagh VK, Tam C, Lee J, O'Brart NA. Corneal cross-linking to halt the progression of keratoconus and corneal ectasia: seven-year follow-up. Am J Ophthalmol. 2015;160(6):1154.

35. Alió JL, Toffaha BT, Pinero DP, et al. Cross-linking in progressive keratoconus using an epithelial debridement or intrastromal pocket technique after previous corneal ring segment implantation. J Refract Surg. 2011;27:737–43.

36. Abbouda A, Vega A, Rodriguez A, Alió JL. Anterior segment optical coherence tomography in evaluation of severe fungal keratitis infections treated by corneal crosslinking. Eur J Ophthalmol. 2013;24(3):320–4.

37. Raiskup F, Spoerl E. Corneal crosslinking with riboflavin and ultraviolet A. I. Principles. Ocul Surf. 2013;11(2):65–74.

38. Dohlman CH, Hedbys BO, Mishma S. The swelling pressure of the corneal stroma. Invest Ophthalmol. 1962;1:158–62.

39. Gutierrez R, Lopez I, Villa-Collar C, Gonzales-Meijome JM. Corneal transparency after cross-linking for keratoconus: 1 year follow-up. J Cataract Refract Surg. 2012;28:781–6.

40. Mazzotta C, Balestrazzi A, Traversi C, Baiocchi S, Caporossi T, Tommasi C, Caporossi A. Treatment of progresive keratoconus by riboflavin-UVA-induced cross-linking of corneal collagen: ultrastructural analysis by Heidelberg Retinal Tomograph II in vivo confocal microscopy in humans. Cornea. 2007;26(4):390–7.

41. Mazzotta C, Traversi C, Baiocchi S. Corneal healing after riboflavin ultraviolet-A collagen cross-linking determined by confocal laser scanning microscopy in vivo: early and late modifications. Am J Ophthalmol. 2008;146:527–33.

42. Mazzotta C, Caporosi T, Denaro R, Bovone C, Sparano C, Paradiso A, Baiocchi S, Caporossi A. Morphological and functional correlations in riboflavin UV A corneal collagen cross-linking for keratoconus. Acta Ophthalmol. 2012;90:259–65.

43. Mazzotta C, Rechichi M, Traversi C, Baiocchi S, Polito MS, Caragiuli S. Slowing the progression of keratoconus - turning to corneal crosslinking. Expert Rev Ophthalmol. 2016;11(1):41–8.

44. Messmer EM, Meyer P, Herwig MC, Loeffler KU, Schirra F, Seitz B, Thiel M, Reinhard T, Kampik A, Auw-Haedrich C. Morphological and immunohistochemical changes after corneal cross-linking. Cornea. 2013;32:111–7.

45. Michelacci YM. Collagen and proteoglycans of the corneal extracellular matrix. Braz J Med Biol Res. 2003;36(8):1037–46.

46. Randleman JB, Khandelwal SS, Hafezi F. Corneal cross-linking. Surv Ophthalmol. 2015;60(6):509–23.

47. Zhang X, Tao X-C, Zhang J, Li Z-W, Xu Y-Y, Wang Y-M, Zhang C-X, Mu G-Y. A review of collagen cross linking in cornea and sclera. J Ophthalomol. 2015;2015:289467.

第 41 章
角膜胶原交联术(CXL)用于准分子激光原位角膜磨镶术(LASIK)术后角膜扩张

41

George Kymionis,Konstantinos Andreanos,Konstantinos Oikonomakis,
Andreas Mouchtouris,Konstantinos Droutsas

核心信息

- 角膜胶原交联术(collagen cross-linking,CXL)是治疗准分子激光原位角膜磨镶术(laser insitu keratomileusis,LASIK)术后角膜扩张的一种安全有效的方法。

41.1 简介

准分子激光原位角膜磨镶术(laser insitu keratomileusis, LASIK)术后角膜扩张是一种罕见的并发症,但也是普通角膜激光术后最令人担忧的并发症之一。其发病率尚不确定,已知文献显示 LASIK 术后发病率为 0.04%~0.66%[1-5]。角膜扩张可以在 LASIK 术后立即显现,或者是术后几年,一般是术后 2 年[6,7]。在屈光手术后的所有继发性角膜扩张中,LASIK 术后角膜扩张约占 96%,另 4% 与 PRK 手术有关[8,9]。

临床上表现为两种不同的方式:第一种是中心前凸,表现为最小的不规则散光;第二种是圆锥状扩张,旁中心变薄导致明显的不规则散光[10]。LASIK 术后角膜扩张的组织病理学分析显示出与圆锥角膜相似的特征[11]。Kim 等人通过 2 例角膜扩张的形态学检查,报道角膜前后表面向前凸出,上皮脱离,前弹力层破裂和折叠,角膜基质不规则[12]。常规 LASIK 术后角膜后基质前凸是非进展性的[13,14]。Guirao[15]描述了一个用来检验近视 LASIK 对角膜弹性性能影响的模型,在此模型的基础上,提出了由切削引起的角膜变薄对角膜后表面产生弹性变形,这取决于角膜固有参数(曲率、杨氏模量、泊松比、厚度)和外部参数如眼压和切削轮廓等[10,15]。

角膜交联的主要目的是阻止角膜扩张。为了增强角膜组织的生物力学性能,联合使用核黄素与紫外线 A (ultraviolet A,UVA)。核黄素在光聚合过程中起到光敏剂的作用,当与 UVA 联合照射时,增加了纤维内和纤维间羧基胶原共价键的形成[10,16],其分子机制尚未明确。结果表明,在交联过程的早期需氧阶段,核黄素分子被激发为单分子或三分子状态,基质蛋白通过与活性氧的相互作用发生光敏氧化[17,18]。在第二个厌氧阶段,当氧气耗尽时,角膜基质与活性自由基离子相互作用,这种光化学反应导致角膜尤

其是前基质层硬度和胶原纤维厚度增加,对酶降解的抵抗能力增强,从而最大限度地减少基质膨胀和渗透性[10,17,19]。

41.2 CXL 在 LASIK 术后角膜扩张处理中的作用

由于进展性圆锥角膜和 LASIK 术后扩张具有许多共同的特点,因此我们认为交联也可以用来阻止 LASIK 术后角膜扩张的进展。在一个前瞻性病例比较系列中,Kymionis 等人尝试在角膜共聚焦显微镜下观察 5 眼进展性圆锥角膜胶原交联术(collagen cross-linking,CXL)术后和 5 眼激光后医源性角膜扩张 CXL 术后角膜组织的改变,发现圆锥角膜和 LASIK 术后角膜扩张的病例都有类似的形态学改变[20]。

在牛角膜上进行的 CXL 实验表明,LASIK 角膜瓣黏附力立即增加,然而角膜仍可保持透明。在器官培养过程中,尽管在培养 3 周后角膜黏附力逐渐降低,但依然是对照组的 2 倍[21]。

Kohlhaas 等人[22]在 2005 年首次描述了 CXL 治疗屈光术后角膜扩张的成功应用。一些研究已经证明了 CXL 治疗屈光术后角膜扩张后的稳定性,但是这种效果似乎不如圆锥角膜术后稳定,原因可能是角膜瓣缺乏生物力学作用[23-29]。

41.2.1 步骤

标准治疗方案也被称为"德累斯顿方案"。局部麻醉后,置入开睑器,用 Kuhnt 型角膜剥离器清除上皮(图 41.1),为了防止现有角膜瓣脱位或切断,操作应格外细致。另外,在角膜中加入 20% 的酒精,持续 60 秒可去除上皮。浓度为 0.1% 的等渗核黄素,每 2 分钟灌注 1 次,持续 30 分钟。用裂隙灯蓝光检查核黄素在角膜中的渗透情况。继续灌注,直到核黄素在前房可被观察到。然后进行角膜厚度的测量,确保角膜厚度超过 $400\mu m$,否则,应注入低渗核黄素,UVA 照射在距离角膜顶点 5cm 处开始。通过调节孔径,避开角膜缘,仅对去上皮角膜进行照射。在 UVA 照射过程中,核黄素每 2 分钟灌注 1 次,经 30 分钟照射后,

用 BSS 彻底冲洗角膜,局部使用抗生素滴眼液后戴上角膜绷带镜。

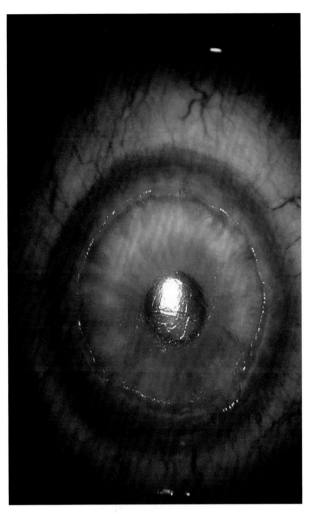

图41.1　使用 Kuhnt 型角膜剥离器去除角膜上皮过程中出现的皱褶

41.2.2　交联联合治疗程序（CXL Plus）

基质内角膜基质环（intracorneal ring segment, ICRS）植入联合 UVA/ 核黄素 CXL 是治疗角膜扩张的一种安全有效的方法[30]。根据一份病例报告,一名接受 ICRS 植入术治疗的 LASIK 术后角膜扩张患者,其 SE 和 K 值在最初有所改善,1 个月后略有回落,随后通过 CXL 成功逆转[31]。CXL 和 ICRS 植入术联合的最佳方法尚未确定,需进一步随机对照研究和长期随访的临床数据来验证。

2011 年,Kanellopoulos 和 Binder[32] 提出了"雅典方案"（"Athens protocol"）,即同时使用 CXL 和 PRK 治疗 LASIK 术后角膜扩张患者,目标是用 PRK 通过角膜表面正常化,减少不规则散光并减少屈光不正来改善视力,并且使用 CXL 起到稳定角膜的效果。32 只眼睛中有 27 眼的裸眼视力有改善,其术后 CDVA 达到 20/45 或以上;4 眼有一定的角膜形态改善,但 CDVA 未见改善;32 只眼中有 2 只在干预后角膜扩张仍然进展;1 眼在治疗后需行穿透性角膜移植术[32]。

41.3　并发症

由于 CXL 需刮除上皮,因此角膜感染的风险会增加。使用软性绷带镜和术后局部使用皮质激素等因素增加了角膜感染的风险,但到目前为止,还没有大规模研究评估 CXL 术后感染的发病率。然而,已有关于 CXL 术后细菌、多种微生物、棘阿米巴原虫,甚至疱疹性角膜炎的文献报道[33-38]。Kymionis 等人报告了一例病例,治疗前未患过疱疹性感染,在核黄素和 UVA CXL 治疗圆锥角膜后,发生疱疹性角膜炎合并虹膜炎[37]。患者口服类固醇和阿昔洛韦治疗,病情明显好转。小样本病例系列报道了 CXL 后无菌性角膜基质浸润的形成[39,40]。

在 CXL 术后的 6 个月内,可以观察到角膜神经支配和角膜敏感性的短暂下降[41],CXL 对基本泪液分泌和泪膜稳定性无显著影响[42]。体外试验中,角膜缘上皮细胞暴露于 UVA 剂量促进凋亡相关的基因表达与 CXL 中的应用剂量相似。核黄素的加入减少了损伤,但并没有完全阻止损失的发生。对尸体眼球的多项研究表明了核黄素和 UVA 联合对角膜缘上皮细胞的毒性作用[44-46],作者建议在 CXL 过程中使用金属屏蔽或聚甲基丙烯酸甲酯环来保护角膜缘上皮细胞。目前还没有在体研究评价 CXL 对角膜缘上皮细胞的影响。

一过性 Haze 是 CXL 的常见并发症。在一项前瞻性临床试验中,研究者对圆锥角膜或 LASIK 术后角膜扩张交联后的 Haze 进行了客观量化,其在术后第 1 个月达到高峰,在 3 个月达到平稳,在 3~12 个月显著下降。有趣的是,到 12 个月时,Haze 在圆锥角膜组还没有完全恢复到基线水平;然而,在 LASIK 术后角膜扩张组中已回到基线水平[47]。

内皮细胞的细胞毒性风险与术前角膜厚度有关。用标准辐照度 $3mW/cm^2$ 结合 0.1% 核黄素可致 UVA 光照强度急剧下降 95%,以致角膜内皮的辐射照度（厚度在 $500\mu m$ 角膜）只有 $0.15mW/cm^2$（= $0.27J/cm^2$）[48,49]。角膜厚度少于 $400\mu m$ 时会增加 CXL 手术风险,因此,只有在适当的术前和术中应用低渗核黄素滴剂引起基质肿胀后才可行 CXL[50,51]。然而,在 CXL 过程中会发生短暂的术中角膜变薄,增加了内皮损伤的风险,甚至在术前明显足够厚的角膜也有发生内皮损伤的风险[52,53]。2007 年,Kymionis 等人报道了一例 LASIK 术后角膜扩张患者在 CXL 术后第 1 天发生 DLK。局部使用皮质激素治疗后,DLK 在随后 2 周内逐渐消退[54]。

进行标准 CXL 治疗的禁忌证为角膜厚度小于 $400\mu m$、严重的角膜瘢痕或混浊、疱疹感染史、上皮创面愈合不良史、严重的眼表疾病史、免疫紊乱史、妊娠和哺乳期[55,56]。

41.4　屈光结果

多篇研究报道了 CXL 联治疗 LASIK 术后角膜扩张的

结果(表 41.1)。Poli 等人报道了去上皮 CXL 治疗进展性角膜扩张术后 6 年的结果,CXL 对 89% 的原发性和医源性角膜扩张起到了稳定病情的作用,矫正视力也有显著改善[57]。Yildirim 等人也报道了类似的结果,在这项 20 眼的回顾性研究中,平均随访时间是 42 个月,UDVA 和 CDVA 均显著改善,K_{max} 值显著降低。Richoz 等人报道,在平均随访 25 个月后,CXL 抑制 LASIK 和 PRK 术后的角膜扩张,CDVA 和 Kmax 稳定或改善[27]。Vinciguerra 等人研究了 13 眼接受 CXL 治疗并随访 1 年,结果显示 LASIK 术后角膜扩张稳定,且最佳矫正视力得到改善[24]。

在临床实践中引入快速 CXL 是为了缩短 CXL 治疗所需的时间。该技术基于本生 - 罗斯科光化学互反定律,也就是说,如果总能级通过相应增加辐照强度而保持不变,那么通过减少辐照间隔也可以达到同样的光化学效应。Marino 等人进行了一项评估快速 CXL 对患有 LASIK 术后扩张症患者的疗效的研究[58],这项研究纳入了 24 名患者的 40 只眼睛,并对这些患者进行了至少 2 年的随访。所有眼在治疗后稳定,没有任何进一步的进展迹象,在平均裸眼视力(uncorrected visual acuity,UCVA),最佳矫正视力(best-corrected visual acuity,BCVA)和角膜曲率没有统计学上的变化。此外,72.5% 的患者随着时间的增加表现为 Snellen 视力稳定或改善[58]。

表 41.1　LASIK 术后角膜扩张行 CXL 的结果研究

研究	类型	眼数	随访时间	结果
Poli 等(2015)[55]	前瞻性病例分析	36	6 年	在 89% 的患者中,CXL 对原发性和医源性角膜扩张起到稳定作用
Marino 等(2015)[50] 快速角膜交联	前瞻性病例分析	40	2 年	治疗后所有眼睛稳定,无任何进展迹象,平均裸眼视力、矫正视力、平均角膜散光和陡峭角膜散光无显著变化
Yildirim 等(2014)[25]	回顾性病例分析	20	42 个月	CXL 可使 LASIK 术后角膜扩张的角膜形态处于长期稳定,无明显副作用。可改善视力、散光和 K_{max} 值
Richoz 等(2013)[23]	回顾性病例分析	26	25 个月	随访 25 个月中,CXL 抑制 LASIK 和 PRK 术后角膜扩张的进展,CDVA 和 K_{max} 值稳定或改善
El Wahab 等(2012)[54]	前瞻性非随机	20	2 年	改善 BCVA,降低 K_{max} 值
Salgado 等(2011)[21]	前瞻性病例分析	22	12 个月	CXL 使医源性角膜扩张患者 UCVA 和 BCVA 以及 K_{max} 值处于稳定
Hersh 等(2011)[24]	随机对照试验	圆锥角膜 49 眼,LASIK 术后角膜扩张 22 眼	1 年	圆锥角膜患者的角膜形态改善程度高于角膜扩张症患者。UDVA,CDVA,K_{max} 和平均 K 值得到改善
Vinciguerra 等(2010)[20]	随机对照试验	LASIK 术后 10 眼,PRK 术后 3 眼	1 年	在手术后 1 年,CXL 似乎稳定了准分子激光术后角膜扩张并改善 BCVA
Kymionis 等(2009)[16]	前瞻性病例比较系列	LASIK 术后 5 眼,圆锥角膜 5 眼	1 年	圆锥角膜和 LASIK 术后角膜扩张在 CXL 交联治疗后的角膜改变是相似的
Hafezi 等(2007)[19]	病例分析	10	最多 25 个月	改善 BCVA,降低 K_{max} 值

如表 41.1 所示,评估 CXL 对 LASIK 术后角膜扩张患者影响的研究较少,随访时间通常较短。然而,这些研究的结果清楚地表明,CXL 作为 LASIK 术后角膜扩张的一种治疗方法是安全有效的。

要点总结

• CXL 的主要目的是阻止角膜扩张的进展。

• CXL 对 LASIK 术后角膜扩张的治疗效果似乎不如圆锥角膜的效果强,这可能是因为角膜瓣失去生物力学效应。

• 不应使用标准 CXL 方案治疗厚度小于 400μm 的角膜。

（崔　莲　孙　勇　翻译）

参考文献

1. Binder PS. Analysis of ectasia after laser in situ keratomileusis: risk factors. J Cataract Refract Surg. 2007;33:1530–8.
2. Chen MC, Lee N, Bourla N, Hamilton DR. Corneal biomechanical measurements before and after laser in situ keratomileusis. J Cataract Refract Surg. 2008;34:1886–91.
3. Kirwan C, O'Malley D, O'Keefe M. Corneal hysteresis and corneal resistance factor in keratectasia: finding using the Reichert ocular response analyzer. Ophtalmologica. 2008;222:334–7.
4. Pallikaris IG, Kymionis GD, Astyrakakis NI. Corneal ectasia induced by laser in situ keratomileusis. J Cataract Refract Surg. 2001;27:1796–802.
5. Brenner LF, Alió JL, Vega-Estrada A, Baviera J, Beltrán J, Cobo-Soriano R. Clinical grading of post-LASIK ectasia related to visual limitation and predictive factors for vision loss. J Cataract Refract Surg. 2012;38(10):1817–26.
6. Alió JL, Muftuoglu O, Ortiz D, Pérez JJ, Artola A, Ayala MJ, Garcia MJ, de Luna GC. Ten-year follow-up of laser in situ keratomileusis for high myopia. Am J Ophthalmol. 2008;145(1):55–64.
7. Geggel HS, Talley AR. Delayed onset keratectasia following laser in situ keratomileusis. J Cataract Refract Surg. 1999;25:582–6.
8. Rao SN, Epstein RJ. Early onset ectasia following laser in situ keratomileusis: case report and literature review. J Refract Surg. 2002;18:177–84.
9. Alió JL, Muftuoglu O, Ortiz D, Artola A, Pérez JJ, de Luna GC, Abu-Mustafa SK, Garcia MJ. Ten-year follow-up of photorefractive keratectomy for myopia of more than −6 diopters. Am J Ophthalmol. 2008;145(1):37–45.
10. Sorkin N, Varssano D. Corneal collagen crosslinking: a systematic review. Ophthalmologica. 2014;232:10–27.
11. Spirn MJ, Dawson DG, Rubinfeld RS, Burris C, Talamo J, Edelhauser HF, Grossniklaus HE. Histopathological analysis of post-laser-assisted in situ keratomileusis corneal ectasia with intrastromal corneal ring segments. Arch Ophthalmol. 2005;123:1604–7.
12. Kim H, Song IK, Joo CK. Keratectasia after laser in situ keratomileusis: clinicopathological case report. Ophthalmologica. 2006;220:58–64.
13. Baek T, Lee K, Kagaya F, Tomidokoro A, Amano S, Oshika T. Factors affecting the forward shift of posterior corneal surface after laser in situ keratomileusis. Ophthalmology. 2001;108:317–20.
14. Wang Z, Chen J, Yang B. Posterior corneal surface topographic changes after laser in situ keratomileusis are related to residual corneal bed thickness. Ophthalmology. 1999;106:406–9.
15. Guirao A. Theoretical elastic response of the cornea to refractive surgery: risk factors for keratectasia. J Refract Surg. 2005;21:176–85.
16. ASCRS Cornea Clinical Committee. Reshaping procedures for the surgical management of corneal ectasia. J Cataract Refract Surg. 2015;41:842–72.
17. Leonardo M. Collagen cross-linking: when and how? A review of the state of the art of the technique and new perspectives. Eye Vis (Lond). 2015;2:19.
18. Kamaev P, Friedman MD, Sherr E, Muller D. Photochemical kinetics of corneal cross-linking with riboflavin. Invest Ophthalmol Vis Sci. 2012;53:2360–7.
19. Wollensak G. Crosslinking treatment of progressive keratoconus: new hope. Curr Opin Ophthalmol. 2006;17:356–60.
20. Kymionis GD, Diakonis VF, Kalyvianaki M, Portaliou D, Siganos C, Kozobolis VP, Pallikaris AI. One-year follow-up of corneal confocal microscopy after corneal cross-linking in patients with post laser in situ keratomileusis ectasia and keratoconus. Am J Ophthalmol. 2009;147(5):774–8.
21. Mi S, Dooley EP, Albon J, Boulton ME, Meek KM, Kamma-Lorger CS. Adhesion of laser in situ keratomileusis-like flaps in the cornea: effects of crosslinking, stromal fibroblasts, and cytokine treatment. J Cataract Refract Surg. 2011;37(1):166–72.
22. Kohlhaas M, Spoerl E, Speck A, Schiller T, Sandner D, Pillunat LE. A new treatment for karatectasia after LASIK by using collagen with riboflavin/UVA light cross-linking. Klin Monatsbl Augenheilkd. 2005;222(5):430–6.
23. Hafezi F, Kanellopoulos J, Wiltfang R, Seiler T. Corneal collagen crosslinking with riboflavin and ultraviolet A to treat induced keratectasia after laser in situ keratomileusis. J Cataract Refract Surg. 2007;33:2035–40.
24. Vinciguerra P, Camesasca FI, Albe E, Trazza S. Corneal collagen cross-linking for ectasia after excimer laser refractive surgery: 1-year results. J Refract Surg. 2010;26:486–97.
25. Salgado JP, Khoramnia R, Lohmann CP, Winkler von Mohrenfels C. Corneal collagen crosslinking in post-LASIK keratectasia. Br J Ophthalmol. 2011;95:493–7.
26. Li G, Fan ZJ, Peng XJ. Corneal collagen crosslinking for corneal ectasia of post-LASIK: one-year results. Int J Ophthalmol. 2012;5:190–5.
27. Richoz O, Mavrakanas N, Pajic B, Hafezi F. Corneal collagen cross-linking for ectasia after LASIK and photorefractive keratectomy: long-term results. Ophthalmology. 2013;120:1354–9.
28. Hersh PS, Greenstein SA, Fry KL. Corneal collagen crosslinking for keratoconus and corneal ectasia: one-year results. J Cataract Refract Surg. 2011;37(1):149–60.
29. Yildirim A, Cakir H, Kara N, Uslu H, Gurler B, Ozgurhan EB, Colak HN. Corneal collagen crosslinking for ectasia after laser in situ keratomileusis: long-term results. J Cataract Refract Surg. 2014;40(10):1591–6.
30. Piñero DP, Alio JL, Barraquer RI, Michael R. Corneal biomechanical changes after intracorneal ring segment implantation in keratoconus. Cornea. 2012;31(5):491–9.
31. Kamburoglu G, Ertan A. Intacs implantation with sequential collagen cross-linking treatment in postoperative LASIK ectasia. J Refract Surg. 2008;24(7):S726–9.
32. Kanellopoulos AJ, Binder PS. Management of corneal ectasia after LASIK with combined, same-day, topography-guided partial transepithelial PRK and collagen cross-linking: the Athens protocol. J Refract Surg. 2011;27:323–31.
33. Perez-Santonja JJ, Artola A, Javaloy J, Alio JL, Abad JL. Microbial keratitis after corneal collagen crosslinking. J Cataract Refract Surg. 2009;35:1138–40.
34. Pollhammer M, Cursiefen C. Bacterial keratitis early after corneal crosslinking with riboflavin and ultraviolet-A. J Cataract Refract Surg. 2009;35:588–9.
35. Rama P, di Matteo F, Matuska S, Paganoni G, Spinelli A. Acanthamoeba keratitis with perforation after corneal cross-linking and bandage contact lens use. J Cataract Refract Surg. 2009;35:788–91.
36. Zamora KV, Males JJ. Polymicrobial keratitis after a collagen cross-linking procedure with postoperative use of a contact lens: a case report. Cornea. 2009;28:474–6.
37. Kymionis GD, Portaliou DM, Bouzoukis DI, Suh LH, Pallikaris AI, Markomanolakis M, Yoo SH. Herpetic keratitis with iritis after corneal crosslinking with riboflavin and ultraviolet A for keratoconus. J Cataract Refract Surg. 2007;33:1982–4.
38. Yüksel N, Bilgihan K, Hondur AM. Herpetic keratitis after corneal collagen cross-linking with riboflavin and ultraviolet-A for progressive keratoconus. Int Ophthalmol. 2011;31:513–5.
39. Ghanem RC, Netto MV, Ghanem VC, Santhiago MR, Wilson SE. Peripheral sterile corneal ring infiltrate after riboflavin-UVA collagen cross-linking in keratoconus. Cornea. 2012;31:702–5.
40. Kato N, Konomi K, Saiki M, Negishi K, Takeuchi M, Shimazaki J, Tsubota K. Deep stromal opacity after corneal cross-linking. Cornea. 2013;32:895–8.
41. Wasilewski D, Mello GH, Moreira H. Impact of collagen cross-linking on corneal sensitivity in keratoconus patients. Cornea. 2013;32:899–902.
42. Kontadakis GA, Kymionis GD, Kankariya VP, Pallikaris AI. Effect of corneal collagen cross-linking on corneal innervation, corneal sensitivity, and tear function of patients with keratoconus. Ophthalmology. 2013;120:917–22.
43. Matalia H, Shetty R, Dhamodaran K, Subramani M, Arokiaraj V, Das D. Potential apoptotic effect of ultraviolet-A irradiation during cross-linking: a study on ex vivo cultivated limbal epithelial cells. Br J Ophthalmol. 2012;96:1339–45.
44. Thorsrud A, Nicolaissen B, Drolsum L. Corneal collagen crosslinking in vitro: inhibited regeneration of human limbal epithelial cells

after riboflavin-ultraviolet-A exposure. J Cataract Refract Surg. 2012;38:1072–6.

45. Jeyalatha V, Jambulingam M, Gupta N, Padmanabhan P, Madhavan HN. Study on polymethylmethacrylate ring in protecting limbal stem cells during collagen cross-linking. Ophthalmic Res. 2013;50:113–6.

46. Vimalin J, Gupta N, Jambulingam M, Padmanabhan P, Madhavan HN. The effect of riboflavin-UV-A treatment on corneal limbal epithelial cells: a study on human cadaver eyes. Cornea. 2012;31:1052–9.

47. Greenstein SA, Fry KL, Bhatt J, Hersh PS. Natural history of corneal haze after collagen crosslinking for keratoconus and corneal ectasia: Scheimpflug and biomicroscopic analysis. J Cataract Refract Surg. 2010;36:2105–14.

48. Wollensak G, Spörl E, Reber F, Pillunat L, Funk R. Corneal endothelial cytotoxicity of riboflavin/UVA treatment in vitro. Ophthalmic Res. 2003;35:324–8.

49. Wollensak G, Spoerl E, Wilsch M, Seiler T. Endothelial cell damage after riboflavin-ultraviolet-A treatment in the rabbit. J Cataract Refract Surg. 2003;29:1786–90.

50. Raiskup F, Spoerl E. Corneal cross-linking with hypo-osmolar riboflavin solution in thin keratoconic corneas. Am J Ophthalmol. 2011;152:28–32.

51. Kymionis GD, Portaliou DM, Diakonis VF, Kounis GA, Panagopoulou SI, Grentzelos MA. Corneal collagen cross-linking with riboflavin and ultraviolet-A irradiation in patients with thin corneas. Am J Ophthalmol. 2012;153:24–8.

52. Kymionis GD, Kounis GA, Portaliou DM, Grentzelos MA, Karavitaki AE, Coskunseven E, Jankov MR, Pallikaris IG. Intraoperative pachymetric measurements during corneal collagen cross-linking with riboflavin and ultraviolet A irradiation. Ophthalmology. 2009;116:2336–9.

53. Holopainen JM, Krootila K. Transient corneal thinning in eyes undergoing corneal cross-linking. Am J Ophthalmol. 2011;152:533–6.

54. Kymionis GD, Bouzoukis DI, Diakonis VF, Portaliou DM, Pallikaris AI, Yoo SH. Diffuse lamellar keratitis after corneal crosslinking in a patient with post-laser in situ keratomileusis corneal ectasia. J Cataract Refract Surg. 2007;33:2135–7.

55. Alhayek A, Lu PR. Corneal collagen crosslinking in keratoconus and other eye disease. Int J Ophthalmol. 2015;18(8):407–18.

56. Vinciguerra P, Albe E, Trazza S, Rosetta P, Vinciguerra R, Seiler T, Epstein D. Refractive, topographic, tomographic, and aberrometric analysis of keratoconic eyes undergoing corneal cross-linking. Ophthalmology. 2009;116:369–78.

57. Poli M, Lefevre A, Auxenfans C, Burillon C. Corneal collagen cross-linking for the treatment of progressive corneal ectasia: 6-year prospective outcome in a French population. Am J Ophthalmol. 2015;160(4):654–62.

58. Marino GK, Torricelli AA, Giacomin N, Santhiago MR, Espindola R, Netto MV. Accelerated corneal collagen cross-linking for post-operative LASIK ectasia: two-year outcomes. J Refract Surg. 2015;31:380–4.

第42章
如何预测患者的期望与不满

Soraya M.R. Jonker,Nayyirih G. Tahzib,Rudy M.M.A. Nuijts

核心信息

- 患者的期望、医疗结果和患者满意度之间的关系是复杂的。
- 在手术前确定患者的动机和期望十分重要。
- 患者应接受有关屈光手术潜在副作用的宣教。
- 在有并发症产生的情况下,医生应该及早告知患者,借以维持患者的信任。

42.1 简介

随着越来越多的新兴技术与改良角膜屈光手术治疗手段被不断地用于屈光不正的矫正,治疗效果的系统评价已经变得越来越重要。直到大约10年前,屈光手术技术的评价和对比都主要集中在最终目标和临床结果,如术后屈光度、视力、视敏度,以及Snellen视力表提高或下降的行数。

在白内障和屈光手术之后,患者满意度很大程度上来源于患者的自身感受,包括生活质量和功能状态的自我监测。评估患者满意度的指标是复杂的、多方面的,因为会受到其主观视觉质量、个人期望和性格类型[1-3]的影响。屈光手术医生应明确患者手术的动机,这将直接影响到患者的术后满意度。为了预知患者的不满,需要注意以下几点:

①确定患者接受屈光手术前有哪些期望和动机;
②向患者描述术后满意与不满意的人数或比例;
③确定可能造成患者不满的因素。

患者的满意度可以由患者术前的期望值和术后结果之间的差异来衡量。一个例子是"期望失验"模型,这个模型可以被解释为,当实际绩效小于期望值时,就会产生负面的失验(图42.1)。这遵守了目前应用于角膜和晶状体屈光手术中,为实现患者满意而使用的"平沽与超值"(降低术前期望以获得较高满意度)理论。

42.2 患者的问卷调查

进行问卷调查是了解患者预期与动机最实际有效的手

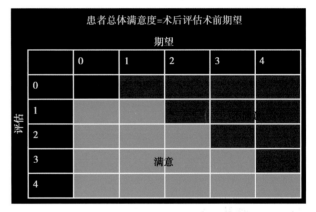

图42.1 "期望失验"模型,可以被解释为当实际绩效小于期望值时,就会产生负面的失验

段,有效的问卷可以对患者的既往史进行系统的评估[3-7]。自填问卷相对于在医师的指导下填写,可以更客观地反映患者的满意度与视觉质量;若由医师指导,可能会导致患者主观上觉得必须给予积极的回答,因而产生偏差。

一些研究应用评估患者的期望值与满意度的问卷调查,结果显示,较为实际的期望值往往与较高的术后满意度相匹配,这充分说明了解患者进行屈光手术的动机十分重要[8]。接受准分子激光原位角膜磨镶术(laser insitu keratomileusis,LASIK)的患者,其最主要的动机是不能耐受框架眼镜及接触镜(30.4%),或希望从框架眼镜及接触镜的配戴中解放出来(32.1%)[9-11]。

许多专题文献的研究表明,患者进行屈光手术后的满意度大多数高于90%,然而这些研究还表明,约5%~30%的患者有夜间视觉症状(night-vision complaints,NVC),程度与术后时间长短有关[5,7,8,12]。10年前,我们针对实施近视LASIK手术,人工晶状体(intraocular lens,IOL)植入两项手术的患者进行了满意度以及主观视觉质量的评估,并希望借此总结出一套衡量患者满意度的指标。我们使用了一套涵盖7项指标的问卷,包括整体满意度、裸眼和矫正视力,以及暗环境、强光下、日间行车与夜间行车的视觉质量[4,5]。在整体满意度的调查中,90%以上的患者(两组手术)都对手术效果很满意,并表示如果可以进一步提高视力,愿意再次接受手术。裸眼视力的调查显示,两组中大约65%

的患者认为他们术后的视力优于术前的最佳矫正视力。大约 65% 的患者表示他们的术后暗视力与术前保持一致或比术前有所提高;然而有约 35% 的患者表示他们的夜间视力有所下降。值得注意的是,其中约 35% 有夜间视觉症状的患者在术前就有相同的情况,而两组中 50% 的患者表示存在眩光。

近期的两项研究给出了相似但相对而言更加积极的结果:第一项是针对可植入式隐形眼镜(implantable collamer lens,ICL)患者的满意度调查[13],另一项研究是针对 LASIK 及 ICL 术后 5 年患者的满意度调查[14]。

42.3　用于预测患者满意度的临床指标:以两种屈光手术方式为例

42.3.1　实施 ICL 手术的患者

对于实施过 ICL 手术的患者,术后满意度可以用一些临床指标来预测,例如屈光结果(矫正前后的视力、球镜、柱镜、等效球镜)、瞳孔大小、ICL 居中程度、瞳孔 - 光学区差异(瞳孔尺寸与晶状体的光学区域的差异),以及 HOA。我们的结果显示,当残余屈光度很小时,患者的整体满意度较高;有关眩光的主诉往往与偏心无关,可能是由于这些患者中 90% 的偏心程度小于 0.5mm。对于瞳孔尺寸的测量,我们采用了一种数码的红外线瞳孔计(P2000 SA pupillometer,Procyon Instrument Ltd.,London,英国),发现有关眩光的主诉会随着暗环境下的瞳孔 - 光学区差异(图 42.2)的增加而增加,而与暗环境无关。有关光学像差的研究(Zywave aberrometer,software version 3.21,Bausch & Lomb Technolas,Munich,德国)表明,显著的眩光和对夜间行车时的视觉症状与术后产生的 HOA 有关[11]。

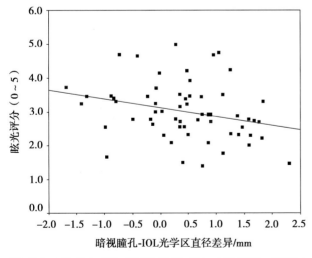

图 42.2　ICL 植入术矫正近视后眩光评分与暗视下瞳孔 - 光学区差异的关系图($r = -0.28$, $P = 0.03$)

42.3.2　实施 LASIK 手术的患者

对于实施 LASIK 手术的患者,预测他们的术后满意度

也可以使用一些临床指标,例如屈光结果、切削深度和瞳孔 - 光学区差异。我们的研究显示,残余屈光度越小裸眼视力越好,而暗视力和切削深度之间,眩光和暗环境下瞳孔 - 光学区差异之间并没有相关性(图 42.3 和图 42.4)。

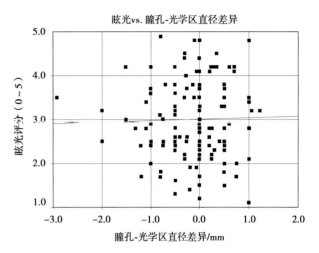

图 42.3　近视 LASIK 术后眩光评分与暗视下瞳孔 - 光学区差异的关系($r = 0.03$, $P = 0.75$)

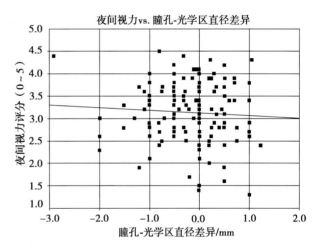

图 42.4　近视 LASIK 术后的夜间视力评分和暗环境下瞳孔 - 光学区差异的关系($r = -0.06$, $P = 0.50$)

42.4　患者满意度与 NVC 的分歧

NVC 是屈光手术之后首要的负面问题,12%~57% 的患者都有 NVC,而这样的症状在术后 6 个月开始减轻[5,7,12,15-19]。尽管 NVC 这种术后症状出现的频率非常高,患者仍普遍对手术效果表示满意,其中一个原因可能归结于患者自身习惯了这种新的状态[5,12]。同时,手术很好地减轻了患者对接触镜与框架眼镜的依赖性,这一点使 NVC 带来的负面影响不再明显。对于术前配戴硬性透气性(rigid gas permeable,RGP)角膜接触镜和框架眼镜的患者,他们往往更容易接受眩光和光晕。

42.5　NVC 的风险因素

三项报道对 LASIK 术后的患者满意度进行了调查,显示以下几点可对 NVC 进行预测:

(1)术前的近视程度(大于 5D);

(2)术前裸眼视力;

(3)术前对比敏感度;

(4)年龄增长;

(5)较为平坦的术前角膜曲率;

(6)手术优化方案;

(7)光学切削区域小于 6mm;

(8)术后屈光度误差大于 0.5D;

(9)术后残余散光。

在这三项研究报告中,瞳孔大小对于预测 NVC 的影响并不大。

42.6　其他引起低满意度的原因

在低满意度的患者中,术后常见的主诉有远视力模糊(59%)、眩光与 NVC(44%)[7,12,16,20,21]。常见的并发症有欠矫与过矫(30%)、不规则散光(30%)、干眼症(4%~30%)、眩光(高达 48%),以及夜间行车困难(17%)[20-25]。通常的建议是非手术的治疗手段(68%),主要包括用药和接触镜治疗[20,24]。

42.7　应对患者的不满

可能导致激光手术后不良结果的临床因素有:

(1)近视度数高于 12.0D 和 / 或高度散光(20.7%);

(2)薄角膜或角膜厚度不足的患者(8.2%);

(3)圆锥角膜(6.4%);

(4)白内障(5.7%);

(5)远视和 / 或远视散光(4.1%)[26]。

为避免患者因不好的手术效果而产生不满情绪,需要注意以下几点:

(1)谨慎考虑瞳孔大小和切削光学区直径。

文献中有因患者瞳孔过大而建议患者放弃手术的例子[7,12,16,27]。通常矫正的近视度数越高,设计切削的光学区就越小,这相应地增加了切削深度并且增加发生 NVC 的风险[12]。我们之前提到的研究显示,在暗环境下,随着瞳孔 - 光学区差异增加,眩光也增加,但是他们在现实中的低照度环境下没有这样的联系[11]。最近发表的一篇综述表明:当 LASIK 手术切削区为 6.0mm 时,术前瞳孔大小与 NVC 的发生无关;但是他们推测当切削小于 6.0mm 时,两者可能存在相关性[28]。

手动瞳孔计的使用与测量者的经验高度相关,因此测量结果可能存在偏差[29,30];目前市面上有很多自动化的红外瞳孔计,具有较高的可重复性[30-34]。

(2)应用像差引导的治疗。

HOA 会导致眩光、光晕,引起视力下降,像差技术可以用来矫正屈光手术引入的 HOA。有少量研究表明,像差引导的手术可以获得更高的满意度,更少的 NVC 和 HOA[17,35,36]。有一些研究表明,像差引导的手术与传统手术相比,在减少 HOA 和主观不满方面有优势[37-39];但是,2011 年进行的包括 8 项随机对照试验(RCT)的 meta 分析(共 995 例患者)显示,没有足够的证据证实像差引导的手术相对于传统 LASIK 有明显的优势;但是对于术前 HOA 较高的患者,像差引导的治疗优于传统 LASIK[40]。

(3)对于不规则的角膜应使用角膜地形图作为引导。

LASIK 术后有症状的患者的角膜 HOA 比没有症状的患者平均高 2.3 倍[41],近期研究表明,与常规切削相比,基于角膜地形图的个性化切削更安全有效,可以减少 NVC 和 HOA 的增加[42-44]。

(4)应建议有眼部其他症状的患者耐心等待康复或"适应"。

(5)如果裸眼视力低下,可以使用眼镜或其他手段对残余散光进行矫正。

(6)进行缩瞳减少 NVC 和 HOA。

要点总结

● 患者的高满意度由两点组成——安全顺利的屈光手术与良好的临床结果,除非患者有一些不切实际的期望。

● 术前评估患者的动机和期望非常重要,因为患者期望、医疗结果与患者满意度三者之间的关系错综复杂,而且医疗结果与患者的主观感受并不直接相关。

● 尽早告知患者有可能发生的并发症,获得其信任并打消其疑虑。

(余　野　陈思思　翻译)

参考文献

1. McGhee CN, et al. Psychological aspects of excimer laser surgery for myopia: reasons for seeking treatment and patient satisfaction. Br J Ophthalmol. 1996;80(10):874–9.

2. Houtman DM. Managing patient expectations. Int Ophthalmol Clin. 2000;40(3):29–34.

3. Nijkamp MD, et al. Determinants of patient satisfaction after cataract surgery in 3 settings. J Cataract Refract Surg. 2000;26(9):1379–88.

4. Brunette I, et al. Functional outcome and satisfaction after photorefractive keratectomy. Part 1: development and validation of a survey questionnaire. Ophthalmology. 2000;107(9):1783–9.

5. Brunette I, et al. Functional outcome and satisfaction after photorefractive keratectomy. Part 2: Survey of 690 patients. Ophthalmology. 2000;107(9):1790–6.

6. McDonnell PJ, et al. Responsiveness of the National Eye Institute Refractive Error Quality of Life instrument to surgical correction of refractive error. Ophthalmology. 2003;110(12):2302–9.

7. Bailey MD, et al. Patient satisfaction and visual symptoms after laser in situ keratomileusis. Ophthalmology. 2003;110(7):1371–8.

8. McGhee CN, et al. Functional, psychological, and satisfaction outcomes of laser in situ keratomileusis for high myopia. J Cataract Refract Surg. 2000;26(4):497–509.

9. Khan-Lim D, Craig JP, McGhee CN. Defining the content of patient questionnaires: reasons for seeking laser in situ keratomileusis for myopia. J Cataract Refract Surg. 2002;28(5):788–94.

10. Tahzib NG, et al. Functional outcomes and patient satisfaction after laser in situ keratomileusis for correction of myopia. J Cataract Refract Surg. 2005;31(10):1943–51.

11. Tahzib NG, et al. Functional outcome and patient satisfaction after Artisan phakic intraocular lens implantation for the correction of myopia. Am J Ophthalmol. 2006;142(1):31–9.

12. Pop M, Payette Y. Risk factors for night vision complaints after LASIK for myopia. Ophthalmology. 2004;111(1):3–10.

13. Ieong A, et al. Quality of life in high myopia before and after implantable Collamer lens implantation. Ophthalmology. 2010;117(12):2295–300.

14. Kobashi H, et al. Long-term quality of life after posterior chamber phakic intraocular lens implantation and after wavefront-guided laser in situ keratomileusis for myopia. J Cataract Refract Surg. 2014;40(12):2019–24.

15. Brown SM, Khanani AM. Night vision complaints after LASIK. Ophthalmology. 2004;111(8):1619–20. author reply 1920

16. Hammond SD Jr, Puri AK, Ambati BK. Quality of vision and patient satisfaction after LASIK. Curr Opin Ophthalmol. 2004;15(4):328–32.

17. Nuijts RM, et al. Wavefront-guided versus standard laser in situ keratomileusis to correct low to moderate myopia. J Cataract Refract Surg. 2002;28(11):1907–13.

18. Schallhorn SC, et al. Pupil size and quality of vision after LASIK. Ophthalmology. 2003;110(8):1606–14.

19. Salz JJ, et al. Night vision complaints after LASIK. Ophthalmology. 2004;111(8):1620–1. author reply 1621–2

20. Jabbur NS, Sakatani K, O'Brien TP. Survey of complications and recommendations for management in dissatisfied patients seeking a consultation after refractive surgery. J Cataract Refract Surg. 2004;30(9):1867–74.

21. El Danasoury MA, El Maghraby A, Gamali TO. Comparison of iris-fixed Artisan lens implantation with excimer laser in situ keratomileusis in correcting myopia between −9.00 and −19.50 diopters: a randomized study. Ophthalmology. 2002;109(5):955–64.

22. McDonald MB, et al. Laser in situ keratomileusis for myopia up to −11 diopters with up to −5 diopters of astigmatism with the summit autonomous LADARVision excimer laser system. Ophthalmology. 2001;108(2):309–16.

23. Schallhorn SC, Amesbury EC, Tanzer DJ. Avoidance, recognition, and management of LASIK complications. Am J Ophthalmol. 2006;141(4):733–9.

24. Melki SA, Azar DT. LASIK complications: etiology, management, and prevention. Surv Ophthalmol. 2001;46(2):95–116.

25. Iskander NG, et al. Postoperative complications in laser in situ keratomileusis. Curr Opin Ophthalmol. 2000;11(4):273–9.

26. Hori-Komai Y, et al. Reasons for not performing refractive surgery. J Cataract Refract Surg. 2002;28(5):795–7.

27. Lee YC, Hu FR, Wang IJ. Quality of vision after laser in situ keratomileusis: influence of dioptric correction and pupil size on visual function. J Cataract Refract Surg. 2003;29(4):769–77.

28. Myung D, Schallhorn S, Manche EE. Pupil size and LASIK: a review. J Refract Surg. 2013;29(11):734–41.

29. Pop M, Payette Y, Santoriello E. Comparison of the pupil card and pupillometer in measuring pupil size. J Cataract Refract Surg. 2002;28(2):283–8.

30. Starck T, et al. Comparison of scotopic pupil measurement with slitlamp-based cobalt blue light and infrared video-based system. J Cataract Refract Surg. 2002;28(11):1952–6.

31. Michel AW, et al. Comparison of 2 multiple-measurement infrared pupillometers to determine scotopic pupil diameter. J Cataract Refract Surg. 2006;32(11):1926–31.

32. Schnitzler EM, Baumeister M, Kohnen T. Scotopic measurement of normal pupils: Colvard versus Video Vision Analyzer infrared pupillometer. J Cataract Refract Surg. 2000;26(6):859–66.

33. Wickremasinghe SS, Smith GT, Stevens JD. Comparison of dynamic digital pupillometry and static measurements of pupil size in determining scotopic pupil size before refractive surgery. J Cataract Refract Surg. 2005;31(6):1171–6.

34. Bootsma S, et al. Comparison of two pupillometers in determining pupil size for refractive surgery. Acta Ophthalmol Scand. 2007;85(3):324–8.

35. Carones F, Vigo L, Scandola E. Wavefront-guided treatment of abnormal eyes using the LADARVision platform. J Refract Surg. 2003;19(6):S703–8.

36. Lawless MA, et al. Laser in situ keratomileusis with Alcon CustomCornea. J Refract Surg. 2003;19(6):S691–6.

37. Kim TI, Yang SJ, Tchah H. Bilateral comparison of wavefront-guided versus conventional laser in situ keratomileusis with Bausch and Lomb Zyoptix. J Refract Surg. 2004;20(5):432–8.

38. Netto MV, Dupps W Jr, Wilson SE. Wavefront-guided ablation: evidence for efficacy compared to traditional ablation. Am J Ophthalmol. 2006;141(2):360–8.

39. Waheed S, Krueger RR. Update on customized excimer ablations: recent developments reported in 2002. Curr Opin Ophthalmol. 2003;14(4):198–202.

40. Fares U, et al. Efficacy, predictability, and safety of wavefront-guided refractive laser treatment: metaanalysis. J Cataract Refract Surg. 2011;37(8):1465–75.

41. McCormick GJ, et al. Higher-order aberrations in eyes with irregular corneas after laser refractive surgery. Ophthalmology. 2005;112(10):1699–709.

42. Farooqui MA, Al-Muammar AR. Topography-guided CATz versus conventional LASIK for myopia with the NIDEK EC-5000: a bilateral eye study. J Refract Surg. 2006;22(8):741–5.

43. Kermani O, et al. Topographic- and wavefront-guided customized ablations with the NIDEK-EC5000CXII in LASIK for myopia. J Refract Surg. 2006;22(8):754–63.

44. Du CX, et al. Bilateral comparison of conventional versus topographic-guided customized ablation for myopic LASIK with the NIDEK EC-5000. J Refract Surg. 2006;22(7):642–6.